MALADIES NERVEUSES

DIAGNOSTIC – TRAITEMENT

PAR

J. VIRES

PROFESSEUR AGRÉGÉ
A LA FACULTÉ DE MÉDECINE DE MONTPELLIER
MÉDECIN DE L'HOPITAL GÉNÉRAL

PRÉFACE

PAR

F. RAYMOND

PROFESSEUR DE CLINIQUE DES MALADIES NERVEUSES
A LA FACULTÉ DE MÉDECINE DE PARIS
MÉDECIN DE LA SALPÊTRIÈRE
MEMBRE DE L'ACADÉMIE DE MÉDECINE

AVEC **11** FIGURES DANS LE TEXTE

MONTPELLIER
COULET ET FILS, ÉDITEURS
5, GRAND'RUE, 5

PARIS
MASSON ET Cⁱᵉ, ÉDITEURS
BOULEVARD SAINT-GERMAIN, 120

1902

MALADIES NERVEUSES

DIAGNOSTIC — TRAITEMENT

OUVRAGES DU MÊME AUTEUR

Leçons de Clinique médicale faites à l'Hôpital général de Montpellier. 1 vol. in-8 avec 6 planches hors texte. Montpellier, Coulet
et Fils. 1900. Prix... 7 fr.

L'Hypnotisme et les Suggestions hypnotiques. 1 broch. gr. in-8.
Montpellier, Coulet et Fils. 1901. Prix........ .... 1 fr. 50

MAIRET ET VIRES. — *La Paralysie générale.* Etiologie, Pathogénie,
Traitement. 1 vol. in-8. 1898. **Prix**...... .... 5 fr.

MALADIES NERVEUSES

DIAGNOSTIC – TRAITEMENT

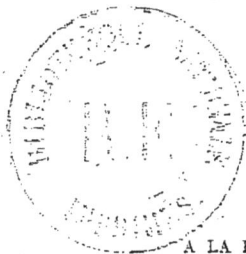

PAR

J. VIRES

PROFESSEUR AGRÉGÉ
A LA FACULTÉ DE MÉDECINE DE MONTPELLIER
MÉDECIN DE L'HOPITAL GÉNÉRAL

———

PRÉFACE

PAR

F· RAYMOND

PROFESSEUR DE CLINIQUE DES MALADIES NERVEUSES
A LA FACULTÉ DE MÉDECINE DE PARIS
MÉDECIN DE LA SALPÊTRIÈRE
MEMBRE DE L'ACADÉMIE DE MÉDECINE

———

AVEC 11 FIGURES DANS LE TEXTE

———

MONTPELLIER
COULET ET FILS, ÉDITEURS
5, GRAND'RUE, 5
PARIS
MASSON ET Cⁱᵉ, ÉDITEURS
BOULEVARD SAINT-GERMAIN, 120

———

1902.

PRÉFACE

A une époque, pas très éloignée de nous, le domaine des maladies nerveuses apparaissait au Thérapeutiste comme une terre presque stérile, où il y avait fort peu à faire pour lui. C'était au lendemain de cette phase glorieuse, où l'organicisme, presque omnipotent, grâce aux progrès de l'anatomie pathologique, venait de constituer la neuropathologie sur de nouvelles assises qui subsistent en majeure partie : à côté des névroses, maladies *sine materiâ*, dont le nombre était allé en se réduisant, des maladies nouvelles, ou mal-classées jusqu'alors, avaient fait leur avènement ; l'anatomie pathologique leur assignait comme substratum des lésions grossières intéressant des systèmes anatomiques aux fonctions plus ou moins bien définies. Que faire contre ces organopathies, liées à des lésions jugées irréparables ?

Le dynamisme ne fut pas long à reconquérir ses droits méconnus. Sa restauration date du jour où il fut démontré que toutes les affections du système nerveux, syndromes ou maladies proprement dites, pouvaient être simulées par l'hystérie, voire par la neurasthénie.

La porte s'ouvrait de nouveau grande aux Thérapeutistes armés de ressources nouvelles, dont la meilleure part se résumait dans les procédés de suggestion.

Entre temps, le rôle de la syphilis, maladie infectieuse aux déterminations éminemment curables, se révéla comme de plus en plus considérable dans l'étiologie des maladies nerveuses; après la syphilis, ce fut le tour aux autres infections et aux intoxications.

Puis, nous avons appris à connaître dans les polynévrites, des affections susceptibles de guérir, et qu'on est exposé à confondre, qu'on avait confondues jusqu'alors, avec des maladies des centres nerveux, réfractaires à nos moyens d'intervention.

Enfin, nos procédés de diagnostic topographique ont été portés à un degré de perfectionnement grâce auquel des lésions superficielles et circonscrites des centres nerveux, qui défient les ressources de la thérapeutique interne, sont devenues justiciables de l'intervention opératoire.

Les conquêtes de la clinique ont ainsi préparé une ample moisson à la *thérapeutique* et à la *prophylaxie*, dans un domaine de la médecine où il a semblé longtemps qu'il n'y eût pas grand'chose à glaner pour elles.

Sans compter que la plupart des organopathies mettent le médecin aux prises avec des manifestations morbides, exclusivement fonctionnelles, sans lien immédiat avec les lésions grossières, tangibles et par conséquent curables. Je n'en citerai comme preuve que ce qui se

passe dans les cas de tabes dorsal, où à une lésion irréparable, progressive, dans son évolution, se superposent
des manifestations morbides très diverses, susceptibles de
rétrocéder spontanément ou sous l'influence d'un traitement approprié.

Sans compter que, dans les névropathies comme dans
les maladies en général, l'abstention thérapeutique est
rarement justifiée : soulager est le but que doit toujours
se proposer le médecin, quand il ne peut pas guérir.
De là découlent des indications symptomatiques extrêmement nombreuses.

Y a-t-il, dès lors, exagération à prétendre que dans
les cas de maladies nerveuses, l'intervention du Thérapeutiste est de tous les instants, et que dans beaucoup
de cas, elle peut se promettre une efficacité qui contraste avec le scepticisme professé à cet égard, il y a
seulement un quart de siècle ?

Or, en neuropathologie surtout, la thérapeutique n'a
des chances d'être efficace, ou du moins curative, que
si elle est basée sur un bon diagnostic. La connaissance
exacte de la nature de la maladie, de ses causes, de son
siège, des multiples circonstances susceptibles d'influencer sa marche et son mode de terminaison, constitue la
préface obligatoire d'un bon traitement. Un traité de
thérapeutique des maladies nerveuses ne se conçoit donc
guère sans ce complément qui sera la synthèse des
notions indispensables à l'établissement d'une exacte
diagnose, dans chaque cas particulier. C'est ainsi que

l'a compris le Dr Vires, dans l'ouvrage pour lequel il a bien voulu nous prier d'écrire une préface. Nous lui savons gré de nous avoir fourni l'occasion de louer une œuvre d'un réel et rare mérite.

Dans un cadre relativement étroit, le Dr Vires a su condenser, en termes nets, saisissants, des esquisses fidèles de la symptomatologie et de l'étiologie des diverses affections nerveuses. En hiérarchisant leurs symptômes avec un discernement qui témoigne d'une rare compétence, il a rendu leur diagnostic accessible à tous ceux qui sont tant soit peu familiarisés avec la neuropathologie. Ces notions préliminaires, il les a utilisées comme des lignes directrices, pour exposer la thérapeutique des maladies nerveuses avec une méthode inspirée à la fois par un esprit philosophique et par un grand sens clinique, en tenant compte des circonstances qui précèdent, qui constituent et qui suivent la maladie, et de celles qui sont inhérentes au malade. Essentiellement scientifique dans sa forme, pratique dans son plan d'ensemble — l'auteur a sagement adopté l'ordre alphabétique, pour le classement des chapitres, — le livre de M. Vires dénote une connaissance approfondie des multiples ressources que non seulement la matière médicale, mais toutes les autres branches de l'art de guérir mettent à la disposition des neuropathologistes, et dont la plupart ne sont pas encore suffisamment appréciées de la masse des médecins. Enfin, chose rare, son œuvre porte un cachet du personnalisme, qui contraste avec

la vulgarité compilatoire de tant de publications thérapeutiques parues dans le cours du dernier quart de
siècle. Aussi je n'hésite pas à lui prédire le succès que je
lui souhaite et qu'elle mérite.

Dʳ F. RAYMOND,

Professeur de clinique des maladies nerveuses
à la Faculté de Médecine de Paris,
Médecin de la Salpêtrière,
Membre de l'Académie de Médecine.

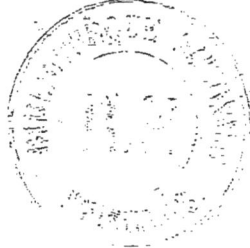

INTRODUCTION

———

Le *diagnostic* et le *traitement* des maladies nerveuses comporteraient de longs développements que
je n'ai pas l'intention d'aborder : mais je dois
résumer quelques principes généraux qui m'ont
guidé dans ce travail de thérapeutique appliquée.

Mon but, en effet, n'a pas été la théorie ; ce n'est
pas spéculativement que j'ai recherché les sources
du diagnostic et les raisons du traitement : j'ai
voulu faire de la médecine pratique.

Certains esprits, pour qui l'évidence mathématique est le seul critérium de la vérité, ont été
découragés de ne pas atteindre en médecine à une
telle certitude. Ils ont été amenés ainsi, ou à supprimer la thérapeutique, ou, s'ils la gardaient, à
ne l'admettre qu'empirique et changeante, reflet
des opinions du jour ou de la veille.

Ce n'est pas là notre avis : non seulement il faut
conserver la thérapeutique, mais on peut dire en
outre qu'elle a une méthode aussi sûre, des fonde-
ments aussi solides que toute autre science.

Sans doute nous n'en avons pas toujours bien

usé : les théories nous ont d'abord séduits, et nous
avons cru, en croyants sincères et illusionnés. Puis,
des résultats malheureux nous ont rappelés à la
réalité, et nous avons été rejetés vers le doute,
nous sommes même allés jusqu'à la négation irré-
ductible.

Cette oscillation d'un extrême à l'autre, d'une
rayonnante illusion à une vue désespérée de la
réalité, il semble que nous l'accomplissions aujour-
d'hui encore.

Parce qu'une méthode fixe fait défaut, nous
cédons à la mode et nous manions la thérapeutique
comme ce cheval robuste et aveugle dont parle
Taine, qui donne à droite ou à gauche, selon le
côté d'où on le tire, mais qui aussi refuse parfois
d'avancer.

Il nous faut une thérapeutique, parce que, sans
elle, la médecine est sans vigueur et sans âme,
sans elle, la médecine ne vivrait pas, ou deviendrait une simple recherche de curiosité rétros-
pective comme l'archéologie.

Mais il nous faut une thérapeutique scientifique,
qui ne sera pas une thérapeutique d'équations, et
qui n'acceptera pas, sans contrôle précis, les nou-
veautés quelquefois audacieuses de la matière
médicale.

Elle aura une ligne de conduite sûre et à elle, un
cadre propre : par l'analyse et la synthèse, elle
éprouvera la valeur des motifs que l'on peut avoir
d'intervenir ou de s'abstenir.

Elle ne considèrera comme clinicien, ni celui qui

dans la maladie ne voit que prétexte à médicaments, ni celui qui, voulant tout réduire à des formules algébriques, n'a pour ainsi dire qu'une mémoire: telle maladie, telle drogue.

Quel sera le fondement de notre thérapeutique scientifique?

Laissons de côté l'évolution historique et n'allons pas chercher dans les discussions des dogmatiques, des empiriques, des méthodistes, des galénistes, des systématiques, ou des numériques, ce que nous n'y trouverions pas.

Tous, représentants des tendances les plus diverses, ont été trop absorbés par leurs argumentations d'école pour pouvoir aider au progrès de la médecine.

*
* *

Toute science humaine repose sur le principe de causalité: la médecine ne doit pas faire exception. Nous munir, dans la recherche de la causalité, d'une méthode rigoureuse, la *méthode analytique*, et acquérir, grâce à elle, la notion exacte et positive de la cause, voilà le but où tend tout notre effort de thérapeutiste.

Nous ne faisons que suivre Barthez, à qui appartient la gloire d'avoir affirmé en médecine la réalité objective de la cause.

Mais une objection préliminaire se présente: Cette recherche de la cause, nous dit-on, est inutile, la nature guérit; le médecin doit s'efforcer de l'imiter et s'en tenir là.

C'est la théorie de la nature médicatrice contre laquelle ont protesté Broussais et l'école organicienne : elle aboutissait, en effet, à une sorte de Providence, qui régularisait le dynamisme vital et rétablissait l'harmonie entre la matière et l'âme, sorte de fantôme vague et mystérieux, comme l'*archée* de Van Helmont, l'*impetum faciens* d'Hippocrate ou les facultés de l'âme.

Si cette natura medicatrix a reparu de nos jours, si on la retrouve au fond des théories, aussi bien des Vitalistes et des Montpelliérains que des Humoristes et des Parisiens, c'est qu'il n'y a plus rien d'une entité métaphysique, plus rien de la direction volontaire d'une âme ou d'un principe vital, dans l'énergie avec laquelle l'organisme vivant lutte contre la cause morbifique. Il n'y a rien de mystique et de providentiel dans les moyens que cet organisme crée, suscite, dirige pour se défendre et réagir contre ce qui est venu le léser et modifier son harmonie vivante. C'est en lui-même qu'il les trouve, c'est de lui-même qu'il tire cette force de défense, et nous devons y reconnaître, non pas l'œuvre d'une Providence inconnue, mais les lois d'un déterminisme qu'on constate plus rigoureux, à mesure qu'on le connaît davantage.

Cette activité médicatrice de l'organisme dépend de lui-même, elle est soumise aux lois générales qui régissent tout organisme vivant, et l'intervention en est modifiée selon les exigences de tel ou tel cas particulier.

Elle peut n'être pas toujours suffisante contre

une cause morbifique trop intense ou trop durable, et elle peut aussi parfois dépasser le but, devenir dangereuse, au lieu de s'en tenir simplement à ses effets curatifs.

La nature médicatrice, ainsi entendue, loin de s'opposer par avance à ce que nous recherchions la causalité en médecine, exige au contraire de nous cette recherche, puisque c'est par l'analyse des ressources que l'être humain trouve en lui pour se défendre que se précisent les causes des maladies.

*
* *

Il nous faut maintenant prévoir une autre objection. Quand on parle d'un être vivant, nous dira-t-on, les causes sont contingentes. La relation de cause à effet n'est pas fixe ici, positive et constante, comme dans les sciences physico-chimiques. En médecine, il n'y a pas de certitude.

Personne ne songe à nier l'infinie variété des causes, héréditaires ou acquises, organiques ou fonctionnelles, latentes ou manifestes, et on n'oublie pas tout ce qui peut contribuer à compliquer ou à dissimuler ces causes mêmes, tout ce qui peut les rendre plus difficiles à atteindre en leur vraie nature : la contagion, la malignité, l'épidémicité, la spécificité...

Mais de ce que les éléments d'un problème sont en très grand nombre, il ne s'ensuit pas nécessairement que le problème soit insoluble.

La question est plus large et plus étendue qu'elle

n'est en physique ou en chimie, parce qu'elle comprend des inconnues plus nombreuses et d'action réciproque moins bien précisée.

Il est bien évident que les rapports ne peuvent avoir ici la fixité, la nécessité, le caractère absolu de ceux qu'étudie la chimie ou la physique.

Il faut donc apporter dans ce problème compliqué toutes les ressources du calcul étendu et souple qui accumule toutes les données tirées des notions étiologiques, pathogéniques, révélées par la clinique actuelle et le riche trésor des observations amassées par la médecine traditionnelle ; il y faut faire entrer et l'hérédité et la prédisposition acquise, les tempéraments et les constitutions, les terrains et les milieux.

*
* *

La résultante après cette enquête ne sera pas la même en tous les cas, mais il ne paraît pas irrationnel qu'on puisse arriver à mettre pour ainsi dire en équation, si infini que cela paraisse, toutes les modalités de l'organisme vivant.

La clinique actuelle, mieux armée et mieux outillée, parce qu'elle possède des méthodes et des procédés plus précis et plus scientifiques, a pu surprendre les réactions et étudier les réponses de chaque organisme, les limites entre lesquelles varie son énergie réactionnelle.

Tout cela, hier encore, était insaisissable. Avec une séméiologie physiologique et organique, humorale et bactériologique, expérimentale et chimique...

nous mettons en équation et faisons entrer dans le problème des éléments précis, qui traduisent des rapports multiples, susceptibles même de modifications. Ces rapports deviennent chaque jour, grâce à nos méthodes de laboratoire, plus étroits et plus fixes. Ils nous donnent donc une certitude, certitude de probabilité, non d'évidence mathématique, mais suffisante pour le thérapeutiste et d'autant plus précieuse qu'elle puise ses sources dans l'organisme même, qui est tout dans la maladie.

S'il nous est permis d'appliquer à la médecine le principe fécond de la causalité, cette application entraîne la nécessité de la *méthode analytique.*

C'est l'analyse qui sera le *filum terminale quod desideratur* dont parle Bacon, c'est l'analyse qui nous permettra de nous retrouver dans la complexité des phénomènes pris dans l'être vivant malade, et considérés hors de lui.

Or, de ce conflit entre l'organisme vivant mis à mal par une cause morbifique et provoquant des procédés de défense et de réaction, par l'effort de la lutte même, sortent des phénomènes nouveaux, qui se distinguent de l'état hygide et qu'il nous faut définir.

*
* *

L'*état morbide*, c'est la modification anormale de tout le système vivant, en tant que fédération synthétique et étroitement solidarisée en ses parties constitutives.

L'*acte morbide*, c'est la manifestation localisée, passagère ou durable de cette modification.

L'acte morbide n'est qu'une étape, un incident ou un résidu de cette manifestation.

Il est postérieur à l'état morbide.

La *maladie*, c'est la réaction de l'organisme vivant, la défense qui se traduit par des modifications internes ou externes, humorales ou solidiennes, dynamiques ou organiques.

La maladie, expression de l'effort réactionnel de l'organisme à l'encontre de la cause morbifique, est, comme l'acte morbide, postérieure à l'état morbide.

L'analyse, appliquée à l'état morbide, à l'acte morbide, à la maladie, au malade, va nous permettre d'arriver à des résultats qui établiront successivement le *diagnostic* et le *traitement*.

Je n'ai pas besoin d'insister pour montrer l'étroite parenté et la dépendance corrélative du diagnostic et du traitement.

Sans un bon diagnostic, il ne saurait y avoir un bon traitement : dans notre École, le diagnostic a toujours eu une couleur thérapeutique.

Voyons les sources multiples de l'analyse qui veut établir le diagnostic, c'est-à-dire la connaissance du malade, la connaissance et la différenciation de l'acte morbide, de l'état morbide, de la maladie.

Ainsi compris et limité, le diagnostic est étroit et insuffisant.

S'il ne considère, malade, état morbide, acte morbide et maladie, qu'au moment présent, il n'est pas

en harmonie avec ce qu'il entend connaître ; il doit
les embrasser encore dans leur origine, leur développement, leur fin.

Ce ne sont pas, en effet, des éléments fixes, im-
mobilisés dans le temps : il importe de les apprécier
dans leur ensemble et dans leurs détails, mais
aussi de les considérer dans les circonstances qui
se rapportent à leur mode de production, de manifestation et de terminaison.

Et ainsi on comprend que diagnostiquer un fait
morbide quelconque, c'est l'embrasser dans toute
son étendue, de manière, après l'avoir dissocié, à
en posséder intellectuellement la synthèse complète.

C'est par là que notre méthode est rationnelle
et scientifique, parce qu'elle réduit, en dernière
analyse, le diagnostic d'un fait pathologique à la
recherche et à la connaissance de sa raison nécessaire et suffisante.

Voilà, certes, une opération difficile et complexe,
mais la plus utile, la plus importante, la question
capitale de la médecine pratique.

Quelques-uns ont pensé pouvoir la résoudre sans
le secours de la méthode analytique ; ce sont les
cliniciens qui, d'emblée, arrivent au diagnostic.

La médecine ancienne louait sans réserve cette
voie rapide. Elle admirait sans restriction ce qu'elle
décorait du nom de *tact médical*.

La médecine actuelle s'accommode mal de ces
procédés rapides. Elle goûte peu les diagnostics

instantanés, et préfère la marche lente, mais plus sûre de l'induction.

Or, il faut préciser et analyser plusieurs choses, si l'on veut connaître la maladie.

Il faut étudier *les causes*, *la façon dont elles agissent* sur l'être vivant, enfin *les manifestations réactionnelles* de celui-ci, dans le moment présent et dans l'évolution même du processus pathologique.

*
* *

Donnons une rapide analyse de ces dissociations diagnostiques.

Les *causes* étudiées en elles-mêmes comprennent l'*étiologie* tout entière.

Ces facteurs sont innombrables.

Le monde extérieur presse l'homme de toutes parts; l'homme ne vit pas seul, isolé dans l'espace; à côté de lui, se développent et vivent d'autres organismes; entre eux et lui s'établissent d'incessantes relations.

Causes infectieuses vivantes et animées, causes toxiques et miasmatiques, intoxications accidentelles ou professionnelles, rapides ou longtemps consenties, voilà les plus fréquentes, et encore ne sont-elles pas figées dans l'immobilité, mais soumises à l'influence des causes cosmiques, des climats, des saisons, des constitutions atmosphériques, des épidémies, tous facteurs qui en font varier le degré de nocivité.

Mais il ne suffit pas au médecin praticien d'étudier l'étiologie pour elle-même. Il importe de mettre la cause en regard des effets qu'elle produit et d'étudier le comment de son action : c'est la *pathogénie*.

Or, le mode d'action des causes appliquées à faire naître l'état morbide, l'acte morbide, la maladie est infiniment complexe.

Une notion le domine : tous les effets pathogéniques sont produits à travers l'organisme, par lui, et en lui, de telle sorte qu'ils portent tous une variabilité phénoménale et une causalité intime dépendantes et corrélatives de l'organisme incité.

Par contraste avec cette modalité multiple de réaction de l'être vivant, la cause présente une activité quasi invariable.

Ainsi l'agent infectieux vivant, bacille ou microbe, agit par lui-même, mais surtout par ses produits solubles.

Les germes pénètrent le milieu intérieur, s'y multiplient, pullulent, lui empruntent les éléments de leur nutrition, sécrètent des toxines qui l'impressionnent.

Bientôt, ayant réalisé l'état vaccinal ou s'étant épuisés dans la lutte, ils finissent par être détruits sur place, ou bien ils sont rejetés par les émonctoires, de même que les toxines dont ils avaient imprégné l'économie entière.

L'agent toxique se distingue de l'agent infectieux en ce qu'il représente un processus plus général, plus universel : par l'intermédiaire d'une adultération sanguine, il impressionne les organes, quelques-uns d'élection, désorganise les éléments nobles, ou les étouffe sous une production exubérante de tissu scléreux.

Or, l'agent infectieux conduit aux mêmes désordres et fait d'identiques lésions : c'est la *toxi-infection*.

⁎
⁎ ⁎

Voilà donc comment agissent les causes.

Or, elles attaquent un être vivant, dont la synergie est troublée.

Des manifestations réactionnelles, défensives, vont se produire, les unes fonctionnelles, les autres organiques.

La lésion fonctionnelle précède toujours la lésion matérielle, l'état morbide précède toujours l'acte morbide.

C'est la notion capitale de l'analyse diagnostique que nous abordons maintenant.

L'accord se fait entre les vieux dogmes cliniques de la médecine traditionnelle et les constatations précises de la médecine contemporaine, et il se fait par la notion de l'énergique vitalité de l'organisme. En effet, on l'a vu, au lieu de rester inerte sous l'effort des causes morbifiques, il prépare ses moyens de résistance et, si la lutte ne lui est point funeste, il répare plus ou moins bien les désordres qu'a pu lui causer l'invasion des bactéries, ou l'imprégnation d'un toxique.

L'observation, la comparaison, la pratique journalière montreront à l'analyste que la présence des

causes n'est point dans un rapport pathogénique
étroit, constant et fixe avec le fait pathologique qui
paraît en découler. Elles lui apprendront qu'il faut
compter avec la contingence de la vie, avec le consentement de l'organisme et lui montreront avec
évidence que c'est l'être vivant qui élude la cause,
qui la modifie, qui lui imprime une direction
déterminée.

Ainsi il comprendra cette formule concrète qui
lui eût paru tout au moins incomplète, à savoir : la
maladie est dans l'organisme, l'organisme est tout
dans la maladie.

L'analyse discernera dans ces efforts pour arrêter
et détruire la cause morbifique. Elle y verra :

a) Des manifestations fonctionnelles, dynamiques,
variables et contingentes et les appellera *symptômes*.
Le diagnostic les étudiera pour eux-mêmes et précisera leur intensité et leur étendue.

b) Des manifestations anatomiques, matérielles,
nées de la réaction organique, ou résidu du conflit
qu'a été et qu'est actuellement encore la maladie et
les appellera *lésions*. Le diagnostic les fixera comme
siège, comme lieu de production.

c) Les manifestations de défense, dans leurs
rapports avec l'âge, les climats, les saisons, ces
climats passagers, le sexe, la constitution, le tempérament, l'état des forces, les prédispositions héréditaires ou acquises, apparentes ou cachées, locales
ou générales, l'histoire biologique antérieure.

d) Les modifications manifestées au cours de
l'évolution : elles sont parfois latentes, mais l'ana-

lyse ne saurait considérer la maladie et le malade comme des abstractions sans fixité dans le temps.

La maladie est un conflit qui a un commencement, une période d'état et une fin, heureuse ou néfaste pour l'organisme.

Le malade est un être vivant qui lui aussi subit des modifications profondes, humorales, fonction-nelles, anatomiques, multiples, en franchissant les étapes successives qui de la naissance le conduisent à l'insénescence et à la destruction.

$$\star$$
$$\star \quad \star$$

Telles sont les sources du diagnostic. L'analyse diagnostique nous a donc permis de décomposer, de dissocier la maladie, de constater les rapports qui s'établissent entre les causes et l'organisme vivant sur lequel elles se sont abattues.

A ces fragments, à ces parties dissociées, on peut donner le nom d'*éléments morbides*.

Il est donc des éléments morbides :

      Etiologiques,

      Pathogéniques,

      Symptomatiques,

      Anatomiques,

Des éléments tirés du malade, et fonction de l'âge, du sexe, de l'état des forces, de la constitution médicale,

Des éléments tirés de l'évolution de la maladie.

Ces résultats obtenus, à l'analyse doit succéder la *synthèse* : nous avons divisé, il faut maintenant ordonner, combiner les données particulières pour avoir une notion nette de la composition de l'ensemble.

Reprenons donc, au lit du malade, la suite de ces divisions pour les juger et assigner à chacune d'elles son degré d'importance et sa valeur relative.

★
★ ★

Les éléments morbides considérés en eux-mêmes ne seraient que des abstractions, des entités sans vie et sans réalité.

C'est pour la commodité et la compréhension de la maladie, pour juger de leur force et de leur influence que l'analyse diagnostique les a séparés. Mais ne leur attribuons pas une existence indépendante qu'ils n'ont pas.

Groupés et comparés, rapprochés les uns des autres, ils perdent ce caractère d'êtres de *raison*, d'entités métaphysiques.

Ils se tiennent étroitement, ils se commandent, ils réagissent les uns sur les autres.

Mais ils n'ont pas une égale valeur ; il faut donc les *hiérarchiser*, c'est-à-dire les placer dans un ordre tel qu'ils occupent dans la maladie le rang que leur assigne le degré d'importance qu'ils présentent, leur valeur relative.

Ce fut l'erreur de l'organicisme de placer la maladie tout entière dans la lésion matérielle des organes.

Mais ce fut sa gloire de bien montrer les rapports

de la lésion avec les symptômes, de fixer l'expression extériorisée des troubles que la lésion apportait
dans les organes.

Voici la vieille tradition vitaliste qui, pure dans
l'hippocratisme antique, traverse le moyen âge et
s'adultère avec les données scolastiques de Van
Helmont et de Stahl et reparaît dans la doctrine de
Barthez et de J.-Fréd. Bérard.

Elle ne place pas tout dans le principe vital : mais
elle voit que la lésion fonctionnelle précède la lésion
matérielle, elle place l'état morbide avant l'acte
morbide, mais elle ne nie pas l'acte morbide.

Eclectique, elle emprunte à l'organicisme ses
admirables conquêtes et les utilise au mieux des
intérêts de sa thérapeutique ; elle puise dans
l'humorisme moderne, revivifié par les travaux
contemporains, la confirmation des acquisitions
traditionnelles de l'antique humorisme ; elle
s'éclaire enfin d'un déterminisme plus étendu et
plus compréhensif et ne néglige rien pour préciser
les réactions de l'être vivant devenu malade, en
l'activité duquel elle a tendance à placer la raison
nécessaire et suffisante du conflit pathologique.

*
* *

C'est l'organisme qu'elle a en vue : elle veut le
soutenir, susciter ses défenses, stimuler ses forces :
c'est à l'organisme qu'elle demandera un critérium
qui lui permette de hiérarchiser les éléments morbides. Elle les mettra dans l'ordre qui conviendra le

mieux aux exigences de la défense et au soutien des forces.

La médecine pratique confondra donc l'*élément* et l'*indication*.

L'élément désigne donc tout ce qui est ou peut être source d'indication, tout ce qui réclame un traitement.

*
* *

Suivant le moment de l'évolution de la maladie, l'intensité des causes, le mécanisme pathogénique, les forces du malade, l'activité ou la paresse des réactions organiques, les éléments seront hiérarchisés, et alors ils pourront être, l'un ou l'autre, suivant les cas, considérés comme éléments d'importance majeure.

Il y aura donc dans cette synthèse des éléments dissociés, des indications capitales, des indications accessoires, enfin des contre-indications.

Mais il importe de ne pas perdre de vue l'ensemble des rapports de ces éléments et de ces indications, de les juger synthétiquement et de haut.

Si des indications s'associent, d'autres se dissocient, se combattent. Des circonstances peuvent surgir ou exister préalablement qui s'opposent à choisir telle indication — et se dresse alors une contre-indication — c'est-à-dire l'impossibilité d'agir.

*
* *

Analyser et synthétiser les éléments morbides, c'est rechercher et hiérarchiser les indications thérapeutiques.

L'indication est donc le pont ou le trait d'union qui conduit du diagnostic au traitement.

*
* *

L'analyse guide le *traitement* des maladies, comme elle éclaire préalablement le diagnostic. Elle assure la marche du traitement dans l'établissement des indications thérapeutiques.

Elle puise aux sources que nous avons précédemment énumérées. Encore ici, elle nous fait envisager les causes pour elles-mêmes, les causes en rapport avec l'organisme vivant devenu malade, l'extériorisation dynamique ou organique, sous l'incitation agressive, du malade atteint et ramassant tous ses procédés de défense et de réaction.

Elle tient compte de l'étiologie, de la pathogénie, des symptômes, des lésions, du malade surtout avec son âge, ses forces, l'état des forces, ses maladies antérieures, son coefficient biologique. Elle s'éclaire de toutes les circonstances qui précèdent, qui constituent ou qui suivent la maladie, et elle ne fixe pas celle-ci en un point précis du temps, elle la suit dans son évolution, se modifie suivant ses phases successives, et calque ses manœuvres sur la variabilité même de cette chose vivante et animée, le malade et la maladie. Elle étudie aussi les modes divers d'association qui unissent la maladie

actuelle à d'autres maladies, antérieures ou concomitantes. Elle discerne celles qui sont adjuvantes
de celles qui se dressent antagonistes et opposées.

Appliquée à la thérapeutique, l'analyse décompose
la maladie ou les maladies complexes, pour attaquer les éléments morbides, soit dans l'ordre de
leur succession, soit suivant leur degré de prédominance, soit suivant leur rôle et leur nature.

La marche est donc parallèle et superposable à
celle de l'analyse diagnostique.

Et, comme précédemment, à l'analyse de l'état
morbide, de l'acte morbide, de la maladie, succède
la reconstitution des éléments épars, la synthèse.

Il est donc des indications étiologiques, pathogéniques, symptomatiques, anatomiques, des indications tirées du malade avec les nombreux facteurs
qui constituent son tempérament, son passé physiologique et pathologique, son hérédité, ses
passions et son âge...

★
★ ★

Ainsi comprise, appliquée au diagnostic et au
traitement, l'analyse ne doit pas être regardée
comme un effort intellectuel inutile, mais comme
une méthode de traitement capable de recevoir en
un cadre simple les progrès ultérieurs et de guider
vers des résultats nouveaux.

★
★ ★

Les indications thérapeutiques étant déduites et hierarchisées en une synthèse qui les rapproche et les met en corrélation, il reste à les remplir, c'est-à-dire à choisir les médications et à les faire agir.

Voilà donc le chemin parcouru et les étapes de la route :

1. Analyse diagnostique.

2. Établissement des éléments morbides.

3. Synthèse et hiérarchisation des éléments morbides.

Il faut reprendre la même route :

1. Analyse thérapeutique.

2. Établissement des indications thérapeutiques.

3. Synthèse et hiérarchisation des éléments thérapeutiques.

La même notion qui dominait le diagnostic domine la thérapeutique. L'expérience, la tradition, d'accord avec les acquisitions nouvelles et confirmées par les recherches actuelles, avait montré que les effets des causes morbifiques dépendent de l'organisme.

De même, l'expérience et l'observation séculaire affirment que les *effets des médications* dépendent toujours de l'organisme, sont relation du coefficient biologique personnel de chaque être vivant.

C'est donc à travers l'organisme vivant malade et par lui qu'agira la thérapeutique, et ainsi l'on comprend que son action soit toujours subordonnée à l'organisme. Il importe donc, au premier chef, de s'enquérir minutieusement des dispositions de celui-ci.

*
* *

Barthez, on le sait, reconnaît trois méthodes thérapeutiques.

Je vais en dire un mot, parce qu'on les retrouvera au cours de ce travail.

Il est des *méthodes naturelles.* — Elles opèrent la guérison par les mouvements de la nature. Elles ont pour but de préparer, de faciliter, de fortifier les mouvements spontanés, par quoi l'organisme tend à opérer la solution des maladies.

Il est des *méthodes analytiques.* — Elles s'efforcent de décomposer la maladie, de la ramener aux éléments qui la constituent, que ceux-ci appartiennent à l'état morbide dont ils sont les produits ou qu'ils soient issus des maladies plus simples qui s'y associent.

Ce travail analytique fait, elles attaquent directement ces éléments par des moyens propres à chacun d'eux et mis en rapport avec leur degré de force et d'influence.

Il est des *méthodes empiriques.* — Elles emploient les médications et les remèdes que l'expérience a démontré être efficaces.

Elles sont ou *vaguement perturbatrices,* elles tendent à substituer aux affections constituées d'une maladie d'autres affections fortes, capables de dissiper et de détruire les premières ;

Ou *imitatrices,* des mouvements que la nature affecte, conformes à ceux par lesquels elle guérit le plus souvent des maladies semblables ;

Ou *spécifiques*, elles utilisent les remèdes et les procédés dont l'observation a fait connaître et confirmé l'utilité spécifique pour détruire les maladies spécifiques.

Après l'indication, après les méthodes, l'*agent thérapeutique*, le moyen tiré de la pharmacologie ou de l'hygiène qui est le mieux susceptible de remplir l'indication.

A ces moyens appartiennent les détails de posologie et les formules.

Telle est la méthode qui m'a guidé dans ce livre.

Elle m'a paru, tout en étant conforme aux traditions de la pathologie générale et à l'enseignement traditionnel de notre École, se prêter naturellement à une exposition rationnelle des ressources dont dispose le clinicien dans le traitement des maladies nerveuses.

Elle m'a paru susciter, d'une façon que je crois utile et vraie, en son analyse d'abord, en une synthèse complète et vivante ensuite, le rôle capital, en diagnostic et en thérapeutique, de L'INDICATION.

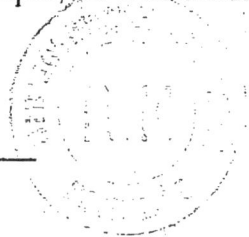

MALADIES NERVEUSES

DIAGNOSTIC — TRAITEMENT

ABCÈS DU CERVEAU

Suppurations circonscrites de la substance cérébrale, collections purulentes, aiguës, subaiguës ou chroniques, caractérisées par un syndrome, variable, suivant le siège de l'abcès, la cause infectieuse, la voie d'entrée du germe pyohémique, mais toujours dues à une infection : *exogène, traumatique ou otique ; endogène, puerpérisme, ostéomyélite, pyrexies infectieuses, pyohémies...*

Syndrome clinique. — A) *Symptômes généraux* : Céphalalgie ; apathie ; somnolence ; vertiges ; fièvre ; vomissements ; coma.

B) *Symptômes en foyer*, directs ou indirects : variables suivant les localisations sur les aires motrices et sensitives corticales et sur les irradiations de l'écorce du centre ovale (convulsions, paralysies, aphasie, troubles visuels, auditifs...).

Étiologie et pathogéni. — A) *Traumatismes* (plaies ; fractures ; chutes sur la tête).

B) *Infections de voisinage* (suppurations de l'oreille moyenne ; carie du rocher ; parotidite purulente ; processus purulents des fosses nasales ; lésions bacillaires et syphilitiques de l'orbite, du rocher...).

C) *Métastases.* Infections microbiennes généralisées (pyohémie, puerpérisme, érysipèle, pneumococcie, diphtérie, typhus, morve, grippe, syphilis, tuberculose, méningite cérébrospinale épidémique)

(Strümpell). Infections microbiennes initialement localisées (endo-cardites ; ostéomyélites ; bronchites putrides ; abcès et gangrène du poumon).

TRAITEMENT

A. **Abcès traumatiques.** — a) *Le pus est entre les méninges et la corticalité.*— Trépaner, immédiatement, en se guidant sur les syndromes réactionnels sensitivo senso-riels et moteurs pour l'application du trépan. Ponction-ner avec une aiguille exploratrice ; ouvrir au bistouri ; drainer ; asepsie.

b) *Abcès profonds dans le centre ovale.* — Trépaner ; inciser la dure-mère ; explorer le cerveau à l'aide d'une aiguille, d'un stylet, mieux, de l'aiguille aspiratrice ; le foyer purulent découvert, débrider, drainer avec un drain de gros calibre : drainage prolongé.

B. **Abcès par infections de voisinage.** — Même inter-vention chirurgicale par le trépan. Broca conseille de trépaner d'abord largement la mastoïde et la caisse et de donner issue au pus.

Si trépanation de mastoïde est insuffisante, si frissons violents, céphalalgie quelquefois fixe, hypertension intra-crânienne (stase et étranglement papillaire), inappétence, amaigrissement, *il faut trépaner :*

a) *Dans le lobe temporal* (adultes), à la hauteur du con-duit auditif externe, en avant de la verticale qui divise en deux l'apophyse mastoïde (Wheeler). «Rien de plus aisé, dit Broca, l'apophyse, l'antre et la caisse une fois trépanés, que de pénétrer dans le crâne en faisant sauter le plafond de l'antre et de la caisse, si l'on veut arriver à la fosse temporale, la paroi postérieure, si l'on veut aboutir à la fosse cérébelleuse ».

b) *Dans le lobe occipital* (enfants), fosse occipitale inférieure, au dessous de la ligne courbe occipitale inférieure du côté de l'oreille malade et au contact de l'os carié.

C. **Abcès métastatiques.** — L'intervention chirurgicale comme dans B, à la seule condition que l'abcès soit unique et bien localisé.

L'abcès n'est pas toujours accessible au bistouri : l'opération est infructueuse. Elle est condamnée et inutile dans abcès siégeant aux ganglions de la base, à la protubérance, à la moelle allongée.

On instituera alors, comme à la période initiale, le *traitement médical*.

Les indications seront d'agir sur le voisinage du foyer et à distance de celui-ci.

a) *Sur le voisinage et sur le foyer même :* émissions sanguines locales, applications froides de glace, de vessies de glace, de compresses froides ; irrigations continues sur la tête. On fera, *loco dolenti*, des applications de vésicatoires, de moxas, voire de sétons.

b) *A distance :* agir par des drastiques violents ; du calomel toutes les heures à dose fractionnée ; du tartre stibié.

c) *Symptomatiquement :* on calmera la douleur par les hypnotiques et la fièvre par les antithermiques ; indication des antithermiques analgésiques. Hammond associe l'extrait de chanvre indien à la dose de 2 à 5 centigr. à 1 ou 2 gr. de bromure de sodium.

On a préconisé les iodures à hautes doses et même le mercure, non seulement dans les cas d'infection syphilitique, mais dans tous les cas.

Le traitement médical, purement symptomatique, est d'efficacité douteuse.

Les résultats d'une intervention chirurgicale difficile, très brillants passagèrement, ne répondent pas toujours aux espérances conçues.

ACROPARESTHÉSIE

Trouble de la sensibilité, caractérisé par des sensations de fourmillement, paroxystiques, siégeant aux extrémités, survenant à des heures régulières, la nuit et le matin.

Clinique et diagnostic. — Fourmillements bilatéraux, sensation de doigts morts, quelquefois sensation, purement subjective, de gonflement. Maladresse des mains, inhabileté. S'accompagne parfois d'anesthésie.

Se distingue de l'*érythromélalgie ;* de la *maladie de Reynaud* qui ont des troubles vaso-moteurs (cyanose, température modifiée...) ; des fourmillements des *artério-scléreux*, des *prœhémiplégiques* qui sont unilatéraux, des *brightiques*, unilatéraux et non paroxystiques.

TRAITEMENT

La cause étant inconnue, il n'y a, à l'heure présente, qu'un traitement purement symptomatique. Du reste, la guérison est la règle ; elle est spontanée, avec récidives. La thérapeutique, dit G Ballet, a peu d'action. On a essayé le phosphore, le bromure, l'ergotine, l'électricité, le sulfate de quinine, la phénacétine, l'antipyrine. Le traitement qui lui a paru le moins inefficace consiste dans l'usage régulier, 3 ou 4 fois par semaine, de douches sulfureuses dirigées sur les membres et combinées avec des frictions quotidiennes au moyen d'un morceau de flanelle légèrement enduit d'une pommade au tannin.

1. *Contre les paroxysmes :* analgésiques, antithermiques (quinine, antipyrine).

2. *Contre l'excitation nerveuse* : antispasmodiques, électrothérapie.

AGITATION

*Syndrome qui se traduit par des mouvements désordonnés,
du délire, des soubresauts des tendons, des convulsions
et se montre au cours de maladies toxiques, infectieuses,
auto-toxiques.*

Les Anciens, dans leur description des fièvres ataxiques, ont
bien mis en évidence ce syndrome. Les fièvres ataxiques ne constituent plus, aujourd'hui, une entité, un groupe autonome. Les
ataxies sont symptomatiques d'infections, d'intoxications, d'auto-
intoxications et sont fonction, soit de l'intensité d'action et de virulence de l'agent morbifique, soit du défaut de résistance de l'organisme malade (enfants, femmes surtout).

TRAITEMENT

1. La première indication à dégager s'adresse à
l'agent causal. Elle sera remplie par la médication anti-
infectieuse, anti-toxique générale ou spécifique.

2. Contre l'agitation, symptôme, les *sédatifs*, les *calmants*, les *régulateurs* de l'action nerveuse sont indiqués.

1. Opiacés. — L'opium est un alexipharmaque, di-
saient les Anciens, et Fonssagrives le considère comme
un des plus puissants moyens que nous ayons de combattre l'ataxie. On peut employer l'extrait *gommeux
d'opium*, en pilules de 1 à 6 centigr. Le *laudanum*, qui est
un vin d'opium composé (laudanum de *Sydenham*), opium
de Smyrne, safran, cannelle, clous de girofle et malaga.
Vingt gouttes de laudanum ne pèsent que 57 centigr. Il
faut donc 35 gouttes de laudanum pour faire 1 gr., lequel
correspond à 62 milligr. d'extrait gommeux d'opium.
Laudanum de *Rousseau*, préparé par fermentation avec

l'opium de Smyrne, le miel blanc, de la levure de bière, de l'eau chaude et de l'alcool.

Chaque gramme de ce laudanum répond à 32 gouttes et représente 125 milligr. d'extrait gommeux d'opium. Le laudanum de Rousseau a donc exactement, à dose égale, une activité double de celle du laudanum de Sydenham.

2. Stimulants diffusibles et antispasmodiques. Alcool, acétate d'ammoniaque, essences, musc, castoréum, assa fœtida.

3. Quiniques. Quinquina, quinine, café, caféine, associés ou non à l'opium.

4. Bromures de sodium ou de potassium, aux doses de 4 à 8 gr. par jour.

5. Froid. C'est le médicament par excellence. Toutes les pyrexies aiguës ataxiques, fièvre typhoïde, broncho-pneumonie, pneumonie même, indiquent l'emploi du froid en ablutions, en bains. Frigus nervis inimicum (Hippocrate). Pour pratiquer une affusion, on verse sur le malade, placé dans une baignoire vide, quelques seaux d'eau à la température de la chambre. On l'enveloppe dans des couvertures de laine, sans l'essuyer et on le place dans son lit. On favorise la réaction par des boissons chaudes.

Dans les fièvres éruptives malignes, l'affusion est plus facilement acceptée par les familes que le bain, froid d'emblée ou refroidi.

1ʳᵉ ORDONNANCE. — *Ataxie, agitation dans les intoxications, le nervosisme.*

1. Prendre de 5 à 10 des pilules suivantes dans les 24 heures :

> Sulfate de quinine. . . . . . . 1 gr.
> Extrait thébaïque. . . . . . . 0 gr. 10 centigr.
> Extrait de valériane. . . . . . 1 gr.

Faire 10 pilules.

2. Résine de quinquina à la dose de 2 à 4 gr. — ou poudre de quinquina jaune, aux doses de 4 à 8 gr.

3. S'il y a opportunité à donner l'infusion de café, celui-ci devient utile, comme véhicule, pour l'administration du quinquina, suivant la formule :

> Quinquina jaune en poudre... 1 gr.
> Infusé de café noir....... 150 gr.
> Sirop de quinquina........ 30 gr.

A renouveler de 2 à 6 fois par jour.

2e ORDONNANCE. — *Traitement de la pneumonie ataxique.*

1. Infusion de tilleul sucré.

2. Une ou deux saignées, suivant indication tirée du malade, de l'âge, de l'état des forces, de l'éréthisme général ou local circulatoire.

3. Prescrire le musc à haute dose, le camphre :

> Infusion de valériane...... 250 gr.
> Musc............... 60 centigr. à 1 gr.

A prendre par grandes cuillerées dans les 24 heures.

Indication pressante tirée du subdélirium avec défaut d'harmonie entre les divers symptômes et prédominance des accidents nerveux (Trousseau).

3e ORDONNANCE. — *Agitation dans une infection bronchopneumonique infantile.*

1. Bains tièdes de 30 à 35°, de 10 à 15 minutes, de 3 à 6 par jour.

Ablutions froides sur la tête.

2. Bains à température progressivement refroidie.

Premier bain inférieur de 2° à la température du petit malade et durée de 5 minutes.

Second bain, 1 heure après, 10 minutes de durée, 35°.

Troisième bain, 2 heures après le second, 15 minutes de durée, 32°-30°.

L'agitation, l'ataxie, syndrome défini par un désordre psychique, physique, sensitif, peut reconnaître pour cause l'*hyperthermie* ou le *délire* et, souvent, les deux réunis.

Etiologie. — *Enfants.* Infections de l'appareil respiratoire (bronchites, broncho-pneumonie, pneumonie), de l'appareil gastro-intestinal avec généralisation ultérieure et diffusion des produits toxi-infectieux (fièvre typhoïde, entérites, entérocolites), fièvres malignes, scarlatine, méningites (Voir : *Méningites aiguës*).

Adultes. Infections, ut supra. Surtout intoxications. (Voir : *Delirium tremens*).

Vieillards. Assez rare. Font surtout de l'adynamie.

THÉRAPEUTIQUE

Enfants. — a) *Sédatifs, bains.* Bains *tièdes* ; bains *progressivement refroidis :* descendre de 2 à 5° à chaque bain, sans arriver jamais au-dessous de 25°; bains *froids*, de 25 à 28°, d'une durée de 5 à 15 minutes. Après le bain, rouler l'enfant dans une couverture ou une serviette chaude, le coucher, lui faire prendre du café, un grog chaud.

b) *Antispasmodiques et hypnotiques.*

Bromure de potassium	50 centigr. à 1 gr.
Eau distillée.	60 gr.
Sirop de chloral	de 10 à 30 gr.

Une grande cuillerée dans une tasse de lait chaud. Une cuillerée toutes les 2 heures.

Hydrate de chloral. .	de 0,25 centigr. à 1 gr. et 2 gr.
Bromure de sodium. .	de 0,25 centigr. à 2 gr.
Sirop de codéine.. . .	} ââ de 10 à 20 gr.
Sirop de laurier-cerise	}
Eau.	100 cent. cubes.

A prendre par cuillerées, dans du lait chaud.

On peut associer l'hydrate de chloral et le bromure au

musc, sous forme de teinture de musc, de X à XXX gouttes.

Hydrate de chloral. . . . . 0,50 centigr.
Teinture de musc.. . . . . . . XX gouttes.
Eau de tilleul . . . . . Q. S. pour 120 cent. cubes.

A prendre en 2 fois.

Ou encore pour un lavement.

Camphre.. . . . . 0,50 centigr.
Jaune d'œuf. . . . N° 1
Eau . . . . 60 gr.

c) *Antithermiques*, seuls ou associés aux *analgésiques* :
sulfate, bromhydrate, chlorhydrate de quinine, antipyrine, salicylate de soude, acide salicylique.

Adultes. — a) *Sédatifs, bains froids, affusions froides*.
Soutenir le cœur par injections de caféine, si possibilité
d'une défaillance.

b) *Antispasmodiques et hypnotiques*. Les bromures ne
sont pas hypnotiques ; ce sont des dépresseurs de la
tension artérielle et, indirectement, de la tension cérébrale, source d'agitation. Les associer à l'hydrate de
chloral, à l'uréthane....

Bromure de sodium. . . . . . . 6 gr.
Hydrate de chloral. . . , ... 6 gr.

A prendre dans les 24 heures, dans un julep de 120
cent. cubes.

Bromidia :

Bromure de sodium. . . . . 8 gram.
Hydrate de chloral . . . . 8 gram.
Extrait de jusquiame . . . . . . } ââ 0.08 centigr.
Extrait de chanvre indien. . . . }
Julep. . . . . Q. S. pour 120 cent. cubes.

Uréthane. . . . . 3 gr.
Antipyrine . . . . 2 gr.
Bromure de sodium. . . : . . . . . 1 gr.
Extrait de jusquiame . . . . 0.10 centigr.
Sirop de digitale. . . . . 30 gr.
Eau de tilleul.. . . . . Q. S pour 120 cent. cubes.

Par cuillerées, toutes les 2 heures.

Sulfonal en émulsion dans le lait chaud, le soir ou dans la journée. Etablir un cycle : commencer par des doses fortes, 2 à 3 gr., les maintenir 2 ou 3 jours ; baisser de 0,50 centigr. jusqu'à 1 gr. Administrer un purgatif salin et recommencer le cycle.

L'hédonal, à l'étude, a fourni de bons résultats. J'en parlerai à propos des *Insommies* (voir ce mot).

c) *Antithermiques analgésiques*. Ut supra.

d) *Hygiène*. Eviter les excitations, isoler le malade, atténuer tout ce qui impressionne les sens, le laisser dans une demi-obscurité. Ne pas lui parler. Eloigner les visiteurs.

Je laisse de côté l'agitation chronique. Elle est, dans ces cas, symptomatique d'une aliénation mentale et je m'impose, dans ce livre, le traitement exclusif des maladies nerveuses.

ALGIES

*Sous ce terme, il faut entendre des sensations douloureuses,
prises dans leur sens le plus général et sans altération
matérielle connue. Ces troubles peuvent atteindre toutes
les sensibilités, externes, internes ou viscérales, sensorielles.*

Les algies se distinguent donc des hyperesthésies, *celles-ci
traduisant une sensibilité excessive aux incitations venues
du dehors, les algies étant au contraire spontanées.*

Sensibilité générale. Dermalgie.

Sensibilité sensorielle. (Voir : *Hyperesthésie*).

Sensibilité interne, viscérale : Céphalalgie, névralgie, car-
dialgie, arthralgie, entéralgie, rachialgie, viscéralgies (crises gastriques des tabétiques, crises intestinales, laryngées, pharyngées...).

Il est des cas, bien étudiés par Blocq et Huchard, sous le nom
d'*algies centrales ou psychiques,* où les facteurs ordinaires des
algies ne sauraient être invoqués et dont le caractère principal serait l'origine psychique et l'incurabilité.

Il y aurait donc 2 sortes d'algies :

Les *unes* de sensibilité générale, interne, externe, viscérale, dont
les conditions pathogéniques et étiologiques se jugeraient par : *a)*
les *infections* (syphilis, tuberculose)... *b)* les *intoxications* (plomb,
alcool, tabac)... *c)* les *diathèses* et les *auto-intoxications* (diabète,
goutte, albuminurie, Bright, arthritisme) ; *d)* les *traumatismes ; e)*
les maladies chroniques par lésions organiques du névraxe et des
nerfs.

Je renvoie aux mots : *Hyperesthénie, Douleurs, Névralgies,* etc.

Les *autres*, localisées soit dans un viscère, soit dans un point
quelconque du corps, tenaces, persistantes, souvent très intenses
et indépendantes de toute altération appréciable, soit des tissus,
soit des nerfs.

La condition étiologique unique, c'est l'*état neurasthénique* du
sujet. L'algie centrale serait une sensation fixe, extériorisée.

TRAITEMENT

A) L'*indication thérapeutique* majeure serait alors de fixer l'attention du malade, de lui suggérer l'idée de guérison, de façon à ne plus lui permettre d'extérioriser sa sensation, et d'arriver enfin à la supprimer.

B) Nous ne savons rien de la pathogénie des algies centrales et il ne me paraît pas démontré qu'elles soient d'ordre purement psychique. Les troubles de la nutrition, les fonctionnements anormaux des cellules organiques, les sécrétions des appareils, viciées et perturbées sous l'influence de causes intrinsèques, endogènes ou exogènes, encore inconnues, se retrouvent derrière les algies centrales. Aussi, la thérapeutique s'efforcera-t-elle, dépassant le symptôme, toujours contingent, de diriger ses efforts vers l'état général qui les cause et les explique.

Dire que ces algies sont de nature neurasthénique, c'est reculer la solution du problème. La neurasthénie, entité morbide, n'existe pas : c'est un symptôme. (Voir : *Neurasthénie*).

C) Les indications thérapeutiques seront exposées aux articles *Douleurs*, *Hyperesthésie*, *Neurasthénie*, *Hystérie*.

ANÉMIE CÉRÉBRALE

Syndrome rapide ou chronique, anéantissant brusquement ou progressivement les fonctions de sensibilité, de motilité, d'intelligence, conduisant à la mort apparente, si durée courte, réelle si prolongée, syndrome produit « par le défaut du sang» (Boerhaave) dans les artères du cerveau.

Clinique et diagnose générale. — *Forme aiguë* : Pâleur ; vertiges ; bourdonnements d'oreilles ; nausées pouvant aller jusqu'au vomissement ; mouvements convulsifs ; syncope.

Chez l'enfant: agitation, insomnie, délire; cœur et poumons ralentis.

Forme chronique : Mêmes symptômes, beaucoup plus atténués et plus espacés ; céphalalgie ; insomnies ; rêves ; vertiges ; impressionnabilité excessive des organes des sens ; pouls petit, mou, dépressible.

a) *Diagnostic symptomatique d'avec l'hyperhémie, la congestion cérébrale* : Robustesse, pouls plein, dur, pas de souffles dans la congestion ; prendre en considération l'état général, les circonstances pathologiques ou thérapeutiques qui ont précédé les accidents ; examiner le malade dans des positions différentes, debout, couché.... s'enquérir de l'état du cœur.

b) Je ne m'occupe ici que de l'*anémie générale.*

De celle-ci, *les éléments* du *diagnostic* sont : a) *le syndrome anémique.*

A l'extérieur : Décoloration et pâleur des téguments de la face, de la peau, des muqueuses visibles; langueur générale. — *Du côté de l'appareil circulatoire* : Pouls petit et faible, sensibilité au froid, lipothymies ou syncopes, palpitations fréquentes. — *Du côté du système nerveux* : Sensation vague dans la tête, douleurs névralgiques variées (sous-mammaires, dorso-lombaires), tendance au sommeil, fourmillements, engourdissements dans les membres ; abattement, plus rarement, convulsions, paralysie des organes des sens ou parésie (amaurose, surdité, anesthésie). — *Vers les organes respiratoires* : Anhélation facile, dyspnée spontanée. — *Vers les organes digestifs* : Douleurs gastralgiques, dyspepsie.

Les souffles et bruits cardio-vasculaires de l'artère pulmonaire, doux et aspiratifs à la base, n'ont pas de valeur diagnostique.

L'étude du sang est difficile et peu pratique.

Diagnostic étiologique. — *État actuel :* Hémorragie à laquelle on assiste ; flux menstruel très considérable ; convalescence de pyrexie.

Commémoratifs : Marche antérieure de la maladie ; hygiène professionnelle ; habitations insalubres ; anémie des mineurs. Maladies aiguës antérieures.

Étiologie et pathogénie. — L'enfance et la vieillesse y sont prédisposées. Le cerveau réagit par le syndrome anémie toutes les fois qu'il reçoit une quantité insuffisante de sang. Or, trois conditions : *a)* obstruction des voies artérielles encéphaliques ; *b)* diminution de la masse sanguine totale ; *c)* diminution de l'élément actif, incitateur, contenu dans le sang, l'oxyhémoglobine.

a) *Obstruction :* par embolie (brusque) ; par thrombose (sur place et progressive). C'est le syndrome de l'anémie partielle, de l'anémie localisée. Sera étudié à propos du *ramollissement cérébral.*

b) *Diminution de la masse sanguine totale, par perte de matériaux :* grandes hémorragies physiologiques ou pathologiques ; métrorragies puerpérales ; infections à spoliation sanguine ou séro-sanguine, dysenterie, choléra, diarrhées colliquatives. *Par défaut d'acquisition des matériaux reconstitutifs du sang :* grossesses multipliées et à courte distance, allaitement prolongé ; sevrage précoce et alimentation insuffisante chez les enfants.

c) *Diminution de la masse sanguine totale et appauvrissement en oxygène :* fièvres graves, infections aiguës, pyrétiques, toxi-infectieuses ; danger des diètes excessives, des spoliations sanguines ; intoxications de longue durée, professionnelles le plus souvent.

d) *Brusque déplacement du sang sous l'influence d'une perturbation dans l'équilibre humoral :* après laparotomie, extirpation de tumeurs, de kystes.

e) *Dans les cardiopathies par insuffisance d'irrigation cérébrale et d'oxygénation du sang :* cardiopathies aortiques ; sclérose généralisée ; dégénérescence du cœur qui, stéatisé, n'a plus la force de se contracter vivement et d'envoyer le sang dans les vaisseaux.

TRAITEMENT

A. **Anémie aiguë, forme clinique aiguë :** *a)* Réalisée à la suite de grandes hémorragies, de spoliations chirurgicales, d'opérations loin du cerveau, soustrayant par ablation

d'une tumeur vascularisée une grosse masse de sang ;
métrorragies ; *b*) réalisée, brusquement aussi, après les
diarrhées prolongées, les grandes pyrexies, tout ce qui
a mis l'organisme en état d'appauvrissement.

Indications communes : 1. *Ramener le sang au cerveau ;*
2. *Maintenir la vitalité des cellules nerveuses.*

1. *Ramener le sang au cerveau* : compression de l'aorte
abdominale, des artères des membres supérieurs. Mettre
le syncopé la tête basse, faire ce que Fonssagrives appelle
l'*inversion*. Débarrasser la poitrine des vêtements, corsets,
liens quelconques, qui gênent la libre circulation du
sang.

2. *Maintenir l'excitabilité du cerveau :* actionner énergiquement toutes les sensibilités qui iront inciter les réflexes
automatiques bulbo-protubérantiels ; imprimer au malade
de brusques secousses ; flagellations avec une serviette
trempée dans l'eau froide ; jets de vinaigre sous le nez,
faire respirer des vapeurs d'ammoniaque ; frictionner
les tempes, les joues, les poignets avec de l'eau vinaigrée,
de l'alcool. Frapper dans la paume des mains, administrer des lavements d'eau salée, d'eau vinaigrée, d'infusion de café.

Si la syncope se prolonge, *tractions rythmées* de la langue suivant le procédé de Laborde ; respiration artificielle. Injecter sous la peau des stimulants diffusibles,
de l'éther, de l'huile camphrée, de la caféine. Dès que le
malade peut ouvrir la bouche, lui faire ingérer une potion
fortement stimulante, 8 à 10 gr. par exemple d'acétate
d'ammoniaque, dans 30 gr. de sirop d'éther.

**Ayant paré au plus pressé, aux accidents immédiats,
chercher la cause : c'est une hémorragie.** Je ne m'occuperai que des hémorragies spontanées, médicales, les
*hémorragies traumatiques opératoires étant du domaine
chirurgical.*

a) Se souvenir qu'il est des *hémorragies spontanées qu'il faut respecter*, jusqu'au moment où elles tendent à devenir inopportunes, par la spoliation trop grande qu'elles amènent. Ainsi, on ne se hâtera pas, après les épistaxis critiques, les flux hémorrhoïdaires et certaines hémoptysies congestionnelles. Aller vite et supprimer trop tôt l'épanchement, c'est courir le risque d'attirer des dispositions congestives redoutables du côté des poumons, ou même du cerveau.

b) Mais l'hémorragie n'est plus qu'une complication, elle a dépassé la limite utile, il faut l'arrêter.

α) *Hémostatiques locaux.* — Si surface hémorragique peu accessible : froid, glace en injections glacées. Charger l'eau, de ratanhia, de tannin, d'acides minéraux (limonade sulfurique, limonade chlorhydrique). Eaux hémostatiques de Pagliari, de Léchelle (plantes aromatiques astringentes, alun) ; perchlorure de fer (dans hématémèses, faire prendre au malade 10 gouttes de perchlorure de fer par 1/2 verre d'eau glacée, de demi-heure en demi-heure jusqu'à concurrence de 40 gouttes).

β) *Hémostatiques par action générale.* — Limonades, acides tartrique, citrique, sulfurique, nitrique ; les tannins, perchlorure de fer, l'ergotine (en pilules ou en potion, 0,50 centigr. à 1 gr. ; en injection de 5 à 10 centigrammes d'ergotine qu'on peut répéter 2 ou 3 fois par jour).

Se souvenir que l'alcool est un bon hémostatique. Béhier fait boire à une de ses malades, en état alarmant d'anémie cérébrale, par suite d'une perte, survenue au second jour de ses règles, en une demi-heure, et par verre à vin de Bordeaux, une grande demi-bouteille de vin de Marsala, vin très alcoolisé : l'ivresse survint rapidement, la perte s'arrêta.

La rue, l'ergot de seigle pourront enfin être employés. Injection d'eau salée sous la peau et dans les veines.

Il n'y a pas d'hémorragie, mais l'anémie aiguë est fonction d'une altération du sang par défaut d'acquisition, au cours des fièvres malignes, par exemple, ou dans la convalescence de celles-ci. Il faut s'adresser à la nutrition, donner des toniques amers (quinquina), des ferrugineux, une alimentation substantielle tonique et stimulante (boulettes de viande crue associées à l'alcool), des glycérophosphates.

Mettre le convalescent à l'air et à la lumière; repos, physique et intellectuel ; éviter tout déplacement brusque, ne permettre la marche et la station debout que si le pouls est fort, bondissant, de bonne tenue.

Une indication pathogénique se dégage, commune à l'anémie par défaut d'acquisition et par déglobulisation (fièvres, intoxications professionnelles). Quand la cause, hygiénique, est amovible (profession, intoxications), modifier la profession, supprimer l'intoxication.

On modifiera la qualité et la quantité du sang par les moyens suivants :

a. *Air.* Changement d'air, voyages, séjour à la campagne ; *soleil ; exercice musculaire soutenu ; massage, frictions sèches et aromatiques ; aliments réparateurs.*

b. *Ferrugineux.* Ils sont contre-indiqués, momentanément, par le mauvais état des voies gastro-intestinales. Celles-ci modifiées et améliorées, les prescrire.

Fer réduit par l'hydrogène, enrobé dans un pain azyme ou dans une cuillerée de potage ; *eau rouillée,* préparée en versant un litre d'eau chaude sur une poignée de clous et ajoutant de l'eau jusqu'à teinte ocreuse : la rouille est du peroxyde de fer hydraté ; *carbonate de fer* (pilules de Blaud, 20 centigr. par pilule). Les sels solubles qu'on utilisera sont : le *tartrate double de fer et de potasse* qu'on donne seul, 1 gr. pour un litre d'eau, à prendre aux repas, mélangée au vin, ou associée à l'arséniate de soude ; le *citrate de fer ammoniacal,* sous forme de sirop de citrate de fer du Codex. 20 gr. donnent 50 centigr de sel.

c. Les toniques médicamenteux feront la nutrition plus énergique.

Amers (noix vomique, quinquina) ; *arsenicaux*, liqueur de Fowler, cacodylate de soude en injections hypodermiques ; *hypophosphites ; alcalins ; phosphates de chaux ; glycérophosphates ; lactophosphates ; chlorure de sodium.*

B. **Anémie chronique, forme clinique chronique.**

a) Elle se produit à la suite d'anémie aiguë, par exemple, après les grandes pyrexies.

Les indications sont celles que j'ai exposées récemment, et qui se rapportent aux cas où l'anémie aiguë n'est pas fonction d'hémorragie.

Chez les enfants, on usera surtout des sels de chaux, phosphates et lactophosphates ; des hypophosphites, des corps gras, des huiles de foie de morue.

Chez les adultes paludéens, on associera le fer au sulfate de quinine :

Protoiodure de fer	1 gr.
Sulfate de quinine.	3 gr.
Miel.	1 gr.
Poudre de réglisse. . . .	Q. S. pour 50 pilules

6 à 18 pilules par jour.

b) L'anémie cérébrale chronique est fonction d'une cardiopathie.

1. Stéatose cardiaque, myocardite : spartéine, caféine.

2. Insuffisance et rétrécissement aortiques : opium, morphine, nitrite d'amyle, trinitrine. Trinitrine (solution alcoolique au 1/100e pendant 20 jours du mois, aux doses croissantes de 4, 10 et même 20 gouttes *pro die.* Supprimer, dès qu'apparaît de la céphalalgie). Le nitrite d'amyle en inhalations sur un mouchoir. L'opium sous forme d'extrait gommeux ou d'injections de chlorhydrate de morphine.

C. Paul ordonnait :

Pyrophosphate de fer citro-ammoniacal   3 gr.
Liqueur de Fowler. . . . .   1 gr. 50
Sirop de fleurs d'oranger. . . . .   60 gr.
Sirop simple. . . . .   260 gr.

1 à 2 cuillerées par jour.

Hygiène. Diététique. — Relever la nutrition par le massage, les frictions sur tout le corps, l'hydrothérapie, la marche, les exercices gymnastiques en chambre, l'oxygénation à la campagne, dans un bon climat, à température fraîche et constante.

Insister sur l'alimentation, qu'on fera régulière et fortifiante.

Injections d'eau salée pour minéraliser l'organisme ; ingestion de glycérine salée, de viande crue. Se méfier des excitants passagers, kola, coca. Proscrire les alcools, élixirs, vins apéritifs, et prétendus toniques qui rendent languissantes les fonctions digestives et font beaucoup de mal. Ne jamais boire des vins, des amers, des ferrugineux à jeun. Après les repas, les vins rouges, les vieux vins sont très utiles.

Aux cardiaques, même aux aortiques, se garder de prescrire le repos absolu et l'immobilisation obligatoire dans une chambre calfeutrée, sur un fauteuil commode. Faire marcher les cardiaques en terrain plat ; massage général, frictions sèches ; déblayer fréquemment les voies gastro-intestinales ; le lait, les légumes, feront l'armature du régime.

Chez l'enfant, chercher la cause de l'anémie cérébrale: *diarrhée,* la combattre par la diète hydrique, les astringents, les antiseptiques, le lait bouilli ; *sevrage,* rendre une alimentation lactée au malade ; *alimentation insuffisante, plus tard:* boulettes de viande crue ; quinquina en infusion et en macération, huiles de foie de morue.

APHASIES

Ce sont les troubles de la parole dus à des lésions, situées dans les régions du cerveau qui, depuis Meynert, sont appelées système de projection.

N'est pas de l'aphasie le trouble de la parole qui relève, soit des muscles articulateurs paralysés, soit de l'altération des masses grises subcorticales, soit des lésions des nerfs périphériques, soit de l'altération de l'intelligence.

L'aphasie est la perte de la mémoire des signes au moyen desquels l'homme civilisé échange ses idées avec ses semblables (Déjerine).

Or, cet échange des idées suppose deux actes :

1° Comprendre les idées ;

2° Exprimer les idées.

Pour comprendre les idées, il faut et il est nécessaire qu'elles viennent sour forme d'images, visuelles, auditives, tactiles, se collecter en des points du cerveau.

Pour exprimer les idées, qu'éveillent et que suscitent les images, il faut et il est nécessaire qu'un centre du cerveau soit préposé à leur extériorisation par la parole, l'écriture, la mimique.

Ces points, ces centres, constituent la *zone du langage*, au niveau de la corticalité.

Il n'y a que *3 centres d'images du langage*.

1° *Centre des images auditives des mots* (centre de Wernicke), partie postérieure des 1re et 2e circonvolutions temporales gauches.

2° *Centre des images visuelles des mots* (centre de Déjerine), pli courbe gauche.

3° *Centre des images motrices d'articulation* (centre de Broca), pied de la troisième frontale gauche.

Telle est, sur la corticalité, la zone du langage.

Au-dessous de l'écorce, une série de fibres réunissent les points de cette zone soit entre eux, soit avec les parties voisines de la corticalité cérébrale, c'est-à-dire que chacun des centres est en rapport avec la zone générale de la corticalité correspondante, constituant ainsi 3 nouveaux centres.

1° *Le centre des images auditives verbales* qui siège à la partie postérieure de la zone temporale est en rapport en arrière avec le centre de la fonction auditive générale : il est bilatéral.

2° *Le centre des images visuelles verbales* qui siège dans le pli courbe est en contact avec le centre de la vision générale du côté correspondant qui occupe le cuneus, les lobules lingual et fusiforme : il est bilatéral.

3° *Le centre des images motrices d'articulation* qui siège dans le pied de la 3° circonvolution frontale est en rapport immédiat avec la zone sensitivo-motrice et plus spécialement avec cette partie de la corticalité qui innerve (opercule rolandique) l'appareil phonateur (hypoglosse, facial inférieur).

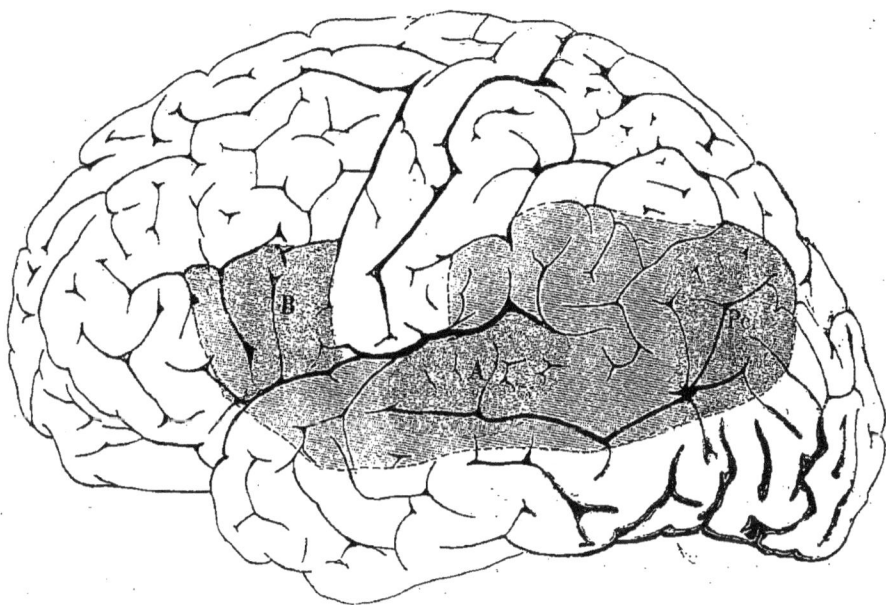

FIG. 1. — ZONE DU LANGAGE. (Figure empruntée à DÉJERINE : *Séméiologie du système nerveux*, in TRAITÉ DE PATHOLOGIE GÉNÉRALE de BOUCHARD. Paris, 1900)
A. Centre des images auditives des mots ; surdité verbale. — B. Centre des images motrices d'articulation : aphasie. — Pc. Centre des images visuelles des mots ; cécité verbale.

Toutes lésions portant sur le centre des images auditives et visuelles empêcheront ou troubleront la compréhension : *ce sont les aphasies sensorielles, de réception.*

Toutes lésions portant sur les centres des images motrices d'articulation empêcheront ou troubleront l'expression et l'extériorisation des idées : *ce sont les aphasies motrices, de transmission.*

Or, cette zone du langage peut être atteinte de deux façons :

1º *La lésion détruit une partie de cette zone ou des fibres sous-jacentes.*

2º *La lésion isole une partie de cette zone de la corticalité voisine.*

Premier groupe. — *Destruction directe de la zone du langage.* — Un centre d'images est perdu pour le malade. Toutes les modalités du langage sont affectées.

I. — *Aphasies sensorielles*
- *a)* Si centre de Wernicke (destruction de la 1ʳᵉ temporale), *surdité verbale.*
- *b)* Si centre de Déjerine (destruction du pli courbe), *cécité verbale.*

II. — *Aphasie motrice*
- Si centre de Broca (destruction du pied de la 3ᵉ frontale), *aphasie.*

Deuxième groupe. — *Destruction en dehors de la zone du langage.* — Un centre d'images est maintenant isolé, séparé, coupé de ses connexions physiologiques. Une seule modalité du langage est troublée.

a) Si lésion isole centre de Wernicke des zones d'images auditives communes : *surdité verbale pure.*

b) Si lésion isole centre de Déjerine des zones d'images visuelles communes : *cécité verbale pure.*

c) Si lésion isole centre de Broca des zones d'images motrices communes : *aphasie motrice pure.*

Etiologie. — Les causes sont multiples. Toute lésion portant sur la zone du langage ou sur ses connexions donnera naissance à une des variétés d'aphasie.

1. *Traumatismes.* Tumeurs cérébrales ; pachyméningites. *Ramollissements* par embolie, par thrombose. *Hémorragie cérébrale*, assez rare à la corticalité.

2. *Infections et toxi-infections aiguës et chroniques*, génératrices d'artérites encéphaliques, d'embolies, de thromboses. Grippe. Pneunomie. Variole. Fièvre typhoïde. Blennorragie. Syphilis.

3. *Intoxications, empoisonnements.* Alcoolisme. Belladone. Auto-intoxications. Dilatation de l'estomac.

4. *Toutes les causes de sclérose et d'artérite cérébrale* (sénilité, poli-multiplicité des causes).

5. *Névroses.* Hystérie. Épilepsie.

TRAITEMENT

Les indications sont pathogéniques, anatomiques, symptomatiques.

1. **Pathogéniques et étiologiques.** — Elles s'adressent aux causes énumérées et comprennent les médications anti-infectieuse, anti-toxique, anti-diathésique, toutes ces médications s'adressant aux facteurs morbifiques, exogènes ou endogènes, de l'espèce nosologique dont l'aphasie est le symptôme.

2. **Anatomiques.** — Elles s'adressent à la lésion, ramollissement, artérite, hémorragie, tumeur... (Voir ces mots).

3. **Symptomatiques.** — Elles n'ont en vue que l'*aphasie.*
Il faut être convaincu que l'aphasie peut guérir. C'est la seule justification d'un traitement.

Sans doute, en matière de neuropathologie, les médications causales, anatomiques, démontrent, le plus souvent, notre impuissance et nous ne pouvons pas plus guérir l'hémorragie cérébrale capsulaire que la tuberculose méningée : la seule nature, en quelques cas, fait les frais d'une amélioration, le plus souvent partielle.

En matière d'aphasie, il est des faits indiscutables de guérison ; un est célèbre, c'est celui de l'illustre montpelliérain, Lordat.

Il y a donc, comme le dit Grasset, qui, le premier, a réuni les éléments épars de ce traitement symptomatique de l'aphasie (Traité de Robin), *un traitement physiologique des aphasies.*

Deux processus sont seuls possibles, au cas de guérison :
1. Ou bien, la lésion superficielle, incomplète, guérit.
2. Ou bien, une suppléance s'est établie.

SURDITÉ VERBALE

Clinique. — Le sujet ne comprend pas les mots parlés, mais bien les mots lus ; il parle et écrit volontairement ; ne répète pas les mots parlés, mais lit à haute voix ; n'écrit pas sous la dictée, mais copie.

Éducation thérapeutique. — Il entend des sons : il ne les comprend pas. Reprendre l'alphabet, en montrant une lettre, l'épeler à haute voix ; en faire autant pour les mots écrits ou imprimés.

C'est le centre A qui est atteint : il faut, en raison des connexions et des rapports de A avec Pc et B, inciter Pc et B en même temps que A. Il existe, en effet, une association sensorio-motrice, telle que l'excitation d'un centre quelconque, B par exemple, conduit à une excitation semblable du centre Pc ou du centre A. On mettra à profit cette constatation.

Au bout d'un certain temps, le malade par le centre Pc seul pourra évoquer le mot, ou par le centre B, petit à petit, en le voyant, en le lisant, en l'articulant, il retrouvera son centre A qui était perdu.

On fera écrire le malade sous la dictée, en lui faisant répéter, avec B et Pc, tout ce qu'il doit écrire. Pc et B suppléeront le centre A et celui-ci, incité, finira par reparaître.

CÉCITÉ VERBALE

Clinique. — Le sujet comprend les mots parlés, mais non les mots lus ; il parle et écrit volontairement ; il répète le mot parlé, mais non le mot lu ; écrit sous la dictée, mais ne peut pas copier.

Éducation thérapeutique. — Le malade voit des signes, des lettres, des groupements de signes qui sont des

mots, des groupements de mots qui sont des phrases ;
il a perdu la signification des signes, des lettres et par
conséquent des mots et des phrases.

Apprendre à lire, c'est-à-dire le sens des signes, des
lettres, des groupements de signes, des mots, sur le
papier écrit ou imprimé.

C'est Pc qui est atteint : il faut venir au secours de Pc
par A et par B, qui sont supposés intacts.

Ainsi, s'il suit avec une pointe, un stylet, la lettre, le
signe, ce mouvement incite le centre B et l'image motrice apparaît : cette apparition actionne Pc et le malade
comprend la signification de la lettre et peut lire.

On lui fera exécuter, avec la main ou les doigts, les
mouvements nécessaires pour écrire : à ce prix, grâce
à B, il comprendra.

On utilisera aussi le centre A : on montre une lettre,
on épelle à haute voix, on incite le centre A et, celui-ci,
à son tour, réagissant sur Pc, l'image visuelle du mot
apparaît.

Cependant, c'est surtout par l'incitation de B, soit par
les mouvements de l'écriture, soit par le toucher au
relief, qu'on obtiendra une amélioration rapide.

APHASIE MOTRICE

Clinique. — Le sujet comprend les mots parlés et les
mots lus ; mais il ne parle pas volontairement.

Éducation thérapeutique. — C'est B qui est lésé. Par
l'incitation des centres A et Pc, c'est-à-dire, par l'ouïe et
la vue, il faut réapprendre à *parler*. On fera ce qu'on fait
pour l'enfant : on articulera les sons, puis les lettres,
puis les mots ; on fait répéter.

On montrera les lettres, les objets, puis les mots : on
fait répéter. On le fait épeler, puis résumer son mot.....
progressivement, il arrive à résumer sa phrase.

On s'aidera de l'écriture : on le fera épeler, en même temps que recopier.

S'il a surtout de l'agraphie, on lui réapprendra à *écrire* : il copiera des barres, des lettres, des mots; en même temps, il les épellera, les dira à haute voix...

Or, l'expérience démontre qu'il y a souvent prédominance des images mémoriales, suivant les sujets. Les uns sont des *auditifs*, c'est-à-dire qu'ils évoquent très facilement leurs images auditives, les autres des *visuels*. Dans l'aphasie motrice, on fera porter les efforts sur les images qui sont plus spontanément évoquées.

APOPLEXIE

Syndrome qui se traduit par une perte subite de la connaissance, du mouvement et de la sensibilité. C'est l'abolition simultanée de toutes les fonctions cérébrales: intelligence, sensibilité, motilité volontaire, sans modification essentielle de la respiration et de la circulation (Déjerine).

Syndrome clinique. — A) *Avec prodromes.* — Vertiges, éblouissements, tintements d'oreille, sensations d'engourdissement, de pesanteur, de fourmillements dans les membres ; troubles moteurs portant, sur la parole, difficile, les mouvements musculaires, anormaux, convulsifs (prœhémiplégiques). Troubles digestifs, nausées, vomissements. Petites attaques.

B) *Apoplexie à marche progressive.* — Ingravescent apoplexy de Broadbent. Affaiblissement général, céphalée, vomissements, attaque, puis tendance au sommeil, coupé de réveils et parfois d'agitation. Coma progressif et mort, au bout de 15, 20, 25 jours (cas personnel).

C) *Apoplexie brusque ; attaque, ictus apoplectique.* — Ictus instantané. Perte subite de connaissance. Abolition immédiate de la sensibilité générale, sensorielle, viscérale, de la motilité, des réflexes, de l'intelligence. Membres retombent sur le lit, lourdement si paralysés, plus lentement si en résolution simple. Chute brusque de température et du pouls. Malade est étendu sans mouvements, dans le lit ou gît, inerte, sur le sol. Interpellé, ne répond pas. Secoué, il ne réagit pas. Il ne voit pas, ne comprend pas ; on le croirait mort, n'était la respiration bruyante et stertoreuse, sifflante, qu'on entend à distance. Ce sont des morts vivants, des vivants qui ont toutes les apparences de la mort. Le plus souvent, face rouge, congestionnée, yeux clos ; paupière d'un côté plus fermée, plus tombante que celle de l'autre ; figure de travers ; face déviée, traits tirés d'un côté ; une commissure labiale pend, inerte, la bouche est entr'ouverte. Des lèvres sort de la salive. La respiration met les lèvres en mouvement. Or, dans une moitié de la figure, les lèvres sont paralysées, elles ne sont plus qu'un voile, qu'une membrane inerte, morte, qui retombe lourdement, au passage de l'air qui entre et qui sort. Malade fume la pipe. Soulevez membres supérieurs et inférieurs : retombent d'un seul coup, brutalement, mous. Du côté sain, restent plus de temps à tomber, un peu de force est conservée. Pincez la peau, tirez-la, piquez-la : malade ne réagit pas. Cependant, cœur bat, follement, tumultueux, arythmique. Pouls vibrant. Respiration bruyante ; à distance, on entend ronflements sonores, que des râles entrecoupent.

D) *Après l'ictus.* — Relèvement progressif du pouls et de la température. Si relèvement brusque et persistance de température élevée et de pouls rapide : pronostic fatal à brève échéance. Si malade survit à l'attaque, pouls et température redeviennent normaux. Sensibilité réapparait progressivement ; puis la motilité. Persiste presque toujours désordres intéressant motilité ou intelligence. (Voir : *Hémiplégie, Aphasie, Délire*).

Etiologie et pathogénie. — L'apoplexie se rencontre : *a*) dans l'anémie cérébrale ; *b*) dans l'hyperhémie, la congestion cérébrale ; *c*) dans l'hémorragie cérébrale ; *d*) dans le ramollissement cérébral, celui-ci étant réalisé par la thrombose et par l'embolie.

a) *Anémie cérébrale.* — Travail professionnel : l'industrie saturnine favorise les spasmes vasculaires chroniques et une anémie cérébrale consécutive.

b) *Hyperhémie cérébrale.* — Ingestion d'alcools, de vin, de bière ; excitations psychiques ; travail intellectuel ou corporel exagéré. Etudes trop absorbantes. Abus de tabac. Chaleur intense.

c) *Hémorragie cérébrale.* — Artério-sclérose généralisée ; athérome des artères cérébrales sous l'influence des infections, des intoxications, des toxi-infections, des diathèses (syphilis, goutte, alcoolisme, diabète, arthritisme).
Hérédité morbide similaire.
Hypertension artérielle primitive ou secondaire à une sclérose rénale, à une hypertrophie du cœur, à une artério-sclérose généralisée.
Causes agissant à l'occasion d'un effort musculaire exagéré ; d'un repas trop copieux ; débauches ; bains froids ; refroidissement ; émotions morales violentes (3 cas personnels). (Voir : *Hémorragie cérébrale*).

d) *Ramollissement cérébral :* **a**) *Par embolie.* — Endocardites chroniques avec dépôts thrombosiques valvulaires oblitérant les artères du cerveau ; lésions mitrales, cardiopathies aortiques, sclérose de l'aorte, des grosses artères de la base du cerveau. L'athérome se détachant fait la matière embolique, qui oblitère ensuite les plus fines artères cérébrales, corticales (anastomotiques), profondes (terminales). (Voir : *Ramollissement cérébral*).

b) *Par thrombose*, sur place. — Artério-sclérose chronique. Artérite syphilitique ; artérite infectieuse (bacillose, carcinose, typhus, pneumonie) ; intoxication par oxyde de carbone ; dégénérescence graisseuse ; calcification et atrophie des parois artérielles. Traumatismes.

Diagnose générale. — 1. *Syncope*. — Pouls petit, irrégulier ; inspirations rares et inégales ; pâleur de la face. Affaiblissement des bruits cardiaques et des mouvements respiratoires.

2. *Asphyxie*. — Commémoratifs ; cyanose, refroidissement des extrémités.

3. *Apoplexie épileptique*. — Précédée de l'attaque. Antécédents. Retour plus rapide de la sensibilité, de la motilité, de l'intelligence.

4. *Intoxications aiguës*. — Caractères de l'haleine, des urines ; antécédents. (Voir : *Hémorragie* et *Ramollissement cérébral* pour diagnostic différentiel ultérieur).

Diagnostic étiologique. — 1. *Infections*. — *Syphilis :* Jeune âge ou adulte. Artérites syphilitiques. Antécédents pathologiques spécifiques. Symptômes concomitants. Paralysies parcellaires. *Paludisme :* Habitat. Grands frissons précédant l'attaque. Hyperthermie.

2. *Intoxications*. — Profession. Alcoolisme. Absinthisme. Artério et phlébo-sclérose. Antécédents.

3. *Auto-intoxications*. — Diabète. Urémie. Antécédents.

4. *Maladies organiques du névraxe*. — Tumeurs cérébrales. Sclérose en plaques. Méningo-encéphalite chronique diffuse.

TRAITEMENT

AVANT L'ATTAQUE

A. **Indications causales.** — On cherchera à les dégager en remontant à l'infection (syphilis, paludisme) ; à l'intoxication (alcool) ; aux dyscrasies (urémie, diabète) ; aux toxi-infections professionnelles ; on supprimera l'apport de liquides toxiques ; on fera le traitement des états généraux dyscrasiques ; on fera cesser le travail dangereux ; s'il y a infection syphilitique, c'est la thérapeutique antispécifique par iodure et mercure ; si paludisme par quinine et arsenic.

Chez les sanguins, les congestifs arthritiques, ceux dans les familles desquels l'apoplexie est héréditaire et la fin naturelle, on évitera les variations brusques de température, les travaux intellectuels, les émotions morales, capables d'augmenter brusquement la tension artérielle. L'hiver, on défendra la sortie : le froid vif resserre les vaisseaux périphériques, dilate les vaisseaux centraux : d'où rupture de ceux-ci. Par mécanisme inverse, le soleil est redoutable l'été.

Les cardiaques seront mis au repos. Les flux habituels et accidentellement manquants (règles, hémorroïdes), seront rétablis, suivant la thérapeutique révulsive et dérivative.

B. **Indications prophylactiques (médication) et hygiéniques (régime).**

Médication. — Si le pouls est fort, bondissant, le cou court, la figure injectée, si les artères sont dures, s'il y a des étourdissements, des vertiges, des éblouissements, il faut faire tomber la tension artérielle.

On remplit cette indication par une saignée générale (saignée au pli du coude de 200 à 300 centimètres cubes), une saignée locale (2 sangsues à chaque apophyse mastoïde) ; des sangsues au fondement (de 6 à 8).

Les émissions sanguines sont puissamment aidées par l'action à distance sur l'intestin, à l'aide des purgatifs, purgatifs salins, purgatifs drastiques irritants.

Si le sujet est hémorroïdaire, on s'efforcera, soit de réveiller le flux interrompu, soit d'activer l'écoulement et de provoquer une crise hémorroïdaire.

L'iodure de sodium, médicament hypotenseur, sera seul à remplir cette indication. On le donnera, seul ou associé au bromure, suivant les formules suivantes :

Bromure de sodium.........   30 gr.
Eau distillée...............   300 cent. cubes

A prendre une cuillerée aux deux principaux repas.

Iodure de sodium... ......   15 gr.
Bromure de sodium........   15 gr.
Eau distillée..............   300 cent. cubes

à prendre une cuillerée aux deux principaux repas; ou en dehors des repas, dans une tasse de lait ; ou le soir, au moment du coucher, dans une tasse de lait ou une infusion de tilleul.

A l'exemple de mon maître, M. le professeur Grasset, je crois que cette thérapeutique doit s'inspirer des principes généraux du traitement des fluxions.

Je vais les rappeler brièvement, m'inspirant de celui qui les a formulés le premier, de Barthez.

D'abord, fluxion n'est pas congestion. « La fluxion est tout mouvement qui porte le sang ou une autre humeur sur un organe particulier, avec *plus de force*, ou *suivant un autre ordre que* dans l'état naturel».

La congestion est la suite, la conséquence de la fluxion.

La fluxion peut être aiguë ou chronique.

La fluxion est élément morbide ; la congestion est symptôme morbide. C'est la fluxion qu'il faut traiter, c'est le mouvement fluxionnaire qui fait indication thérapeutique.

Or, l'indication est remplie par *la révulsion* et *la dérivation*. «Les évacuations ou les irritations attractives, par rapport à l'organe fluxionné, que la fluxion y naisse ou qu'elle s'y termine, sont de deux ordres : a) *révulsives*, si elles se font dans les parties éloignées de l'organe ; b) *dérivatives*, lorsqu'elles se font dans des parties voisines de cet organe.

Révulsion et dérivation ne sont donc pas synonymes. «Quand on cherche à attirer la fluxion sur un *point rap-*

proché de l'organe malade, on fait *de la dérivation*. Quand on cherche à attirer la fluxion sur un *point éloigné* de l'organe malade, on fait *de la révulsion*. En mettant un vésicatoire sur le côté pour un épanchement pleurétique, on dérive ; en mettant des sinapismes au cou-de-pied contre la congestion cérébrale, on révulse ». Grasset.

Ceci posé, voici les principes de la thérapeutique barthézienne.

1er principe. — Si la fluxion est imminente sur un organe, s'y forme, et s'y continue avec activité, comme aussi lorsqu'elle s'y renouvelle par reprises périodiques ou autres, il faut faire des évacuations *attractives révulsives* par rapport à cet organe.

2° principe. — Lorsque la fluxion est parvenue à l'état fixe, dans lequel elle se continue avec moins d'activité qu'auparavant, lorsqu'elle est devenue faible et habituelle, il faut préférer des évacuations *attractives dérivatives*, qui se font sur les parties voisines de l'organe qui est le terme de la fluxion.

3e principe.— Après avoir fait précéder ces révulsions et ces dérivations, il faut souvent recourir à des attractions ou à des évacuations *locales*, sur les parties même où se termine la fluxion ou dans la partie la plus voisine possible. Si l'organe, terme de la fluxion, est très vivement irrité, il faut combiner et alterner les attractions et évacuations *locales*, les attractions et évacuations *révulsives*, les attractions et évacuations *dérivatives*.

4e principe. — Les principes précédents se rapportent aux cas où la fluxion qui se jette sur un organe vient de diverses parties du corps qui ne sont connus que vaguement et où l'organe qui reçoit la fluxion est le seul bien déterminé : cerveau dans congestion cérébrale, dans hémorragie cérébrale.

Il est des maladies, chroniques surtout, où l'organe, d'où vient la fluxion, peut être assigné ou bien connu (exemple dans une suppression des règles chez une goutteuse).

Alors, il faut établir une *dérivation* constante, non auprès de l'organe où la fluxion se termine, en l'espèce l'utérus, mais auprès de l'organe, d'où cette fluxion prend son origine, le pied goutteux.

5e principe. — Les révulsifs et les dérivatifs doivent être placés dans la même moitié du corps que l'organe fluxionné.

Voilà les règles générales du traitement des fluxions.

Les moyens de remplir les indications sont : *la saignée, les épispastiques, les cautères.*

1. Saignée. — *a)* Lorsqu'il y a pléthore, ou orgasme de la masse du sang, faire toujours précéder la saignée générale, avant de faire des saignées *locales ou dérivatives.*

b) Lorsque la fluxion n'est qu'imminente ou n'est point encore établie, après un choc, un coup, il faut faire de *la révulsion*, c'est-à-dire une saignée lointaine du lieu où se fera la fluxion.

Quand la fluxion est dans l'état, qu'elle est fixée, *saignée dérivative.*

c) Lorsqu'une fluxion se porte à la tête, est parvenue à son état fixe et s'y immobilise sans variations, saignée de la jugulaire ; s'il y a indice de raptus ou tendance plus ou moins forte du sang vers la tête, saignée du pied.

d) Une fluxion est parvenue à son état, faut-il saignée révulsive ou dérivative ? Si pléthore générale, si fluxion par pléthore locale, *dérivation.* Si la fluxion locale se répète fréquemment sur le même organe, faire suivre la saignée *dérivative* de plusieurs saignées *révulsives.*

e) La saignée locale par scarifications, ou ventouses, ou sangsues est plus puissante que la saignée *dérivative* : aussi peut-elle aggraver la fluxion. Il faut alors la faire précéder d'une saignée évacuatrice générale.

2. Epispastiques ou attractifs. — Ils sont de deux sortes: 1° ceux qui sont simplement irritants sans évacuer; 2° ceux qui, en même temps qu'ils irritent, déterminent une évacuation par la solution de continuité de l'organe extérieur, comme sont les ventouses avec scarifications, les vésicatoires, les cautères et les sétons.

a) Irritants sans évacuer : ventouses, sinapismes, vésicatoires.

b) Epispastiques ou attractifs qui déterminent une évacuation considérable, par une solution de continuité qu'ils opèrent dans le tissu de l'organe extérieur : ventouses avec scarifications, vésicatoires, cautères, sétons.

C'est toujours d'après les principes qui font préférer la révulsion ou la dérivation dans le traitement des fluxions qu'on doit régler le choix des parties sur lesquelles il est le plus avantageux d'appliquer les vésicatoires, et en général les épispastiques.

3. Cautères. — Le cautère actuel, ou du feu, a de grands avantages sur les caustiques. On doit observer les lois du traitement des fluxions, dans le choix des parties sur lesquelles il convient d'appliquer le cautère. Il en est de même pour le moxa (1) (tente formée des feuilles sèches de l'armoise).

Les cautères ou issues qu'on établit en divers endroits du corps à la suite d'une escarre qui est produite par l'application d'un caustique ou par le moyen d'une incision faite à la peau, sont indiqués dans un grand nombre de maladies chroniques causées par fluxion, où l'on a lieu de croire que le flux habituel qu'ils procurent fera une révulsion constamment avantageuse.

---

(1) On donne ce nom à un mode particulier d'ustion qu'on pratique à l'aide d'un cône ou d'un cylindre de matières très combustibles, armoise, chanvre, lin, amadou qu'on brûle sur la peau.

Les sétons établissent des issues semblables à celles des cautères.

Le choix des endroits où l'on doit appliquer les cautères et les sétons doit être ordinairement réglé d'après les principes généraux et particulièrement le quatrième principe du traitement des fluxions (1).

Régime. — Il variera suivant qu'il y a anémie ou congestion.

Dans le premier cas, régime tonique, reconstituant, aidé des stimulations de la peau par les bains, les frictions sèches, l'hydrothérapie froide et tiède. *L'indication à remplir est celle de relever l'état des forces par la nutrition plus active.*

S'il y a congestion, l'indication majeure *sera d'atteindre l'hypertension artérielle* et, par suite, de faire une nutrition juste suffisante. Le sommeil, après les repas, sera évité par une alimentation légère dont le fonds sera constitué par le régime lacto-végétarien. Le congestif se livrera à la marche, aux exercices de chambre, poids, haltères, frictions sèches ; massage ; bains tièdes ; bains de pieds fréquents. Pas d'eau froide.

Alimentation très simple, la plus frugale possible. Éviter les repas copieux, les écarts de régime. Les viandes noires, faisandées sont proscrites ; le pain sera permis en petite quantité ; de même les farineux.

Pas de café, de thé, d'alcools, de tabac. Eau pure aux repas, ou bien eaux alcalines, Vals, Vichy, Le Boulou, Alet. On se trouvera bien de mettre, par litre d'eau minérale, 1 gr. de benzoate de lithine. Vittel est indiqué (source salée et grande source).

Tous les repas seront suivis d'une courte promenade en terrain plat, sans arrêts. Insister sur les fruits mûrs,

---

(1) Barthez.— *Mémoires sur le traitement méthodique des fluxions et des coliques iliaques.* Montpellier, chez Sevalle, 1816.

et assurer par des selles régulières, spontanées, ou régularisées par des laxatifs, des purgatifs, des lavements, l'absolue liberté du ventre.

Chez les cardio-scléreux, à la phase de présclérose, l'hygiène et le régime alimentaire sont la base du traitement. On peut le résumer ainsi qu'il suit:

1. Laitage dans l'alimentation, diminution de certaines boissons et surtout suppression de celles qui sont excitantes, thé, café, liqueurs, vin pur; suppression des aliments, renfermant ptomaïnes et toxines (poissons, viandes faisandées et peu cuites, conserves alimentaires, fromages faits, charcuterie, gibiers, dont la viande est d'autant plus toxique que l'animal a été davantage surmené par la course et la chasse). Diminution des boissons et suppression de la viande: *les toxines alimentaires sont vaso-constrictives à un haut degré* (Huchard).

Une ou deux fois par jour, le matin à jeun ou le soir, au moment du coucher, un verre d'eau (Vittel, Évian, Montigny, Contrexeville, Capvern, Aulus) additionné d'un cachet de 0,50 centigr. de lycétol (tartrate de dyméthyl-pipérazine).

2. Gymnastique musculaire et massage. *a*) Massage abdominal répond à deux indications principales: réduire stase circulatoire des veines mésaraïques, activer la diurèse; il fait disparaître ainsi: « la pléthore abdominale ». *b*) Massage général et massage des muscles.

3. Saignée. Elle peut lutter avantageusement, d'une façon rapide mais non durable, contre les effets d'une hypertension artérielle exagérée, contre les menaces d'une congestion ou d'une hémorragie cérébrale (Huchard).

4. Médication diurétique, régime lacté mixte (un ou deux litres de lait par jour au moins, avec beaucoup de légumes et peu de viande). La caféine et surtout la théobromine sont indiquées.

Je partage, d'une façon absolue, l'opinion de Huchard:
la théobromine est le plus puissant et le plus fidèle des
diurétiques (3 à 6 cachets de 0,50 centigr. *pro die*). Chez
les vieillards-scléreux, j'ai toujours eu à m'en louer.

5. Les purgatifs et, surtout, les purgatifs salins sont
indiqués.

En Angleterre, on préfère les mercuriaux sous forme
de «pilules bleues ou de calomel». Ne pas croire cependant «qu'une attaque d'apoplexie peut être maîtrisée par
une prise de calomel».

Aux médications bromurées, seules ou associées à l'iodure, on peut, chez les arthritiques et dans tous les cas,
sauf ceux d'anémie cérébrale, de syphilis artério-cérébrale, de cardiopathie, associer la médication alcaline.
On peut donner, par jour, de 50 centigr. à 1 gr. de bicarbonate de soude.

On a préconisé l'ammoniaque à la dose de 5 gouttes
toutes les heures, dans un demi-verre d'eau, quand les
prodromes congestifs sont réalisés; ou encore :

Arséniate de soude............	0 gr. 05 centigr.
Alcoolature d'aconit..........	5 gr.
Teinture alcoolique de digitale.	5 gr.
Eau distillée................	300 gr.

Une cuillerée à bouche dans un demi-verre d'eau
sucrée avant les deux repas de midi et du soir (Lamare-
Picquet).

Contre-indications. — *a*) Médications qui font de l'hypertension : seigle ergoté, belladone, atropine, digitale,
caféine à haute dose.

b) Médications qui gênent la dépuration urinaire (antipyrine, morphine, atropine).

c) Eaux sulfureuses, eaux chlorurées trop fortes, bains
d'air comprimé, le séjour dans hautes altitudes, tabagisme.

PENDANT L'ICTUS

Il importe d'en chercher immédiatement les causes. On se fondera sur le facies, le pouls, la température. Quelle que soit la violence de l'ictus, il ne faut jamais désespérer.

Les causes qui font indication sont :

a) **Anémie aiguë.** — Face pâle ; pouls petit et fréquent, ralenti, faible, irrégulier.

Indication : Médication stimulante.

Contre-indication absolue : médication déplétive et débilitante.

On la remplit par stimulants externes. — Sinapismes, cataplasmes sinapisés, vésicatoires volants, appliqués sur les mollets et sur les cuisses, jusqu'à rubéfaction de la peau ; pédiluves irritants, chauds ; frictions avec brosse, avec flanelle imbibée de teintures excitantes, d'huiles essentielles, de liniment ammoniacal ; marteau de Mayor.

Par stimulants internes. — Les vomitifs ont été essayés, à titre de dérivatifs : quand l'anémie est profonde, ils sont indiqués, parce que les contractions qu'ils provoquent peuvent imprimer aux centres une secousse heureusement réactionnelle. Les purgatifs sont contre-indiqués, parce qu'ils font baisser la tension artérielle.

L'arnica jouit d'une réputation considérable. On peut prescrire les fleurs d'arnica à la dose de 4 à 16 grammes, dans un litre d'eau bouillante, à faire prendre dans la journée ; les racines d'arnica, à la dose de 8 gr. pour 1000 gr. d'eau. Le thé, le café sont indiqués.

Par stimulants diffusibles. — Éther, liqueur de Hoffmann, liqueur ammoniacale anisée (1). Injections d'éther, de caféine, d'huile camphrée. Injection sous-cutanée de solution salée à 7 pour 1000.

b) **Hyperhémie aiguë, congestion, hémorragie cérébrale.** — Phénomènes congestifs du côté de la tête et de la face; pouls fort, plein, tendu, résistant et ralenti.

Indication : Médication déplétive et débilitante.

Donner au malade une bonne position ; le débarrasser de tout ce qui le gêne ; le mettre dans une chambre bien aérée ; tête haute, élevée ; lit modérément chaud. Laisser le malade au repos.

Ceci fait, remplir l'indication en s'inspirant de la thérapeutique montpelliéraine des fluxions. S'adresser à la saignée générale, aux émissions sanguines locales : *a*) sangsues, aux apophyses mastoïdes ou au cou-de-pied ; *b*) ventouses scarifiées, ventouse de Junod. La compression des carotides, empêchant l'arrivée de nou-velles quantités de sang vers l'encéphale, a été préconisée.

L'application *du froid* est indiquée pour combattre l'hyperémie cérébrale. Compresses froides ou fraîches sur la tête. Vessies ou poches de caoutchouc vulcanisé, dont l'action ne sera pas brutalement suspendue, pour éviter une réaction congestive vaso dilatatrice.

On pourra, s'il y a sidération, verser de l'eau sur la tête avec un arrosoir et donner de véritables douches.

Les purgatifs qu'on utilisera seront : l'huile de ricin, à la dose de 30 gr., avec 2 ou 3 gouttes d'huile de croton, les sels alcalins, les sulfates de soude et de magnésie, l'infusion de séné. Lavements purgatifs. Cataplasmes sinapisés ; sinapismes aux jambes ; bottes sinapisées

---

(1)   Alcool...................................... 96 gr.
       Essence d'anis......... .... 3 gr.
       Ammoniaque pure.................... 23 gr.
A prendre 10 à 20 gouttes en 24 heures. (*Pharmacopée germanique*).

(farine de lin, 4 parties ; farine de moutarde, 2 parties).

Eviter l'irritation et la souillure qui résultent de l'émission involontaire des urines et des matières fécales. Veiller avec un soin scrupuleux à l'alimentation : la faire liquide.

Les indications de la saignée locale ou générale étant bien posées, il importe de les remplir. C'est l'opinion de tous les cliniciens. « Malgré la crainte de la saignée, la proscription rigoureuse où la tient l'école moderne, par esprit de réaction vis-à-vis des excès Broussaisiens, on n'hésitera pas à saigner, si le pouls est fort, tendu, si les carotides sont bondissantes, le cœur suractivé et de contractions tumultueuses, la face rouge, congestive ».

c) **Ramollissement cérébral.**

Indication : Médication stimulante, comme dans l'anémie. (Voir : *Anémie*).

APRÈS L'ATTAQUE

Il faut, le malade, saigné ou excité, suivant indication, le repos le plus absolu, la plus parfaite tranquillité : il ne faut plus le déplacer, ni de son lit, ni de sa chambre. La chambre sera aérée, assombrie par des rideaux, à l'abri des bruits de la rue et du voisinage. Eloigner du malade les félicitations et les démonstrations bruyantes. Parer au décubitus. S'assurer de l'émission des excreta. *Surveiller la vessie* et songer à la rétention, toujours possible de l'urine.

Nourriture très légère : bouillon, lait. La diète absolue, prolongée, n'est plus de mise : on donne fruits cuits, eau vineuse, consommés.

Lavements fréquents ; quelques purgatifs.

Il y a, maintenant, à s'occuper des accidents déterminés par l'ictus apoplectique. Or, ils sont de deux ordres (abstraction faite de l'anémie cérébrale et de l'hyperémie simple) : il y a *un foyer cérébral* (hémorragie, ramollissement); *des syndromes sensitivo-moteurs post-hémorragiques.*

1. Traitement de l'altération anatomique, du foyer. — Il faut attendre que les phénomènes cérébraux aient disparu — 4 à 6 semaines après l'attaque — avant de faire un traitement. Certains agissent immédiatement après. Je crois la première méthode plus certaine, encore que nos moyens thérapeutiques n'exercent qu'une action très problématique sur le foyer et sur la résorption de l'épanchement. C'est l'opinion unanime. Deux moyens sont à tenter, l'un interne, l'autre externe.

a. *Interne.* — On donnera de l'iodure de sodium, de potassium, etc. Mais l'iodure a-t-il une action résolutive? C'est encore fort hypothétique. Il échoue, du reste, le plus souvent. Il est mal supporté, il irrite l'estomac, il congestionne les muqueuses. Pour ces motifs, il faut souvent ne pas le continuer. S'il réussit, je veux dire, s'il est toléré, on pourra suivre le conseil de Hirt et user de doses énergiques, 2, 3, 5 gr., *pro die*, en une ou deux prises, dans du lait chaud.

b. *Externe.* — On a préconisé l'onguent mercuriel en frictions sur la moitié de la tête correspondant au foyer. L'action est douteuse. On s'adressera surtout à l'électricité. L'électricité a-t-elle une action? Agit-on sur le cerveau par le courant galvanique? Ce n'est pas douteux. Löwenfeld a montré, en effet, que l'électricité modifie la circulation cérébrale, donne des vertiges et des éblouissements. Le courant galvanique possède t-il des vertus catalytiques et à un degré suffisant pour qu'il soit possible de l'utiliser dans le traitement du foyer? On le suppose, parce que c'est notre unique ressource.

2. Traitement des troubles sensitivo-moteurs post-hémiplégiques. (Voir: *Hémiplégie*).

ASTASIE-ABASIE

L'abasie (ἄ, privatif ; βασις, marche) *est la perte, plus ou moins complète, de la faculté de marcher,*
L'astasie (ἄ, privatif ; στασις, station) *est la perte, plus ou moins complète, de la faculté de garder la station verticale, sans troubles de la sensibilité, de la force musculaire, de la coordination, de sorte que, dans l'astasie-abasie, sauf la marche et la station verticale, tous les mouvements des membres inférieurs s'exécutent régulièrement.*

Clinique, diagnose générale. — Deux formes : 1° *Forme paralytique* ; avec des degrés, impossibilité de se lever, de se tenir debout, de marcher, le malade s'affaisse immédiatement ; couché, tous les mouvements sont possibles, au commandement sont exécutés avec énergie et adresse. Capable de sauter, de danser, de nager, de faire de la bicyclette (cas personnel) ; 2° *Forme ataxique :* avec des degrés, dès que le malade pose le pied sur le sol, les membres inférieurs sont agités de mouvements violents, incohérents, irréguliers, qui rendent l'équilibre impossible ; chez les uns ce sont des trépidations, chez d'autres des sauts.

Etiologie et pathogénie, — On cite comme causes : émotion vive, frayeur, appréhension, convalescence d'une maladie grave, traumatismes, infections, puerpérale et éberthienne.
La physiologie pathologique est tout hypothétique : Y a-t-il une lésion ? Cette lésion siège-t-elle dans les neurones cérébelleux ? On ne sait. On est forcé de se rattacher à la doctrine qui en fait une manifestation de l'hystérie. Et alors l'astasie-abasie devient une *amnésie*, c'est-à-dire la perte de la mémoire des synergies musculaires qui assurent l'équilibre, dans la station verticale et dans la marche.
Cependant, Cénas (*Revue neurologique*, 1895, page 299) a observé un cas d'astasie-abasie, produit par une méningite alcoolique avec ostéome de la faulx, comprimant le lobule paracentral droit. Et d'autre part, Luciani a pu, expérimentalement, chez le singe, observer un syndrome qui est superposable au syndrome abasique chez

l'homme, après des lésions du cervelet. C'est vraisemblablement dans cette direction, à savoir qu'il y a une lésion cérébelleuse de siège et de nature, inconnus actuellement, qu'il faut orienter les recherches.

TRAITEMENT

1. Il ne peut qu'être symptomatique, c'est-à-dire très incomplet, en raison du peu de netteté de la pathogénie et de la physiologie pathologique.

Or, comme l'école neurologiste actuelle en fait un syndrome hystérique, c'est le traitement de l'hystérie (voir ce mot) qu'on instituera d'abord, par l'isolement, l'hydrothérapie, voire la suggestion hypnotique.

2. Weill, de Lyon (*in* thèse de Jolly, 1892), pense que l'excitation de certaines zones cutanées peut arrêter le syndrome soit par auto-suggestion, soit par action inhibitrice sur les centres automatiques. De là, indication à un traitement mécanique par une sorte de corset. Weill applique un demi-corset contre la région lombaire et la moitié du dos. Ce corset est maintenu par des bretelles élastiques qui s'enroulent sur les épaules et autour du tronc, au niveau de l'épigastre et au-dessus des seins, en exerçant une compression sur différentes zones, zones d'arrêt, d'inhibition. Grâce à cet appareil, l'enfant peut marcher, vaquer à ses occupations habituelles. Vient-on à l'en priver, les désordres abasiques se manifestent.

3. Traitement général : indications tirées du malade, de l'état des forces.

ASTHÉNIE

*C'est, dit Dechambre, le signe générique de la débilité or-
ganique, du défaut d'excitabilité, du défaut d'énergie
fonctionnelle, du défaut de résistance à l'action des causes morbifiques.*

*L'Ecole de Montpellier a gardé le sens hippocratique du
mot. C'est une viciation du tempérament. Or, le tempérament peut être vicié par altération de la quantité de
l'action vitale. La suracti.n est la sthénie, la subaction
est l'asthénie.*

L'adynamie ne se distingue pas de l'asthénie.

*L'adynamie (ἄ, privatif; δυναμις, force) est un état général
de faiblesse, de manque de force, portant sur l'ensemble
de l'organisme, dont les fonctions sensitives, motrices et
psychiques sont déprimées, diminuées. Toujours pathologique, l'adynamie est un symptôme, le plus souvent accidentel et transitoire, quelquefois de pronostic très sombre.*

Etiologie. — Infections. — Au cours, ou dans la convalescence des *grandes pyrexies infectieuses*, chez l'enfant surtout,
chez l'adulte débilité, chez le vieillard : infections éberthienne, pneumococcique, typhique, dysenterie, varioles. *Intoxications*, empoisonnements miasmatiques, ingestions de substances toxiques, inoculation de vaccins. *Emotions morales ;* passions vives.

TRAITEMENT

1. Il s'adressera, d'abord, aux causes et sera rempli
par les médications anti-toxique, anti-infectieuse générales, dans les cas d'infection et d'intoxication. C'est le

traitement de la fièvre typhoïde, de la pneumonie, des empoisonnements, du paludisme....

2. Contre l'adynamie elle-même, on mettra en usage la médication *stimulante*. Celle-ci s'adressera à la sensibilité générale, à la motilité, à la psychicité.

A) *Stimulants de la sensibilité générale et sensorielle.* Frictions sèches, frictions aromatiques, bains tièdes, bains froids, flagellations, enveloppement dans le drap mouillé, bain électrique.

B) *Stimulants de l'activité musculaire.* 1. Les *strychniques* sont indiqués en première ligne. On utilisera l'*extrait alcoolique de noix vomique*, sous forme de pilules contenant de 1 à 5 centigr. Se souvenir que si l'activité de l'extrait de noix vomique est représenté par 1, celle de la même dose de strychnine est représentée par 8. Le sirop de *sulfate de strychnine* de Trousseau (voir : *Chorées*) contient 5 centigr. de médicament pour 100 gr. de sirop.

Pilules. Sulfate de strychnine .... 5 centigr.

Pour 20 pilules.

Extrait alcoolique de noix vomique . . . de 1 à 5 centigr.

Pour 20 pilules.

Solution. { Sulfate de strychnine. . .   5 centigr.
{ Eau distillée........... 150 gr.

2 à 3 cuillerées à café par jour.

Injection (Sulfate de strychnine. . . 1 centigr.
hypodermique.(Eau distillée. .... 10 gr.

Pour injection hypodermique, 2 à 4 injections par jour.

2. Le *café* est un stimulant. On l'emploie sous forme d'infusion, en boisson seulement. On lui a substitué, aujourd'hui, les injections hypodermiques de caféine.

Caféine............... 2 gr. 50
Benzoate de soude. . . 2 gr. 50
Eau distillée........ 10 cent. cubes

Injection 3 à 4 seringues de Pravaz, *pro die.*

C) *Stimulants de l'activité nerveuse.* Cette activité, faite de sensibilité et de motilité, sera suractionnée par des médicaments s'adressant en même temps qu'à l'intelligence, à la sensibilité et à la motilité.

1. Fonssagrives et Martin Solon indiquent l'extrême utilité du *café* à hautes doses, dans l'adynamie des infections, des empoisonnements, surtout par l'opium et la morphine. On prépare, avec 250 gr. de café torréfié 12 tasses d'infusion et on en donne une, d'heure en heure, sauf les 4 premières tasses, que l'on donne de quart d'heure en quart d'heure.

2. Le *thé*, les *essences*, les *aromatiques*, la *mélisse*, en infusions chaudes, seuls, ou mélangés au café, sont de bons stimulants.

3. L'*alcool*, sous forme de vins, vin de Malaga, vin vieux, vin de Champagne, eau-de-vie, doit être largement administré, surtout dans les grandes infections adynamiques, pneumonie, dysenterie, grippe. On peut associer l'alcool et l'*acétate d'ammoniaque.*

Eau-de-vie de Montpellier. . 80 gr.
Acétate d'ammoniaque...... 8 gr.
Potion gommeuse .... 200 cent. cubes.

Administrez toutes les heures une cuillerée à bouche de cette potion.

4. Les préparations de *quinquina*, sous forme d'*extrait sec*, à la dose de 4 à 8 gr. dans une potion, d'*infusion froide de quinquina* en boisson, de *résine de quinquina* préparée avec le quinquina rouge et de l'alcool à 86°, très employée à Montpellier, à la dose de 2 à 4 gr.

Résine de quinquina...... . 8 gr.
Sous-carbonate de potasse. 3 gr.
Eau distillée............. Q. S. pour 120 cent. cubes

Aciduler légèrement avec de l'acide sulfurique.

5. *Injections d'éther, hypodermiques; inhalations d'oxy-gène ; bains électriques.*

6. *L'opium* est un stimulant à faibles doses chez quelques sujets. Son action est variable et doit être limitée.

1ʳᵉ ORDONNANCE. — *Traitement d'une fièvre typhoïde adynamique chez l'enfant :*

1. Administrer en 3 fois, à une demi-heure d'intervalle, entre 4 et 5 heures du soir, le *bromhydrate de quinine*, de 0,50 centigr. à 1 gr. 50, de 5 à 15 ans.

2. Réfrigération hydrique par le bain tiède refroidi; le bain froid; l'enveloppement dans le drap mouillé.

3. Infusion de café noir. Injections de caféine.

4. Toutes les 2 heures, faire prendre 1 cuillerée à café (enfants de 10 à 12 ans) de l'une des potions suivantes :

a. Teinture de strophantus au 20ᵉ.   }
      Liqueur ammoniacale anisée.   } ââ X gouttes
      Eau distillée... .... 60 gr.
      Sirop de punch ....   10 —

b. Eau-de-vie..... ....:..... 10 à 30 gr.
      Sirop de quinquina ....   40 gr.
      Eau distillée. .... 120 gr.

Par cuillerée à bouche, de demi-heure en demi-heure.

c. Carbonate d'ammoniaque. 20 à 30 cent. (ou acétate)
      Extrait de quinquina .. .   1 gr.
      Vin de Malaga...........   15 à 30 gr.
      Eau-de-vie. .. ..   10 à 20 gr.
      Julep gommeux......... 100 gr.

Par cuillerée à bouche, d'heure en heure.

2ᵉ ORDONNANCE. — *Traitement du symptôme adynamie chez l'adulte et le vieillard au cours d'une infection. Pneumonie adynamique, par exemple.*

1. Faire prendre par cuillerées l'une des potions suivantes :

1. Décocté de quinquina.......... 150 gr.
   Acétate d'ammoniaque liquide.. 30 —
   Teinture de cannelle.......... 10 —
   Sirop d'écorce d'oranges ...... 30 —

A prendre par cuillerées.

2. Extrait aqueux de quinquina... 4 gr.
   Alcoolat de cannelle.......... 10 —
   Cognac........... .... 80 —
   Sirop de ratanhia............. 40 —
   Vin de Banyuls............... 120 —

2. Donner toutes les 2 heures, en alternant régulièrement, 1 verre de lait chaud, 1 verre de Champagne ou
1 grog. Potion de Todd.

3. Injections hypodermiques de caféine, de sulfate de
strychnine, d'éther, d'huile camphrée.

ATAXIE HÉRÉDITAIRE

Sous cette dénomination, il convient de ranger *la maladie de Friedreich* et *l'hérédo-ataxie cérébelleuse de Marie.*

Syndrome anatomo-clinique qui résulte de l'arrêt de développement des neurones de la voie sensitive, et plus spécialement de la voie centrale secondaire (médullo-cérébello-corticale de Van Gehuchten).

Dans la maladie de Friedreich, il y a lésion par arrêt de développement du proto-neurone centripète et du neurone initial de la voie cérébelleuse centripète.

Dans l'hérédo-ataxie cérébelleuse de Marie, il y a lésion par arrêt de développement du neurone supérieur cérébello-cortical.

Clinique. — a) *Maladie de Friedreich.* — Trouble spécial dans la coordination des mouvements et abolition des réflexes tendineux ; démarche ébrieuse ; troubles de la parole qui rappellent ceux de la sclérose en plaques ; troubles de la statique du globe oculaire (nystagmus).

b) *Maladie de Marie.* — Elle ne diffère de la maladie de Friedreich que par l'exagération des réflexes (Brissaud, Londe, Gerest).

Eléments du diagnostic. — Diagnostic étiologique. — Syndrome familial, héréditaire, de l'enfance, ou de la première adolescence. Peut-être faut-il invoquer l'hérédo-infection, l'hérédo-intoxication (syphilis, bacillose, pyrexies infectieuses, alcoolisme).

Diagnostic symptomatique. — Se distingue du *tabes* par l'absence de troubles objectifs ou subjectifs de la sensibilité, par le sens musculaire intact, par l'absence du signe de Romberg, par la *présence de troubles de l'équilibration d'origine cérébelleuse.*

TRAITEMENT

Le syndrome étant caractérisé par un arrêt de développement, le plus souvent héréditaire, il ne peut comporter d'indication thérapeutique efficace.

Que si, dans quelques cas, l'arrêt de développement des neurones médullo-cérébello-corticaux est produit après la naissance, il nécessitera une prophylaxie sévère ; on surveillera l'alimentation pour éviter les toxi-infections gastro-intestinales, l'intoxication, les troubles multiples toxi-alimentaires ; par action sur l'état général, les ablutions froides, les frictions sèches, le massage, les bains salés auront peut-être un retentissement utile sur le développement des neurones.

Dans les familles où le syndrome est héréditaire, la mère devra ne pas nourrir ses enfants.

Le syndrome constitué, il suit une évolution progressive, lente et sans jamais la moindre amélioration.

Les indications sont imprécises. Ce sont celles de toutes les lésions chroniques du système nerveux, fondées sur l'empirisme, et bien peu efficaces. On s'abstiendra de toute médication perturbatrice : pas de suspension, pas de pointes de feu, à fin de dérivation, le long de la colonne vertébrale.

Symptomatiquement, on tentera de modifier les viciations de la marche, l'incoordination des attitudes par l'exercice rationnel, la gymnastique méthodique ; on sera quelquefois obligé de recourir à des appareils de contention.

Il importe de soutenir l'état général par l'huile de foie de morue, les arsenicaux, les glycérophosphates...

ATHÉTOSE

(Athétose ἀ, privatif; τίθημι, je place: mettre hors place).
*Syndrome consistant en des mouvements involontaires,
atteignant principalement les doigts et les orteils — souvent les mains et les pieds, rarement les muscles de la
face, du cou, de la nuque, — mouvements incessants,
même pendant le sommeil, lents, fort amples, rythmiques, parfois accompagnés de rigidité musculaire et de
troubles de l'intelligence.*

Clinique. — Diagnose générale. — C'est un symptôme, que
l'athétose soit double ou unilatérale. L'athétose ne constitue pas
une maladie : on la rencontre après l'hémorragie cérébrale suivie
d'hémiplégie, au cours des syndromes paréto-spasmodiques. (Voyez :
Little).

Formes cliniques : athétose post-hémiplégique ; athétose præhé-
miplégique ; athétose double congénitale.

L'athétose, symptôme, traduirait l'irritation du neurone moteur
en un point quelconque de son trajet. Bonhæffer, Muratow,
Touche ont porté ailleurs le siège et la lésion de l'athétose : il s'agirait d'une lésion d'un faisceau d'association, d'une voie coordina-
trice, placée entre l'écorce cérébelleuse et les centres cortico-psy-
cho-moteurs. Ce faisceau, parti du cervelet, suivrait le pédoncule
cérébelleux supérieur et, passant par le noyau rouge, la couche optique, le genou de la capsule interne, son segment antérieur et la
partie antérieure du noyau lenticulaire, viendrait se terminer
dans les circonvolutions rolandiques.

Toute lésion de ce neurone d'association cérébello-corticale don-
nerait l'athétose, les mouvements præ et post-hémiplégiques.

TRAITEMENT

L'athétose est un symptôme rencontré au cours des diplégies infantiles, du Little, de l'hémorragie cérébrale, des chorées symptomatiques ; il traduit une lésion d'un neurone vis-à-vis de laquelle la thérapeutique est impuissante. Ce n'est qu'au cas où cette lésion pourrait céder devant une médication anti-infectieuse, anti-toxique, anti-diathésique ou une intervention chirurgicale qu'on pourrait escompter quelques succès.

Le traitement symptomatique par l'électricité, le massage, les douches, les frictions locales, voire les injections d'hyoscine à 2/10e de milligramme (Lannois), n'a donné que des insuccès.

ATROPHIE — AMYOTROPHIES

L'atrophie est la privation de nourriture, l'insuffisance de nutrition. Comme conséquence directe de cette insuffisance, état de dépérissement dont la première et la plus évidente manifestation est la diminution de volume de l'organe, ou de l'élément atrophié.

C'est l'atrophie des muscles striés de la vie de relation. ·
Ne sont pas des amyotrophies les altérations directes de l'élément musculaire par lésion inflammatoire locale ou étendue (ce sont des myosites infectieuses).
Ne sont pas des amyotrophies les altérations musculaires survenues par marasme musculaire au cours de cachexies aiguës ou chroniques (cancer)...

1. La clinique, la distribution de l'atrophie et sa pathogénie permettent de reconnaître deux grands groupes d'atrophies musculaires.

A) Atrophies d'origine *myopathique* ; la lésion de nutrition est isolée et primitive, exclusivement musculaire,

B) Atrophies d'origine *nerveuse*; la lésion de nutrition part de deux sources: *a)* du centre trophique. *Myopathies myélo-encéphalopathiques ; b)* des prolongements cylindraxiles qui relient ce centre médullo-cérébral au muscle. *Myopathies névritiques périphériques.*

Clinique et séméiologie générale; diagnose.

A) **Atrophies d'origine myopathique.** — Formes cliniques :
1. Myopathie atrophique progressive (Landouzy-Déjerine). Myopathie progressive primitive (Charcot). Dystrophie musculaire progressive (Erb). Type facio-scapulo-humoral de Landouzy-Dejerine. Paralysie pseudo-hypertrophique de Duchenne.
Atrophie plus accusée à la racine des membres qu'aux extrémités;

symétrique; prédilection pour l'enfance et l'adolescence. Très souvent héréditaire et familiale. Absence de contractions fibrillaires. Réflexes modifiés au prorata de l'atrophie musculaire. Myocdème (saillie musculaire arrondie, boule spontanée ou par percussion dans le membre atrophié). Hypertrophie musculaire ou conjonctivograisseuse. Simple diminution de la contractilité sans R. D. Evolution très lente.

B) Atrophies d'origine nerveuse.

1. *Amyotrophies d'origine centrale portant sur la cellule.* — Elles relèvent d'une altération destructive du neurone moteur. L'atrophie diminue d'intensité de l'extrémité vers la racine du membre. Bilatérale. Symétrique. Contractions fibrillaires constantes Réflexes variables au prorata du degré d'atrophie. R. D.

a) Type Duchenne-Aran : Début par muscles de l'éminence thénar, main en griffe, évolution lente ; se rencontre dans poliomyélite chronique, dans sclérose latérale amyotrophique, dans gliomatose médullaire (syringomyélie).

b) Type Duchenne-Aran : Début brusque. Marche rapide, toujours causée par processus infectieux ou toxique — se rencontre dans poliomyélite aiguë — dans paralysie spinale aiguë de l'enfant et de l'adulte.

2. *Amyotrophies d'origine périphérique portant sur le nerf névritique.* — Dues à la lésion ou à la destruction des cylindres-axes du neurone moteur périphérique depuis la cellule cornuale antérieure médullaire jusqu'aux arborisations du cylindraxe dans le muscle. Atrophie bilatérale et symétrique. R. D. est la règle. Les contractions fibrillaires y sont exceptionnelles. Les muscles et les troncs nerveux sont hyperesthésiés. Douleurs spontanées et douleurs à la pression.

Pronostic bon : atrophie musculaire, fonction de névrite périphérique le prouve. Guérissent d'une manière définitive et complète.

a) Atrophies musculaires, névritiques unilatérales (section du nerf, contusion, plaies, fractures, luxations, exostoses, périostoses, cals vicieux, exsudats, tumeurs, foyers hémorragique), névrites professionnelles (tailleurs de diamant, verriers, tailleurs de cristaux : névrite du cubital), ramasseurs de pommes de terre, paveurs, asphalteurs, parqueteurs : névrite du sciatique poplité externe. Presque toujours fonction d'intoxications, d'infections combinées, tuberculose, rhumatisme aigu, alcoolisme.

b) Atrophies musculaires névritiques bilatérales (traumatismes, compressions. Au membre supérieur c'est la paralysie radiculaire bilatérale de cause obstétricale (voyez : *Paralysies du plexus bra* *chial*). Au membre inférieur, syndrome de la queue de cheval (fracture, luxation du sacrum, tumeurs intra-rachidiennes. Relèvent, en dehors de ces cas, de névrites infectieuses ou toxiques (plomb, alcool, arsenic, mercure, oxyde de carbone, sulfure de carbone; fièvres éruptives, diphtérie, grippe, typhoïde, bacillose, lèpre, béribéri).

Marche *rapide, subaiguë*, en cas de gliomatose avec syndrome syringomyélique, voire *chronique*.

Type péronier: atrophie musculaire Charcot-Marie. Névrite interstitielle hypertrophique de Déjerine et Sottas.

Il n'y a pas lieu de conserver les *atrophies musculaires réflexes*. Elles sont causées par l'irritation prolongée des conducteurs sensitifs périphériques. Or, l'intégrité sensitive est indispensable pour le fonctionnement de l'arc neurotique et pour l'actionnement du neurone moteur. La nutrition est fonction de l'intégrité de la sensibilité et de la motilité : si l'une ou l'autre sont troublées, il se produit un retentissement nutritif. Or, ces atrophies seraient *d'ordre trophique*. Les nerfs, les centres trophiques n'ont jamais été démontrés. Il est plus simple de les expliquer par un défaut d'incitation sensitive destinée au neurone moteur, les récepteurs sensitifs étant mis à mal et détruits par les traumatismes articulaires, les arthrites traumatiques, infectieuses, rhumatismales, dyscrasiques, auto-toxiques.

TRAITEMENT

1. L'indication majeure est de stimuler la nutrition du muscle, soit directement, soit par la stimulation des cellules centrales, des nerfs conducteurs, des surfaces sensitives.

2. Cette nutrition est défectueuse sous l'atteinte des intoxications aiguës ou chroniques, des toxi-infections aiguës ou chroniques, des dyscrasies. L'indication sera pathogénique, dans tous ces cas, et s'efforcera de s'adresser à l'agent qui conditionne l'atrophie, par une indication spécifique ou générale, ou empirique, anti-infectieuse, anti-toxique, anti-diathésique.

Quand la syphilis est en cause le traitement spécifique donne des guérisons; on enraye ainsi la marche progressive.

Quand le paludisme existe, la médication par les sels de quinine amène d'excellents résultats.

3. J'indiquerai maintenant le traitement général des atrophies musculaires.

Je renvoie, pour les syndromes anatomo-cliniques, aux articles : *Polyomyélites*, *Myélites*, *Polynévrites*.....

A. **Atrophies musculaires d'origine myopathique.** — Les agents susceptibles de relever la nutrition des muscles altérés ou menacés d'atrophie sont : l'*électricité*, le *massage*, la *gymnastique médicale*.

Électricité.— La *faradisation* est par excellence le traitement local de l'atrophie musculaire ; elle donne des effets excitants directs par contractions musculaires, indirects en agissant sur la sensibilité (Erb).

Faradisation localisée directe : On veut atteindre la substance musculaire, la faire contracter ; appliquer les deux électrodes sur le tégument externe qui correspond à la masse musculaire ; éponges et tampons humides.

Faradisation localisée indirecte : On veut faire contracter les muscles par l'intermédiaire des nerfs moteurs qui les animent ; appliquer une électrode en une région indifférente (poitrine, par exemple), l'autre électrode *active* en un point du tronc nerveux qu'il s'agit d'exciter, et plus spécialement aux *points d'élection*.

Faradisation généralisée : On se propose d'agir sur l'ensemble des nerfs périphériques (polynévrites), par action du pinceau promené sur tout le corps, ou sous forme de bain électrique.

Courants faibles ; séances de 5 à 45 minutes, suivant la susceptibilité des sujets.

Galvanisation périphérique. — Appliquer l'électrode positive, très large, sur une région indifférente, telle que la légion lombaire ou la région sternale ; avec l'électrode négative, convenablement humectée, faire frictions sur région du muscle ou du nerf qu'on veut exciter. Courant faible.

Galvanofaradisation. — De Wattewile a imaginé un mode d'électrisation qui permet de faire agir à la fois sur un même muscle ou sur un même nerf le courant faradique et le courant galvanique.

Ces atrophies myopathiques sont le plus souvent incurables. Seules, les formes pseudo-hypertrophique et juvénile d'Erb comportent un pronostie moins sombre.

B. **Atrophies musculaires d'origine myélopathique.** — L'indication est d'agir et sur la lésion centrale et sur l'altération périphérique consécutive.

Faradisation des muscles.

Galvanisation des centres nerveux et du grand sympathique pour modifier la vascularisation et la nutrition de la moelle. Quand il s'agit de lésion spinale, s'adresser toujours au *courant galvanique, au courant de pile.*

Technique. — Appliquer pôle positif sur la nuque, le négatif sur la région lombaire ; laisser passer le courant ; après une certaine durée d'application, *intervertir* l'ordre des pôles ; *intensité faible* ; *larges électrodes.*

C. **Polynévrites. Atrophies musculaires névritiques.** — Faire agir le courant directement sur le siège présumé des lésions nerveuses.

Faradisation généralisée.

«*Quelle que soit la nature de l'atrophie musculaire, qu'elle soit myopathique, névritique ou myélopathique, la direction générale du traitement par l'électricité sera toujours la même, toute réserve faite sur les variantes de technique commandée par tel ou tel cas particulier*» (Prof. Raymond).

Le traitement électrique peut se résumer par cette phrase d'Hammond : Le meilleur mode de traitement consiste dans l'application du courant primitif ou galva-

nique sur la colonne vertébrale, et du courant faradique
sur les muscles atrophiés.

Massage. — Le massage peut rendre des services, à la
condition qu'il sera pratiqué par des gens expérimentés.
Il comprend : 1° l'application simple de la main ; 2° les
frôlements ; 3" les frictions ; 4° les pressions ; 4° les pétris-
sages, malaxations, pincements ; 6° les percussions ;
7° les vibrations ; 8° les mouvements musculaires.

Gymnastique. — La gymnastique a pour objectif d'empêcher la transformation graisseuse du muscle, d'activer
sa nutrition. On s'efforcera de ne pas arriver à la fatigue,
au surmenage musculaire. Les appareils d'appartement
sont très suffisants. Exercer des groupements musculaires, associés en actions synergiques, ou antagonistes.

L'hydrothérapie, moyen local de stimulation, est aussi
modificateur de la santé générale ; moyen local, par les
douches, les enveloppements chauds, les sachets de sable
chaud, l'enfouissement des membres atrophiés dans le
sable brûlant de la mer, les douches de vapeur ; modificateur général, par les bains salés ou aromatiques, voire
les bains de sang fumant ou de tripes.

Les strychniques ont eu une grande vogue. La strychnine peut être employée de trois façons :

a) Inoculation sous-épidermique ; à l'aide de la lancette
chargée d'une goutte d'eau où l'on a délayé 1 centigr.
de sulfate de strychnine, faire une série d'inoculations
sur le trajet des muscles paralysés.

b) Le vésicatoire morphiné ; sur la surface dépourvue
d'épiderme, on verse de 5 milligr. à 1 ou 2 centigr. de
sulfate de strychnine par jour.

c) En injections hypodermiques ; à l'aide de la seringue
de Pravaz. Solution de 20 à 30 centigr. de sulfate de
strychnine pour 30 gr. d'eau distillée. Pratiquer les in-

jections au niveau des muscles ou sur le trajet des nerfs qui s'y rendent. Injecter par jour 10 à 20 gouttes chez les adultes ; 5 à 10 gouttes chez les enfants.

A l'intérieur, on peut prescrire l'*extrait de noix vomique*. Recourir à la forme pilulaire, contenant, suivant l'âge, de 1 à 5 centigr. d'extrait alcoolique de noix vomique. Songer aux effets d'accumulation, à la tolérance personnelle variable, diminuée, du reste, par la faradisation.

La dose de l'*extrait ou de la poudre de noix vomique* (qui, suivant Trousseau, a la même activité) varie entre 25 milligr. et 20 centigr. chez l'adulte. Des pilules de 25 milligr. constituent une formule très commode. Débuter par dose minima ; augmenter très progressivement.

On peut employer le *sirop de sulfate de strychnine.* (Voir : *Chorées.*)

L'iodure, longtemps prolongé à des doses faibles, n'a donné que des résultats fort douteux : il peut présenter des inconvénients.

A la suite d'atrophies musculaires, peuvent naître des rétractions tendineuses, des viciations de position : il est opportun de faire appel à la chirurgie et de conseiller le port d'appareils orthopédiques.

Je signale les cas de Lépine qui, par la médication opothérapique *thyroïdienne*, aurait amélioré ses myopathiques.

Les eaux minérales doivent être classées parmi les moyens plus fidèles. Agissant par leur calorique, par les principes chimiques qui les imprègnent, elles actionnent les centres, les nerfs, les muscles, s'adressent à l'état constitutionnel général, infectieux ou diathésique, ou toxique. Les eaux chlorurées sodiques chaudes, les eaux sulfureuses, les eaux-mères des Salines, les boues de Balaruc, surtout dans les atrophies infantiles.

Mon collègue, M. de Girard, a bien montré récemment que les boues agissent par leur thermalité et par l'hydrogène sulfuré qu'elles contiennent (1).

Prophylaxie. Hygiène.— Déconseiller le mariage avec myopathiques primitifs. Prescrire à tous l'exercice et le mouvement qui ne doit jamais dégénérer en surmenage ou en fatigue musculaire.

---

(1) *Montpellier médical*, 1901.

CÉPHALALGIES

La céphalalgie est simplement le mal de tête. Si le mal de tête devient habituel, on le désigne sous le nom de céphalée.

Esquisse clinique. — Le mal de tête est purement subjectif. Toutes les modalités de la douleur sont observées : la tête est lourde, serrée. La douleur est atroce, violente, en cercle, gravative, contusive, constrictive, lancinante, pulsative.

J'ai décrit, à propos des méningites, des abcès du cerveau, des tumeurs cérébrales, les caractères des maux de tête qu'on y rencontre.

Je donne ici une esquisse clinique synthétique.

Dans les *tumeurs cérébrales*, la douleur est parfois lancinante ; elle est rarement continue ; elle se manifeste par accès. Son intensité arrache souvent des plaintes, des gémissements aux malades ; les accès se renouvellent par la chaleur du lit. C'est un trait de feu qui semble traverser le crâne du malade ; c'est une sensation comparée à l'éclatement des os du crâne..., la douleur a souvent un point de départ qui est toujours le même, ses irradiations partent d'un foyer fixe.

Ce foyer, fixe, unilatéral, est le siège d'une sensation gravative, d'une douleur profonde revêtant les caractères de la céphalée...

Le foyer douloureux est encore en rapport avec le siège de la tumeur. Sans vouloir trop préciser, on peut dire que la céphalée est frontale quand le néoplasme siège dans les lobes frontaux, et qu'elle siège au niveau de l'occipital et en particulier de la nuque quand la tumeur occupe les lobes postérieurs et surtout le cervelet. Si la tumeur est superficielle, la percussion du crâne peut renouveler les douleurs dans le point auquel elle correspond. *La douleur, avec les caractères précédents, est le symptôme le plus précoce, le plus pénible et le plus constant des tumeurs cérébrales* (1).

Dans l'*abcès cérébral*, la céphalalgie est remarquable par son in-

---

(1) KLIPPEL. -- *Traité de médecine et de thérapeutique.*

tensité. Elle se montre avec des intermittences, comme la fièvre. Elle occupe surtout la région du crâne: céphalalgie frontale, occipitale.

Dans la *syphilis cérébro-spinale*, la céphalée se montre presque toujours pendant la nuit ou pendant le repos au lit. C'est là une notion capitale. La persistance de la douleur, pendant des semaines ou des mois, a également une grande valeur diagnostique. Elle a un siège profond, intracrânien, méningitique. Habituellement, elle est circonscrite, térébrante: le malade la compare souvent à l'enfoncement d'un clou. Dans ce cas, la lésion elle-même est très circonscrite et la douleur a une fixité de siège très remarquable. Dans les artériopathies et les méningites plus diffuses, la douleur est plus étendue, constrictive, gravative et plonge le malade dans l'immobilité et la tristesse. L'intensité de la céphalée est très grande, persistante avec exacerbations nocturnes, ou survenant par accès plus ou moins espacés.... Elle s'accompagne de dépression psychique, d'affaiblissement des forces physiques, d'insomnie, de faiblesse générale et de l'état d'anémie qui appartient aux formes graves de la syphilis.

Dans les *méningites aiguës*, la céphalalgie est toujours très prononcée et apparaît dès le début. Elle est violente, continue, avec des exacerbations plus ou moins intenses et plus ou moins rapprochées; elle arrache fréquemment des cris aux malades et surtout aux enfants. Les sujets s'en plaignent spontanément; ils disent que tout leur mal est dans la tête, et lorsqu'un leur demande de préciser le point où se fait sentir la douleur, ils portent leur main au front.

Étiologie et pathogénie. – Joseph Collins donne la classification suivante:

1. Mal de tête des maladies fonctionnelles nerveuses. La céphalalgie est symptomatique de la neurasthénie, de l'hystérie, de l'épilepsie, du goitre exophtalmique.

2. Le mal de tête est symptomatique d'une maladie organique du cerveau: méningite, encéphalite, tumeurs et abcès cérébraux.

3. Le mal de tête est dû à l'intoxication et à l'infection. Les infections et les intoxications sont exogènes (alcool, nicotine, poison malarique), ou endogènes (diabète, urémie et catarrhe intestinal).

4. Le mal de tête est dû aux troubles et aux maladies du système circulatoire, tels que ceux qui accompagnent l'anémie du rétrécissement et de l'insuffisance aortiques, de l'emphysème pulmonaire, de l'anémie générale et de ses formes multiples, et de la sclérose artérielle.

5. Le mal de tête est dû aux causes qui produisent la fatigue continue et l'épuisement par action indirecte ou réflexe, tels que l'insuffisance des muscles oculaires, les irrégularités, les vices de

l'appareil de réfraction, l'irritation des branches périphériques de l'olfactif et des branches du trijumeau.

6. Il est dû au traumatisme : c'est le mal de tête traumatique. Il est causé par une intervention chirurgicale, un accident, une fracture. Il est une variété, très probablement, de la neurasthénie traumatique par pachyméningite.

7. Il est dû à une localisation rhumatismale sur les tissus épicrâniens et circumcrâniens.

8. Enfin, dans un groupe confus, sans limites précises, Collins place les maux de tête qui sont habituels et qui surviennent sans rentrer dans les causes susdites. Il admet cependant qu'ils pourraient bien appartenir à une forme congénitale ou dégénérative de neurasthénie.

Nous rangerons les causes des maux de tête sous quatre *grands chefs étiologiques* :

1. **Maux de tête des affections encéphaliques.** — Ce groupe comprend : a) *les maux de tête traumatiques* ; qu'ils soient dus au choc et à la chute sur la tête, à une opération chirurgicale, au réveil par le trauma d'une névrose traumatique latente (ce qui est exceptionnel) ; qu'ils soient dus, ce qui nous paraît vrai, à une réaction défensive des méninges et des nerfs, vis-à-vis du choc et de l'infection consécutive, ou des dilacérations produites.

b) Le mal de tête de la *congestion cérébrale*. Cette congestion peut être *active*, *fluxionnaire*, quand elle est causée par la fatigue cérébrale, le travail exagéré, la tension intellectuelle prolongée, le séjour dans une atmosphère surchauffée ; quand elle est causée par la pléthore générale, avec localisation encéphalique, qui suit les élaborations de la digestion, la suppression des règles physiologiques (ménopause) ou accidentelles, la suppression d'un flux, hémorroïdes, épistaxis. Cette congestion est *passive*, dans le cas de cardiopathie mitrale non compensée à la période d'asystolie. Le mal de tête est sourd, continu, gravatif. Il a les mêmes caractères dans l'asystolie pulmonaire, l'asystolie cardiaque, l'asystolie cérébrale.

c) Celui de l'*anémie cérébrale*. Le mal de tête s'accompagne de vertiges, d'étourdissements : cette anémie est primitive, due à la thrombose encéphalique ou secondaire, causée par une sténose aortique.

d) Le mal de tête des *méningites aiguës*. J'en ai dit les caractères. Il est moins rapide et intermittent dans la méningite tuberculeuse. Il s'accompagne d'une douleur à la nuque, d'une raideur du cou et gagne la colonne vertébrale dans la méningite cérébro-spinale.

e) Le mal de tête des *encéphalites aiguës*, qui se rapproche de celui des méningites, quelquefois paroxystique, diffus et généralisé.

f) Celui de l'*hémorragie cérébrale* ou mieux *méningée*. Il est tenace, s'accompagne de vertiges, d'étourdissements avec une sensation de corps oscillant dans le crâne et augmentant à l'occasion des mouvements de la tête ; fixe, en rapport avec le siège de la lésion.

g) Celui de la *thrombose cérébrale*.

h) Celui de la *paralysie générale progressive*.

i) Celui des *tumeurs cérébrales* (déjà décrit).

j) Celui de la *syphilis cérébro-spinale* (antérieurement décrit).

k) Celui du *syndrome cérébelleux*, à siège occipital et accompagné des autres symptômes cérébelleux.

2. **Maux de tête des infections aiguës**. — Ils sont généralement frontaux, modérés, mais sourds et continus, rarement localisés, étendus de la nuque au front, plus volontiers.

On les rencontre dans la *fièvre typhoïde*, toutes les *fièvres éruptives*, surtout la *scarlatine*, la *grippe*, la *fièvre jaune*, la *pneumonie*, l'*érysipèle*, le *rhumatisme articulaire aigu*, le *paludisme*, la *bacillose*.

Ce sont là des toxi-infections générales.

Il est des infections de voisinage qui ont un retentissement douloureux par inflammation des sinus frontaux, le *coryza*, la *pharyngo-trachéite*.

3. **Maux de tête des intoxications et des auto-intoxications.** — C'est le groupe, sans nul doute, le plus fréquent.

a) Les vapeurs d'*éther et de chloroforme* donnent le mal de tête. L'*oxyde de carbone*, par intoxication accidentelle ou professionnelle, donne un mal de tête frontal et un cercle très persistant. L'*alcoolisme* fait de la céphalalgie dans l'ivresse, dans l'alcoolisme chronique, dans la pachyméningite alcoolique, dans la paralysie générale alcoolique. Le *plomb* donne le mal de tête dans des conditions identiques.

b) Il est un grand *nombre de médicaments* qui, par suite d'une idiosyncrasie inexpliquée, cachant souvent une insuffisance intestinale, gastrique, hépatique ou rénale, ou par exagération des doses, donnent des maux de tête : l'iodure, les balsamiques, l'opium, les solanées, les salicylates.

c) Les *intoxications alimentaires*, surtout par les champignons, donnent des maux de tête.

d). Les maladies *constitutionnelles par dyscrasie humorale*, le diabète, l'urémie, la goutte, s'accompagnent de maux de tête.

e) La *dilatation de l'estomac*, la *constipation opiniâtre*, l'*entéro- colite muco-membraneuse*, les *dyspepsies avec fermentation* et *résorption des produits toxiques* s'accompagnent de maux de tête.

4. **Maux de tête des névroses.** — Le mal de tête, casques, cein- turés, mains de fer, se retrouve dans la *neurasthénie* ; le clou sur le vertex et aux tempes localisé ou irradiant en un cercle d'hyper- thésie exquise, est un stigmate de l'*hystérie* ; le mal de tête est fréquent chez l'*épileptique* : il précède quelquefois le paroxysme, il le remplace, le suit et souvent, monosymptomatique, est un stig- mate d'épilepsie larvée ; le *mal de tête* accompagne la *migraine*.

TRAITEMENT

Les indications viseront la cause du symptôme et la manifestation phénoménale douloureuse du symptôme lui-même.

Préalablement, se pose une question : y a-t-il un traitement de la céphalalgie ? Nous ne le pensons pas. Les causes des céphalées sont variables et il ne paraît pas rationnel d'opposer à la céphalée paludéenne les mêmes moyens que ceux qu'on opposera à la céphalée par constipation. Néanmoins, G. Sée pense que toutes les céphalées, céphalées du surmenage scolaire, cépha- lées de croissance, céphalées cardiaques, céphalées par débilitation du cœur et du corps, chez les très jeunes enfants, cèdent à l'emploi régulier et continu de l'anti- pyrine, à la dose de 3 grammes par jour.

A. **Indications étiologiques.** — Tout traitement du mal de tête doit être précédé d'un diagnostic étiologique précis.

1° *Maux de tête dans les affections encéphaliques.* — *a)* Les maux de tête *traumatiques* comportent le repos physique et intellectuel, la nécessité de laisser sans excitation d'aucun ordre toutes les sensibilités. Quand les maux de tête seront trop violents, on leur appliquera les moyens qui s'adressent à l'élément douleur, analgésiques simples, analgésiques antithermiques, hypnotiques: antipyrine, sulfate de quinine, phénacétine, exalgine, chloralose, hydrate de chloral, sulfonal... Le traitement chirurgical mettra en œuvre l'antisepsie et l'asepsie rigoureuses pour éviter les infections, les lymphangites.

b) Le mal de tête de la *congestion cérébrale active fluxionnaire*, s'il est causé par la fatigue, sera combattu par le repos, la cessation du surmenage, la vie au grand air, le changement de climat ; s'il se produit après le repas, on conseillera la marche, un exercice actif qui n'ira jamais jusqu'à la fatigue ; s'il est fonction d'une suppression d'un flux, suspendu accidentellement ou par les progrès mêmes de l'évolution organique, on utilisera tous les moyens de la thérapeutique dérivative et révulsive, les bains de pieds sinapisés chauds, les purgatifs drastiques, les saignées locales à l'aide de sangsues. On viendra en aide à cette médication par la médication diurétique et exonératrice. Chez les femmes, au moment de la ménopause, la glande thyroïde en tablettes pourra rendre des services.

La *congestion cérébrale passive* comporte le traitement de l'asystolie. On donnera un purgatif très énergique, l'eau-de-vie allemande, associée au sirop de nerprun, par exemple (15 gr. de chaque), ou bien on fera une saignée générale à l'avant-bras ou une saignée déplétive par des sangsues aux apophyses mastoïdes, à l'anus, aux malléoles. La tension portale et la tension veineuse générale étant ainsi diminuées, on donnera la digitaline pendant 3 jours, aux doses respectives de 1 milligr. le premier jour ; 1/2 milligr. le second jour ; 1/2 milligr. le troisième jour. Puis, on aura recours à la théobromine, à la caféine, à la spartéine, suivant indication tirée de l'état des reins et de la sclérose cardiaque. Pendant ce traitement, le malade sera soumis au régime lacté absolu.

c) Le mal de tête de l'*anémie cérébrale*, par anémie
générale, comprend tous les moyens qui ont pour mission
de remonter la valeur globulaire, d'augmenter le nombre
et la qualité des globules, d'augmenter la tension cardio-
vasculaire. On n'a plus recours que dans des circonstances exceptionnelles à la transfusion sanguine. A l'anémie
ainsi comprise d'une façon générale, on opposera l'hématose régulière par la respiration d'un air pur, le changement d'air, les voyages, le séjour à la campagne, le soleil,
l'exercice, les aliments réparateurs, les ferrugineux, fer,
réduit par l'hydrogène, oxydes de fer, carbonate de fer
protoxyde de fer, pyrophosphate de fer, pilules de Blaud
qui contiennent du carbonate de fer, le perchlorure de
fer, le tartrate de fer et de potasse que l'on peut associer
à la liqueur de Fowler par parties égales, les citrate,
acétate, oxalate de fer ; eaux ferrugineuses bicarbonatées (Pyrmont, Bussang, Orezza), les arsenicaux (cacodylate de soude en injections hypodermiques).

L'*anémie cérébrale des aortiques* (voir : *Anémie cérébrale*) sera justiciable de l'opium, de l'injection de morphine et d'atropomorphine (1), des inhalations de nitrite
d'amyle. On pourra prescrire la formule suivante de
Constantin Paul :

Pyrophosphate de fer citro-ammoniacal. . 3 gr.
Liqueur de Fowler. . . . . 1 gr. 50
Sirop de fleurs d'oranger. . . . . 60 gr.
Sirop simple. . . . . 260 gr.

1 à 2 cuillerées par jour.

d) Le mal de tête des *méningites aiguës*, des *encéphalites aiguës*, des *hémorragies méningées* ne comporte pas de
traitement strictement causal. Il sera pallié, symptomatiquement, par les affusions froides, les compresses froides, les analgésiques.

---

(1)   Chlorhydrate de morphine. . . . . 0,10 centigr.
        Sulfate neutre d'atropine . . . . 0,005 milligr.
        Eau distillée stérilisée. . . . . 10 gr.

e) Le mal de tête de la *thrombose*, de la *paralysie géné-rale progressive*, des *tumeurs cérébrales* n'implique qu'un traitement symptomatique. Pour les tumeurs cérébrales, comme pour le syndrome cérébelleux, causé par une tumeur, ou un abcès du cervelet, il y aura lieu de tenir compte des interventions chirurgicales possibles.

f) Le traitement du mal de tête, chez les *syphilitiques*, se juge exclusivement par le traitement mixte, à l'iodure de potassium et au mercure.

Je l'exposerai plus tard tout au long au chapitre de la syphilis cérébro-spinale.

2ᵉ *Maux de tête des infections aiguës.* — Aux infections que la thérapeutique curative peut atteindre, on oppo-sera une médication spécifique : à la diphtérie, les injec-tions de sérum de Roux-Behring ; au rhumatisme fébrile polyarticulaire aigu, les salicylates de soude ; au palu-disme, le quinquina et les sels de quinine. On établira aux autres infections les grandes médications anti-infectieuses générales par les injections d'eau salée, les diurétiques, les antiseptiques intestinaux, les pratiques hydrothérapiques. Les indications s'adressant à l'état morbide constitutionnel une fois remplies, alors seule-ment on aura recours à la médication symptomatique.

Les infections des sinus, des cavités olfactives, de l'ar-rière-pharynx seront combattues par l'antisepsie locale, les lavages à l'eau phéniquée faible chauds, à l'eau bo-riquée, l'apport de pommades à l'acide borique, au menthol.

3° Les maux de tête par inhalations accidentelles de chloroforme et d'éther ou d'oxyde de carbone cèderont rapidement à l'oxygénation, au transport dans un air pur, vif, vivifiant.

Aux intoxications chroniques génératrices des maux de tête, on opposera des traitements spécifiques s'adres-sant au métal ou au toxique ; on combattra l'alcoolisme chronique, le saturnisme chronique.

Chez les vieillards et chez les scléreux, il importe de mesurer le degré de perméabilité hépato-rénale avant d'administrer des remèdes,

S'il y a insuffisance, on sera très sobre d'absorption médicamenteuse.

Si celle ci entraîne des accidents, au nombre desquels le mal de tête, l'indication sera de rejeter à l'extérieur le coupable médicament, par incitation des émonctoires par la diurèse, la sudation, les purgatifs, parfois l'action vomitive ; de le neutraliser, s'il a passé dans le sang.

Les intoxications alimentaires comportent la médication évacuatrice vomitive et purgative, stimulatrice des sécrétions normales et le traitement par l'atropine dans l'empoisonnement par les champignons.

Les maladies constitutionnelles, diabète, urémie, goutte, comportent le traitement de chacune d'elles.

On fera le traitement du diabète, suivant qu'il s'agit du diabète azoturique, phosphaturique, sucré ; de la forme arthritique, de la forme hépatique, de la forme pancréatique, de la forme nerveuse ; suivant la nature, syphilis, paludisme....

On s'adressera ensuite à l'antipyrine, aux polybromures, à la cocaïne, à l'extrait de valériane....

> Antipyrine. . . . . ⎫
> Bromure de potassium. . . . ⎬ àà 0,50 centigr.
> Chlorhydrate de cocaïne. . . . . . 0,01 centigr.
> Valérianate de caféine.. . . . . . 0,20 centigr.

Pour 1 cachet, N° 4, à prendre quand la douleur est violente.

> Extrait mou de quinquina. . ⎫
> Extrait de valériane. . . . . . ⎬ àà 0,30 centigr.
> Poudre de valériane. . . Q. S. pour un électuaire

Prendre dans du pain azyme gros comme une noisette.

Extrait de belladone......... 5 milligr.
Extrait thébaïque............ 1 centigr.
Extrait de valériane......... 10   —
Poudre de quina............. Q. S.

Pour 1 pilule, de 2 à 4 (A. Robin).

A l'urémie, on opposera le régime lacté absolu, l'antisepsie intestinale et les diurétiques, digitaline, théobromine, caféine, les grands lavements d'eau, les lavements
purgatifs, la saignée et les injections hypodermiques
ou intraveineuses d'eau salée à 7 pour 1000.

Acétate de potasse............. 4 gr.
Alcoolat de genièvre.......... 12 —
Eau de menthe............... 100 —

Une cuillerée à soupe 3 fois par jour.

A la goutte et à l'arthritisme, on opposera les alcalins,
les eaux de Vals, le colchique...

Ce sont surtout les auto-intoxications qui devront exiger un traitement actif. La dilatation de l'estomac sera
efficacement traitée par le régime et l'hygiène préconisés
par M. Bouchard et surtout, comme les dyspepsies avec
fermentations, par l'antisepsie intestinale :

Salicylate de bismuth......)
Bicarbonate de soude...... } àà 10 gr.
Magnésie anglaise........)

Pour 30 cachets. 1 à chaque repas.

Bétol....................)
Salicylate de bismuth...... } àà 20 gr.
Magnésie................)

Pour 30 cachets. 1 à chaque repas.

Salicylate de bismuth......)
Naphtol α............... } àà 10 gr.
Charbon................)

Pour 30 cachets. 1 à chaque repas.

La constipation, si fréquemment rencontrée, sera justiciable des purgatifs :

Magnésie................
Crème de tartre.......... } àà 10 gr.
Soufre précipité.........

A prendre 1 cuillerée à café, dans un peu d'eau avant chaque repas.

Poudre de colombo.......
Poudre de rhubarbe....... } àà 25 centigr.
Bicarbonate de soude......
Noix vomique............. 1 centigr.

Pour 1 cachet, N° 20. Un cachet avant chaque repas.

Aloès.................
Rhubarbe.............. } àà 5 centigr.
Savon amygdalin......... Q. S.

Pour 1 pilule. 1 par jour.

Jalap................
Scammonée............ } àà 10 gr.
Crème de tartre.......... 20 gr.

Pour 20 cachets. Prendre un cachet.

Les maux de tête des névroses seront étudiés aux chapitres respectifs de l'hystérie, de la neurasthénie, de l'épilepsie, des migraines.

J'indique seulement qu'au mal de tête hystérique on ne peut opposer qu'un traitement symptomatique, ou les injections hypodermiques arsenicales qu'on emploie dans le traitement de la céphalée neurasthénique :

Arséniate de soude....... 3 centigr.
Eau distillée............ 30 gr.

Injecter 1/2 seringue de Pravaz.

Arséniate de soude....... 0,20 centigr.
Phosphate de soude....... 1 gr.
Sulfate de soude......... 2 —
— Eau stérilisée............. 20 —

Injecter X gouttes et arriver jusqu'à 30 gouttes par jour.

Le mal de tête épileptique comporte la médication poly-bromurée et les moyens qu'on oppose aux syndromes comitiaux.

B. **Indications symptomatiques**. — Tous les moyens qu'on oppose à la douleur ont été tour à tour essayés et préconisés contre le mal de tête. Nous les étudierons plus en détail à propos des névralgies. Nous y retrouverons : les principaux agents d'*analgésie locale*, les *opiacés*, les *solaniques*, les *cicutiques*, le *chloroforme* et les *éthers*, les *cyaniques*, les *essences*, l'*électrisation* et le *froid* ; les agents d'*analgésie générale*, exceptionnellement employés, *stupéfiants diffusibles*, *chloroforme*, *chloral*, *croton-chloral* ; *antispasmodiques*, valérianate de zinc, oxyde de zinc ; *analgésiques fixes*, tels que l'*opium* et la *morphine*, la belladone, le datura, la jusquiame, la *qui-nine*, le *café*, l'*aconit* et l'*aconitine ; l'hydrothérapie*.

On utilisera surtout le sulfate de quinine soit seul, soit associé par parties égales à l'antipyrine, par cachets de 0,50 centigr. (0,25 centigr. de chaque) : de 1 à 4 cachets.

On peut associer au *sulfate de quinine*, l'*extrait de va-lériane* ou le *valérianate de zinc*.

Le *café* et la *caféine* seront largement utilisés dans la céphalalgie et surtout dans la céphalalgie rhumatismale. La caféine se donne par pilules de 5 à 10 centigr., de 1 à 5 pilules ; le citrate de caféine à la dose de 10 à 25 centigr.

Antipyrine.............. 1 gr.
Nitrate d'aconitine cristallisé. . 1/4 de miligr.
Pour 1 cachet. N° 3. Un toutes les 4 heures.

Chlorhydrate de morphine.... 1 centigr.
Infusion de café .... 100 gr.
A prendre en une fois.

Galliard, quand tous les moyens échouent, donne 10 centigr. *de calomel* pendant 6 jours, le matin à jeun. Si la cure échoue, on en fait une seconde, 3 semaines après.

Applications locales d'eau sédative, de camphre, de crayons révulsifs, crayons mentholés, de compresses froides, de sachets de glace.

C. **Indications anatomiques.** — Elles visent particulièrement les troubles de la réfraction, l'astigmatisme, la myopie, le strabisme, que combattront les verres appropriés ou l'intervention chirurgicale.

D. **Indications suivant l'âge.** — Jules Simon reconnaît *sept groupes de céphalées infantiles :*

1. *Céphalée de croissance,* surtout frontale, s'exagère par le travail ; douleurs des jointures, périostoses, hypertrophie du cœur.

Repos musculaire ; toniques ; alimentation riche ; phosphate de chaux ; bière de malt.

2. *Céphalée par surmenage intellectuel.* — Cesser le travail intellectuel, recommander les exercices physiques sous toutes les formes, en évitant la fatigue ; l'hydrothérapie tiède ou seulement fraîche. Chez les enfants retardés, qui ont peine à suivre, continuer modérément le travail intellectuel et recommander l'exercice.

3. *Céphalée par troubles digestifs.* — Hygiène alimentaire bien réglée ; amers avant les repas, boissons chaudes après. Traiter la constipation.

4. *Céphalée d'origine nerveuse.* — Enfants surexcités par l'entourage et la vie mondaine à laquelle on les mêle. Douches courtes, marche, massage. Valériane, aconit et antipyrine pour les hystériques. Belladone et bromures pour les épileptiques. Eviter les refroidissements.

5. *Céphalée des enfants de souche rhumatismale ou goutteuse.* — Alimentation modérée, exercice au grand air, bains de vapeur et frictions, laxatifs, alcalins, salicylate-

de soude à la dose de 25 à 30 centig. ; teinture de colchique, X à XV gouttes par jour.

6. *Céphalée par anémie et intoxication.* — Dans le premier cas, par manque d'air, mauvaise hygiène; dans le second, par impaludisme, oxyde de carbone, médication excessive (iode, opium, digitale, belladone), urémie.

Le traitement varie avec les causes.

7. *Céphalée par lésions des organes des sens.* — Pour *l'œil*, conjonctivites et kératites chroniques ; iritis qu'on calmera par le traitement local et par le sulfate de quinine à haute dose; troubles de réfraction, hypermétropie, astigmatisme, qui réclament des verres spéciaux.

Pour *le nez*, polypes muqueux, hypertrophie des cornets, qui réclament un traitement local.

Pour *l'oreille*, végétations adénoïdes, otites, corps étrangers du conduit auditif.

CHORÉES

*Ce sont des mouvements musculaires non convulsifs, à
grand rayon, irréguliers, désordonnés, incessamment
renouvelés sans calme ni trêve, ne s'arrêtant que pendant
le sommeil, constants au repos, involontaires et le plus
habituellement conscients.*

Nosologie. — Un grand caractère distingue ces contractions
musculaires choréiques :

1° Les unes sont désordonnées, arythmiques.

2° Les autres sont coordonnées, rythmiques, quant à certaines
synergies musculaires.

Le premier groupe comprend les *chorées-maladies*.

Le second les fausses chorées, qu'on dénomme vicieusement
pseudo-chorées, parce qu'on se fonde sur une ressemblance vague, et même absolument fausse avec les premières. Les fausses
chorées se rattachent à l'*hystérie*, pour la plus grande part. Et
celles qui ne sont pas hystériques se groupent en syndromes, très
vraisemblablement de même famille et de même nature, les *syndromes myocloniques* (Paramyoclonus multiplex. Chorée électrique de Dubini. Chorée de Bergeron. Tic de Salaâm).

J'étudierai ici les *chorées désordonnées, arythmiques*. (Voir *Hystérie* et *Myoclonies* pour les fausses chorées).

Or, les *chorées désordonnées*, répondant à la définition, comprennent deux grands groupes :

A) Les chorées-maladies.

B) Les chorées symptomatiques d'une lésion du système nerveux cérébro-spinal.

A) CHORÉES-MALADIES

Etiologie. Pathogénie. Nosologie. — Le type est la *chorée
de Sydenham*. Les autres types sont : la *chorée gravidique*, la *chorée de Huntington*, la *chorée molle*.

Or, ces types, en clinique, peuvent se succéder les uns aux autres. La cause immédiate n'est que l'occasion des mouvements arythmiques. Il faut toujours une aptitude héréditaire des cellules du neurone cortico-médullaire moteur : la chorée n'est qu'un mode de réaction motrice de ces cellules incitées par des infections, des intoxications, des auto-intoxications, des dyscrasies curables et incurables, suivant l'atteinte héréditaire et la profondeur des facteurs qui la mettent en action.

Familiales ou non héréditaires, progressives ou non progressives, suivant l'âge, les causes, l'hérédité, les chorées se remplacent, se succèdent. La *chorea minor*, la chorée de Sydenham (enfance, adolescence, évolution pubérale, presque toujours de cause infectieuse et curable) à une extrémité de la chaîne. La *chorée de Huntington* (vieillesse, sénilité, hérédité, progressive, incurable) est à l'autre extrémité de la chaîne. Mais les chaînons intermédiaires seront remplis par la *chorée des adultes* (intoxications, curable) ; la chorée des *femmes enceintes* (auto-intoxications, car la grossesse n'est qu'une auto-intoxication, curable, mais récidivante parfois et alors meurtrière ; la *chorée mortelle* (infectieuse, rapide, avec fièvre et syndromes cérébraux intenses..).

En clinique, comme en pathogénie, l'unité des chorées-maladies doit être aujourd'hui admise. Il y a donc, de par l'hérédité, une aptitude choréigène du névraxe cérébro-spinal qui se réalise en un syndrome arythmique, sous l'influence de causes provocatrices multiples, variables suivant l'âge et la prédisposition de celui-ci aux facteurs étiologiques.

a) **Hérédité.** — 1. H. similaire ; 2. H. dissemblable : h. alcoolique, h. arthritique, h. tuberculeuse.

b) **Infections.** — 1. Rhumatisme articulaire aigu, cyclique, probablement microbien. Ce qui explique que la chorée soit en rapport chez les enfants et les adolescents, de parenté étroite et de succession alternative, avec les endocardites, les arthropathies : tout cela est fonction *de la même toxi-infection rhumatismale*, de localisation variable. — 2. Infections dites pseudo-rhumatismales : streptococcie, staphylococcie. — 3. Infections éberthiennes, scarlatineuses, pneumococciques, toutes les fièvres éruptives, érysipèle, bacillose, coqueluche, typhus, diphtérie, choléra. — 4. Toxi infections mal définies, innominées : angines diverses ; embarras gastriques fébriles ; colites ; gastro-entérites. — 5. Syphilis.

c) **Intoxications.** — Iodoforme, oxyde de carbone.

d) **Auto-intoxications, dyscrasies.** — 1. Grossesse (auto-intoxication). — 2. Frayeurs, émotions (modifications brusques du milieu humoral, fléchissement des défenses organiques, modifica-

tion des échanges). - 3 Puberté, croissance, lactation (auto-intoxication). — 4. Albuminurie. — 5. Rachitisme. Scrofule. — 6. Suppression des règles.

Formes cliniques.

1. *Chorée de Sydenham* : Age de 9 à 12, de 12 à 15, sujets en
voie d'accroissement physiologique. Instabilité motrice et psychique.
Folie gesticulatoire. Curable.

2. *Chorée gravidique* : Meurtrière, récidivante.

3. *Chorée de Huntington* : Héréditaire. Sénilité ou virilité. Incurable. Troubles psychiques.

Diagnostic. — 1° D'avec les *myoclonies*. C'est un ensemble
d'états morbides, plus ou moins permanents, caractérisés par des
contractions forcées, brusques, incoordonnées, à répétition rapide,
rythmiques ou arythmiques, avortées, ou suivies d'un déplacement
effectif occupant toujours les mêmes parties. (Voir: *Myoclonies*).

2° Avec les *chorées hystériques*. Elles sont rythmiques, saltatoi-
res, malléatoires, épidémiques, régulières, rappelant des mouvements coordonnés professionnels. Rechercher les stigmates hystériques (perversions des sensibilités : ovarie, zones hystérogènes,
attaques).

3° Avec les *tremblements*. Ce sont des contractions rythmiques,
oscillatoires, à petite amplitude, sans grimaces, sans mouvements
absurdes et illogiques et toujours de part et d'autre d'une ligne
d'équilibre.

4° Avec les *chorées symptomatiques*. Ici, lésion du névraxe
acquise : notion antécédente d'une hémorragie cérébrale, d'un
ramollissement, d'une diplégie infantile ; *héréditaire* : diplégie
infantile, Little. Malformations. (Voir plus bas).

TRAITEMENT

Les indications sont tirées : 1° *De l'étiologie et de la
pathogénie* : médications anti infectieuse, anti-toxique,
s'adressant aux auto-intoxications. — 2° *Du malade, de
l'état des forces :* hygiène, agents physiques, médications
toniques.— 3° *Des symptômes et des complications* : antispasmodiques, perturbateurs, asthéniques, hypnotiques.

1. **Indications étiologiques.** — La notion d'hérédité

prédisposante pourra faire prendre des précautions hygiéniques, assurer la prophylaxie par la vie active physique, plus qu'intellectuelle, les exercices, l'alimentation choisie, l'éloignement des causes capables de retentir vivement sur le système nerveux. La connaissance des facteurs infectieux pourra conduire à une médication curative, lorsque l'infection, empiriquement, ou par l'expérimentation sera justiciable d'un traitement spécifique. Ainsi, les chorées rhumatismales se trouvent bien du salicylate de soude, de l'antipyrine à des doses élevées d'emblée ou progressivement croissantes, toujours bien supportées; ainsi, les chorées diphtéritiques se jugeront par le sérum antidiphtéritique ; paludéennes, par la quinine et le quinquina ; syphilitiques, par l'iodure et le mercure.

Mais il n'y a pas un microbe pathogène générateur de chorées : il y a polymicrobisme. Il ne faut donc pas espérer avoir un sérum curateur spécifique, analogue au sérum de Roux-Behring.

Lannois a eu d'encourageants résultats avec des cultures filtrées de staphylocoques. L'érysipèle et d'autres infections peuvent avoir une heureuse influence : de là l'idée de Lannois.

Nous n'avons par de médications anti-infectieuses spécifiques de la pneumonie, de l'éberthisme, de la streptococcie.

On remplira les indications : a) par l'antisepsie interne et externe, obtenue par les purgatifs, les antiseptiques, les lavages intestinaux, les anti-fermentescibles ; b) par la stimulation des défenses organiques cellulaires, à l'aide de la régularisation des fonctions nerveuses, par les balnéations diverses ; c) par l'exode des matières toxi-infectieuses à l'aide des agents qui exalteront les fonctions hépatiques, rénales, sudorales,...

La connaissance d'un agent toxique impliquera la nécessité de soustraire le choréique à son influence, de le débarrasser de celui qu'il pourrait avoir absorbé.

La notion des auto-intoxications comporte des indications pressantes, surtout en cas de grossesse.

a) La première indication est d'empêcher le poison endogène de se former dans l'organisme. Médication antiseptique. Médication purgative. Alimentation lacto-végétarienne, ou exclusivement lactée, réduisant au minimum l'apport des toxines alimentaires.

b) Le poison formé, s'opposer à le laisser pénétrer dans l'organisme, le soustraire à l'absorption. S'il est absorbé, le détruire. Suractiver les émonctoires, plus spécialement les organes à fonctions bactéricides et exonératrices, foie (rhubarbe, calomel), rein (diurétiques et surtout théobromine), peau (lavages, bains, massage, draps mouillés), intestin (purgatifs salins et drastiques).

c) Soutenir les forces du malade et se préoccuper de l'état général. Agir par les stimulants sur la force agissante.

Nombre de ces auto-intoxications se traduisent par des poussées fluxionnaires. On y verra indication chez les arthritiques, s'il y a parallélisme, coïncidence, ou exagération du syndrome : on opposera alors le traitement des fluxions, tel qu'il est indiqué d'après les préceptes barthéziens. (Voir : *Apoplexie*).

S'il y a rapport de causalité avec un flux dévié, physiologique ou pathologique, même thérapeutique par les révulsifs, les dérivatifs, voire les saignées générales ou locales, les purgatifs intestinaux, les pédiluves sinapisés, les exutoires permanents.

On se souviendra que le malade avec son hérédité, son tempérament, l'état de ses forces, joue le rôle essentiel et fait lui-même sa chorée, dont les causes susdites ne sont que l'occasion.

On l'envisagera : *a*) au point de vue de l'hygiène générale ; *b*) des médications stimulantes et toniques s'adressant à l'état des forces ; *c*) des agents externes physiques.

A. **Hygiène générale.** — Il importe de surveiller attentivement le choréique dans tous les actes de sa vie. Alimentation substantielle, régulière, tonique.

Régularité des repas. Surveiller mastication et digestion.

Suppression de toute contention intellectuelle. Il faut le repos intellectuel et un exercice modéré : cessation des études, qu'on reprendra, la chorée terminée, avec beaucoup de ménagement et par progression lente.

Dans les chorées intenses, on a *conseillé le repos absolu au lit* : il y faut joindre le massage et les frictions sèches. Dans ces cas, on mettra le malade dans un lit vaste, bien matelassé, fermé sur les côtés par des planches rembourrées pour prévenir les chutes. On sera quelquefois obligé d'*emmailloter* l'enfant, de le tenir dans un *lit caisson*, exceptionnellement de recourir à la *camisole de force*.

Hygiène de la peau par bains fréquents.

B. **Moyens externes, traitement physique.** — Un moyen qui doit tenir la plus grande place est l'*hydrothérapie*.

a) Bains froids ; bains de rivière, de mer, d'ondée. — Dupuytren avait pour coutume de faire prendre des bains froids par immersion et par surprise ; pour cela, après avoir rempli une baignoire d'eau froide, deux aides prennent le malade par les pieds et par les épaules et le plongent rapidement dans l'eau, puis le retirent au bout de peu d'instants, le replongent de nouveau et ainsi de suite, à plusieurs reprises, suivant l'action plus ou moins énergique que l'on veut produire. Il est préférable de plonger rapidement l'enfant 2 à 3 fois, dans le courant de la journée, dans un bain froid. Les immersions durent 1 à 2 minutes (à 20°).

L'enfant, rapidement essuyé et habillé, doit immédiatement faire autant d'exercice que possible.

Si la saison est rigoureuse, s'ils répugnent trop aux enfants, si même, à l'exemple de Trousseau, on craint de réveiller des accidents rhumatismaux imminents, on remplacera les bains froids par les *bains tièdes*, maintenus tièdes, ou progressivement refroidis.

La *douche froide*, en jet sur la colonne vertébrale, 8 à 10°, associée à une douche en pluie sur les épaules, terminée par une douche chaude sur les membres inférieurs, a été préconisée par Comby et Dujardin-Beaumetz. Marfan la proscrit dans les cas où il pourrait y avoir une étiologie rhumatismale.

Joffroy utilise l'eau pour le *drap mouillé*. On plonge un drap dans de l'eau à 10 ou 12 degrés ; on l'exprime modérément et on l'étend sur un lit recouvert d'une toile cirée. Le malade est étroitement entouré avec ce drap mouillé, et vigoureusement frictionné des pieds à la tête. Au bout de 1 à 2 minutes, lorsque l'enfant commence à se réchauffer, on l'enveloppe dans une couverture de laine, ne laissant que la tête à découvert. Le malade est reporté sur un lit, où on laisse la réaction s'achever pendant une demi-heure.

Les *bains médicamenteux*, conseillés sous forme de bains *sulfureux*, par Baudelocque, présentent un réel avantage, surtout si étiologie rhumatismale. On doit les préparer avec 10, 15, 30 gr. de sulfure de potassium par 100 litres d'eau. Température 30°, quotidiens, et d'une durée de une heure.

Enfin, Néris, Bourbon-Lancy, Lamalou, Bagnères, Amélie-les-Bains, Vernet-les-Bains, pourront être indiqués suivant les cas.

Les bains de mer sont souvent dangereux et nuisibles.

b) LA GYMNASTIQUE. — Très en faveur à l'étranger, et en France vers 1850, revient aujourd'hui à la mode. Le grand principe, c'est de faire réaliser des mouvements cadencés, mesurés, réglés, rythmiques. Déjà Récamier vantait les heureux effets de la gymnastique *jussa et ordinata*.

Trousseau faisait battre la mesure et exécuter des mouvements rythmiques en plaçant les choréiques devant des métronomes, ou, à leur défaut, devant le balancier d'une pendule. Saut de corde. Souvent il convient de faire suivre, harmoniquement, les mouvements exécutés par des chants réguliers.

Faire des séances courtes, ne pas arriver à la fatigue.

Déjà Trousseau semble pressentir le traitement rationnel de ces contractions musculaires anormales, si heureusement tenté par le *professeur Brissaud* dans la maladie des tics : « Il semble que dans cette méthode de traitement, une volonté étrangère finisse par se substituer à la volonté du malade impuissante à coordonner les mouvements qu'elle commande... ».

c) L'ÉLECTRICITÉ. — Elle paraît, maintenant que nous connaissons mieux la pathogénie des chorées, réussir surtout dans les chorées hystériques. Dans les vraies chorées elle ne donne rien, occasionne une douleur excessive et doit être rejetée. Resteraient à essayer les courants alternatifs à haute fréquence de d'Arsonval, dans les chorées par troubles de la nutrition.

d) LES IRRITANTS CUTANÉS. — Sinapismes, vésicatoires, cautères le long de la colonne vertébrale, les frictions sur la colonne et sur tout le corps avec la pommade d'Autenrieth, stibiée..., sont abandonnés, parce que douloureux, faisant des pustules et laissant des cicatrices.

2. État des forces. — Médication interne tonique et stimulante. — Les toniques s'adressent aux anémiques avec les sels de fer ; aux arthritiques et aux herpétiques avec les arsenicaux ; aux scrofuleux, aux lymphatiques, aux suspects de bacillose, aux hérédo-syphilitiques ou tuberculeux avec les iodures médicamenteux ou de l'huile de foie de morue.

L'arsenic se prescrit sous forme de *liqueur de Boudin* (contient 1 milligr. d'acide arsénieux par gramme). Commencer *pro die* par 2 gr. de liqueur, et augmenter jusqu'à 30 et 40 gr. progressivement ; sous forme de *liqueur de Fowler*, qu'on porte par gouttes quotidiennes à des doses très élevées. On a pu atteindre 18 et 27 gouttes, répétées 3 fois par jour. Il survient alors fatalement des symptômes d'intoxication, des nausées, des vomissements, de la diarrhée, des douleurs abdominales qui entraînent la cessation du remède ; d'*arséniate de soude en solution* (5 centigr. pour 250 d'eau). Faire un traitement de 15 à 20 jours. Ne pas dépasser 20 milligr. *pro die*.

Les ferrugineux, limaille de fer, pilules de Blaud, carbonate de fer, cèdent aujourd'hui la place aux sels solubles ou persels.

Enfin, l'iode et l'iodure, sous forme d'huile de foie de morue, de sirop de raifort iodé, seront prescrits encore en solution :

Iodure de potassium........	1 gr. 25
Eau distillée............	75 gr.
Sirop d'oranges..........	15 —

Une cuillerée à bouche, 3 fois par jour, dans un peu d'eau.

Extraits de quinquina. Macérations et infusions de poudre de quinquina. Kola et coca.

3. **Indications symptomatiques.** — Elles sont remplies par les médications antispasmodiques, perturbatrices, asthéniques, hypnotiques.

Les *antispasmodiques et les antithermiques analgésiques* sont nombreux, qui ont été essayés dans les chorées : ils comptent tous des succès, mais ne réussissent pas tous, dans tous les cas. On essayera les *bromures de sodium* et de potassium, l'*antipyrine* qui réussirait surtout dans les chorées rhumatismales, à des doses fortes. D'emblée, on donne 3 gr. *pro die*. On atteint rapidement, en 2 ou 3 jours, 4, 5, 6 grammes. De 6 à 10 ans, 3 à 4 gr. De 10 à 15 ans, de 5 à 6 gr. par jour. Mais l'antipyrine s'accommode mal d'un rein insuffisant et d'un appareil gastro-intestinal malade. De là, une surveillance attentive et souvent des contre-indications impérieuses.

L'exalgine, la phénacétine, l'acétanilide n'ont pas encore fait leurs preuves; le *sulfate de quinine*, trop délaissé aujourd'hui, avait pourtant rendu des services.

. Les sels de zinc (voir: *Epilepsies*), soit seuls, soit associés aux bromures, sont d'excellents antispasmodiques.

Les alcaloïdes, hyoscyamine, chlorhydrate d'hyoscine, sont d'un maniement dangereux et d'une efficacité douteuse.

La valériane, le camphre, l'assa fœtida étaient autrefois très accrédités.

Quelle est la valeur des antispasmodiques? des analgésiques? On ne peut répondre. Mais il faut se convaincre que ce sont des médicaments exclusivement symptomatiques.

La *médication perturbatrice* par la *strychnine* fut employée très hardiment par Trousseau. Le grand clinicien de l'Hôtel Dieu en fit une médication héroïque.

Trousseau préfère le *sulfate de strychnine* qui est soluble en toutes proportions.

100 grammes de *sirop de sulfate de strychnine* contiennent à peu près 20 cuillerées à café. Chaque cuillerée à café contient donc 5 milligr. 1/2 de strychnine. La cuillerée à bouche contient 20 gr. de sirop, un centigr. de sel de strychnine. Ce sirop n'est jamais préparé d'avance dans les hospices. Il est nécessaire de le formuler: *Sirop de sulfate de strychnine.*

MODE D'ADMINISTRATION. — En tenant compte de l'âge du malade, on en donne, le premier jour, 2 à 3 cuillerées à café, qu'on fait prendre à intervalles égaux dans le courant de la journée, une le matin, une le soir, l'autre au milieu du jour.

Si cette dose de 3 cuillerées est bien supportée, on la continue d'abord pendant 2 jours, puis on l'augmente d'une cuillerée ; vous attendez encore 2 jours et vous arrivez ainsi jusqu'à 6 cuillerées à café, en espaçant toujours les moments où elles doivent être prises.

Cette dose atteinte, vous substituez une cuillerée à dessert à une cuillerée à café, et, en suivant les mêmes règles, vous arrivez à 6 cuillerées à dessert, par conséquent, à 60 gr. de sirop, contenant 3 centigr. de sulfate de strychnine.

Vous remplacez alors les cuillerées à dessert par des cuillerées à bouche, en augmentant progressivement, avec la même prudence, distribuant toujours les médicaments à des intervalles égaux : vous arrivez ainsi à donner, aux enfants de 5 à 10 ans, 50, 60, 80, 120 gr. de sirop, et 3, 4, jusqu'à 6 centigr. de sulfate de strychnine.

Chez les adolescents, on arrive graduellement à 8 centigr. du principe actif.

Il faut porter le médicament à des doses suffisantes pour que son action se traduise par des effets physiologiques.

En prévenir les parents, l'entourage.

Raideur dans la mâchoire, mal de tête, troubles de la vue, un peu de vertige et quelques raideurs dans les muscles du cou ; démangeaisons dans les points de la peau recouverts de poils, au cuir chevelu, secousses musculaires, éruption prurigineuse, tels sont les accidents.

Lorsque ces effets se manifestent, *ne plus augmenter les doses*. Se convaincre que la tolérance est variable suivant les individus. Aller très attentivement et très progressivement. Administration délicate.

La *médication asthénique et sédative par excellence*, aujourd'hui tombée en désuétude, est l'*administration à haute dose du tartre stibié.* Je dirai seulement un mot de la méthode de Bouley et de celle de Gilette.

MÉTHODE DE BOULEY. — *Premier jour*, 0,50 centigr. d'émétique dans un julep en une demi-heure ; le *lende-main*, 1 gr., et si la chorée résiste, le *troisième jour*, 1 gr. 50, en deux heures.

C'est une médication perturbatrice : des vomissements bilieux et des évacuations abondantes ont lieu ; il s'éta-blit un véritable flux cholérique qui ne laisse aucun répit au malade. Celui-ci tombe dans une prostration pro-fonde, il ose à peine faire un léger mouvement de tête, tant il craint de provoquer le vomissement. La méthode n'est pas sans danger.

MÉTHODE DE GILETTE. — Après s'être assuré que le tube digestif ne présente aucun trouble fonctionnel qui soit une contre-indication, on administre l'émétique ainsi qu'il suit :

1re série de 3 jours. — Premier jour, 0,20 centigr. à prendre dans les 24 heures ; second jour, 0,40 centigr. ; 60 centigr. le troisième jour.

Suspendre après cette série et, si la maladie persiste, reprendre le traitement quelques jours plus tard.

On *procède ainsi* par séries de trois jours, séparées par un intervalle de repos plus ou moins long, et qui est de 2 à 6 jours.

Le médicament est administré par petites doses, dans une potion gommeuse. La tolérance s'établit vite, si on ne donne une cuillerée de la potion que toutes les deux heures. Ne pas s'étonner du ralentissement du pouls et de quelques vertiges.

Les *hypnotiques*, les *sédatifs*, l'opium, le datura stra-monium, la belladone et l'atropine, le chloroforme, le haschisch, les *hypnotiques*, tels que l'hydrate de chloral, la paraldéhyde, le sulfonal, ont rendu des services. Il semble pourtant qu'ils ne doivent trouver leur indication qu'aux cas où les insomnies viennent compliquer les chorées.

Retenons l'*opium*, que Trousseau donnait à des doses énormes. On paraît trop s'effrayer de l'opium à hautes doses. Sydenham pourtant avait dit : « Remedii dosis et repetendi vices cum symptomatis magnitudine omnino sunt conferendœ... Quæ enim dosis remissiori symptomati coercendo par est, ea ab alio fortiore surperabitur, et quæ alias ægrum in manifestum vitæ discrimen conjiciet, eumdem ab orci faucibus liberabit ». On peut aller jusqu'à 1 gr. d'extrait gommeux : bien entendu, en commençant par des doses petites et augmentées progressivement.

Joffroy emploie le chloral et le considère comme un moyen héroïque. Il associe le chloral et l'enveloppement dans le drap mouillé. Chez les enfants au-dessus de 10 ans, 4 gr., en trois fois, après les repas, à 7 heures du matin, midi et 6 heures du soir. Chez les enfants plus jeunes, tâtonner avec des doses plus faibles, de façon à obtenir le sommeil un quart d'heure après l'administration du médicament.

Faire dormir l'enfant 12 à 14 heures par jour pendant des semaines. Le chloral et, du reste, avec lui, les hypnotiques ne s'adressent qu'aux cas de chorées rebelles, graves, aiguës.

B) CHORÉES SYMPTOMATIQUES

Elles comprennent : 1° Les *chorées de l'hémorragie et du ramollissement cérébral*. Chorées præ et posthémiplégiques avec ou sans athétose.

2° Les *chorées congéniales*, lésions de sclérose cérébrale, de porencéphalie, syndromes spasmo-paralytiques (Little).

3° Les *chorées généralisées*, lésions diffuses et étendues de l'encéphale, paralysie générale progressive ; tumeurs de la dure-mère, traumatisme.

Etiologie et pathogénie. — Variable suivant les trois groupes.

Dans le premier, ce sont celles de l'hémorragie cérébrale (voir ce mot), du ramollissement (voir : *Hémiplégie*). Dans le second, c'est l'origine traumatique, asphyxie du nouveau-né, accouchement prématuré, infections hérédo-infectieuses (voir : *Syndromes spasmoparalytiques*). Les causes sont multiples dans le troisième groupe qui comprend des faits disparates,

Toute atteinte irritative du neurone moteur depuis le cortex jusqu'au nerf moteur et à son épanouissement dans le muscle peut réaliser le syndrome choréique. Des recherches plus récentes de Touche, il résulte qu'il s'agirait en ces cas d'une lésion systématisée du neurone *cortico-cérébelleux*, faisceau de Muratow.

COMA

Syndrome que caractérise la somnolence, l'assoupissement morbide, profond, sans qu'il y ait perte absolue de la sensibilité, de la motilité et de l'intelligence.

Clinique et diagnose générale. — Malade dans décubitus dorsal, le corps obéissant aux lois de la pesanteur. *Facies* calme ou stupide, ou bien rouge et vultueux, turgescent, exceptionnellement pâle. Toute la *musculature* est relâchée, sauf s'il y a hémiplégie, auquel cas on constate des phénomènes convulsifs, des tremblements, des contractures, limités ou généralises. *Sensibilité générale et spéciale* abolie. *Fonctions végétatives absolument indemnes.*

Respiration profonde ou lente, ou stertoreuse et bruyante, ronchus intenses dans les cas graves, dus à la vibration du voile du palais atteint de paralysie, soit aux sécrétions visqueuses qui encombrent larynx et pharynx. Quelquefois rythme de Cheyne-Stockes, de Biot. Déglutition difficile, engouement. Incontinence ou rétention des urines et des matières.

Formes cliniques. — *Coma léger, coma profond, coma vigil,* ce dernier, assemblage paradoxal d'excitation et de dépression psychiques, d'accablement et de délire, de sommeil et de veille. *Coma carus,* degré maximum du coma avec hypo ou hyperthésie externe.

Coma se distingue de : a) *apoplexie,* qui n'est qu'une variété de coma (voir ce mot) par lésion limitée et à début brusque ; b) *de la syncope,* état de la circulation, pouls absent, pas de bruits cardiaques; c) *de l'asphyxie,* état de la respiration, dyspnée, anhélation ; d) *du sommeil hystérique,* respiration superficielle, pouls à peine perceptible, antécédents, stigmates ; e) *du sommeil hypnotique.*

La recherche des *conditions pathologiques* auxquelles se rattache le coma n'est pas toujours facile. On cherche le point de départ dans une affection encéphalique ou dans une maladie non localisée dans l'encéphale — grande signification des phénomènes concomitants et antérieurs.

Diagnostic étiologique. Causes. Nature.

A) *Lésions organiques du névraxe et du cerveau. Traumatismes; fractures; méningites* aiguës, cérébro-spinales, tuberculeuses.... Ce diagnostic s'aidera de la courbe thermométrique, du trismus, de l'opisthotonos, du signe de Kernig, de l'examen du fond de l'œil, de la notion du milieu épidémique ; se confirmera par la ponction de Quincke et l'étude du liquide céphalo-rachidien, trouble louche avec des lymphocytes en masses, par la culture, etc. (voir: *Méningites*). Se souvenir des méningites purulentes latentes à explosion brusque par coma (Brouardel, Jaccoud, Chantemesse). *Hémorragie cérébrale ou arachnoïdienne* : congestion cérébrale, ictus, température, contractures, hémiplégie, monoplégie. *Tumeurs cérébrales:* œdème papillaire ; troubles oculaires ; syndrome Bravais-Jacksonien. *Tabes. Paralysie générale progressive.*

B) *Névroses. Epilepsie:* coma post-épileptique, coma équivalent épileptique : antécédents, lèvres maculées de mousse baveuse; hypotoxicité urinaire (Mairet, Bosc, Vires).

C) *Infections. Fièvre typhoïde; pneumonie* : coma vigil, surtout chez les vieillards ; *ictères graves ; fièvres éruptives ; paludisme* (Bard, Grasset) ; *rhumatisme polyarticulaire fébrile aigu ; appendicite* (Dleulafoy).

C'est ici un accident prévu, ou dont l'invasion est à redouter, soit par l'extrême virulence des germes pathogènes soit par le fléchissement de l'organisme.

D) *Intoxications. —* 1. *Exogènes.* Opium, myosis, pâleur de la face ; belladone, mydriase, délire gai, expansif, congestion de la face ; oxyde de carbone ; encéphalopathies saturnines, vieux saturnin, liséré gingival, coliques, profession ; alcoolisme aigu, chronique.

2. *Endogènes. — Diabète*, prodromes : inappétence ; odeur d'acétone ; céphalalgie, examen des urines. *Urémie et Bright*, néphrites antérieures ; examen de l'urine : toxicité urinaire, albuminurie, œdème, Cheyne-Stockes, galop au cœur. *Dyspepsies*, auto-intoxications. *Coma hépatique*, par insuffisance totale ou partielle des fonctions du foie, urobilinurie, indicanurie. *Coma goutteux. C. éclamptique. C. cancéreux.*

Les plus fréquents sont : *C. apoplectique, urémique, diabétique, alcoolique, épileptique.*

Le coma naît sous des influences diverses, tantôt par compression qui s'oppose aux phénomènes d'échange et d'oxydation indispensables au fonctionnement de la corticalité cérébrale, tantôt par action sur la cellule elle-même sous l'influence d'un poison qui vicie son protoplasme et qui lui arrive directement ou par la voie sanguine.

TRAITEMENT

Les indications sont avant tout étiologiques. Elles s'adresseront donc aux causes. Mais la nature de celles ci doit intervenir également : elles seront pathogéniques. Le symptôme coma fera lui-même indication.

A. **Indications tirées des lésions organiques du névraxe et du cerveau.** — Dans le cas de traumatisme, d'enfoncement, de fractures, il est opportun de demander et de faciliter l'intervention chirurgicale ; de même encore dans certaines tumeurs cérébrales. (Voir ce mot).

Le coma des méningites aiguës, de l'hémorragie cérébrale ne nécessite guère qu'un traitement symptomatique : ni étiologiquement, ni pathogéniquement, nous ne pouvons intervenir.

B. **Le coma épileptique** nécessite, lui, une thérapeutique active, en tant que symptôme épileptique, celle du syndrome qui lui a donné naissance. Mais il importe de respecter le coma post-paroxystique ; c'est un assoupissement réparateur des échanges en excès qui se sont faits pendant le paroxysme, celui-ci lui-même n'est qu'une explosion véritable qui a fait dépenser toute l'énergie potentielle de la cellule corticale : l'épileptique récupère un chimisme normal pendant ce coma et régularise sa nutrition.

C. **Le coma des infections** comporte une thérapeutique variable suivant la nature de l'agent infectieux, que peut atteindre une médication spécifique, comme dans l'infection paludéenne, syphilitique, ou qui ne relève que de la médication anti-infectieuse générale, variable suivant le sujet, son âge, sa constitution, le milieu épidémique...

a) Les médications spécifiques par la quinine et ses sels dans le paludisme, l'iodure et le mercure dans les infections syphilitiques, le salicylate de soude dans le rhumatisme polyarticulaire fébrile...

b) La médication anti-infectieuse commune s'adressera à l'*hydrothérapie* (bains chauds, bains tièdes, choléra, pneumonie ; bains froids, infection éberthienne avec hyperthermie et ataxo-adynamie ; lotions, affusions) ; aux *émissions sanguines*, à fin d'exonération des principes toxi-infectieux (saignées, sangsues, ventouses) ; aux *injections d'eau salée*, hypodermiques ou intra-veineuses, à fin d'exonération des produits toxi-infectieux et pour relever les forces du malade.

D. Le **coma des intoxications exogènes** s'inspirera, en thérapeutique, des mêmes principes.

a) *Médication spécifique par les contre-poisons*, atropine en injections dans les empoisonnements par la muscarine (champignons), les antidotes....

b) *Médication anti-toxique générale*, commune à la médication toxi-infectieuse générale. Neutraliser le poison, le chasser loin de l'organisme, relever l'état général ; hydrothérapie, émissions sanguines, diurétiques, purgatifs.

Les intoxications endogènes visent le coma *diabétique, urémique, dyspeptique.*

Coma diabétique. — Traitement alcalin intensif : bicarbonate de soude, 40 à 80 gr. en 24 heures. Injections intra-veineuses répétées, de 1 litre d'eau stérilisée contenant 7 gr. de chlorure de sodium et 10 gr. de bicarbonate de soude par litre (3 à 6 litres en 24 heures).

Soutenir le cœur et faciliter la diurèse avec des injections hypodermiques de citrate de caféine (1 gr. à 1 gr. 50 *pro die*) (Lépine). Inhalations d'oxygène.

Diurétiques et drastiques : faire boire de très abondantes quantités d'eau alcaline ; donner de l'eau-de-vie
allemande et du sirop de nerprun, 20 gr. de chaque.

Préventivement : suppression absolue de la viande ;
régime lacté exclusif ; alcalins à haute dose ; purgatifs
énergiques.

Coma urémique. — Saignée de 400 à 600 gr., suivie
d'une injection intra-veineuse de 1 litre d'eau stérilisée
à 38°, additionnée de 6 à 7 pour 1000 de chlorure de
sodium, ou d'une injection hypodermique de même
nature (1 ou 2 litres).

Diurétiques ; purgatifs drastiques ; bains chauds ;
lavements purgatifs.

Injections chez les sujets robustes de 1 à 2 centigr. de
pilocarpine, à fin de diaphorèse.

L'*éther*, au dire de Lemoine, aurait le double avantage
d'être un stimulant des plus énergiques du système
nerveux et un diurétique puissant.

Lemoine injecte 2 centimètres cubes d'éther toutes
les heures, jour et nuit, et en dehors de cela, en donne
par la voie buccale une cuillerée à café d'heure en heure,
en alternant avec les injections. Les injections sont douloureuses : il faut les faire profondes, sous le derme.

On peut aider l'action de l'éther en donnant une petite
dose de caféine en injection.

Avant tout, s'assurer que l'obstacle rénal est levé et
pour cela, à l'incitation de Renaut, placer six sangsues
sur chaque triangle de J.-L. Petit.

Coma dyspeptique (Bouchard). — Ce coma a été vu
dans le cancer, la gastrite chronique ulcéreuse, la dilatation de l'estomac. D'abord agitation motrice, jactitation;
puis somnolence graduelle rapidement changée en coma.
Dyspnée singulière, 20 à 30 respirations seulement par
minute, mais constituées par une inspiration profonde,
laborieuse, avec de grands mouvements du larynx et
une expiration gémissante, haletante. Température

normale, pouls petit, fréquent et dépressible. L'odeur de l'haleine rappelle celle du chloroforme.

Antisepsie intestinale par le naphtol, le benzonaphtol, le charbon, le chloroforme, les lavements antiseptiques.

Lavages de l'estomac et de l'intestin. Stimulation des émonctoires.

Coma alcoolique : *a*) Vider l'estomac ; *b*) stimuler la peau et les émonctoires ; *c*) administrer l'ammoniaque dans du café fort (X à XX gouttes) ou donner 10 gr. d'acétate d'ammoniaque ; *d*) faire des injections de morphine jusqu'à 5 centigr. ; *e*) lavements de chloral et de laudanum.

> Chloral...................... 5 gr.
> Laudanum .... X gouttes
> Eau .... 125 cént. cubes

Thérapeutique générale des comas toxiques et auto-toxiques.— 1. La première indication à remplir serait d'empêcher le poison de se former.

2. Le poison formé, on doit s'opposer à ce qu'il pénètre dans l'organisme, en le soustrayant à l'absorption (purgatifs, précipitation et fixation par le charbon, antiseptiques et neutralisants, salicylate de bismuth, iodoforme, naphtaline, benzonaphtol).

3. Le poison est absorbé, il faut s'efforcer de le détruire : activer la vigilance anti-toxique du foie, suractiver les émonctoires de suppléance, reins, peau, poumons intestins (purgatifs, calomel, diurétiques, sudation, inhalations d'oxygène).

4. Mais l'organisme n'est pas inerte : il faut le soutenir pour permettre d'éliminer le poison. Pour sauver le comateux il suffit quelquefois de le faire vivre quelques minutes de plus. On ne peut fournir à l'organisme la force radicale, mais ce qu'il lui faut, c'est la force agissante. Toniques et stimulants, réveilleront cette force latente.

D. **Indications tirées du symptôme coma.** — Le coma

est un symptôme d'asthénie (voir ce mot). Il y a indication à stimuler le système nerveux, soit directement, soit indirectement, par les stimulants de la sensibilité générale et sensorielle. L'indication sera remplie par les *injections d'éther*, de caféine, d'huile camphrée, de spartéine ; par des *lavements* de café noir très fort, d'eau salée stérilisée bouillie, les frictions sèches ou alcooliques, la sinapisation des membres, les ventouses sèches, le marteau de Mayor, le vésicatoire, l'électrisation et le bain électrique.

CONGESTION CÉRÉBRALE

Syndrome dû à la pléthore sanguine des vaisseaux encépha-
liques, à l'accumulation anormale de sang dans le cer-
veau sans rupture vasculaire, et donnant lieu à des
troubles plus ou moins subits ou passagers, portant sur
la sensibilité, la motilité et l'intelligence.

Clinique. Formes cliniques. Diagnose générale. — *A)* PLÉ-
THORE ARTÉRIELLE. FLUXION. CONGESTION ACTIVE. — Instantanéité et fu-
gacité des troubles. Trois formes fondamentales : a) *Pas de perte de*
connaissance : dissipation rapide des symptômes ; malaise céphalique, bouffées de chaleur vers la tête, quelques tintements d'oreille ;
étincelles et éblouissements devant les yeux ; *vertiges*, quelquefois
suivis de chute, mais relèvement immédiat, pendant qu'intelligence
demeure nette et entière. *Phénomènes physiques* : *rubéfaction* et
même gonflement de la face, des lèvres et des paupières ; injection
des conjonctives oculaires ; turgescence des veines ; pouls ample.

b) *Perte complète de connaissance*, passagère, mais laisse le malade étonné et hébété plusieurs heures, avec un souvenir confus,
un sentiment de brisement général, de la lourdeur de tête.

c) *Perte complète de connaissance et sidération intellectuelle*,
suivie de troubles passagers, très nets au moment de la congestion, s'atténuant ensuite ; forme convulsive épileptiforme de Trousseau et délirante dans beaucoup de cas.

Eminemment sujette aux récidives, la congestion cérébrale, active,
artérielle, peut simuler de nombreux syndromes encéphaliques.

Éléments de diagnostic qui lui sont personnels. — Coloration rouge et parfois bleuâtre de la face ; gonflement des veines
sous-cutanées ; injection des yeux ; ampleur du pouls ; battement
exagéré des artères ; céphalalgie ; inaptitude au travail ; vertiges ;
éblouissements, troubles de la vue, photophobies, tintements ou
bourdonnements d'oreilles ; bouffées de chaleur à la tête et à la
face ; parfois perte de connaissance complète ou incomplète ; d'autres fois, délire, faiblesse et engourdissement dans tous les muscles,
surtout aux membres inférieurs ; enfin, il peut momentanément sur-

venir des convulsions, des contractures, ou une paralysie d'un ou des deux membres, d'un côté du corps ou d'un côté de la face. Andral avait pu admettre huit formes symptomatiques.

Inductions diagnostiques. — 1. La congestion brusque sans paralysie se distingue de la *syncope*, par l'état du pouls, du cœur, de la face....

2. La congestion brusque avec paralysie peut simuler l'*hémorragie cérébrale* ou le *ramollissement apoplectiforme* : au premier moment, la distinction est impossible ; on n'est éclairé que par la marche des accidents qui se dissipent avec promptitude dans la simple congestion, soit spontanément, soit sous l'influence d'un traitement approprié, ou bien après quelques heures, ou quelques jours au plus. Au contraire, au cas d'hémorragie ou de ramollissement, les accidents sont infiniment plus persistants.

3. S'il y a *délire et convulsions*, on pourrait penser à une *méningite aiguë* ou au début d'une *fièvre éruptive*. La méningite a le signe de Kernig, et la ponction lombaire ramène un liquide trouble; les pyrexies éruptives ont l'éruption elle-même: ici encore, l'évolution seule des accidents, disparaissant rapidement, permettra de poser le diagnostic de congestion cérébrale.

4. L'*épilepsie* ne sera pas facile à différencier. L'âge importe peu. L'épilepsie sénile existe (voir : *Épilepsies*). L'évolution et la répétition des symptômes persistent seules.

5. Enfin, la congestion active, artérielle, primitive, présente les *prédispositions* suivantes : âge adulte, enfance, et surtout vieillesse, constitution robuste, tempérament sanguin, et comme *causes les plus ordinaires :* raréfaction de l'air, froid intense, insolation ou chaleur exagérée, vêtements et cravate serrés, repas copieux, alcoolisation, crises de colère, grands efforts.

B) PLÉTHORE VEINEUSE. STASE. CONGESTION- PASSIVE. — Lenteur de développement et persistance des symptômes.

1ʳᵉ période d'insomnie, d'agitation, avec céphalalgie continue.

2ᵉ période : affaiblissement de la sensibilité, de l'intelligence ; mémoire incertaine ; rêvasseries ; subdelirium.

La notion de développement lent et d'accidents possibles met sur la voie du diagnostic.

Eléments de diagnostic personnels. — Coloration bleue de la face ; gonflement des veines ; couleur noire des ongles ; cyanose des lèvres ; œdème et bouffissures de la face et des paupières ; pouls petit, misérable, à peine perceptible ; engourdissement général ; refroidissement et œdème des extrémités ; respiration dyspnéique.

VIRES; *Maladies nerveuses.* 7

Inductions diagnostiques. — 1. L'établissement lent et progressif de la congestion passive permet de la différencier de la *syncope*, de l'*hémorragie cérébrale*, des *méningites fébriles*.

2. La congestion passive veineuse, stasique, présente les prédispositions suivantes : âge adulte et vieillesse ; *cardiopathies ; pneumopathies ; emphysème* ; bronchite et dilatation chronique des bronches ; bacillose chronique ; *néphrites chroniques*.

Etiologie et pathogénie. — *A*) Congestion active. — 1. *Cessation brusque d'un flux sanguin habituel*, règles, hémorroïdes...

2. *Mouvement fluxionnaire* chez un arthritique, un congestif, à l'occasion d'un coup de froid, d'un grand effort mécanique, d'ingestion de boissons alcooliques, de raréfaction de l'air.

3. *Maladies encéphaliques chroniques*, ramollissement sénile ; paralysie générale progressive ; encéphalite.

4. *Asphyxies et intoxications*.

5. *Toxi-infections aiguës* : érysipèle, fièvre typhoïde, pneumonie, rage.

B) Congestion passive. — 1. *Oblitération intrinsèque des vaisseaux* qui ramènent le sang du cerveau ; tumeurs du cerveau ; tumeurs cervicales et thoraciques comprimant les jugulaires et la veine cave supérieure.

2. *Insuffisance de la tricuspide*.

3. *Cardiopathies mitrales non compensées* ou même *compensées* (Jaccoud).

4. *Maladies chroniques du poumon* (emphysème, sclérose...).

Pathogénie. — 1. Il faut admettre que la *pression intra-crânienne* joue un rôle, malgré la mobilité du cerveau dans le liquide céphalo-rachidien.

2. Le sang artériel et surtout veineux, s'oxygénant mal, nourrit mal les tissus, apporte une incitation défectueuse, bientôt pathologique, lorsqu'il est chargé d'acide carbonique.

3. Avec la fluxion comme avec la stase, coïncident des modifications de l'échange moléculaire au sein de la cellule cérébrale.

TRAITEMENT

Encore qu'il y ait des médications communes à la congestion active et à la congestion passive, je définirai en deux paragraphes différents les indications de chacune d'elles et les principaux moyens que l'on met en œuvre pour les remplir. Le choix n'est pas arbitraire et les conditions pathogéniques priment tout.

A) CONGESTION ACTIVE

Elle est due à la cessation brusque d'un flux sanguin habituel. — L'indication première est de rappeler l'écoulement, de ramener le sang vers les voies habituelles de sortie, et, si on n'y peut réussir, de suppléer à l'hémorragie en créant une hémorragie artificielle.

a) *Dans le flux menstruel* supprimé, les saignées dérivatives, les émissions sanguines locales, loin du siège du mal, ont une efficacité reconnue. On recommandera donc les *sangsues* à la *vulve*, à l'*anus*, à la *face interne des cuisses*; les ventouses scarifiées seront appliquées dans ce dernier point, et l'on pourra avoir recours, si les règles ne se rétablissent pas, à la saignée du pied ou de la saphène.

C'est surtout aux approches de la ménopause, chez les femmes pléthoriques, d'un tempérament sanguin, qu'il sied de faire des saignées dérivatrices et de redouter la congestion cérébrale par suppression du flux.

Après les émissions sanguines, on emploiera les *purgatifs*. Il importe, avant de les administrer, de s'assurer de l'intégrité du tube digestif et de les proportionner à l'état des forces. On pourra utiliser l'*huile de ricin*, le *sulfate de soude*, le *sulfate de magnésie*.

Bains de *pieds chauds, sinapisés*, fréquemment renouvelés.

On agira même sur l'utérus par les emménagogues et plus spécialement par l'apiol.

b) *La suppression hémorroïdaire*, cause de congestion cérébrale, reconnaît les mêmes indications et les moyens identiques de les remplir.

Vapeurs chaudes dirigées vers le siège; application

de sangsues en très petit nombre à la marge de l'anus, avec la précaution d'en arrêter vite l'écoulement ; bains de siège sinapisés.

Mais l'*aloès* et les préparations *aloétiques*, pilules d'Anderson, pilules écossaises, pilules de Bontius, ont une sûreté d'action plus reconnue. C'est là l'indication classique de l'aloès. 10 centigrammes d'aloès le soir. Elixir de propriété de Paracelse (teinture d'aloès, de myrrhe et de safran) à la dose de 10 à 40 gouttes.

c) Si la congestion succédait à la suppression d'*épistaxis* habituelles, on devrait appliquer des sangsues sur la pituitaire ou des scarifications légères, ainsi que l'a pratiqué et proposé Cruveilher. Renifler de l'eau très chaude.

On a ainsi rempli la 1re indication : *Rappeler l'écoulement suspendu.*

Lorsque ces moyens méthodiquement employés ne produisent pas le résultat attendu, et que les accidents cérébraux deviennent menaçants par leur persistance ou leur aggravation, il faut alors remplir la 2e indication : *Provoquer une hémorragie artificielle.*

On remplit cette seconde indication par la *saignée générale* et les *saignées locales.*

Saignée générale. — « Nous ne saignons pas assez parce que les médecins du commencement du siècle saignaient trop ; ils avaient tort, nous n'avons pas raison» (*Fonssagrives*). La saignée générale attaque directement les phénomènes fluxionnaires, elle conjure le danger immédiat, elle est déplétive et dérivative. On n'a pas besoin d'enlever une grande quantité de sang ; mais il faut répéter la saignée, au bras ou au pied, si les symptômes réapparaissent. C'est un des moyens les plus puissants de la contre fluxion sanguine dans les congestions.

Saignées locales. — Les moyens de les réaliser sont les sangsues, les ventouses scarifiées.

On peut dire des sangsues ce qu'on dit de la saignée. Les excès de la médecine broussaisienne ont conduit à une réaction anti-scientifique et injuste. Les sangsues ont cependant une action déplétive, dérivative qu'il importe de mettre souvent en mouvement.

Les sangsues, employées à titre de moyens *dérivatifs*, loin du siège de la congestion, aux malléoles, à la face interne des cuisses, à l'anus, fluxionnent les vaisseaux du point où on les applique, y appellent le sang et dérivent la fluxion.

On trouvera, dans cette thérapeutique, la confirmation de la portée pratique considérable des idées que Barthez a professées sur le traitement méthodique des fluxions. (Voir: *Apoplexie*).

Les ventouses avec scarifications ne donneront pas les mêmes résultats que les sangsues.

La congestion cérébrale est due à un mouvement fluxionnaire.

L'indication majeure est de désemplir les vaisseaux.

Ceux-ci désobstrués, il faut fixer la fluxion loin de l'organe où elle voulait primitivement se localiser.

C'est ici que s'appliquent les règles formulées par Barthez et que j'ai déjà résumées.

La *saignée générale* permet de remplir la première indication, on pourra même la répéter selon les cas.

La seconde indication se remplira à l'aide des *moyens de contre-fluxions, par irritation de la peau* et *par les contre-fluxions hypercriniques.*

Contre-fluxions par irritation de la peau. — Ventouses sèches, vésicatoires à demeure, sinapisations révulsives, ventouses de Junod, sorte de bottes imperméables s'appliquant sur les membres inférieurs et dans lesquelles on fait le vide à l'aide d'une pompe à main.

Contre-fluxions hypercriniques. — Celle produite sur l'intestin, par les *purgatifs drastiques*, est la plus usuelle.

Toutes les résines purgatives sont susceptibles de la produire, mais l'*aloès* remplit plus sûrement cette indication que les autres. Un long usage de ce médicament, comme moyen de produire des fluxions rectales, semble avoir démontré son utilité à ce point de vue.

Tous autres agents, purgatifs salins, alcalino-salins, huileux, peuvent être utilisés. Ils agissent, tous, à fin de contre-fluxion sanguine et nerveuse ; mais à cette action s'ajoute l'exonération intestinale, la sollicitation des mouvements musculaires de l'intestin, une spoliation hémo-séreuse par une véritable saignée de la veine porte, une dépuration organique, une rénovation nutritive. C'est ce qui rend ces moyens les plus utiles et les plus recommandables.

Les *diurétiques* ont été recommandés, à fin dépurative et exonératrice, plutôt que comme moyen de contre-fluxions.

On peut administrer le nitrate de potasse, ainsi qu'il suit :

Nitrate de potasse .... 1 gr. 25 à 2 grammes.
Légère décoction de chiendent.. 500 gr.

A prendre par grands verres, suffisamment édulcorés.

Les vomitifs sont contre-indiqués. — Leur action contre-fluxionnaire et hypercrinique n'est pas compensée par les accidents de congestion encéphalique et de pléthore artério-cérébrale.

Pour Jaccoud dans un cas, mais *dans celui-là seulement*, les vomitifs sont indiqués. C'est dans la congestion cérébrale causée par une indigestion.

Maladies encéphaliques chroniques. — Les congestions, dans ce cas, sont fonction de la maladie elle-même, surtout dans les paralysies générales, dans les encéphalites, les méningo-encéphalites (Calmeil, Baillarger). Elles ont un point de départ très local.

Ou bien chez un paralytique général, un scléreux... elles se présentent, causées par des fautes d'hygiène et de régime.

a) Le premier groupe nous échappe complètement au point de vue thérapeutique : la pression artérielle encéphalique est troublée par les épassissements méningitiques et artériels, et les médications qui voudraient enrayer le processus échouent.

On pourra preserire les iodures à petites doses, les bromures, soit seuls, soit associés aux iodures.

Les médications externes seront dérivatives et révulsives et, comme elles s'adressent à des syndromes chroniques, elles utiliseront des moyens constants et à demeure : sétons à la nuque, cautères, vésicatoires à la nuque, exutoires permanents.

b) Le second groupe est plus commode à saisir. L'indication, c'est de soustraire l'organisme aux auto-intoxications gastro-intestinales, par surabondance alimentaire et stase intestinale, aux intoxications actuelles.

Un régime sobre, des purgatifs fréquents, à fin dépurative et dérivative, la marche, les occupations, seront les moyens à mettre en action.

Parfois l'antisepsie intestinale par les grands lavages de l'estomac et de l'intestin, et par les antiseptiques insolubles à l'intérieur, fera cesser les congestions à répétition.

Le traitement des congestions cérébrales dues aux intoxications et aux infections comporte la thérapeutique générale toxi-infectieuse et anti-toxique que j'ai déjà résumée.

La médecine ancienne se trouvait bien de la saignée générale pour *juguler* la congestion cérébrale au début des fièvres graves. Ce moyen est aujourd'hui complètement délaissé. La balnéation, les affusions froides sont les

seules armes que nous mettions en action, associées
quelquefois aux antithermiques, s'il y a fièvre. Sans tomber dans l'excès de nos pères, qui jugulaient jusqu'à la
syncope, la saignée générale légère pourrait rendre des
services : elle est éliminatoire de poisons ; mais surtout
elle exalte la défense organique et multiplie les agents
de cette défense. A ce double titre, elle pourrait trouver
indication.

B) CONGESTION PASSIVE

Les **tumeurs** du cerveau, du médiastin, du cou, peuvent faire de l'hypostase par obstacle à la circulation en
retour.

Les émissions sanguines, soit locales, soit générales,
sont généralement indiquées. Elles ne répondent pas
aux mêmes raisons que dans les congestions actives. Ici,
le système veineux encéphalique est distendu, le sang
ne peut que péniblement circuler : par contre-coup, le
sang artériel ne s'oxygène pas suffisamment vite : de
là, l'indication de désemplir le système veineux pour
permettre la libre circulation et l'hématisation du sang
rouge.

L'intervention chirurgicale sera discutée en certains
cas de goitre, de tumeurs thyroïdiennes ; on fera le traitement médical dans d'autres cas, anévrysmes de l'aorte,
anévrysmes artério-veineux du tronc brachio-céphalique.

Le type le plus complet de la congestion cérébrale
passive est celui **qu'on observe dans les maladies du
cœur, arrivées à l'asystolie.**

Trois indications à remplir :

*1. Rétablir l'équilibre entre la tension veineuse et la
tension artérielle.*

2. Remonter le cœur.

*3. Faciliter l'action du cœur par l'incitation fonction-
nelle des organes suppléants.*

1° Les moyens de remplir la première indication sont : la *saignée générale*, par ouverture d'une veine du bras ; les *saignées locales*, déplétives et dérivatives, à l'aide de 8 à 12 sangsues au moins, à l'anus ou aux malléoles.

Il faut aussi spolier la circulation veineuse intra-abdominale et faire tomber la tension dans le système de la veine porte. On s'adressera non seulement aux lavements purgatifs, mais encore et surtout aux purgatifs spoliateurs, comme l'eau-de-vie allemande à la dose de 20 à 40 gr. dans égale quantité de sirop de nerprun.

2° L'obstacle levé, la barrière veineuse ouverte, il faut stimuler le cœur. Or, il faut aller vite et frapper fort. On s'adressera de préférence à la *digitaline*. On prescrira, le premier jour, 1 granule de 1 milligr.; le second, 2 de 1/4 de milligr.; le troisième, encore 2 de 1/4 de milligr., et on cessera.

Le malade sera pendant cette cure digitalique exclusivement nourri au lait bouilli.

Si on n'emploie pas la digitaline, se souvenir que la digitale est un *éméto-cathartique*. Donc, pas de pilules, ni de poudres qui détermineraient de l'irritation stomacale et œsophagienne, des vomissements et de la diarrhée.

Elle s'accumule : donc, pas de doses trop élevées et trop longtemps continuées, pas de doses progressivement croissantes.

Voici quelques formules :

a) Infusion.
1°
$\left\{ \begin{array}{l} \text{Poudre de feuilles de digitale. 0,50 centigr.} \\ \text{Faire infuser pendant 30 minutes dans} \\ \quad \text{100 gr. d'eau à 70°.} \end{array} \right.$

(Hirtz).

2°
$\left\{ \begin{array}{l} \text{Poudre de feuilles de digitale. 0,50 centigr.} \\ \text{Eau chaude.................. 120 gr.} \\ \text{Sirop de digitale pour édulcorer. 30 gr.} \end{array} \right.$

(Jaccoud).

b) Macération.
{
Poudre de feuilles de digitale. 0,25 centigr.
Eau pure.................... 120 gr.
Faire macérer pendant 6 à 12 heures, filtrer
(Dujardin-Beaumetz).
}

c) Digitaline.
{
Digitaline amorphe chloro-
  formique................ 0,10 centigr.
Alcool.............. } àà 25 cent. cubes.
Eau distillée........ }
}

Dix gouttes représentent 1/2 milligr. de digitaline amorphe.

1er jour — 20 gouttes.

2e jour — 10 gouttes.

3e jour — 10 gouttes.

4e jour — 5 gouttes. Suspendre ensuite.

3° La troisième indication vise l'action supplémentaire évacuatrice qu'on exercera du côté de l'intestin par les purgatifs fréquents, *salins et drastiques*, les lavements froids; sur le rein, par les diurétiques, au premier rang desquels je place la *théobromine* (1 gr. 50 à 2 gr. par jour); sur le foie, par le calomel, la *rhubarbe*; sur la peau, par le massage, les frictions, les bains tièdes fréquents.

Suppression absolue de viande. Régime lacto-végétarien.

Il est des cas de myocardites chroniques où la stase se fait par parésie et faiblesse du cœur et des vaisseaux. L'*indication* est tout autre, elle vise la *débilité générale*; elle vise l'activité du cœur restaurée par la caféine, la spartéine, et les moyens s'adressant à l'état général par les toniques, les stimulants, l'alimentation réparatrice.

C'est indirectement par retentissement du cœur droit et insuffisance tricuspidienne que les **pneumopathies chroniques** donnent naissance aux congestions cérébrales passives. C'est alors le traitement de l'asthme, de l'emphysème, de la dilatation des bronches, de la bacillose chronique que je ne puis entreprendre.

Les révulsions à l'aide du cautère, les larges enveloppements sinapisés à l'extérieur sur les poumons atteints, la digitale associée à l'ergotine à l'intérieur, sont des moyens à utiliser.

On voit, d'après cet exposé, que la congestion cérébrale présente des indications variables : les conditions étiologiques et pathogéniques du syndrome sont les sources les plus urgentes d'indication.

Hygiène. Diététique. — 1. Chez les congestifs, les arthritiques fluxionnaires, faire du régime lacto-végétarien le fonds de l'alimentation.

Le vin pur, les liqueurs, les boissons chaudes stimulantes, le thé, le café seront proscrits.

Eviter le séjour dans les lieux de réunion, cafés-concerts, théâtre ; éviter les veilles tardives, les fatigues amoureuses ou intellectuelles.

Laxatifs fréquents le matin à jeun, un verre de Janos, de Balaruc, de Cruzy. Les pilules d'aloès, les infusions de séné, la rhubarbe seront prescrits.

Surveiller attentivement la peau, les reins. Faire du massage et des frictions, de l'exercice sous forme de marche, de promenades, de bicyclette.

Tous les mois, 8 jours de cure hydro-minérale à domicile : Châtel-Guyon ; Vittel, grande source ; Vittel, source salée ; Carlsbad, Le Boulou.

Chez les goutteux, les lithiasiques, les obèses, adjoindre par bouteille 1 gr. de carbonate de lithine.

Tous les ans, une cure aux stations bicarbonatées, sodiques, calciques, lithinées susdites.

Tenir compte de l'âge et de la constitution : aux périodes critiques, révulser et dériver soit vers la peau, soit vers l'intestin par les saignées locales, les irritants, les purgatifs.

2. L'hygiène des nerveux chroniques n'a pas d'indications spéciales.

3. L'hygiène du cardiaque et du cardio-pulmonaire chronique évitera l'administration des médicaments, quelquefois dangereux.

4. L'hygiène des congestions cérébrales de la ménopause est indiquée par Lévy (1). « Il importe d'éloigner tout ce qui peut donner lieu à la polyémie, à l'exaltation de la sensibilité, au réveil inopportun du désir vénérien ou à l'irritation locale des organes de la génération. Un régime humectant, médiocrement nutritif, végétal et lacté en grande partie ; la prohibition de toute boisson alcoolique et aromatique, un vêtement chaud qui provoque légèrement la peau et décentralise les forces qui convergent vers l'utérus, l'exercice modéré et pris dans un air sec et vif, telle est la formule laconique des convenances sanitaires pour l'âge de retour, avec la donnée essentielle du calme moral et d'une sociabilité sagement circonscrite, soigneusement abritée contre les agitations mondaines et les tardives concupiscences ».

---

(1) Michel Lévy.— *Traité d'hygiène*, 1857.

CONVULSIONS INFANTILES

Les convulsions, prises en général, sont des contractions musculaires brusques, involontaires, de courte durée, réalisées par séries, par accès, ceux-ci séparés par des intervalles de repos.

*On donne le nom d'*éclampsie, *de* convulsions infantiles, *à des contractions musculaires répondant à la définition générale, et d'ordre interne ou externe.*

Internes, *elles se traduisent par le syndrome* spasme de la glotte.

Externes, *elles comprennent* l'éclampsie infantile *et la* tétanie.

Formes cliniques et diagnose générale. — Peut-être arrivera-t-on un jour à identifier l'épilepsie et les convulsions infantiles : les seules différences sont symptomatiques ; il paraît donc légitime de ranger les convulsions *parmi les états épileptiques,* dont rien ne les différencie au point de vue des causes et de la physiologie pathologique.

α) **Spasme de la glotte.** — *Accès de suffocation instantané, survenant brusquement au milieu du calme le plus profond, causé par une excitation du centre respiratoire-bulbaire, à la suite d'une irritation partie des centres moteurs corticaux.*

Début. — Jamais de prodromes, très brusque, le plus souvent nocturne.

Accès. — Arrêt de la respiration, face colorée, injectée, anxieuse ; bouche largement ouverte pour aspirer l'air qui manque, yeux fixes, tableau de l'asphyxie commençante. Durée de 15 à 20 secondes, puis série d'inspirations sonores, brèves, se répétant plusieurs fois, sans expiration intermédiaire, ou de hoquets grêles. Enfin respiration normale.

Symptômes concomitants. — Convulsions épileptiformes généralisées à la fin de l'accès. Contracture des extrémités (tétanie). Troubles cardio-vasculaires. Relâchement des sphincters. Tuméfaction de la langue.

β) **Eclampsie infantile**. — *Accès de convulsions, partielles ou générales, bilatérales, avec perte de connaissance, sans arriver à la suffocation complète.*

Prodromes. — Généralement présents, fréquence du pouls, ballonnement du ventre, chaleur de la peau.

Série de contractions toniques et cloniques, toujours coupées d'intervalles de repos, toujours accompagnées de perte de connaissance et d'une respiration stertoreuse et bruyante. C'est une attaque épileptique vraie.

. γ) **Tétanie**. — *Accès de contractures paroxystiques, intermittentes, douloureuses, frappant symétriquement les extrémités et pouvant s'étendre à tous les muscles.*

Prodromes. — Auras de nature variable, sensorielles, sensitives, motrices...

Etat. — Contractures des extrémités supérieures, gagnant bientôt les inférieures, frappant également les deux côtés, suivant toujours une marche ascendante, centripète. Muscles contracturés, saillants et rigides. Toute tentative de redressement entraîne violentes douleurs, agitation, cris aigus. Cet état cesse généralement quelques heures, quelques jours, et reparaît ensuite, en une nouvelle série identique à la première.

Etiologie et pathogénie. — A) *Prédisposition héréditaire.* —
1. *Infections :* Syphilis des ascendants, tuberculose...
2. *Intoxications :* Alcoolisme.

B) *Prédispositions acquises.* — 1. *Infections :* Fièvres éruptives, pneumonie : infections innominées, gastro-intestinales ; entérites, gastro-entérites.
2. *Intoxications :* Allaitement par une nourrice alcoolique.
3. *Auto-intoxications :* Urémie infantile ; auto-intoxications digestives.

C) *Convulsions réflexes :* Émotions morales ; dentition ; vers dans l'intestin ; vésicatoires.

TRAITEMENT

Il est des indications étiologiques, pathogéniques, anatomiques, symptomatiques.

1. Indications étiologiques. — Les facteurs de convulsions agissent directement ou par action réflexe sur le neurone cortico-moteur.

C'est, dans le *second* cas, le groupe des convulsions *réflexes*, que font apparaître la présence de vers dans l'intestin, de calculs dans les voies d'excrétion biliaire, rénale, urétérale et uréthrale, toutes les incitations, en un mot, parties des nerfs de la sensibilité sensorielle, générale, dentition, traumatismes, piqûres, brûlures, vésicatoires..., et interne, parasitisme intestinal.

C'est, dans le *premier* cas, le groupe des convulsions *infectieuses,* toxiques, *auto-toxiques,* que fait naître l'imprégnation de la cellule nerveuse par des agents microbiens eux-mêmes ou simplement par les produits solubles, les toxines, ou les déchets humoraux pathologiques, ou les viciations de la nutrition.

1er GROUPE. — a) *Convulsions vermineuses. — Lombricides.* — La *mousse de Corse* s'administre à des doses variant entre 4 et 20 gr. sous forme de poudre : 1 à 10 gr.; d'infusion dans du lait, 5 gr. pour 100 ; en sirop au 1/5 : 1 à 2 cuillerées par jour.

La *santonine* se donne en tablettes du Codex contenant chacune 1 centigr.

Le *sirop de Boulay* contient de la mousse de Corse, de l'acore, de l'angélique et du séné. Une cuillerée à bouche pour les enfants de 2 à 4 ans, pendant 3 jours consécutifs.

Oxyuricides. — Topiquement, contre les oxyures on peut employer les lavements sucrés, les injections de glycérine, les suppositoires de cacao, les injections d'huile de ricin, les lavements d'absinthe et d'aloès.

Lavements d'aloès :

Aloès	10 à 15 centigr.
Jaune d'œuf	N° 1
Décoction d'absinthe	250 gr.

Lavements de HCl au 10/100, d'eau vinaigrée au 1/3,

d'eau savonneuse au 1/100, d'assa fœtida, 3 gr. pour 120 gr. d'eau.

A l'intérieur, santonine et calomel.

Tænicides. — S'adresser à un médicament anesthésique, que l'on fait suivre d'un purgatif huileux.

La veille du jour où est donné le tænifuge, mettre l'enfant au régime lacté et à la diète.

Le lendemain, au réveil, à jeun, administrer le tænifuge. Deux heures après, donner 15 gr. d'huile de ricin.

Le *kousso*, l'*écorce de grenadier*, la *racine de fougère mâle* sont les 3 tænicides les plus éprouvés.

La découverte du principe actif de l'écorce de grenadier, la *pelletiérine* de Tanret, a fait adopter le sulfate comme le plus sûr des tænicides. Pour les tænifuges, comme pour les lombricides, la combinaison des substances 2 à 2, 3 à 3, a donné naissance à des formules nombreuses, qu'il faudra utiliser, si chacune de ces substances a échoué, employée isolément.

> Extrait éthéré de fougère mâle... 4 gr.
> Sirop d'éther..................... 40 gr.
> Eau de menthe.................... 120 cent. cubes

A prendre en 1 ou 2 fois.

> Poudre de fleurs de cousso........ 15 gr.
> Sucre............................ 30 à 40 gr.

Sous forme de granules sucrés.

> Ecorce de grenadier.............. 50 gr.
> Eau bouillante................... 250 gr.

Passez et ajoutez :

> Extrait de fougère mâle..........⎫
> Gomme pulvérisée.................⎬ āā 2 gr.
> Sirop de menthe................. 30 gr.

A prendre le matin à jeun.

Le malade prendra pendant cinq à six jours l'infusion suivante :

Infusion de mousse de Corse (à 8 gr.).. 180 grammes.
Sirop de miel.................. .... 32 —

ou si l'enfant répugne à cette préparation, prescrire une gelée de mousse de Corse, composée de vin rouge et de cassonade, 2 à 3 cuillerées à bouche par jour (Trousseau et Pidoux).

On associera aux précédents médicaments le lavement suivant :

Mousse de Corse............... ⎫
Valériane .... ⎬ ãã 8 grammes.
Semen contra.................. ⎭

Infusez dans deux tasses d'eau bouillante, passez. Pour un lavement.

Dans les cas rebelles, on pourra donner, deux fois par jour, un des paquets suivants :

Poudre de racine de valériane.... ⎫ ãã 1 gramme.
Semen contra.................... ⎭
Calomel à la vapeur.............. 0,10 centigr.
Sucre blanc..................... 2 grammes

M. S. A. et div. en quatre paquets. — A prendre deux jours de suite dans du miel.

Si l'enfant est indocile, on devra préférer à la poudre de semen contra, dont l'odeur est pénétrante, le sirop suivant, à la dose d'une cuillerée à bouche, le matin, pendant trois jours :

Follicules de séné............... ⎫
Rhubarbe .... ⎪
Semen contra................... ⎬ ãã 4 grammes.
Mousse de Corse............... ⎪
Fleurs de tanaisie............... ⎪
Petite absinthe................ ⎭

Infuser à froid dans 240 grammes d'eau, passer et sucrer Q. S. pour sirop.

b) *Convulsions lithiasiques.* — La médication utilisera les moyens médicaux ou chirurgicaux, suivant le cas.

Surveiller très attentivement les régions génitales
et préputiales, où se forment des calculs qu'on enlèvera
des adhérences qu'on dissociera.

c) *Convulsions de la dentition.* — C'est surtout la première dentition qui est convulsigène chez les issus de
nerveux. On en palliera les désastreux effets par la *médication antispasmodique* (oxyde de zinc, camphre, musc,
chloral, bromures, et surtout bains tièdes et prolongés).

La médication *spoliative,* la saignée, comme moyen de
la remplir pour *Sydenham,* de *Haen, Boerhaave,* l'empor-
tait de beaucoup sur tous les spécifiques les plus vantés.

On se préoccupera de l'*état des gencives*, et si la pousse
se fait mal, on n'hésitera pas, les gencives douloureuses
et tuméfiées, *à les inciser au bistouri.*

Hunter ne put guérir un enfant atteint de tétanie,
après l'usage inutile de tous les antispasmodiques
connus, qu'en scarifiant les gencives jusqu'aux dents,
ce qui dissipa les convulsions en moins d'une demi-
heure.

De Haen, Baumes, Robert, Brumer.... rapportent des
cas semblables. *Fonssagrives* pratiquait la scarification
des gencives en présence de convulsions chez un enfant
qui présentait une ou plusieurs dents saillantes, ou qui
avait un nombre impair de dents : il jugulait ainsi
l'éclampsie, soit par défluxion de la gencive, soit par
facilité d'éruption de la dent, soit par simple contre-
fluxion douloureuse.

d) On mettra l'enfant *in nudo.* L'exploration des orifices en rapport avec les nerfs sensitifs, cavités nasales,
auriculaires, l'exploration de tout le tégument, fera connaître un corps étranger, une piqûre, un trauma.

Se souvenir que les convulsions sont maintes fois
causées par des vésicatoires, par des sinapismes dont
on couvre si facilement les enfants.

2ᵉ GROUPE. — *Convulsions infectieuses.* — C'est surtout au cours des pyrexies éruptives qu'elles se réalisent.

Tenir compte que chez les hérédo-nerveux elles apparaissent sous l'influence morbifique de la plus légère et plus passagère infection.

Le *paludisme infantile* peut s'accompagner des plus violentes convulsions, mais encore il prend quelquefois le masque de l'épilepsie.

On s'adressera, dans ce cas, au miasme *corrupteur* et *dépurateur*, comme disait *Torti*, par les évacuants, le quinquina, la quinine, l'acide arsénieux.

C'est la thérapeutique que nécessitent les *épilepsies infectieuses* (voir ce mot). On se contentera le plus souvent d'*antispasmodiques*, de *bains tièdes*, d'*inhalations d'éther*.

Convulsions toxiques et auto toxiques. — Les grandes lignes de la thérapeutique adéquate seront exposées quand j'étudierai *les épilepsies.*

La médecine contemporaine trouve l'explication du plus grand nombre des convulsions dans les troubles convulsifs et plus encore dans les perturbations nutritives, exogènes et endogènes.

Or, c'est ce qu'avait déjà nettement indiqué la médecine infantile ancienne ; sous une appellation surannée, on y retrouve toutes les doctrines modernes.

Baumes (1) invoque successivement les causes suivantes : les fâcheuses impressions de l'air, avec ses vices naturels et ses vices factices ; l'abus des aliments et des boissons ; les erreurs commises à l'égard de la veille et de l'exercice, du repos et du sommeil ; ce lui est l'occasion de prescriptions hygiéniques sur les vêtements de l'enfant et du bébé, sur sa vie matérielle, qu'il veut rude et pénible, sur les exercices du corps variés, constants, toutes choses que ne désavouaient pas les

---

(1) BAUMES. — *Traité des convulsions chez les enfants.*

partisans les plus acharnés des exercices physiques et de l'hygiène faussement appelée *anglaise*. *Baumes* s'occupe ensuite des *excrétions* et des *rétentions*.

Les vices des *rétentions*, du méconium, de la constipation, de la transpiration, de la polyémie, sont générateurs d'épilepsie ; de même, les vices des *excrétions* avec le défaut des nourritures et l'excès des diverses sécrétions.

Nous trouvons aujourd'hui trop humorale l'action de la cacochylie acide, des glaires, des sabures putrides, des humeurs âcres, des gaz intestinaux, et nous sourions quand nos pères font intervenir la fièvre automnale des enfants... Mais les auto-intoxications, les poisons endogènes, les fermentations gastro-intestinales anormales ne sont-elles pas, en vérité, la cacochylie acide et la sabure putride et l'humeur âcre ?

Si les convulsions sont dues à la *simple indigestion*, l'indication est de faire vomir immédiatement.

On donne de l'ipéca :

Nouveau-né..........	0,10 centigr. de poudre d'ipéca.	
Jusqu'à 1 an..........	0,20 —	—
De 1 à 3 ans..........	0,30 —	—
De 3 à 5 ans..........	0,50 —	—
De 5 à 10 ans........	0,50 centigr. à 1 gramme.	

On l'administre dans du sirop d'ipéca, qui est peu actif par lui-même. Administrer par cuillerées à café de cinq en cinq minutes, jusqu'au vomissement énergique. Faire suivre chaque cuillerée à café de la potion d'une gorgée d'eau tiède.

S'il y a *constipation* et *auto-intoxication*, lavements d'eau froide, d'eau tiède, de glycérine, d'huile ; à l'intérieur, huile de ricin, purgatifs salins :

Citrate de magnésie............	10 à 30 grammes.
Sirop de cerises................	20 grammes.
Eau	30 —

M. S. A.

Tartrate de soude.............. 10 à 30 grammes.
Sirop de framboises............ 20 grammes.
Eau 30   —

M. S. A.

Régime lacté ; bains tièdes ; benzonaphtol et salol à
l'intérieur. Surveiller attentivement l'alimentation du
nouveau-né, du *bébé* et de l'*enfant*, au *sein*, au *sevrage*.

Beaucoup de nouveau-nés et de bébés s'alimentent
trop copieusement, trop souvent, et font ainsi des indigestions : régler les tétées.

Les nourrices peuvent s'alcooliser, avoir leurs règles,
présenter des perturbations humorales multiples, qui
retentissent sur la sécrétion lactée, la vicient : l'enfant
peut faire des convulsions, intoxiqué par le lait.

Le sevrage trop précoce, la nourriture trop rude, trop
abondante, font le gros ventre dyspeptique, la diarrhée
verte, l'auto-intoxication gastro-intestinale..., causes des
convulsions infantiles. La scarlatine, avec les néphrites
font de l'urémie convulsive.

2. **Indications pathogéniques.** — La prédisposition
acquise et l'héréditaire font indication.

a) Sont prédisposés aux convulsions les héréditaires
organiques, descendants de syphilitiques, de tuberculeux, d'alcooliques, de paludéens, peut-être les héréditaires névrosiques, les épileptiques, les hystériques.

Ces enfants seront élevés à la campagne, loin des
bruits et des surmènements de la ville. Ils vivront à l'air
et aux champs, et non dans une école étroite et anti-
hygiénique. Leur développement physique sera recherché, avant le développement intellectuel : on en fera des
paysans et des manuels, très rarement des intellectuels,
à moins d'allier les deux. Vie calme, méthodique.

On s'efforcera de remonter leur état général par l'hydrothérapie tiède, chaude, salée chaude, les bains aromatiques, les frictions et les massages ; par les médications

générales toniques, ferrugineuses, iodurées, arsenicales, huile de foie de morue, sirop de raifort iodé.

On réglementera leurs repas et on les privera de toute boisson alcoolique ou excitante (café, thé)...

b) Sont prédisposés aux convulsions les enfants gloutons, gros mangeurs, irréguliers dans leurs repas.

Ici s'impose une hygiène alimentaire rigoureuse, très sévère.

Repas, toujours aux mêmes heures, constitués par des mets de digestion facile ; pas d'excès de viande.

Suppression absolue d'alcool, de vin et de café.

Purgatifs salins et huileux très fréquents ; lavements à l'eau bouillie boriquée, ou additionnés de permanganate de potasse, qu'on renouvellera à la moindre tentative de convulsions.

3. **Indications anatomiques.** — Les convulsions reconnaissent parfois pour cause des lésions cérébrales macroscopiques, scléroses, tumeurs, hydrocéphalies, encéphalocèles, pachyméningites.... causées par l'hérédité syphilitique, tuberculeuse, alcoolique : en ces cas, le traitement anti-syphilitique intensif peut donner quelque atténuation. (Voir : *Epilepsies* et *Syndromes paréto-spasmodiques.*

Il y a lieu alors de discuter l'opportunité de l'intervention chirurgicale.

A la naissance, l'*enfonçure* des os du crâne (*Thourel, Smellie*), le séjour prolongé de la tête de l'enfant dans la cavité du bassin, les compressions par le forceps, fractures des parois, épanchement intra-crânien, sont capables de mettre l'enfant dans un état convulsif qui s'étend à tous les membres. Les moyens chirurgicaux seront mis en action.

4. **Indications symptomatiques.** — *a*) *Traitement d'après les formes cliniques ; spasme de la glotte.* — Au moment de l'accès, on a préconisé l'*injection d'huile,*

les *révulsifs* et particulièrement le marteau de Mayor. *Beau*, *Blache* conseillent *la trachéotomie*, si les accès se prolongent.

Salathé a obtenu du *musc* de merveilleux résultats. Il donne à ses petits malades 10 centigr. de musc, à prendre chaque jour en seize paquets. La dose terminée, il en conseille une autre égale à deux paquets de la première.

Le *chloroforme* en inhalations a été préconisé par Marotte.

Eclampsie infantile. — Débarrasser promptement les enfants des langes ou des vêtements qui les serrent.

Enlever tout ce qui peut les blesser ou leur causer une douleur vive.

Eloigner toute cause d'irritation morale.

Soustraire le petit malade à une température trop élevée. *Guersant et Blache* ont vu disparaître promptement une attaque d'éclampsie chez un jeune enfant, couché dans une chambre basse fortement chauffée, rien qu'en le transportant dans un pièce plus vaste, et où la température était moins élevée. Si la pièce est trop petite, établir une ventilation suffisante ou mieux le transporter dans une chambre plus aérée.

Combattre l'indigestion, la constipation, ou toute autre cause semblable, à laquelle on pourrait rapporter la maladie.

On mettra ensuite en action les *purgatifs*, les *vomitifs*, les *narcotiques*, les *antispasmodiques*, voire les *excitants*.

Tétanie. — Baigner les petits malades, bains tièdes à 35°, répétés plusieurs fois dans la journée ou très prolongés.

Antispasmodiques; anesthésiques; antipyrine, hydrate de chloral, bromure en lavements ; morphine en injections hypodermiques ; glace sur la tête.

Si diarrhée, *sous-nitrate de bismuth, benzoate de soude.*

Si constipation, *calomel, lavages intestinaux.*

Si vomissements, *glace* à l'intérieur et quelquefois lavage de l'estomac, si matières vomies sont acides ou fermentées.

Traitement s'adressant aux convulsions en général.
— A propos de l'éclampsie, j'ai indiqué les précautions à prendre au moment de la crise convulsive et pour parer aux accidents immédiats : c'est le traitement d'urgence.

Ceci assuré, rechercher avec soin quelle est la cause des convulsions. Si celles-ci se montrent au cours des infections, au début des pyrexies éruptives, recourir aux *émissions sanguines*. Si celles-ci sont causées par de l'urémie, les auto-intoxications, mettre en usage les *émissions sanguines* et les médications exonératrices, *purgatifs, vomitifs*.

S'inspirer, dans cette recherche, des facteurs étiologiques et pathogéniques.

Ne pas oublier qu'une *convulsion réflexe* donne souvent une symptomatologie effrayante : rechercher si l'enfant n'est pas trop serré dans ses langes, s'il n'est pas piqué par une épingle, s'il n'a pas d'écorchure, de plaie, si la chambre n'est pas trop chaude et mal aérée...

Les *émissions sanguines* sont indiquées dans les intoxications, les auto-intoxications, les convulsions urémiques, la pléthore générale et locale chez un enfant robuste, au pouls petit, chez lequel l'asphyxie et le coma sont imminents. On remplira l'indication par la *saignée générale ou locale*, aux malléoles, aux apophyses mastoïdes, au fondement, à l'aide des sangsues.

La *compression des carotides*, à l'aide d'une bande de calicot suffisamment serrée pour exercer une douce pression, serait indiquée lorsque les convulsions surviennent chez un enfant dont les fontanelles ne sont pas encore ossifiées (*Grantham*).

Trousseau la préconisait, lorsque les convulsions

étaient unilatérales ou s'accompagnaient de congestion, de rougeur et de cyanose de la face.

Les *vomitifs* et les *purgatifs* conviennent aux cas où les convulsions sont causées par des indigestions, ou des troubles du côté gastro-intestinal par rétention de poisons alimentaires.

Chez les tout jeunes enfants, on donnera quelques cuillerées à bouche de *sirop d'ipécacuanha* ; chez les plus grands et suivant l'âge, le *tartre stibié* à la dose de 2, 3 et 5 centigr., dans une cuillerée d'eau ou de tisane.

Le *calomel*, à fin purgative, doit être donné à la dose de 10 à 25 centigr. chez les jeunes enfants ; au dessus de 10 ans, aller jusqu'à 30 et 40 centigr. Barthez et Rilliet conseillent le mélange suivant :

Calomel............................... 15 centigr.
Racine de julep pulvérisée............. 30   —

A prendre en une fois dans une cuillerée de tisane.

Prescrire une goutte d'*huile de croton*, si le calomel ne peut être pris et si l'indication paraît très pressante ; souvent on en sera réduit à n'administrer que des *lavements purgatifs*.

Sulfate de soude.................... 10 grammes.
Follicules de séné.................. 2 à 10 gram.
Infusion........................... 200 grammes

Pour un lavement.

Les *narcotiques* sont indiqués lorsqu'il y a comme facteur des convulsions, des incitations sensitives et sensorielles douloureuses. Chez les très jeunes enfants, on donnera le *sirop de pavot blanc* par demi-cuillerée ou par cuillerée à café, de deux heures en deux heures ou à des intervalles plus éloignés. Chez les enfants plus âgés, la dose de ce sirop sera augmentée, ou bien on prescrira l'*extrait d'opium dans une potion ordinaire*. L'opium peut être remplacé par la *morphine* ; on peut donner une ou plusieurs cuillerées à café de *sirop d'acétate de morphine*.

POSOLOGIE. — *Laudanum de Sydenham* :

De 0 à 3 mois	1/4 de goutte par jour.
De 3 à 6 mois	1/2 goutte —
De 6 mois à 1 an	1 — —
De 1 an à 2 ans	2 — —
De 2 ans à 3 ans	3 — —
De 3 ans à 5 ans	3 à 4 gouttes —
De 5 ans à 10 ans	6 à 9 — —

Extrait thébaïque ou extrait d'opium :

De 0 à 3 ans	Abstention.
De 3 à 5 ans	1 à 2 centigr. par jour.
De 5 à 10 ans	2 à 3 — —

Sirop de codéine.

De 0 à 2 ans	Abstention.
De 2 à 5 ans	5 à 10 gr. par jour.
De 5 à 10 ans	10 à 20 gr. par jour.

Sirop de morphine.

De 0 à 3 ans	Abstention.
De 3 à 5 ans	3 à 10 gr.
De 5 à 10 ans	10 à 20 gr.

Se souvenir que les opiacés doivent être gradués, que leurs effets sont variables suivant les individualités, surveillés très attentivement par le médecin, qui, seul, établira des doses, suivant l'intensité du syndrome, l'âge et les forces du petit malade.

La *belladone* doit être administrée comme il suit : Pour un enfant de moins de deux ans :

Belladone en poudre	40 centig.
Sucre en poudre	1 gr.

Mêlez. Faites 30 paquets. A prendre un par jour : pour un enfant de 2 ans, deux paquets ; de 6 ans, quatre... on peut administrer la belladone à dose croissante, jusqu'à ce qu'il y ait un narcotisme commençant.

Trousseau se servait des poudres suivantes :

Poudre de racines ou de feuilles de belladone. . 25 centigr.

Sucre pulvérisé .... 2 gr. 50

Mêlez pour 20 doses, à prendre une matin et soir.

Les *antispasmodiques* le plus souvent usités et qui s'adressent aux enfants nerveux, irritables, instables, sont : l'*oxyde de zinc*, l'*assa fœtida*, le *castoréum*, le *bromure de sodium*.

Extrait de jusquiame noire..... 20 centigr.

Oxyde de zinc................ 10 centigr.

Divisez en 12 doses égales, dont on fait prendre une toutes les heures. (Formule de Guersant).

Bromure de potassium..... 2 à 10 gr. (suivant âge)

Eau de laurier-cerise........ 2 gr.

Eau de fleurs d'oranger....⎫

Eau de tilleul.............⎬ àà 80 gr.

Sirop simple.............⎭

F. S. A. potion. Une cuillerée à soupe par jour.

La *médecine actuelle* condamne presqu'unanimement les *révulsifs*, les *excitants*. On doit reconnaître qu'ils sont le plus souvent nuisibles.

Irritants cutanés, frictions excitantes, vésicatoires, sinapismes, pommades douloureuses, sétons, cautères, moxas n'ont pas d'efficacité et peuvent produire par eux-mêmes les convulsions.

Néanmoins, dans les convulsions internes, alors qu'il y a menace d'asphyxie ou de syncope, on recourra aux frictions à l'eau de Cologne, à l'eau de lavande ; aux teintures de *cannelle ou de gingembre*, qu'on donnera à la dose de 5 à 10 gouttes et plus, suivant l'âge des enfants.

Le froid sera utilisé à titre d'excitant, à l'aide de compresses froides sur la tête ou à l'aide d'affusions froides.

Les bains tièdes, progressivement refroidis, sont encore le meilleur des calmants antispasmodiques, ou encore les bains tièdes prolongés.

Anesthésiques. — *Simpsom* (d'Edimbourg) s'est servi avec succès du *chloroforme* chez un enfant de 10 jours qu'il tint pendant plus de 24 heures sous l'influence de l'anesthésique, en versant de temps en temps sur un mouchoir une petite quantité de chloroforme et en le lui approchant de la face. Les convulsions disparurent définitivement.

Le *chloral* se donne en potion et en lavement pour la même indication. En potion, on va de 5 centigr. à 2 gr. du nouveau-né aux enfants de 10 ans.

En lavement, le chloral sera introduit dans le rectum à l'aide d'une poire en caoutchouc :

> Hydrate de chloral.......... 5 centigr. à 2 gr.
> Eau bouillie............... 100 gr.

Pour un lavement.

> Assa fœtida...... 5 centigr. à 2 gr. (suivant l'âge).
> Chloral.......... 5 centigr. à 2 gr.
> Huile............ XX gouttes
> Jaune d'œuf...... N° 1
> Eau de tilleul .... 100 gr.

Pour un lavement.

> Bromure de sodium............... 2 centigr. à 1 gr.
> Hydrate de chloral............. Q. S.
> Eau bouillie...:............... 100 gr.

Pour un lavement.

> Hydrate de chloral............. 30 à 50 centigr.
> Camphre pulvérisé............. 1 gr.
> Jaune d'œuf................... N° 1
> Eau distillée................. 200 gr.

Pour un lavement.

Traitement prophylactique. — L'éloignement des causes plus haut énumérées se trouve au premier rang des indications prophylactiques. Or celles-ci, multiples, entraînent des moyens préventifs nombreux et ressortissant à l'infection, à la toxi-infection, à l'auto-intoxication, à la prédisposition héréditaire.

La prophylaxie commune peut se résumer ainsi :

Régime doux léger, tempérant, d'où seront exclus les boissons alcooliques, excitantes, les mets lourds indigestes ; *bains tièdes et froids* ; *purgatifs fréquents* par prises de calomel, de rhubarbe ; *lavements* dès qu'il y a menace d'indigestion, suivis de lavements salés chauds; à titre préventif, chez les nerveux, *bromure* et *belladone*.

DÉLIRE

Le délire est une modalité anormale des actes psychiques par activité excessive ou insuffisante, avec perversion. (Mayet).

Raisonnements, association des idées, déductions tirées des perceptions sensitives, qui, se faisant suivant les mêmes lois, ne sont pas les mêmes que chez les individus normaux, assimilations baroques, comparaisons défectueuses et singulières ; déductions et inductions hasardeuses, souvent absurdes ; impossibilité d'arrêter l'essor des associations fantaisistes qui se présentent en foule : voilà ce qui constitue le délire. (Ch. Richet).

Le délire est en quelque sorte le dérèglement des facultés psychiques.

Clinique et diagnose générale — Normalement, le système nerveux exige pour son fonctionnement des perceptions sensitives, sensorielles, cénesthésiques, recueillies sans modifications ; celles-ci viennent actionner des étages superposés de réflexes qui se perfectionnent indéfiniment, s'étendent à chaque acquisition et constituent des régions d'élaboration intellectuelle, de raisonnement, de conscience, de discussion ; de ces centres d'association sensitive, sensorielle et cénesthésique partent des incitations motrices, subordonnées à la discussion et à la comparaison du réflexe supérieur.

Chez le délirant, l'équilibre est rompu, la *voie habituelle des sensations* internes, externes, sensorielles, est modifiée, perturbée (hallucinations et illusions) ; les *voies d'association* ne donnent plus le temps de la discussion, de la comparaison, avec les sensations antérieures, et les sensations présentes passent rapides, sans discussion ; de là, des *ordres moteurs* excessifs, exagérés, comme impulsifs.

Il est des délires qu'on étudie en aliénation mentale, d'autres en neuropathologie. Or, c'est une distinction, arbitraire, fausse. L'étude de l'aliénation mentale comprend bien l'étude des perturbations qui s'élaborent dans les centres d'association, dans les voies réflexes supérieures, mais celles-ci sont fonction des perversions sensorielles et sensitives, et la clinique mentale ne peut les en séparer. Mais ces perturbations, ne les observe-t-on pas en clinique interne, en clinique nerveuse? Se fonderait-on sur le fait que l'*aliéniste* étudie des syndromes *sine materia*, le *neurologiste* des syndromes connus dans leur cause et leurs lésions? La distinction ne reposerait que sur notre ignorance des lésions et des causes des vésanies, mais ne justifierait pas cette scission. En fait, il n'y a pas de distinction, et si elle persiste encore, c'est pour la commodité des études et par déférence vis-à-vis des vieux errements métaphysiques.

On a décrit des *délires des sensations*, des *délires de la pensée*, des *délires des actes*, correspondant aux 3 étapes que parcourt l'incitation sensitive pour se transformer en mouvement ou en pensée. Il est des délires *généralisés*, d'autres *partiels*, ne prenant qu'une partie des voies de la sensibilité, de l'intelligence ou de la motilité. Il est des *délires aigus*, d'autres *chroniques*, des *délires fébriles*, des *délires sans fièvre*.

Etiologie et pathogénie. — 1. DÉLIRES DES INFECTIONS : ils s'accompagnent de fièvre et peuvent durer tout le temps que dure l'infection ; les *caractères sont changeants*; AU DÉBUT : grande violence, hallucinations, agitation très vive. — ÉTAT: délire tranquille et doux ; incohérence des paroles ; s'il y a poli-infection, intoxication antérieure, intensité de la toxi-infection ; délire hallucinatoire, ataxique. — CONVALESCENCE: perte de la mémoire, fatigue cérébrale facile. — CRISE: délire violent, hallucinatoire, très rapide (voir: *Délire de la crise dans la pneumonie*. Leçons du professeur Grasset, recueillies et publiées par le Dr Vires, in *Montp. Médical*). Si la prédisposition est intense, le délire survit et devient *aliénation mentale*.

Fièvres éruptives (scarlatine); *érysipèle ; pneumonie*, avec addition de délires toxiques dans les pneumonies des alcooliques; *grippe ; rhumatisme articulaire aigu; paludisme ; rage, choléra, oreillons, blennorragie; infection puerpérale*.

2. DÉLIRES DES INTOXICATIONS EXOGÈNES ET DES AUTO-INTOXICATIONS ENDOGÈNES : comme type de délire par intoxication exogène, il faut citer le *délire alcoolique* (voir ce mot). Les autres facteurs sont: les *solanées* (belladone, datura, jusquiame, morelle) avec leur délire hallucinatoire, très bruyant, avec mydriase ; les *anesthésiques* et les *hypnotiques* (chloral, chloroforme, éther, morphine, cocaïne); des *médicaments nombreux* (iodoforme, sulfate de quinine...) ; les *poisons professionnels* (plomb, saturnisme ; mercure, hydrargyrisme).

Les *auto-intoxications* sont génératrices de délires, par *insuffisance fonctionnelle d'un organe* (délire hépatique), par *insuffisance de l'élimination des produits excrémentitiels de la vie des cellules* (délire brightique, urémique), par *fabrication intensive de poisons normaux* (putréfactions gastro-intestinales, constipation opiniâtre). Tenir compte des cas nombreux où il y a association de causes toxiques et auto-toxiques, exagérant réciproquement leur action nocive.

3. Le DÉLIRE AIGU des aliénistes est un *délire toxi-infectieux*; primitif ou secondaire, survenant chez les prédisposés héréditaires, nerveux ou mentaux, occasionné par des excès intellectuels ou physiques, ou par des commotions morales profondes ; le délire aigu est un syndrome et non une entité morbide : il dépend de l'action de toxi-infections sur l'organisme entier, mais avec prédominance de lésions sur le cerveau. Il survient dans toutes les intoxications et les infections (Carrier, Régis, Briand .. Congrès de Limoges, 1901).

4. DÉLIRES DES LÉSIONS ENCÉPHALO-MÉNINGITIQUES CHRONIQUES ET AIGUES : les *méningites aiguës,* toujours microbiennes, les *encéphalites aiguës*, traumatiques ou de cause interne, donnent un délire bruyant qui est causé et par la toxi-infection et par la lésion du cerveau, des méninges ou des vaisseaux. La *méningo-encéphalite diffuse* (paralysie générale progressive), les *méningites chroniques*, les *vascularites* (athérome cérébral) font aussi du délire.

5. DÉLIRES RÉFLEXES : se restreignent de plus en plus pour rentrer dans les délires toxi-infectieux ; ils comprennent encore le *délire post-opératoire*.

6. DÉLIRES VÉSANIQUES ET NÉVROSIQUES : ont tendance aussi à se limiter ; ils comprennent le délire maniaque, lypémaniaque, systématisé chronique, le délire d'énormité, des négations, les délires hystérique, épileptique, neurasthénique.

La pathogénie générale se ramène, en effet, à *trois modes : action directe des microbes eux-mêmes ; — action toxique des poisons endogènes et exogènes* qui explique la plupart des délires ; — *troubles de l'hydraulique* par anémie, congestion, œdème des centres nerveux (folie cardiaque).

En vérité, il y a association de ces trois facteurs le plus souvent, et c'est tantôt l'un, tantôt l'autre, qui a une action prédominante. Il est d'importance capitale de faire ressortir le rôle *de la prédisposition* héréditaire et acquise, celle-ci fonction de l'âge, des maladies antérieures.... C'est elle qui mesure le degré d'action des causes : plus elle est profonde, moins la cause a besoin d'être intense.

TRAITEMENT

La notion de cause domine le traitement. Il convient donc, dès l'abord, de dégager les *indications étiologiques et pathogéniques*.

A elles seules, elles ne suffisent pas à assurer la cessation du délire et se doivent compléter par les *indications symptomatiques et anatomiques*.

1. **Indications étiologiques.** — Elles sont remplies par les grandes médications, *médication anti-infectieuse commune, médication anti-toxique commune, médication anti-bradytrophique* commune. Elles sont exposées en maints chapitres et plus spécialement à celui de l'*Épilepsie infectieuse*, des *Épilepsies toxiques*, des *Épilepsies auto-toxiques.*

Les intoxications exogènes, professionnelles ou accidentelles, entraînent des indications de *prophylaxie*, d'importance majeure : c'est la prophylaxie par l'hygiène, les nettoyages fréquents, l'assainissement des locaux, leur ventilation assurée, une aération constante.

2. **Indications symptomatiques.** — Elles sont remplies par les procédés médicamenteux ou autres qui combattent la désharmonie des rapports de dépendance et de synergie que les fonctions du système nerveux réalisent dans le délire.

Ce sont les *opiacés* et les sédatifs de l'action nerveuse; les *stimulants diffusibles* et *antispasmodiques* qui s'adressent aux délires de l'hyposthénie et de la dépression; les *quiniques* et les stimulateurs de la cellule nerveuse; le *froid*.

Les opiacés et les sédatifs comprennent l'opium et la morphine, les bromures, le camphre, le musc, l'hy-

Vires; *Maladies nerveuses.*   9

drate de chloral, voire même les hypnotiques. (Voir: *Insomnies*).

Les stimulants diffusibles et antispasmodiques agissent pour relever le système nerveux et aussi à titre d'excitateurs de la nutrition, des sécrétions, des émonc·toires; on sait que l'alcool est indispensable au traitement du délire pneumonique alcoolique, que l'acétate d'ammoniaque, le musc. le castoréum, stimulent le toxi-infecté (typhiques, pneumoniques) et facilitent l'action dépurative des divers émonctoires.

Les médicaments *quiniques*, le café, le quinquina, la caféine, associés ou non à l'opium, donnent de bons résultats. Leur action est complexe. S'ils semblent, comme le dit Fonssagrives, s'adresser aux sources même de la vie, quand celles-ci sont insidieusement menacées, ils augmentent la résistance vitale d'une façon générale, la résistance de la cellule nerveuse en particulier, et donnent aux manifestations dynamiques ou motrices de celles-ci plus d'ordre, de stabilité, de régularité. Dans le même sens, agissent les phosphates, les glycérophosphates, les lactophosphates.

Les symptômes de *congestion passive*, de *stase*, seront traités par la *digitale*, le *seigle ergoté*....

Reste enfin le froid qui est un merveilleux moyen de câlmer le délire des pyrexies infectieuses. Fièvre typhoïde, fièvres éruptives, malgré le préjugé meurtrier qui exclut l'eau froide du traitement de l'ataxie dans les fièvres éruptives (Trousseau et Fonssagrives), rhumatisme cérébral... s'en accommodent à merveille.

Les bains tièdes, les massages, les frictions, conviennent aux délires chroniques, qu'ils soient d'ordre dégénératif et inflammatoire (vésanies) ou d'*ordre toxique*.

Quand le délire est violent, qu'il rend le délirant dangereux pour lui-même et dangereux pour l'entourage, il faut faire exercer une surveillance constante, mais intelligente.

L'emploi de la camisole de force est à peu près rejeté par tout le monde. On obtient l'immobilisation forcée très difficilement, et du reste il n'y a aucun intérêt à la rechercher, car elle exaspère le malade et le rend plus délirant et plus dangereux (voir : *Délires alcooliques*). Ce n'est donc pas sur le malade que porteront les attentions du médecin, mais sur le milieu qu'il habite, la chambre où il couche, qu'on débarrassera de tout ce qui pourrait devenir motif de blessure pour soi ou pour l'entourage. On capitonnera les murs, on donnera le repos à tous les sens par l'obscurité et l'éloignement de tous les bruits et de tous les contacts.

3. **Indications anatomiques.** — Quand le délire est sous la dépendance d'une tumeur cérébrale, d'un abcès du cerveau, d'une lésion localisée, il y a lieu d'intervenir par un traitement médico-chirurgical.

Médicalement, on s'adressera aux médications révulsives, nées de la théorie de l'inflammation fluxionnaire, et à la *médication résolutive* par l'iodure à haute dose. On essaiera toujours, en ce cas, le traitement anti-syphilitique.

Les indications de l'intervention chirurgicale peuvent se poser en quelques cas, épilepsies traumatiques, tumeurs.... (Voyez ces mots).

DÉLIRES ALCOOLIQUES

Les délires alcooliques constituent un épisode aigu et accidentel de l'intoxication chronique par l'alcool, au même titre qu'une crise de coliques chez un saturnin, un accès de fièvre chez un paludique, une attaque d'urémie chez un brightique.

Formes cliniques. — On peut distinguer : 1° Les délires de l'ivresse ; 2° les délires alcooliques simples ; 3° les délires alcooliques fébriles (délirium tremens).

A) **Délires de l'ivresse.** — CARACTÈRES GÉNÉRAUX. — *Période d'excitation et d'euphorie :* surexcitation, bien-être, intelligence plus vive; sensations plus actives et plus précises.

Période d'état : variable suivant les individus, les uns gais, les autres tristes.; perturbations idéo-sensitives ; confusion et incohérence ; émoussement des sensibilités.

Période terminale : langue pâteuse ; démarche titubante ; alanguissement des fonctions ; hypothermie ; coma profond.

B) **Délire alcoolique simple.** — CARACTÈRES GÉNÉRAUX. — *Sensibilité.:* perversions sensorielles, sensitives, de cénesthésie ; *hallucinations :* hallucinations idéo-sensitives, rapides, mobiles, *professionnelles, de la vue* (zoopsie) et *de l'ouïe.* Le délire est actif et le plus souvent a trait au passé.

C) **Délire alcoolique fébrile (délirium tremens).** — CARACTÈRES GÉNÉRAUX. — *Prodromes.* — *Troubles psychiques nocturnes* de l'alcoolisme chronique, tristesse, morosité, crainte, sommeil entrecoupé par des réveils brusques, provoqués par des cauchemars effrayants ; le malade est agité, couvert de sueur ; il voit des êtres qui en veulent à sa vie ; il assiste à des batailles, à des tueries, à des incendies ; il crie, se débat, il fuit. *Hallucinations visuelles* les plus fréquentes, *auditives, tactiles.* Au *réveil,* le malade est abattu, triste, anxieux; le regard est effaré, inquiet. Au jour, le délire cesse; il reprend au crépuscule et se complète la nuit.

Période d'état. — Loquacité intarissable, incessante, logorrhée.

Parole brève, saccadée, impérieuse. Besoin de marcher, de s'agiter. Tous les muscles sont en action ; les membres supérieurs et inférieurs *tremblent ;* le corps tout entier est en *trépidation ;* de petites secousses fibrillaires agitent les lèvres et les muscles de la face. L'œil est brillant, hagard, et la face injectée. *Actes et paroles, incohérents et violents*, sont basés sur les hallucinations qui constituent le fond du délire alcoolique fébrile. Le malade voit des rats, des chats, des souris, des animaux immondes, bizarres, à nuls autres semblables, qui veulent le mordre, l'égratigner ; il se lève, il veut se défendre, il veut fuir ; le malade voit le feu bruyant, sinistre, il assiste à l'incendie dévorateur, il crie « au feu » ! Il entend des voix qui lui adressent des injures : il répond, s'emporte, vocifère. Exaspéré par les visions effrayantes, le supplice qu'on lui inflige, les obscénités qu'on lui dit, sentant de mauvaises odeurs, il s'irrite davantage. La température s'élève, atteint 39°, 40° et 41° : c'est le délirium tremens.

TRAITEMENT

DÉLIRES DE L'IVRESSE

Les indications sont pressantes : il faut agir comme dans un empoisonnement aigu, *débarrasser l'estomac* ; il faut ensuite *relever le système* sensitivo-nerveux abattu ; combattre les *complications*.

1° La première indication, *débarrasser l'organisme* du poison, sera remplie par la *médication vomitive, poudre d'ipéca*, 1 gr. 50 en 3 prises, à cinq minutes d'intervalle, suivie d'ingestion d'eau tiède dès qu'apparaissent les vomissements ; *titillation du voile du palais ; lavage et évacuation de l'estomac.*

2° La seconde indication, *relever le système nerveux*, sera remplie par la *médication stimulante* ; fortes infusions de *thé* ou de *café* ; *frictions stimulantes* ; affusions froides ; application de sinapismes ; faire prendre en potion ou en lavement l'*ammoniaque liquide*, l'*éther* (de 10 à 60 gouttes), l'*eau vinaigrée*, l'*acétate d'ammoniaque* à la dose de 5 à 8 gr.

On *réchauffera le malade* ; par des cataplasmes de farine de lin, saupoudrés de moutarde, on stimulera les terminaisons sensitives périphériques; injections d'*éther*, d'*huile camphrée*.

3° Les *complications* sont la *congestion cérébrale* qu'on combattra par les sangsues aux apophyses mastoïdes, la glace sur la tête, les lavements purgatifs; la *congestion pulmonaire* qu'on combattra par les ventouses en nombre considérable sur la poitrine, la sinapisation du thorax.

4° La chambre sera bien aérée; le patient étendu horizontalement, la tête surélevée, le corps couvert et les pieds chauffés. (Voir : *Epilepsie alcoolique*).

DÉLIRE ALCOOLIQUE SIMPLE

Les indications thérapeutiques sont tirées de l'étiologie, des symptômes, de la pathogénie.

1. **Indications étiologiques.**— C'est l'alcool, sous toutes ses formes, qui a causé le délire : la première indication consiste en sa *suppression totale, absolue*.

2. **Indications pathogéniques.** — L'alcool a imprégné la cellule nerveuse, il y a indication à l'en chasser : on la remplira par la *médication diurétique* et *éliminatrice*. On donnera des boissons diurétiques en très grande abondance, plus tard, on les remplacera par des infusions de quassia amara, de gentiane, de colombo, de houblon. On donnera pendant la première semaine le *lait seul*.

On activera les émonctoires par des purgatifs fréquents, salins et drastiques, par le calomel et la rhubarbe, la théobromine et la caféine. On surexcitera les fonctions cutanées par le massage, les bains chauds, les bains de vapeur, ceux-ci assez éloignés de la période initiale du délire. Plus tard, on donnera de faibles quantités quotidiennes d'iodure de sodium (0,25 à 50 centigr.).

3. **Indications symptomatiques.** — Elles sont peu importantes dans la hiérarchisation des indications et viendront toujours après les indications étiologiques et pathogéniques. Les symptômes *agitation* et *insomnie* seront justiciables des médications *hypnotiques* qu'on remplira par l'*opium*, le *chloral*, les *polybromures*, le *sulfonal*, l'*hédonal*, l'*uréthane*. C'est à l'*opium* et aux bromures qu'on donnera la préférence ; on donnera de fortes doses (10 à 15 centigr. d'extrait gommeux d'opium, 4 à 5 gr. de bromure ou de *Bromidia*).

La médication *sédative*, avec les bains tièdes prolongés (compresses froides sur la tête), rendra des services.

Les *symptômes gastro-intestinaux* sont constants ; on luttera contre eux par les vomitifs, les lavages de l'estomac, les lavements purgatifs et émollients.

4. Il faut ordonner le repos et l'isolement complets. Or ceux-ci, pour beaucoup de cliniciens, ne s'obtiennent que par une séquestration administrativement constatée. En l'état actuel, c'est à l'asile que vous enverrez ces malades, quelque rapidité qu'ils mettent à franchir ce délire alcoolique léger. Il serait préférable d'avoir, à l'instar de l'Angleterre, des hôpitaux spéciaux pour buveurs. (Voir : Thèse de mon élève Kirof sur la *Paralysie générale alcoolique*. Montpellier, 5 juin 1897) (1).

DÉLIRE ALCOOLIQUE FÉBRILE. — DELIRIUM TREMENS

Les indications thérapeutiques sont toujours étiologiques, pathogéniques, symptomatiques. Leur importance n'est plus la même, c'est le symptôme *agitation* et *délire* qui fait indication capitale.

1. **Indications symptomatiques.** — Il importe de sup-

---

(1) *De la paralysie générale*. Étiologie. Pathogénie. Traitement, par MM. MAIRET et VIRES. Paris, Masson et Cie, 1897.

primer les graves symptômes du délire fébrile alcoolique qui conduisent rapidement à la mort, par insomnie
et épuisement nerveux.

On remplira l'*indication* par l'*isolement du malade* et
la *médication hypnotique.*

L'*isolement* est la première chose à rechercher. On
mettra le malade dans une chambre obscure, où rien
n'incitera plus sa sensibilité ; on le protègera contre
lui-même, en le mettant dans une chambre capitonnée
ou en capitonnant les meubles ; on l'empêchera de
nuire, en le *veillant nuit et jour.* Lancereaux, Magnan,
Mairet, tous les aliénistes, rejettent la camisole de
force : elle provoque des accidents, épuise les malades
par des efforts constants, les rend plus furieux encore.
Magnan conseille le *maillot.* « C'est un solide costume
en toile, formé d'une veste et d'un pantalon cousus ensemble, et constituant en quelque sorte la doublure
d'un vêtement, en drap pour l'hiver, et en étoffe légère
pour l'été. Le dos du maillot, ouvert jusqu'à la partie inférieure, vers le périnée, est maintenu fermé par deux
boutons, dont deux situés au niveau de la veste sont à
vis. On ajoute une jupe aux maillots des femmes pour
éviter ce qu'un tel appareil pourrait avoir de bizarre chez
elles ». Il faut laisser le malade marcher, s'agiter, se
dépenser physiquement. La surveillance sera attentive
et les nettoyages généraux fréquents.

La *médication hypnotique* sera, à l'exemple de Lancereaux, instituée d'emblée. C'est à l'*hydrate de chloral*
qu'on s'adressera de préférence ; des doses très élevées
sont nécessaires, 4 gr. à 4 gr. 50.

N° 1. Hydrate de chloral................ 4 gr.
   Sirop simple ....⎫
   Sirop d'écorces d'oranges amères..⎭ ãã 15 gr.

N° 2. Hydrate de chloral................ 4 à 6 gr.
   Infusion de tilleul................ 150 gr.
   Sirop de morphine................ 50 gr.

Si, dix minutes après l'absorption de la potion, il n'y a pas de sommeil, pratiquer une piqûre de morphine de 1 ou 2 centigr. ; ne pas quitter le malade avant qu'il dorme. S'il est nécessaire, on revient à la dose de chloral primitive et on continue pendant 3, 4, 5 jours, en donnant 2 gr. le matin, 2 gr. le soir. *Provoquer le sommeil, c'est préserver le malade de la mort* (Lancereaux).

Russel, Bellamy ont obtenu de bons résultats de l'emploi du *trional.*

Rose aurait eu de bons effets par l'emploi de l'*acétate de zinc*, de 4 à 6 gr. par jour.

On peut prescrire :

Antipyrine................	4	grammes.
Bromure de potassium...	6	—
Eau de laitue............	130	—
Sirop de chloral..........	40	—

F. S. A. une potion. A prendre une cuillerée à bouche d'heure en heure jusqu'à effet hypnotique.

2. **Indications étiologiques.** — L'alcool sera supprimé et éliminé.

3. **Indications pathogéniques.** — Sont remplies par les médications *diurétiques* (lait, théobromine, tisanes de stigmates de maïs, sels de lithine), *spoliatrices* (calomel, purgatifs), *exonératrices* (sudation énergique par le mouvement physique, le massage, les bains tièdes prolongés, les enveloppements dans le drap mouillé, les lavements froids).

On appliquera les principes de thérapeutique communs aux toxi-infections et que j'ai indiqués à propos des épilepsies toxiques.

4. **Alimentation.** — Il importe d'alimenter le malade à la sonde œsophagienne, s'il est nécessaire (bouillon, chocolat, œufs, jus de viande, peptone, antiseptiques intestinaux).

DIPLÉGIES SPASMODIQUES INFANTILES

*Les diplégies de l'enfance comprennent les affections ner-
veuses reconnaissant le syndrome clinique,* rigidité
musculaire plus ou moins généralisée, exagération
considérable des réflexes, contractures, *qui traduit
l'expression d'une lésion destructive ou d'un trouble dans
l'évolution du neurone moteur central, cortico-médullaire,
sous l'influence étiologique de l'accouchement avant terme,
de la naissance asphyxique, des toxi-infections maternelles et fœtales, de l'hérédo-syphilis, de l'hérédité* (1).

Esquisse clinique et diagnose générale. — DÉBUT : 1. Quelques attaques convulsives, fièvres, nausées, vomissements, agitation. — 2. La personne qui emmaillotte et démaillotte constate *une
raideur anormale* des membres inférieurs, seulement vers la fin
de la première année. — 3. On s'aperçoit que l'enfant ne remue
pas les jambes dans le bain ou bien, vers 18 mois, ne peut encore
marcher. Puis, surviennent au bout d'un temps plus ou moins long
des troubles chroniques : 1. *Hémiplégie spasmodique* ; 2. *Hémiathétose* ; 3. *Hémiplégie choréique* ; 4. *Athétose double* ; 5. *Chorée
spasmodique* ; 6 *Paraplégie spasmodique* ; 7. *Idiotie.*

ÉTAT. — *Type moyen.* a) *Couché,* l'enfant paraît développé autant
qu'un enfant normal (3 ans à peu près) ; les membres inférieurs sont
en demi-flexion et en adduction, les genoux collés l'un sur l'autre,
les pieds en équinisme. Pour soulever le pied au-dessus du plan
du lit, le mouvement est *difficile, fait avec raideur, tout d'une
pièce, et simultanément dans les deux membres.*

b) *Assis, le petit malade étant sur le bord du lit,* on constate :
1. Exagération des réflexes tendineux, rotulien, d'Achille (si con-

---

(1) Voir les thèses de mes élèves : le Dʳ Joseph SENTY : *Les Diplégies spasmodiques de l'enfance* (essai de synthèse). Montpellier,
1899 ; le Dʳ MARTIN : *Hérédo-syphilis des centres nerveux* et *Diplégies spasmodiques de l'enfance.* Montpellier, 1901.

tracture trop forte, pas de réflexes) ; 2. Exagération du varus équin ; 3. Provocation facile de la trépidation épileptoïde. — *Assis sur une chaise*: 1, 2, 3 augmentent, s'accusent nettement, les jambes restent raides, étendues en avant, l'équilibre est difficilement conservé. — *Sur le sol, l'enfant ne peut s'asseoir*, les jambes rigides, inflexibles ne se peuvent fléchir et plier.

Faisons marcher l'enfant en le soutenant: 1. Les cuisses sont serrées en adduction, en rotation en dedans ; 2. Les jambes en rotation en dedans, ouvertes en bas, dessinent un angle à sommet supérieur avec les genoux ; les pieds en varus équin, au maximum d'extension, touchent le sol par l'extrême pointe. *Marche toujours difficile*, en équilibre instable ; balancement alternatif par appui tantôt sur un pied, tantôt sur l'autre ; chutes fréquentes par accolement des genoux et croisement des pieds. *Aux membres supérieurs*, préhension des objets difficile, maladroite, réflexes exagérés, main en pronation. *A la face*, mais pas toujours, masque de l'idiotie, bouche en cœur, rire sardonique, strabisme, nystagmus, paralysies fréquentes des muscles moteurs bulbaires. *Intelligence* retardée sur un fonds de dégénérescence avec des stigmates psychiques et physiques. Sensibilités intactes, de même, pas de troubles trophiques, ni de troubles musculaires ni de nutrition.

Étiologie et pathogénie. — *Cinq groupes étiologiques :* 1. Naissance avant terme. — 2. Naissance asphyxique (difficultés de l'accouchement, manœuvres instrumentales, procidence du cordon), entraînant des lésions cérébrales, des hémorragies capillaires et la dégénérescence consécutive ou l'arrêt de développement avec sclérose du faisceau pyramidal. — 3. Les toxi-infections, infections gastro-intestinales, infections pyrétiques et microbiennes, rougeole, scarlatine, fièvre typhoïde, diphtérie, influenza, infections innominées des nouveau-nés et des nourrissons (arrêtant le développement de la grande commissure cortico-médullaire) et les toxi-infections endogènes et exogènes de l'organisme maternel (ne permettant pas la formation du faisceau pyramidal).— 4. L'hérédo-syphilis: elle frappe la moelle, le cerveau et fait des types qui paraissent cliniquement distincts, médullaires ou cérébraux, avec sclérose infantile et dégénération spinale ; L'hérédo-bacillose.— 5. L'hérédité directe similaire.

TRAITEMENT

Les indications sont d'ordre étiologique, moyens qui s'adressent aux causes ; d'ordre symptomatique, moyens qui s'adressent aux éléments fonctionnels ; d'ordre anatomique, moyens qui s'adressent aux éléments organiques, aux lésions ; d'ordre général, s'adressant à l'individu, à l'état des forces, à l'état général.

Indications étiologiques. — Les facteurs étiologiques, en apportant la notion précise des causes, permettent en quelques cas, malheureusement trop rares, l'application d'une thérapeutique rationnelle et suivie de succès.

1. La naissance avant terme entraîne les soins spéciaux que nécessitent les enfants débiles, athrepsiques, le réchauffement des membres dans le coton et mieux dans une couveuse. Il faut tenir compte aussi que cette naissance prématurée est plus souvent fonction d'un état général maternel ou fœtal, infectieux ou toxi-infectieux, ou émotionnel, car l'émotion agit aussi par toxhémie... c'est donc le plus souvent, un être taré, atteint dans sa résistance organique, mal formé physiquement, et sur lequel ne devront pas être fondées de grandes espérances de survie.

2. La naissance asphyxique, en état de mort apparente, par procidence du cordon.... entraîne des lésions connues qui sont des hémorragies de l'écorce, des épanchements multiples ; quand les lésions siègent sur la corticalité, l'intervention chirurgicale serait possible ; elle ne le serait pas si l'hémorragie était centrale. Or, il est difficile d'en préciser le siège.

3. Les toxi-infections maternelles et fœtales apportent une notion prophylactique qui peut rendre de grands

services chez la mère, elle comporte l'hygiène, l'éloignement des foyers infectés et contagionnés et, dans les milieux déjà atteints, les précautions d'asepsie les plus minutieuses. Chez l'enfant, les mêmes mesures d'hygiène générale et de prophylaxie doivent être édictées; l'allaitement, l'alimentation seront l'objet de soins méticuleux. On soignera chaque infection par un traitement approprié. On comprend que je ne puisse entrer dans les détails de ces indications, diverses suivant l'infection incriminée, diarrhée infantile, dothiénentérie .... On n'oubliera point les grandes lois de la thérapeutique générale anti-infectieuse qu'il m'a été donné d'exposer maintes fois en son cadre général.

4. L'hérédo-syphilis fait des lésions multiples que le traitement anti-syphilitique peut faire disparaître, d'autres, de réaction organique, devant lesquelles il n'a aucune action. Mon élève et ancien interne, le Dr Martin, a bien mis en lumière, dans sa thèse, et l'importance étiologique de la syphilis et les résultats que donne le traitement anti-syphilitique dans ces cas. Ainsi, sur plusieurs malades de mon service, de l'Hôpital-Général, nous avons obtenu la disparition des convulsions jacksoniennes, de mouvements anormaux athétosiques, de paraphasies, une certaine amélioration intellectuelle, à la suite d'un traitement par l'*iodure* et le *mercure*, longtemps soutenu chez les diplégiques hérédo-syphilitiques. L'iodure seul ne donnait rien.

5. L'hérédité similaire est rare et nous n'avons pas de notion thérapeutique à en tirer. Quant aux autres cas, où une hérédité quelconque peut être incriminée, on ne saurait non plus en déduire des considérations de traitement actif : même avec des précisions anatomiques et pathogéniques, nous restons désarmés.

Indications symptomatiques. — Lors donc qu'une cause sera bien nette, il importe d'établir le traitement qui lui convient.

Si on soupçonne l'existence d'une syphilis acquise ou héréditaire, *a fortiori* si elle est confirmée, on doit entreprendre immédiatement le traitement anti-syphilitique. Peut-on aller plus loin et étendre à tous les cas l'emploi de l'iodure et du mercure ?

Il ne semble pas qu'on l'ait tenté. En tout cas, aux périodes de calme, cette façon de faire est justifiée par l'action résolutive du mercure et de l'iodure.

Force est bien de faire une médication purement symptomatique, quand les éléments fonctionnels sont intenses et mettent en danger la vie du malade. Je les diviserai en *aigus* et en *chroniques*.

a) *Symptômes aigus. Convulsions.* — C'est une manifestation extrêmement grave, récidivante et qui souvent occasionne la mort.

On lui appliquera le traitement indiqué au chapitre des *Convulsions infantiles*.

Pendant l'accès, on transportera l'enfant dans une pièce fraîche, on le débarrassera de ses vêtements ; inspecter les vêtements, faire disparaître toute cause d'irritation. Lavement immédiat d'eau bouillie et de sel, lotions fraîches sur tout le corps ; bain tiède ordinaire ou additionné de farine de moutarde ; faire inhaler quelques gouttes d'éther ; appliquer, si l'hypérémie cérébrale est considérable, 2 sangsues aux pieds et aux apophyses mastoïdes. Si l'enfant peut avaler, lui donner une potion avec du bromure, de la codéine, du chloral. S'il ne le peut pas, et c'est le cas le plus fréquent, recourir aux lavements de chloral, aux lavements bromurés. Si l'attaque persiste, inhalations d'éther et de chloroforme et, si possible, administrer à l'intérieur, par parties égales, oxyde de zinc et jusquiame, de 5 à 40 centigrammes. Glace et compresses froides sur la tête.

Au sortir de l'attaque, le petit malade est affaissé, comateux ; on le stimulera par les inhalations d'oxygène, les

injections de caféine, les lavements salés, les injections
d'eau salée à 7 pour 1000.

Contre l'hyperthermie, on ordonnera les bains froids, la
glace sur la tête, les affusions froides, la quinine, l'antipyrine en lavements, ou encore, si l'enfant est faible, les
bains tièdes progressivement refroidis.

b) *Symptômes chroniques. Épilepsie généralisée ou partielle.*— Il ne faut pas fonder grandes espérances sur l'administration des polybromures : ils agissent simplement
en tant que sédatifs, que modérateurs de l'excitabilité cortico-motrice. On les donnera comme je l'ai établi au chapitre des *Épilepsies.*

On tentera le traitement mixte par l'iodure et le mercure, et on mettra, par une hygiène sévère, une alimentation rigoureuse, l'éloignement de tous les facteurs
toxiques, le malade dans les conditions les plus aptes à ne
pas renouveler les causes occasionnelles des attaques
épileptiques.

La *contracture*, l'*hémiplégie*, émancipées des accidents
aigus du début, nécessitent un traitement symptomatique. Elles sont fonction de lésions cérébrales, de sclérose descendante et nous ne pouvons rien contre ces
processus définitifs. Les excito-moteurs et surtout la
strychnine sont contre-indiqués, parce qu'ils ajoutent un
élément d'irritation infiniment préjudiciable. On tâ-
chera seulement par le massage, les bains salés, chauds,
locaux et généraux, la gymnastique rationnelle, l'éducation des muscles et des groupements musculaires, de
conserver quelque activité aux segments atteints.

Que si les rétractions tendineuses et fibro-tendineuses
deviennent excessives et s'opposent au redressement
nécessité par l'exercice prudent et méthodique, la chirurgie seule a les moyens de redresser les attitudes vicieuses ; elle s'adressera à l'intervention sanglante, au
redressement forcé ou bien aux pratiques orthopédiques.

Les pieds bots paralytiques bénéficient de l'action chirurgicale.

A *l'athétose simple ou double*, on a opposé un traitement interne par les antispasmodiques, les polybromures, les analgésiques, les stupéfiants, tels que le curare, sans plus de succès que le traitement externe par le massage, la gymnastique, la suspension, l'élongation des nerfs et même la trépanation en vue d'enlever un morceau d'écorce cérébrale.

En pratique, il ne sera pas possible de ne pas recourir à quelque remède en frictions, aux liniments excitants, alcool camphré, essence de térébenthine, baume de Fioraventi... Le traitement *orthopédique* seul a une valeur réelle.

L'électricité est décidément abandonnée parce qu'elle est plus nuisible qu'utile, dans les contractures, bien entendu.

Troubles trophiques. — Toutes les fois que les stimulations sensitives font défaut, la motilité et la trophicité sont en déficit et au prorata de l'atteinte de la sensibilité, il y a donc indication à remonter à la cause et à s'adresser aux modificateurs par excitation de la sensibilité. Or, au premier rang se place l'*électricité*; puis viennent le massage, les bains chauds.

Des déformations peuvent naître, causées par l'atrophie musculaire, les rétractions. Elles sont du domaine chirurgical. Vincent (de Lyon) a exposé un traitement systématique de ces contractures et rétractions permanentes, d'ordre mécanique, avec altérations et raccourcissements musculaires fibro tendineux du syndrome de Little.

La chirurgie ne peut intervenir qu'après la période de contracture, lorsque les lésions sont absolument émancipées des foyers d'inflammation générateurs. A ce moment, les sections tendineuses, les ruptures musculaires, l'immobilisation dans un plâtre ou une gouttière, les appareils orthopédiques pourront rendre de grands services localement et même, par répercussion, sur l'état général du malade.

Troubles de l'intelligence. — Le neurone moteur est lésé et sa lésion s'accompagne de telles malformations cérébrales que les neurones d'association ne peuvent se développer ou qu'ils sont arrêtés dans leur développement. Les diplégiques sont des arriérés, des idiots, des imbéciles. On leur appliquera le traitement que j'étudierai plus longuement à l'article *Idiotie* et *Imbécillité*. On confiera ces enfants à des médecins compétents : car ils sont susceptibles d'être grandement améliorés : on instituera un traitement hygiénique et surtout pédagogique. L'hospitalisation dans des asiles-écoles s'impose. Ils doivent être l'objet de soins constants et prolongés et d'éducation rationnelle par suppléance des sensibilités absentes.

3. **Indications anatomiques.** — Les indications comprennent les moyens qui s'efforcent de remédier à la lésion. Or, nous savons que le faisceau pyramidal est toujours lésé, soit seulement dans sa partie cérébrale, soit dans la partie cérébrale et spinale en même temps. D'où deux subdivisions (Dʳ Senty) :

Lésion cérébrale.
- Sclérose lobaire.
- Porencéphalie.
- Kystes.
- Hémorragies méningées, etc.

Lésion médullaire secondaire
- Agénésie.
- Sclérose
Consécutives à la lésion cérébrale.

Aux périodes premières, alors que les lésions sont d'ordre purement *inflammatoire*, qu'elles sont en voie de formation, elles sont justiciables du traitement antiphlogistique par la méthode révulsive et dérivative. Les émissions sanguines locales et générales, les bains tiè-

des, les affusions froides sur la tête, les dérivatifs internes et intestinaux, le calomel surtout, pourront avoir
quelque efficacité. (Voir : *Myélites*).

La lésion, définitivement installée (sclérose ou kyste),
échappe à toute médication ; ni révulsifs, ni dérivatifs,
ni intervention locale, pour en déterminer l'ablation,
n'ont pu donner de résultats.

Cependant il sera difficile de ne pas donner encore de
l'iodure à l'intérieur et de ne pas faire de la révulsion
sur la colonne vertébrale, à l'aide des pointes de feu et
des cautères.

4. **L'état général** fait indication. On se préoccupera du
petit malade qu'on tonifiera et qu'on suralimentera. Il
arrive exceptionnellement, il est vrai, que les diplégiques sont de constitution robuste, mais le plus souvent
il faudra leur prescrire l'huile de foie de morue, les glycérophosphates, les arsenicaux, le fer, un bon air, une
alimentation appropriée. On leur fera prendre des bains
alcalins et des bains ferrugineux, soit à domicile, soit
dans les stations thermales. Les chlorurés sodiques
chauds conviennent également.

ÉCLAMPSIE

« *L'éclampsie est un clonisme aigu, avec des paroxysmes qui se renouvellent à de courts intervalles et qui suspendent toutes les fonctions des sens*» (Baumes). *Elle se rencontre pendant la grossesse et au moment de l'accouchement.*

Etiologie et pathogénie. — Pour quelques-uns, serait due à une infection polymicrobienne ; pour d'autres, à une auto-intoxication. (Voir: *Épilepsies auto-toxiques et diathésiques*).

En pratique, on s'inspirera des deux ordres d'indications, ressortissant à l'infection et à l'auto-intoxication.

TRAITEMENT

A. **Pendant l'accès.** — Prendre soin que la malade ne se blesse point. La maintenir sous le sommeil chloroformique, pendant toute la durée de l'attaque.

Débarrasser l'utérus du produit de la conception, même en faisant la dilatation forcée, parce qu'il est des cas où le fœtus irrite l'utérus et fait de celui-ci le point de départ du réflexe convulsif. Dans ce cas, le fœtus expulsé, les crises cessent.

B. **Après le premier accès.** — Donner des narcotiques pendant 12 à 48 heures, selon la gravité des cas. On peut donner le chloral ou la morphine, ou associer les deux ; le chloral en lavements :

Hydrate de chloral .... 4 gr.
Lait .... 120 gr.
Jaune d'œuf .... N° 1

Pour un lavement.

La morphine en injections sous-cutanées. Débuter par une injection de 0,02 centigr. de chlorhydrate de morphine ; continuer les injections à la dose de 0,01, répétées et toutes les 1, 2 ou 3 heures, suivant les cas. On peut atteindre 0,10 et 0.12 centigr. en 24 heures.

On donnera aussi le chloral en potion :

- Hydrate de chloral .... 8 gr.
Bromure de potassium....................... 4 gr.
Potion gommeuse................. Q. S. pour 120 c. c.

Par cuillerées à soupe de 1/2 heure en 1/2 heure.

Éloigner de la malade tout ce qui peut l'irriter, causes physiques, mécaniques, psychiques.

C. **Régime lacté absolu,** trois litres de lait *pro die,* qu'il y ait ou non de l'albumine dans les urines ; celle-ci peut manquer, bien qu'existe l'insuffisance hépato-rénale.

S'il y a *intolérance buccale,* faire prendre le lait par petites quantités, fréquemment renouvelées, 10 tasses de 300 gr., l'additionner de quelques gouttes de kirsch, le couper d'eau de Vals ou de Vichy ; gargarismes fréquents et lavages buccaux avec des alcalins.

S'il y a *intolérance gastrique,* mêmes moyens ; de plus, antisepsie par le naphtol, le benzonaphtol, le bétol ; glace.

S'il y a *intolérance intestinale,* associer le lait à l'eau de chaux ; donner des purgatifs drastiques et salins (eau-de-vie allemande, 20 gr.; sirop de nerprun, 20 gr.; sulfate de soude, 30 gr.; huile de ricin, 20 à 30 gr. avec 1 goutte d'huile de croton).

D. **Remplir les indications s'adressant à l'infection et à la toxi-infection,** par les purgatifs répétés, salins, huileux, drastiques, par les sudorifiques (bains chauds), les diurétiques, les enveloppements chauds et humides. On a préconisé la teinture de digitale (30 gouttes par jour en

3 fois), la teinture de scille, l'extrait fluide de vératrum viride.

S'il y a danger, *recourir à la saignée.*

Faire suivre celle-ci d'une injection hypodermique de sérum artificiel salé; on recommande d'injecter 1 litre. Or, les quantités oscillant entre 250 et 400 cent. cubes paraissent suffisantes. On n'oubliera pas en effet qu'après l'injection d'eau salée il y a une crise thermique, urinaire, sudorale, hématique, crise très grave qui perturbe de fond en comble l'organisme. Or, l'éclamptique est toujours en insuffisance, relative ou absolue, quant au rein et au foie. L'effet peut dépasser le degré de perméabilité et de fonctionnabilité de ces organes, et des accidents sont alors suscités.

La *saignée-transfusion*, semblable à celle que le professeur Bosc a préconisée dans le choléra, ne sera pas non plus élevée à de trop fortes quantités.

> Eau salée de Chéron.
> Sulfate de soude............... 20 gr.
> Phosphate de soude............ 10 gr.
> Chlorure de sodium............ 4 gr.
> Acide phénique................ 2 gr.
> Eau distillée .... Q. S. pour 1000 cent. cubes.

S'il y a des accidents pulmonaires : inhalations d'oxygène, ventouses sèches sur la poitrine, injections d'éther.

E. **Prophylaxie.** — Empêcher les fermentations gastro-intestinales.

Ne pas introduire dans l'organisme des aliments de digestion lourde et générateurs de fermentations.

Ne pas surmener le foie et le rein.

Le *lait*, les *végétaux très cuits*, feront le fond de l'alimentation.

Proscrire: les viandes noires, les fromages, les pois-

sons, les gibiers, les crustacés, les mollusques, les bouillons gras, les alcools.

Permettre : les viandes blanches, le jambon, les volailles bouillies, les légumes secs en purée, les légumes
verts, le vin très étendu.

ENCÉPHALOPATHIE SATURNINE

Accidents cérébraux dus à l'intoxication saturnine et revêtant la forme délirante, convulsive, comateuse.

Clinique et diagnostic. — *Forme délirante :* ne pas la confondre avec le délirium tremens (voir ce mot), avec l'*épilepsie*, la *méningite*, la *méningite aiguë*.

La thermométrie que Jaccoud avait pu utiliser n'a plus qu'une importance de second ordre, puisqu'il est des méningites aiguës hypothermiques.

Forme convulsive : difficilement dissociée de l'épilepsie ; il est, du reste, un syndrome épileptique, toxique, plombique. (Voir : *Épilepsies toxiques*).

Forme comateuse. (Voyez : *Coma*).

Antécédents ou accidents actuels. — Douleurs, coliques, dépérissement anémique. Profession du malade : ouvrier dans fabrique de céruse, minium, peintre en bâtiments, en voitures, broyeurs de couleurs, doreurs sur bois, vernisseurs de métaux, fabricants de papiers peints. potiers, faïenciers, verriers, affineurs, plombiers, fondeurs de cuivre, de bronze, de caractères d'imprimerie... Absorption de préparations de plomb, vases étamés, cidres et vins traités par la litharge, succion des grains de plomb chez les enfants.

TRAITEMENT

Les indications s'adressent au plomb qui a causé le mal : on dirige contre lui la *médication neutralisatrice* et la *médication éliminatrice*.

Reste ensuite à s'attaquer aux *symptômes cérébraux* et à les éviter, pour l'avenir, par la *prophylaxie* et l'*hygiène*.

Indications pathogéniques. — MÉTHODE NEUTRALISA-

TRICE. — On administre le soufre sous forme de limonade sulfurique.

MÉDICATION ÉLIMINATRICE. — On s'efforce de favoriser la sortie du plomb par les reins, la bile, la peau, l'intestin.

On donnera le *lait*, soit d'une façon absolue, soit d'une façon mitigée. On administrera l'*iodure de sodium* à petites doses, pendant 5 à 6 jours, avec un repos d'une semaine, pour reprendre ensuite.

On donnera des *purgatifs*, surtout des *cholagogues* (*eau-de-vie allemande, aloès, salicylate de soude, benzoate de soude*), des *salins* : on peut utiliser la formule suivante :

> Acide sulfurique................ 2 gr.
> Sulfate de soude................ 40 gr.
> Sulfate de magnésie .... 40 gr.
> Eau distillée.................... 1 litre

Par grands verres, tous les 1/4 d'heure.

Semmola a préconisé les *courants continus*, qui, activant les échanges nutritifs, produisant des désassimilations plus actives, permettent l'exode du plomb.

Faut-il suractiver l'*émonctoire cutané* ? Robin et Laveran ne le pensent pas. Oddo et Silbert l'admettent. Ils préconisent le *jaborandi* et le *bain sulfureux*. Le bain sulfureux s'accompagnera d'un *décapage*, d'un *lavage de la peau* (par l'*acide chlorhydrique* dilué à 20 pour 100 ; *savonnage consciencieux* et même *frottage à la brosse*). Méhu préconisait les bains d'*hypochlorite de soude*.

Indications symptomatiques. — On a donné souvent et sans succès l'*opium*, la *térébenthine*.

Le professeur Combemale (de Lille) a obtenu d'excellents résultats de l'*injection d'huile d'olive* chez un malade atteint d'encéphalopathie chronique.

Gubler donnait le *bromure de potassium* à doses élevées.

On tiendra compte que les facteurs de l'encéphalopathie sont nombreux ; l'urémie, l'insuffisance rénale, y tiennent une large place. C'est alors le traitement de celles-ci qui prévaudra.

Les *injections hypodermiques d'eau salée bouillie*, qui ont si bien réussi entre les mains de M. Déléarde (de Lille), pour le traitement de la colique de plomb, seront à tenter dans l'encéphalopathie.

L'état général et des forces fera souvent indication : on la remplira en donnant des *sels de fer* contre l'anémie, des quinquinas, des glycérophosphates, en s'adressant à l'hydrothérapie, en donnant le fer, reconstituant, associé à l'iodure, résolutif, suivant la formule :

> Iodure de potassium............ 1 gr.
> Sirop d'iodure ferreux.......... 30 gr.
> Julep simple................... 100 gr.

La prophylaxie exigera l'usage fréquent du *lait*, des *purgatifs*, la *cessation du travail*, dès l'apparition des premiers symptômes, l'emploi intermittent de l'*iodure de sodium*. Les ateliers seront aérés et vastes. Les ouvriers seront d'une irréprochable propreté et changeront très fréquemment de vêtements. Il faut unir nos efforts à ceux des hygiénistes et réclamer le remplacement du blanc de plomb par le blanc de zinc, inoffensif, qui a les mêmes qualités et coûte moins cher.

EPILEPSIE PARTIELLE, OU CORTICALE,
OU BRAVAIS-JACKSONIENNE

Syndrome convulsif paroxystique, partiel, *parce que les mouvements convulsifs n'envahissent pas d'emblée tous les muscles, mais débutent par un groupe musculaire limité, et peuvent rester localisés à ce point de départ ; —* cortical, *parce que — la chose est indiscutable et indiscutée — le point de départ des mouvements convulsifs se trouve dans l'écorce cérébrale, dans la zone sensitive motrice ; —* bravais-jacksonien, *parce que Hugclings Jackson en Angleterre, Bravais en France (1869), les premiers, étudièrent ce syndrome.* (Prof. Raymond).

Clinique. — Prodromes et auras sont très fréquents ; motrices, psychiques ou sensitives. Types à début facial, brachial, crural.

Etiologie et pathogénie. — 1. *Maladies des centres nerveux :* paralysie générale progressive ; hémiplégie spasmodique infantile ; porencéphalie ; hémorragie et ramollissement cérébraux

2. *Auto-intoxications et intoxications exogènes :* urémie ; acétonémie ; saturnisme ; alcoolisme.

3. *Infections :* tuberculose ; syphilis.

4. *Tumeurs cérébrales et lésions en foyer.*

5. *Traumatismes crâniens.*

6. *Lésions périphériques.* (Voir : *Epilepsies réflexes*).

TRAITEMENT

Le syndrome est symptomatique de maladies incurables des centres nerveux. — Il n'y a à remplir que les indications symptomatiques, par les révulsifs, pointes de feu, 6 à 12 pointes de feu sur la région pariétale du côté opposé à celui par lequel débutent les spasmes convulsifs ; application circulaire de pointes de feu au-dessus du point de départ d'une aura.

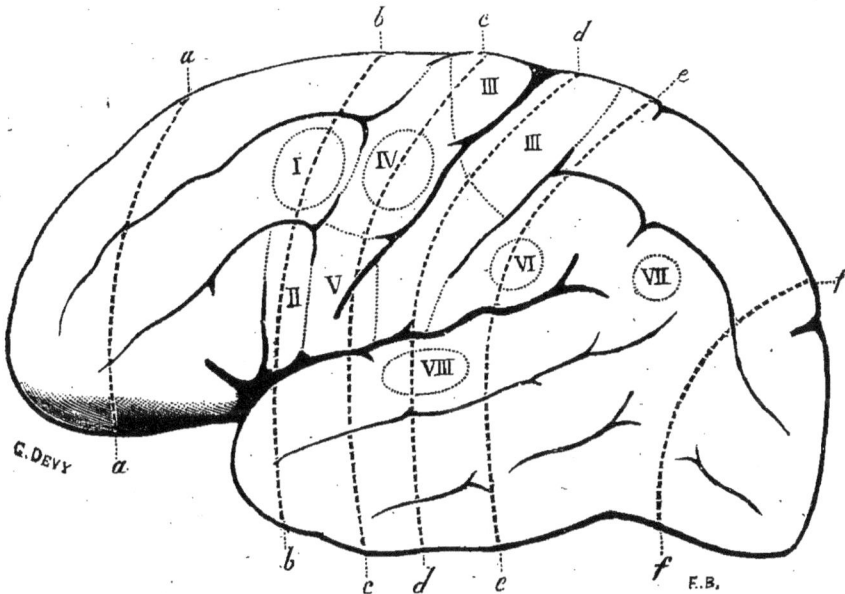

FIG. 2. — Face externe de l'hémisphère gauche, avec les localisations corticales et l'indication des coupes de PITRES (d'après TESTUT).

I. Centre de l'agraphie. — II. Centre de l'aphasie. — III. Centre du membre inférieur. — IV. Centre du membre supérieur. — V. Centre moteur de la face. — VI. Centre de la cécité verbale. — VII. Centre de l'hémianopsie. — VIII. Centre de la surdité verbale.

aa. Coupe préfrontale. — bb. Coupe pédiculo-frontale. — cc. Coupe frontale. — dd. Coupe pariétale. — ee. Coupe pédiculo-pariétale. — ff. Coupe occipitale.

Vésicatoires (Pitres) circulaires au-dessus du point de départ d'une aura périphérique ; à l'intérieur *polybromures*. (Voir plus loin : *Indications symptomatiques*).

Le syndrome est symptomatique d'une auto-intoxication ou d'une intoxication exogène.

a) Dans l'urémie, il y a indication à soustraire une partie des poisons par les émissions sanguines, la saignée ;

à brûler les poisons par les inhalations d'oxygène (Jaccoud); par la médication diurétique, régime lacté absolu.

b) Dans l'acétonémie, on est à peu près désarmé. Faire dans l'acétonémie diabétique, des injections intraveineuses de solutions alcalines.

c) *Dans les intoxications* gastro-intestinales, lavages de l'estomac et antisepsie du tube digestif.

d) Dans les intoxications exogènes, par le plomb, c'est le traitement de l'encéphalopathie saturnine(voir ce mot), iodure de potassium associé au régime lacté. Soustraire le malade à l'influence du plomb.

Pour l'alcool, voyez : *Délirium tremens* et *Délires alcooliques*.

Le syndrome est symptomatique d'une infection. — *Tuberculose*. — Le syndrome est réalisé au cours d'une méningite tuberculeuse aiguë (voir : *Méningite*) : la terminaison fatale est inévitable.

Si la méningite est chronique, révulsifs cutanés, applications intermittentes de pointes de feu, administration interne d'iodure de sodium.

Le syndrome B.-jacksonien est sous la dépendance d'une néoplasie tuberculeuse, d'un tubercule.

Seule, l'intervention chirurgicale, ayant pour objet l'extirpation du tubercule épileptogène, laisse entrevoir l'éventualité d'une guérison.

Syphilis.— Les chances de succès du traitement spécifique sont illimitées. Souvent l'infection est nette, souvent elle est seulement soupçonnée. Se souvenir du grand nombre de syphilis ignorées et méconnues. C'est toujours un devoir strict devant un B.-jacksonien de faire le traitement anti-syphilitique.

S'il n'y a pas de danger immédiat, si les attaques sont violentes et assez espacées, commencer par les frictions

mercurielles (4 à 5 gr. d'onguent mercuriel double)
pendant la première semaine ; augmenter progressivement jusqu'à doubler. Le professeur Fournier conseille
de porter la dose quotidienne d'onguent napolitain jusqu'à 20 gr. et au delà. Tenir compte de la tolérance individuelle et du degré de gravité des accidents. Au bout
de 20 jours, prescrire l'iodure de potassium à la dose
initiale minima de 4 gr. Cette dose sera portée progressivement à 8 et 10 gr.

Si les accidents sont menaçants, s'il y a des attaques
subintrantes, état de mal, coma, il faut agir vite : recourir aux injections sous-cutanées d'une préparation mercurielle soluble. Bacelli a préconisé, ces temps derniers,
les injections intra-veineuses de sublimé.

**Le syndrome est symptomatique d'une tumeur céré-
brale.** C'est l'intervention opératoire, chirurgicale,
qui prend le pas sur le traitement médical. Cependant
les résultats ne répondent pas toujours, d'une part, aux
perfectionnements des procédés d'antisepsie et d'asepsie
qui font de la trépanation une opération quasi inoffen-
sive ; d'autre part, aux connaissances d'apparence si
précises, en matière de localisations cérébrales et de
physiologie des centres nerveux corticaux. La trépanation est presque toujours suivie d'une amélioration qui
peut simuler une guérison. Le résultat n'est le plus souvent que transitoire.

Le syndrome est causé par des traumatismes crâniens.
— Les indications se confondent assez avec celles des
tumeurs cérébrales. Ici, toutefois, avec Max Even, Berg-
mann, Kocher, la chirurgie a été plus entreprenante.
Pour elles, *toute épilepsie traumatique révélant d'une façon
nette les caractères de l'épilepsie jacksonienne est justiciable de l'intervention opératoire, celle-ci devant consister
dans l'excision du centre cortical qui innerve le groupe
des muscles par lesquels débute l'attaque.*

Voici la conduite à tenir, en médecine pratique, dans cette question des indications de l'intervention chirurgicale :

1° L'intervention *s'impose*, quand l'épilepsie jacksonienne s'est développée à la suite d'un traumatisme récent.

Le redressement de la paroi crânienne enfoncée, l'extraction d'une esquille, d'un projectile, d'un caillot peuvent être suivis d'une guérison définitive.

2° L'intervention est *indiquée*, quand l'épilepsie jacksonienne s'est développée à la suite d'un traumatisme ancien, lorsque sont réalisées les conditions suivantes : *attaques nettement partielles, précédées d'une aura, débutant toujours par un même groupe de muscles, envahissant progressivement les autres groupes du même côté ; intelligence intacte ; cicatrice ou dépression crânienne ; fréquence des attaques ; le traitement bromuré n'a rien donné.* Même dans ces cas, les chances de guérison durable sont rares.

3° L'intervention chirurgicale *s'impose*, lorsqu'il y a des raisons de croire que l'épilepsie jacksonienne est sous la dépendance d'une tumeur.

ÉPILEPSIES

SYNDROMES CONVULSIFS ÉPILEPTIQUES

*Les syndromes convulsifs épileptiques sont l'expression cli-
nique d'une excitation corticale du cerveau. Ce sont des
contractions brusques, involontaires, de courte durée,
réalisées par accès ou par séries d'accès, séparées par des
intervalles de repos. L'excitation corticale est condi-
tionnée par des facteurs divers, traumatiques, toxiques,
infectieux, auto toxiques, voire même dyscrasiques ou
diathésiques. Il n'y a pas d'épilepsie maladie, entité
morbide : il n'y a que des épilepsies symptomatiques.*

Clinique. — *A*) PÉRIODE PRODROMIQUE. AURAS (symptômes immédiatement précurseurs). — a) *Sensitives* : courant d'air froid ; de
vapeur chaude ; fourmillements dans les extrémités ; douleurs bizarres ; b) *motrices:* poussée en avant, procursion ; lapement de la
langue ; contorsions musculaires ; c) *psychiques:* tristesse ; égarement, irritabilité ; érections inopportunes ; d) *sensorielles* ; *ouïe:*
hallucinations ; cloches ; paroles et bruits divers ; *vue*: objets lumineux ; *goût; olfaction :* perversions variables ; odeurs de soufre. Les
auras pas constantes ; très passagères.

B) ATTAQUE CONVULSIVE. — Tout à coup, sans signe prémonitoire,
le malade tombe en poussant un grand cri, cri sinistre, rauque, la
face en avant. C'est là un phénomène capital, ce cri, ce rugissement
et cette chute ; en même temps, pâleur mortelle. L'épileptique ne
prend pas de précautions, il n'en a pas le temps : il est précipité
brutalement, si violemment qu'il frappe les obstacles en arrière,
sur les côtés, en avant (blessures et cicatrices du nez, front, joues,
parties saillantes du visage).

Dès la chute, la perte de connaissance et de la sensibilité sont
absolues (chute des épileptiques dans le feu et carbonisation). Malade
foudroyé, inerte et rigide, est étendu à terre.

L'attaque commence.

Deux périodes seulement : période tonique, période clonique.

a) *Tonisme*.— La *tête* est renversée en arrière, la face grimaçante, les globes oculaires convulsés en haut, la langue est violemment portée au dehors, sort, turgescente et violacée, entre les mâchoires entr'ouvertes. Mais elle n'est pas coupée, déchirée, blessée par les dents : ceci se fera plus tard. *Membres supérieurs* tordus sur eux-mêmes, mains renversées, pouce dans l'adduction forcée dans la paume de la main, les fléchisseurs des doigts repliés. *Membres inférieurs* tordus sur eux-mêmes, cambrés en extension forcée Tâtez les muscles : ils sont durs ; ils ressemblent, tendus et contracturés, à des cordes de fer. Le tronc est immobilisé. Aussi la respiration est-elle suspendue : la face est rouge, turgescente, noire ; les jugulaires sont tendues.

Cette première période dure 5, 10, 20, 30 secondes ; puis le tableau change.

b) *Clonisme*. — C'est la deuxième période, celle des convulsions toniques. Voici maintenant que la *face* devient plus grimaçante ; elle est tirée en tous sens par les muscles ; voici que les mâchoires s'entrechoquent avec violence, que la langue se couvre de spume, de sang, que la sueur apparaît ; les yeux se convulsent en tous sens. *Membres supérieurs* s'étendent, se fléchissent, s'agitent en mouvements désordonnés. Ces mouvements brusques, violents, saccadés passent aux *membres inférieurs*. Le corps se redresse, se secoue, et l'aspect de ce corps aux membres contractés inégalement, fléchis ici, étendus là, sans rythme, sans ordre, c'est celui du clown dans le cirque. Quelquefois, dans cette anarchie motrice, émission de matière fécale, d'urine, de sperme.

Cette seconde période dure de 1 minute à 3 ou 4 : l'insensibilité est absolue, les pupilles sont indifférentes.

C) STERTOR, COMA. — Tout à coup, ou progressivement, ces mouvements désordonnés, ces convulsions anormales et folles, cessent. Il se fait une grande détente. L'épileptique pousse un profond soupir : c'est une nouvelle phase.

Quelquefois, c'est *progressivement*, par ralentissement des convulsions, par relâchement progressif des muscles qu'il entre dans cette phase de *stertor et de coma*. Le malade ne bouge plus. La *face est cyanosée*, rouge, congestionnée ; les yeux sont injectés, sanglants ; les mâchoires entr'ouvertes, serrent, mâchent, coupent la langue tuméfiée et blessée ; aux lèvres, écume sanglante. L'épileptique est semblable à un animal qu'on vient d'assommer ; il rappelle l'apoplectique, soudainement frappé, ou l'ivrogne, plongé dans l'abrutissement physique et psychique de l'ivresse mortelle. Comme l'alcoolique et l'apoplectique subit, l'épileptique est un vivant qui a les apparences de la mort ; il est sensible ; vous le secouez, il ne réagit pas ; vous le piquez, il ne bouge pas. N'étaient le *cœur* et la *respiration* ronflante, bruyante et stertoreuse, qui, à chaque mouvement, ramène aux lèvres une écume sanglante, vous le diriez mort (voir : *Coma*). La stupeur est profonde, l'immobilité absolue ; les fonctions intellectuelles et la sensibilité sont éteintes. Si vous soulevez les paupières, vous voyez la pupille dilatée, mais contractile à la lumière. Enfin, l'épileptique ouvre les yeux, promène autour de lui un regard confus, hébété, surpris ; s'il est à terre, il essaie de se relever. Ce sont les mouvements d'un homme ivre ; il semble honteux de sa situation, il semble éviter les regards des assistants, se dérobe à la curiosité. Interrogez-le quand il sort de ce sommeil, les réponses sont confuses, embrouillées. Il balbutie des paroles inintelligibles. Indifférent, il n'a pas conscience de ce qui se passe autour de lui. Pendant quelques minutes, quelques heures, des journées entières même, il conserve cet abrutissement, avec des maux de tête et des idées confuses.

D) Il y a, enfin, les PHÉNOMÈNES TERMINAUX : a) *Sommeil naturel*, profond, réparateur (c'est le cas le plus fréquent) ; b) *état de mal ;* c) asphyxie *pendant tonisme.*

Telle est la grande attaque, le grand mal, l'épilepsie complète.

ÉTAT DE MAL. — Les accès se multiplient, très intenses, de plus en plus rapprochés, deviennent continuels, imbriqués et subintrants. L'un n'est pas fini que l'autre commence. Langue sèche, rôtie ; peau pâle, sèche, ne devient visqueuse et bleuâtre qu'à la fin. Température s'élève à 39°, 40°, 41°. Respiration haletante, stertoreuse. Pupilles moyennement dilatées, insensibles à la lumière. Pouls filiforme. Sensibilité, motilité, réflexes supérieurs complètement sidérés. Durée de plusieurs heures, plusieurs jours, peut se terminer par la mort, ou retour à la vie, mais avec prostration, abrutissement prolongé, et des syndromes moteurs, parétospasmodiques, hémiplégies, tremblements, contractures.

PETIT MAL. — Absence, vertiges, accès incomplets, somnambulisme.

Absence : quelques secondes, quelques minutes. Sans prodromes, au milieu d'un acte coordonné (travail, marche, repas, lecture), le malade lève la tête, le regard devient fixe, il s'arrête, s'arrête de manger, de lire, d'écrire, de parler... Il est pâle, reste un moment comme entraîné par une pensée lointaine et vague et reprend son travail interrompu, sans souvenir de ce qui s'est passé ; quelquefois il se livre immédiatement à quelque acte répréhensible.

Puis, *à un degré* de plus, il tombe, s'affaisse sans se lever, émet de l'urine, enlève ses vêtements, prend des positions bizarres : *c'est le vertige.*

Cliniquement encore, il importe de connaître les ÉQUIVALENTS PHYSIQUES ET PSYCHIQUES DE L'ÉPILEPSIE, en raison des indications thérapeutiques et des rapports qu'ils affectent avec la responsabilité et la médecine légale.

Je vais résumer brièvement ce côté nouveau, d'après les remarquables travaux de mon ami et de mon collègue, le docteur Ardin-Delteil.

Sous le nom d'*équivalents*, il faut entendre les manifestations qui ont, cliniquement, la même valeur que le paroxysme convulsif franc ; ce sont des syndromes atypiques qui représentent ce dernier, lui équivalent.

ÉQUIVALENTS MOTEURS. — a) *Formes motrices incoordonnées* ; tremblements ; claquement de dents ; crampes et contractures ; cris ; éclats de rire ; pleurs ; bâillements ; éternuements ; hoquet ; toux.

b) *Formes motrices coordonnées*, se présentant, soit sous forme d'*actes rudimentaires*, mâchonnement, épilepsie bucco-pharyngée de Falret, sauts, actes de préhension, soit sous forme d'*actes complexes* : épilepsie marmottante, tic de Salaam, épilepsie procursive (Bourneville et Bricon, Mairet, Ladame, Lemoine).

c) *Des formes paralytiques*, surtout fréquentes dans l'épilepsie symptomatique et se présentant sous forme de monoplégies, d'hémiplégies, de paraplégies temporaires, ou encore d'aphasie, ou d'attaques apoplectiformes.

ÉQUIVALENTS SENSITIFS ET VISCÉRAUX. — Picotements, fourmillements, engourdissements douloureux paresthésies paroxystiques. Crises gastriques, intestinales, rectales, angine de poitrine, palpitations, tachycardie, bradycardie, troubles laryngés (spasmes de la glotte), asthme, incontinence d'urine, pollutions nocturnes, migraine, névralgies épileptiformes.

ÉQUIVALENTS SENSORIELS. — a) Formes *visuelles, tantôt rudimentaires* : éblouissements, éclairs, visions lumineuses, globe de feu ; *tantôt à forme de migraine ophtalmique*, épilepsie sensitivo-sensorielle de Charcot, Sarda (voir : *Migraines*), *tantôt sous forme d'amblyopie ; enfin sous forme d'hallucinations très précises.*

b) Formes *auditives* rudimentaires : brouhaha, rumeurs sourdes, grondements ; ou précises : hallucinations, audition de voix, de paroles.

c) Formes *olfactives et gustatives*, presque toujours en rapport avec une épilepsie, symptomatique de tumeurs cérébrales.

ÉPILEPSIE PSYCHIQUE. — C'est une modalité clinique de l'épilepsie se traduisant par des troubles intellectuels, survenant sous forme de paroxysmes, accompagnés d'altération de la conscience et du souvenir (formes avec excitation, avec dépression, alternes ou doubles) et comprend : manies avec fureur, impulsion à l'homicide, au vol, au suicide.... l'onomatomanie, la dypsomanie, les actes automatiques, l'automatisme comitial ambulatoire....

Telle est l'*épilepsie larvée.*

Enfin les syndromes convulsifs peuvent être généralisés au corps entier ou à la moitié, ou à un membre. (Voir : *Epilepsie jacksonienne, Epilepsie partielle*).

Diagnose générale et inductions diagnostiques. — L'épilepsie telle que je viens de la résumer est, paraît-il, de diagnostic facile.

C'est alors le fait d'un syndrome *convulsif ancien,* à accès multiples, conduisant au facies si bien décrit par Esquirol, stigmate du vieil épileptique : *Gonflement des paupières ; épaississement des lèvres, incertitude du regard ;* en plus, *affaiblissement graduel de l'intelligence jusqu'à la démence ; marche chronique et retour des accès à des intervalles à peu près déterminés chez le même malade.*

Le syndrome est à différencier d'avec le *syndrome hystérique convulsif,* le *syndrome éclampsie des enfants et des femmes enceintes,* les *congestions cérébrales,* la *catalepsie.*

Enfin, il peut être *simulé.*

Diagnostic de l'épilepsie et de l'hystérie. — a) *Pendant l'attaque ;* b) *hors de l'attaque.*

PENDANT L'ATTAQUE

Epilepsie	Hystérie
1. *Auras et prodromes* constants, multiples : troubles gastro-intestinaux, langue sale, saburrale, constipation.	1. Prodromes rares, moins constants, quelques modifications du caractère.
2. *Cri* initial, horrible, perçant, lugubre, unique.	2. Série de cris plaintifs, bizarres ; gémissements ; pleurs ; rires.
3. *Chute immédiate* et perte de connaissance : blessures fréquentes.	3. Chute non immédiate ; perte de connaissance incomplète ; pas de blessures.

4. *Pupilles* mydriatiques d'abord, myosiques ensuite.

4. Pas de modifications pupillaires.

5. *Visage hideux*, congestionné, tuméfié, violacé, toujours livide ; bave écumeuse, constante ; les yeux dirigés en haut, convulsés.

5. Pas d'altération de la face. Salive écumeuse très rare.

6. *Succession des convulsions toniques* (asphyxie), puis *cloniques* (mouvements saccadés et violents), doigts rétractés, fléchis sur le pouce.

6. Tonisme moins marqué, pas de fléchissement du pouce ; surtout mouvements cloniques bizarres et singuliers ; attitudes passionnelles ; opisthotonos.

7. Pouls petit, filiforme. Hypotension artérielle.

7. Pouls variable.

8. Terminaison par le stertor, le coma ; perte du souvenir au réveil ; température abaissée. Collapsus des facultés intellectuelles à la longue et altération de l'état physique.

8. Terminaison souvent longue, par phénomènes délirants, crises de pleurs ; souvenir conservé ; température normale. Pas d'altération du physique et du moral à la longue.

EN DEHORS DE L'ATTAQUE

Epilepsie

Hystérie

1. *La température rectale* plus élevée les jours prœparoxystiques.

1. Pas de modifications thermiques.

2. *Les urines prœparoxystiques* sont plus toxiques que les *postparoxystiques*. Elles sont toujours *hypotoxiques* et très convulsivantes (250 à 300 cent. cubes par kilogr. du poids de lapin).

2. Les urines prœparoxystiques ne se différencient pas des postparoxystiques comme toxicité. Toujours hypotoxiques, elles le sont moins que chez l'épileptique et moins convulsivantes.

3. *Les échanges sont augmentés ;* il y a plus d'urée, plus de phosphates ; le rapport des alca-

3. Les échanges sont diminués ; les phosphates y sont normaux, ils sont simplement inversés

lins aux terreux y est comme 5 à 10, alors que normalement, il est comme 3 est à 1 ; quelquefois albuminurie ; peptonurie.

comme 1 est à 3, au lieu de 3 est à 1.

4. *Les humeurs sont modifiées*: l'acide chlorhydrique du suc gastrique est en excès, le sérum sanguin est hypotoxique (Mairet et Vires), la sueur est hypotoxique (Mairet et Ardin-Delteil).

4. Les humeurs sont normales.

5. *Stigmates épileptiques.*

Hypotoxicité des urines (Mairet et Vires)(1).Pas d'atteinte de la motilité et de la sensibilité en dehors des crises. Stigmates de dégénérescence (microcéphalie, idiotie, hémiatrophie, sclérose cérébrale), développement physique et intellectuel retardé, hérédité spéciale. Prédispositions infectieuses, toxiques. Crises de fureur, de délire.

5. Stigmates hystériques. (Voir: *Hystérie*).

Diagnostic de l'épilepsie et de l'éclampsie (voir : *Convulsions de l'enfance* et *Hystérie*). — L'éclampsie se rencontre dans des conditions particulières, la grossesse, l'accouchement; le début d'une fièvre éruptive ou la dentition chez l'enfant, ce qui suffit pour la différencier de l'épilepsie (Trousseau).

Diagnostic de l'épilepsie et des congestions cérébrales. — On a pensé que la congestion cérébrale se distinguait de l'attaque d'épilepsie *par l'absence de convulsions* et le *trouble de la respiration*. Or, la congestion cérébrale s'accompagne de convulsions et peut ne pas avoir de troubles respiratoires Bien mieux, les convulsions peuvent se répéter, se succéder à intervalles rapprochés.

Il y a enfin des congestions cérébrales convulsives qui simulent

---

(1) MAIRET ET VIRES.— *Un stigmate permanent de l'épilepsie*. Académie de médecine, 1897. — *Le sérum sanguin de l'épileptique et celui de l'homme sain*. Société de Biologie, 1898.

l'épilepsie: *Trousseau a admis, en pareil cas, qu'il y avait une épilepsie véritable* (*Clinique méd. de l'Hôtel-Dieu*, 3ᵉ édit., 1868).

C'est donc l'évolution des accidents, l'apparition d'une maladie organique (paralysie générale progressive, hémorragie cérébrale, pachyméningite...), plutôt que les caractères symptomatiques qui éclaireront le diagnostic.

Diagnostic de l'épilepsie et de la catalepsie. — La forme tonique est exclusive; il n'y a pas de secousses convulsives, les membres restent dans l'attitude qu'on leur a donnée, immobiles.

TRAITEMENT

Les éléments générateurs ou manifestateurs des syndromes épileptiques peuvent être compris dans le tableau suivant:

A. ELÉMENTS ÉTIOLOGIQUES. — 1. *Traumatismes*: a) *périphériques* ; b) *centraux* ; 2. *Infections* ; 3. *Intoxications* ; 4. *Diathèses* ; 5. *Auto-intoxications*.

B. ELÉMENTS PATHOGÉNIQUES. — Faiblesse irritable, héréditaire ou acquise, du neurone moteur, cortical.

C. ELÉMENTS ANATOMIQUES. — 1. *Tumeurs cérébrales* ; 2. *Traumatismes encéphaliques avec foyer ;* 3. *Pachyméningites ;* 4. *Scléroses artérielles névrogliques*.

D. ELÉMENTS SYMPTOMATIQUES OU FONCTIONNELS.

E. ELÉMENTS TIRÉS DU MALADE.

A chacun de ces cinq groupes correspondent cinq groupes, parallèles et superposés, d'indications thérapeutiques.

ÉLÉMENTS ÉTIOLOGIQUES. — INDICATIONS ÉTIOLOGIQUES

1. — TRAUMATISMES ET ÉPILEPSIES RÉFLEXES

A. **Irritation et excitation du système nerveux périphérique.** — Réflexe parti des nerfs de *sensibilité générale*,
tumeurs, cicatrices douloureuses, arthrites anciennes
avec fongosités et scléroses engainant les nerfs, polypes,
suppurations longues, vésicatoires... (voir: *Convulsions*);
des nerfs de *sensibilité sensorielle*; *acoustique :* bouchons
de cérumen, polypes, corps étrangers de l'oreille ; *olfactif :* corps étrangers, vers du sinus olfactif (Sauvages);
dentaires : caries, gingivites.

Réflexe parti des *nerfs de sensibilité interne*, *splanchni-
que, sympathique :* parasites intestinaux ; calculs de sièges multiples ; thoracotomie et thoracentèse ; *génitaux
et urinaires :* adhérences du prépuce, malformations clitoridiennes ou préputiales....

Ce sont des syndromes convulsifs qui méritent le nom
d'*Épilepsies réflexes*. Leur traitement sera essentiellement
causal. On voit alors que, comme tel, il relèvera surtout
de la *chirurgie*: ablation des tumeurs, libération des nerfs
enclavés, extraction des dents, résection des organes
génitaux ; ablation des ganglions sympathiques au cou,
préconisée par Jaboulay, Jonnesco, Chipault, et qui n'a
pas donné de brillants résultats.

La *médecine* interviendra par la *médication purgative*
lorsque le réflexe incitateur à point de départ intestinal sera formé par des parasites. (Voir: *Convulsions*).

B. **Irritation et excitation du système nerveux central.**
— A la suite de commotion, de projection, de chute
brusque sur le sol, éclate l'épilepsie. On se contentera
d'une médication sédative par les polybromures; reje-

ter toute velleité d'intervention opératoire ; agir même prudemment dans les *médications révulsives*, classiquement prescrites, vésicatoires volants, pointes de feu répétées.

2. — INFECTIONS. — ÉPILEPSIES INFECTIEUSES

a) Il est des infections au cours desquelles apparaît le syndrome comitial et qui en sont la cause efficiente.

b) Il est des infections au cours desquelles le syndrome comitial, antérieur à l'infection, peut s'atténuer et disparaître.

Les indications qui s'adressent au premier groupe d'épilepsies sont différentes de celles qui conviennent au second.

a) Il est des infections aux cours desquelles apparaît le syndrome comitial et qui en sont la cause efficiente.— INDICATIONS DES ÉPILEPSIES DE CAUSE ET DE NATURE INFECTIEUSE.

Les *indications* se tirent de la *virulence du bacille* ou de ses toxines ; de la *localisation* de l'agent causal, microbe ou produit soluble, directement sur les centres épileptogènes, de résistance amoindrie ou non, par une tare acquise antérieure, ou héréditairement transmise; de l'*état général* du malade, plus apte, suivant l'âge et l'état des forces, à la *convulsionnabilité*, comme disait Baumes. De là, deux grands procédés thérapeutiques : *réduire au minimum la virulence* du bacille et les propriétés de ses toxines ; *relever, soutenir l'organisme*, le mettre en état de faire les frais de l'infection.

THÉRAPEUTIQUE GÉNÉRALE ANTI-INFECTIEUSE. — L'*infection est toujours exogène, en dehors de l'individu, par conséquent, évitable.*

Les indications, l'infection réalisée, sont de 3 ordres :

1° *Il faut évacuer les microbes, leurs toxines ; s'efforcer de neutraliser les ferments qui pullulent dans l'organisme malade*.

2° *Il faut aider à la défense organique, venir stimuler les humeurs bactéricides, les organes à fonctions anti-toxiques, les organites défenseurs*.

3° *Il faut enfin calmer l'éréthisme nerveux en modifiant l'impressionnabilité du neurone cortico-moteur vis-à-vis du poison microbien*.

1. INDICATIONS *s'adressant aux microbes, aux toxines, aux ferments solubles*. — Vous remplirez ces indications en exonérant l'organisme par les *purgatifs*, les *vomitifs*, les *lavements*, les *saignées* ; vous les remplirez, les poisons boutés hors du corps, en empêchant leur formation par l'*asepsie interne*, que réalisent les *antiseptiques solubles et insolubles*, naphtol, salol, bétol, charbon, salicylate de bismuth.

En quelques cas, par *neutralisation de poisons* ; c'est l'*immunité acquise*, la *sérothérapie*. (Voyez le beau livre du professeur LANDOUZY : *sérum antidiphtéritique* de Roux, de Behring, de Kitasato ; *sérum antitétanique* ; *antiéberthien* (Chantemesse et Widal) ; *antipneumococcique* (Klemperer) ; *antituberculeux* (Richet, Koch, Maragliano) ; *antivariolique* (Auché) ; *antipesteux* (Yersin); *antirabique* (Pasteur, Tizzoni, Cattani).

2. INDICATIONS *s'adressant à la défense organique*. — Vous vous adresserez aux *phagocytes*, que vous multiplierez ou dont vous accroîtrez la valeur par les médications arsenicales, quiniques, les injections de pilocarpine, d'essence de térébenthine.

Vous vous adresserez aux cellules chargées de la défense et de l'exode des humeurs peccantes ; aux *cellules rénales*, par les grands lavements aseptiques froids (action réflexe), par les boissons abondantes et diurétiques ; aux *cellules hépatiques* par le calomel, les cholalogues ; aux *cellules* et *glandules sudoripares* par les bains qui, s'ils enlèvent du calorique, rétablissent la fonction glyco-génique et antitoxique du foie que l'hyperthermie avait suspendue.

Vous réduirez au minimum l'apport des principes nocifs par la *diète lactée* ou *hydrique*.

3. INDICATIONS *s'adressant au système nerveux.* — La *balnéothérapie* systématiquement froide à 18 ou 20° comme Brand le conseille, tiède et graduellement refroidie, sans l'abaisser au-dessous de 30° comme le veut Bouchard, trouvera une aide puissante dans la *médication antispasmodique par voie rectale ou gastrique.*

THÉRAPEUTIQUE SPÉCIALE ANTI-INFECTIEUSE. — Epilepsies typhiques. — Recourir au bain froid. Donner un bain froid de 10 à 15 minutes de durée, toutes les fois que la température rectale, prise toutes les 2 heures, atteint ou dépasse 39°.

La température du bain doit être de 15 à 20° pour *Brand. Juhel-Rénoy*, cependant, pense qu'il vaut mieux donner le premier bain à 22° et abaisser la température des bains suivants de 1° chaque fois, jusqu'à ce qu'on atteigne la température d'élection.

La baignoire placée près du lit doit être grande. Le malade, assis et immergé jusqu'au cou, ne doit la remplir qu'à moitié. L'eau sera de l'eau de source, antiseptisée au salol, ou au permanganate de chaux ou de potasse. On la changera, dès qu'elle sera souillée.

Le *malade est transporté dans la baignoire.* Dès qu'il y entre, un frisson le prend, accompagné d'angoisse, d'anxiété. *Frictionner* alors le thorax, les membres du baigné.

Faire une *première affusion avec de l'eau froide.*

Deuxième affusion, au bout de cinq minutes.

Troisième affusion, vers la 15° minute.

On *retire* le malade du bain.

On l'essuie légèrement, on le roule dans une couver-

ture, on le reporte dans son lit. On le couvre modérément, une boule d'eau chaude est placée aux pieds.

Si la résistance à la réfrigération est considérable, on
abaisse le bain jusqu'à 15°, on le renouvelle plus fréquemment, on recourt, dans l'intervalle des immersions,
aux applications froides (compresses imbibées d'eau
froide, vessie de glace sur la tête).

Si le malade est peu résistant, si le cœur est mou, bain
progressivement refroidi de Bouchard.

Donner à l'intérieur du *sulfate de quinine* à doses élevées et quotidiennes ou le *calomel ;* associer à ces spécifiques bactéricides, les *antispasmodiques*, chloral, bromure musc.

Epilepsies paludéennes. — Il faut agir vite. Toute
minute de retard peut devenir fatale. Jadis, on donnait le
quinquina en poudre, à très haute dose, de 4 à 20 gr. Or,
le quinquina est d'absorption difficile. Chrestien et Figuier
(de Montpellier) trouvèrent plus commode de manier
l'*extrait alcoolique de quinquina*, six fois plus actif que la
poudre. «La *résine de quinquina*, préparée avec le quinquina rouge et de l'alcool à 86°, très employée à Montpellier, est une excellente préparation qui contient la plupart des principes actifs du quinquina» (Fonssagrives).

Depuis la découverte des *alcaloïdes*, poudre, extrait,
résine sont abandonnés, en ces cas d'urgence.

Le *sulfate de quinine* et les *alcaloïdes du quinquina*,
chlorhydrate, valérianate, tannate, lactate, acétate, salicylate, citrate, bromhydrate de quinine, seront donnés
*par l'estomac, par la voie rectale, en injections sous-cuta-
nées.*

La méthode *endermique* peut rendre quelques services
chez les enfants.

Sulfate de quinine....... 1 gr.
Alcool ....⎫
Acide sulfurique.........⎭ Q. S. pour dissoudre.
Axonge.................. 16 gr.
                                  (Dujardin-Beaumetz).
F. S. A. pour frictions.

Par l'estomac, on donne le *sulfate de quinine* en solution acidulée à la dose de 1 à 3 et 4 gr. Quelques médecins dépassent cette dose. Dans les marais de l'Aude, où la fièvre pernicieuse est restée fréquente, on prescrit couramment de 6 à 8 gr.

Le *lendemain*, on donne de 2 à 3 gr. par dose de 1 gr.

Le *troisième* jour, on laisse reposer le malade.

On reprend le *quatrième* jour le cycle, qu'on cesse au bout de 3 jours. On atteint ainsi, en 12 ou 13 jours, 15 à 20 gr. de sulfate de quinine.

L'estomac est intolérant : s'il y a des vomissements, il convient de s'adresser à la *voie rectale* (1 gr. à 1 gr. 50) ; ajouter du laudanum.

Le moyen le plus efficace est de recourir aux *injections hypodermiques* :

> Bromhydrate de quinine.............. 2 gr.
> Ether sulfurique..................... 12 gr.
> Alcool .... Q. S. pour 120 c. cubes

Une seringue de Pravaz contient 10 centigr. de ce sel, dont 75 centigr. représentent 1 gr. de sulfate de quinine. Injecter, si besoin est, jusqu'à 10 seringues par jour.

> Chlorhydrate de quinine.............. 1 gr.
> Glycérine pure..................⎰
> Eau distillée.....................⎱ ââ 2 gr.

Préparer sans acide et injecter la solution tiède. On peut y ajouter 1 ou 2 gr. d'antipyrine. Chauffer toujours avant de faire l'injection. Cazanove (Montpellier, 1877) préconise l'usage de bains froids à 25°, de 10 minutes de durée, pour faciliter l'absorption de la quinine et modifier l'excitation.

Epilepsies syphilitiques. — L'indication est remplie par la médication spécifique, traitement ioduro-mercuriel, et l'hygiène.

Le *mercure* peut être prescrit en *frictions*, en *injec-*

tions hypodermiques, intra-vasculaires, par la *voie gastro-rectale.*

Charcot préconisait les *frictions mercurielles* (10 à 12 gr. d'onguent mercuriel *pro die*). Il prescrivait 15 jours de traitement, puis 15 jours de repos, puis 15 jours de traitement... et le cycle recommençait, pendant plusieurs mois.

On peut, le plus souvent, se contenter de 4 à 8 gr. d'onguent napolitain chez l'adulte, 3 à 4 gr. chez la femme, 2 gr. chez l'enfant *pro die.*

Pratiquer les frictions le soir, au moment du coucher, en évitant de les pratiquer deux fois à la même place. Frotter jusqu'à sensation de résistance pendant 10 à 12 minutes. Protéger la main avec un gant en caoutchouc. La surface frictionnée est recouverte de coton hygroscopique et celui-ci est protégé par une bande de taffetas gommé. Le matin, au lever, décaper soigneusement la peau, savonner à l'eau chaude, essuyer avec soin, saupoudrer à l'amidon ; 2 ou 3 grands bains émollients par semaine.

En même temps qu'*asepsie cutanée, antisepsie* et *asepsie buccales,* réalisées par de fréquents gargarismes au chlorate de potasse.

Aux frictions mercurielles s'ajoute l'*iodure de sodium* qu'on donne à la dose de 4 à 8 gr. *pro die,* pendant 15 jours. Repos de 6 jours et reprise ensuite.

Par la voie hypodermique, on peut injecter des *sels solubles ou insolubles de mercure* (sublimé, oxybenzoate de mercure, calomel). Les sels solubles nous ont paru préférables.

Asepsie du malade, des instruments (seringue de Pravaz), de l'opérateur. Injecter avec une aiguille longue, profondément en plein tissu, dans le sillon rétro-trochantérien. Pousser lentement l'injection.

Bichlorure de mercure......... 0,50 centigr.
Chlorure de sodium........... 1 gr.
Eau distillée.................. 100 gr.

2 seringues de Pravaz par jour.

Biiodure de mercure.......... 0,04 centigr.
Huile stérilisée.............. 0,10 centigr.

1 à 2 seringues de Pravaz par jour (Panas).

En même temps, de 4 à 8 gr. d'iodure de sodium *pro die*..

Par la voie veineuse, on injecte du *cyanure de mercure* au 1/100ᵉ. Une seringue tous les 2 jours, et, dans les cas graves, une seringue de Pravaz tous les jours (Abadie).

Par la voie gastrique, on peut associer l'iodure et le mercure dans une même préparation; donner par exemple le *sirop de Gibert*.

Biiodure de mercure........... 0,20 centigr.
Iodure de potassium.......... 10 gr.
Sirop simple.................. 500 gr.

2 à 3 cuillerées à bouche par jour.

Le professeur Fournier (Paris) pousse jusqu'à 20 gr. d'iodure pour la même quantité de biiodure de mercure.

Le professeur Mairet (Montpellier) préconise la voie gastrique.

Le mercure est bien supporté. Mairet utilise le *bichlorure de mercure*, mieux toléré à fortes doses par les gencives, d'action ptyalique moindre que le proto-iodure, d'effets plus immédiats et plus puissants (Fournier).

« Nous commençons généralement par 5 milligr. de bichlorure, puis, chaque 2 jours, nous augmentons de 5 milligr. de manière à porter ainsi, suivant les individus, la dose à 4, 5 et 6 centigrammes, dans les 24 heures. Ce qui fait que dans l'espace de 16 à 25 jours, nous arrivons à porter le mercure à la dose maxima...

» Pour l'iodure, vous devez vous comporter de la

même façon que pour le mercuré. Nous commençons, comme l'indique Fournier, par 2 ou 3 gr., et chaque 2 jours nous augmentons de 1 gr. jusqu'à ce que nous atteignons notre chiffre maximum, qui est de 10 à 12 gr. dans les 24 heures ». (Mairet, *in* thèse de Fédou, 1888).

Pendant le traitement, surveiller la bouche et la peau. Dans les périodes intercalaires, Féré recommande les antihyperkinétiques, les bromures de préférence. Lait à haute dose. Instituer le traitement spécifique le plus tôt possible. Prolonger le traitement pendant toute la durée des manifestations comitiales, longtemps même après leur disparition.

Mairet cependant n'est pas de cet avis : « Dans l'épilepsie syphilitique, dit il, les accès convulsifs peuvent ne se produire qu'à des époques parfois très éloignées, et, si, comme cela arrive quelquefois, le malade, se berçant d'un fol espoir, a le tort de cesser tout traitement, convaincu de sa guérison, la maintenue trop prolongée du traitement spécifique peut ne pas être sans danger ».

Hygiène rigoureuse — Alimentation reconstituante, séjour au grand air. Pas d'alcool, pas de vin, pas de tabac. Exercices physiques, marche, massages et frictions. Pas de fatigues intellectuelles.

b) Il est des infections au cours desquelles le syndrome comitial **antérieur à l'infection peut s'atténuer ; peut même disparaître, momentanément ou définitivement.**

Cette constatation clinique devait autoriser certaines tentatives curatives.

Baumes rapporte, qu'au dire de Médicus, l'inoculation de la variole a été singulièrement utile contre l'épilepsie.

Pierre Marie soutient la nature infectieuse de l'épilepsie et que les produits microbiens pourront aider un jour à sa guérison.

Pasteur, avec le virus antirabique, aurait guéri non seulement la rage, mais encore l'épilepsie : les deux faits n'ont pas été publiés.

S'inspirant de ces notions et de ces idées, Gilbert Ballet (Société médicale des Hôpitaux, juillet 1893) pensa que l'immunisation pasteurienne chez un comitial mordu par un chien enragé réussirait à arrêter les attaques.

Or, l'épileptique, traité à l'Institut Pasteur de Paris, guérit de la rage, mais resta avec ses attaques.

Lannois (*Lyon médical*, 1892) injecte à des épileptiques des cultures de staphylococcus pyogenes aureus : il lui paraît que les injections ont une action favorable. Le streptocoque serait plus spécialement indiqué en raison de l'influence heureuse exercée par l'érysipèle sur l'épilepsie.

Mairet et Vires ont injecté à des épileptiques du sérum de sang recueilli chez un comitial, au moment du paroxysme convulsif. Il n'y a pas eu de résultat appréciable.

Ce même sérum sanguin, additionné de bromures, n'a pas produit d'autres résultats plus marqués.

3. — INTOXICATIONS. — ÉPILEPSIES TOXIQUES

Il est des intoxications au cours desquelles apparaît le syndrome comitial et qui en sont la cause efficiente, cocaïne, santonine, absinthe, picrotoxine, strychnine, essences d'absinthe, de fenouil, d'anis vert, de badiane, alcools éthylique, propylique, butylique, amylique, plomb, mercure, phosphore, oxyde de carbone, sulfure de carbone, muscarine (poison du champignon), ergot de seigle.

En pratique, l'intoxication est aiguë ou chronique.

Aiguë, elle répond à des intoxications qui sont celles des empoisonnements.

Chronique, elle relève des prescriptions de l'hygiène alimentaire.

a) **Intoxications aiguës.** — THÉRAPEUTIQUE GÉNÉRALE DE L'EMPOISONNEMENT. — Se souvenir que les voies *d'entrée* sont: la voie *gastro-intestinale*, la voie *cutanée* ou *sous-cutanée*, la voie *pulmonaire*; que les voies de *sortie* sont : la voie *rénale*, la voie *cutanée*, la voie *intestinale*, la voie *pulmonaire*.

La voie d'entrée la plus féquente est la voie stomacale. Aussi faut-il être toujours prêt à *évacuer rapidement le contenu de l'estomac* : *lavage de l'estomac* ; *vomitifs* (ipéca, tartre stibié).

Si le poison est descendu dans l'intestin, *purgatifs, lavements purgatifs, lavements huileux.*

Si le malade est *syncopé*, par anémie cérébrale et arrêt du cœur : nitrite d'amyle, caféine, café noir très fort.

Si le malade est *asphyxique* : inhalations d'oxygène, respiration artificielle, tractions rythmées de la langue.

Si le malade est *excité, congestionné, convulsif :* chloral, bromures, chloroforme, éther.

Si le malade est *déprimé, asthénisé :* frictions énergiques, injections d'éther, chaleur.

Dans tous les cas, injections sous-cutanées d'eau salée à 7 pour 1000.

Epilepsie alcoolique. — «La première précaution que l'on doit prendre en arrivant auprès du malade, c'est de le faire tenir par des hommes vigoureux. On lui assujettira le tronc et les cuisses avec des draps passés en travers, et dont on fixera les bouts au bas du lit. On lui liera les pieds, mais non les mains, deux hommes robustes les lui saisiront.

»Tout indique la nécessité de vider l'estomac... qu'on se garde bien de donner l'émétique : une petite dose serait sans efficacité, une plus forte augmenterait le délire et les convulsions. C'est de *l'eau tiède* qu'il faut commencer à lui donner; à mesure qu'il boit, les nausées se rapprochent davantage, la bouche s'ouvre de temps en temps, pour livrer passage aux matières.

»On doit saisir un de ces instants pour pousser jusque

dans l'œsophage une longue plume dont on aura trempé les barbes dans l'huile et chercher à déterminer ainsi le vomissement » (1).

Lavage de l'estomac avec expression; saignée et opium en pleine ivresse ; bains, boissons tempérantes et lavements : telle était la suite du traitement.

Les indications sont : a) vider l'estomac, lavage, expression, eau tiède; b) stimuler la peau et les émonctoires par frictions; c) administrer l'ammoniaque dans une infusion de café (X à XX gouttes), ou donner 10 gr. d'acétate d'ammoniaque; d) faire des injections de morphine jusqu'à 5 centigr.; e) lavements de chloral et de laudanum.

Epilepsie saturnine. — Grisolle déconseille la saignée qui fait redoubler les convulsions. Echouent le plus souvent : révulsifs cutanés, vésicatoires, sinapismes, affusions froides sur la tête, antispasmodiques, éther, valériane, assa fœtida, sulfate de quinine, opium.

On essaiera de désintoxiquer l'organisme en rendant le plomb insoluble : lavages de l'estomac avec l'acide sulfurique à 1 pour 1000.

> Acide sulfurique............. 2 gr.
> Sulfate de soude............. 40 —
> Sulfate de magnésie......... 40 —
> Eau....................... 1 litre.

Par grands verres, toutes les 1/2 heures.

Jaccoud recommande l'iodure de potassium. Gubler le bromure de potassium, à la dose de 4 à 6 grammes.

Déléarde, de Lille, a obtenu de bons effets des injections de sérum salé dans le traitement de la colique saturnine; on pourrait les tenter dans les accidents comitiaux, soit seuls, soit précédés d'une saignée.

Le bromure, l'opium, le sulfonal, trouvent toujours leur indication.

---

(1) PERCY. — *Dictionnaire des sciences médicales.*

Elschnig signale que Secgelken a obtenu de bons résultats dans le traitement de l'encéphalopathie saturnine par la ponction lombaire (1).

b) **Intoxications chroniques**. — THÉRAPEUTIQUE GÉNÉ-
RALE. — Les indications sont remplies par les *médications oxydante, neutralisante, éliminatrice.*

La médication neutralisante est incertaine : la formation dans le sang, dans les cellules, dans les tissus de
composés insolubles serait chimérique. Aussi vaut-il
mieux s'adresser aux oxydations intensives qu'on obtiendra par les inhalations d'oxygène, par les ferrugineux,
les chlorures, les hypoposphites, aux éliminations actives qu'on facilitera par les diurétiques rénaux, les excitants cutanés, les excitants spoliateurs des glandes intestinales.

S'il y a des troubles fonctionnels et nutritifs, on devra
recourir à la médication altérante, que rempliront les
iodures à haute dose, le nitrate d'argent, les révulsifs,
les dérivatifs, aidée de la médication reconstituante par
la vie au soleil, les ferrugineux, les aliments réparateurs,
les cupeptiques (viande crue, sang en nature, gelées,
bouillons de viande).

Hygiène. — *Symptomatiquement*, on s'adressera aux
polybromures, comme il sera indiqué plus bas.

4.— DIATHÈSES.— VICIATIONS NUTRITIVES.—AUTO-INTOXICATIONS

Il est des perturbations humorales au cours desquelles
apparaît le syndrome épileptique et qui sont, de ce dernier, la cause efficiente.

Perturbent la nutrition, modifient la sécrétion interne,
exagèrent la production de poisons endogènes, empêchent la destruction et l'élimination des poisons exogènes

_____

(1) DÉLÉARDE. — In *Gaz. des Hôpitaux*, 1901, N° 68.

et endogènes, la *grossesse*, les *règles* (Bouffe de Saint-Blaise, Kieffer, Charrin) ; l'*éclampsie puerpérale ;* le *diabète sucré ;* la *goutte ;* le *surmenage ;* le *mal de Bright ;* les *auto-intoxications gastriques* et *gastro-intestinales* ; les *épilepsies congestives* qui comprennent l'épilepsie véritablement *congestive*, plethorica, disait Sauvages, sanguine, disait Hoffmann, dont Truc (1), Küssmaul, Lépine, Lemoine, ont rapporté des exemples, les épilepsies des fluxionnaire, des arthritiques, des hémorroïdaires, *actives* et l'épilepsie *passive*, par stase, suite d'asystolie cérébrale, des brightiques, des cardiaques, des pulmonaires chroniques, l'*épilepsie cardiaque* par stase passive et anémie cérébrale ; l'*hyperthyroïdie* par tumeur thyroïdienne (cas personnel) (2).

Il est vraisemblable que l'épilepsie ordinaire, épilepsie névrose des auteurs, est due à une viciation humorale, fonction d'un poison organique endogène.

Paulet (1867) accuse la présence insolite dans le sang d'une certaine proportion de carbonate d'ammoniaque. Il note l'alcalescence du sang avant les attaques.

Pommay, Zacchi, Voisin montrent que les attaques sont fonction de troubles gastro-intestinaux et qu'il y a parallélisme entre les phénomènes.

Agostini trouve hypertoxique le suc gastrique.

Mairet et Ardin-Delteil trouvent hypotoxique la sueur interparoxystique. Au contraire, la sueur recueillie au moment des attaques ou immédiatement après celles-ci,

---

(1) TRUC. — *Lyon médical*, 1885.
(2) Il s'agit d'une femme de 37 ans, forte, bien réglée, sans hérédité, ni antécédents personnels pathologiques, qui, à l'âge de 35 ans, voit une tumeur se former au cou, unilatérale, gauche, augmentant progressivement de volume. Six mois après l'apparition de la tumeur, 1re crise comitiale. Depuis, elles se répètent tous les mois, tous les 15 jours et sont en rapport avec l'accroissement de la glande et les périodes menstruelles.

possède des propriétés toxiques faibles, mais réelles. Le point α est entre —0,40 et —0,56. Le sang est poisseux, de coagulation très facile, le sérum y est en petite proportion.

J'y ai toujours trouvé une quantité de fibrine souvent supérieure à celle que donnait un échantillon de sang d'homme sain. J'ai pu obtenir des coagulations à des températures inférieures à celles où coagule le sang échantillon témoin. (Laboratoire de la Clinique des maladies mentales et nerveuses. Prof. Mairet).

Hénocque y a trouvé diminuée l'activité de réduction de l'oxyhémoglobine ; une certaine quantité peut même disparaître (Féré).

Claus et Van der Stricht ont vu la densité du sang augmenter immédiatement après le début de l'attaque et diminuer notablement avant le début de celle-ci.

La toxicité du sang épileptique n'est pas constante. D'Abundo, Mairet, Bosc, Vires lui reconnaissent des propriétés convulsivantes.

Mairet et Vires ont mis en relief l'hypotoxicité interparoxystique des urines, stigmate permanent de l'épilepsie.

Chiaruttini a trouvé que, pendant les accès, le sang renfermait des alcaloïdes. Ceux-ci produisent des troubles respiratoires, de la tachycardie, de la polyurie, des contractions intestinales et la mort survient au milieu de convulsions.

L'étude du syndrome urinaire et de la toxicité de l'urine montre qu'il y a, en général, viciation dans l'élaboration de la matière nutritive, d'où auto-intoxications.

Claus, faisant ingérer de l'urine par voie stomacale, a pu donner des convulsions aux lapins.

Deny et Chouppe, Voisin et Péron..., Mairet et Bosc, Mairet et Vires concordent généralement sur les résultats que donne l'étude de la toxicité urinaire. L'urine de l'épileptique est *hypotoxique*. Cette hypotoxité est fonction de l'épilepsie, en constitue un stigmate d'une telle intensité et d'une telle permanence qu'avec mon maître, le professeur Mairet, nous pensons qu'il peut rendre les plus grands services au point de vue du diagnostic simple ou médico-légal. Les urines prœparoxystiques (d'avant l'attaque) sont plus toxiques que les postparoxystiques (d'après l'attaque). Les prœparoxystiques ont une action convulsivante plus marquée que les urines normales et surtout que les postparoxystiques. Même avant l'attaque, alors que l'urine comitiale a son maximum de toxicité, son coefficient urotoxique est égal ou souvent inférieur à celui de l'urine d'un homme sain.

Dès 1854, Scyfert montre que l'urine postparoxystique est souvent albumineuse. Voisin et Péron, depuis, ont établi : l'albuminurie postparoxystique existe dans la moitié des cas ; elle se rencontre dans toutes les formes cliniques de l'épilepsie ; elle est constante dans l'état de mal.

Le paroxysme augmente les échanges : *l'azote* et les *phosphates* apparaissent en plus grande quantité ; phosphates alcalins et phosphates terreux sont augmentés, ces derniers davantage ; de même l'urée, les chlorures.

L'urine renferme des produits anormaux, stades intermédiaires et incomplets des produits ultimes d'élaboration et de désassimilation : indican, peptones, sulfoconjugués, alcaloïdes très convulsivants et très toxiques (Voisin, Oliviero, Griffiths...).

J'ai soumis des épileptiques à l'épreuve du bleu de méthylène pour mesurer leur perméabilité rénale et à celle de la glycosurie alimentaire pour mesurer la valeur de leur cellule hépatique. Les résultats sont les suivants :

La fonction hépatique est troublée d'une façon cyclique, c'est-à-dire que le même épileptique, toutes choses égales d'ailleurs, et l'alimentation étant la même, sera insuffisant pendant 8 jours, suffisant pendant 8 et le cycle recommence. Le même cyclisme se retrouve pour la fonction rénale. C'est, en même temps, parallèlement, que le foie et le rein sont atteints d'insuffisance et d'imperméabilité relatives. A la phase de perméabilité, le rein est très largement perméable. Je n'ai pu établir de rapports précis, dans le temps, entre les paroxysmes et l'atteinte des cellules rénale et hépatique.

Nous pensons que l'épilepsie névrose des auteurs pourrait bien être, en fin de compte, une manière d'auto-intoxication. Tout s'y passe comme si, dans le sang, ou dans le milieu intérieur, d'une façon générale, étaient des poisons — indéterminés — et multiples — ou peut-être — un poison unique — constant, toujours le même.

Cet élément toxique, endogène, naît vraisemblablement des viciations de la nutrition. Or, le mécanisme de cette nutrition est fort obscur.

Faut-il invoquer l'insuffisance de quelque glande à sécrétion interne ?

Faut-il invoquer l'élaboration incomplète ou perturbée des matériaux nutritifs par des organismes, héréditairement insuffisants ou héréditairement distraits de leur rôle ?

Faut-il invoquer une sécrétion anti-toxique absente ?

C'est à l'expérimentation à résoudre le problème.

THÉRAPEUTIQUE GÉNÉRALE DES AUTO-INTOXICATIONS (1). — La *première* indication serait d'empêcher le poison de se former. Elle est remplie par la médication antiseptique, aidée de la médication purgative.

Le *poison formé*, il faut s'opposer à sa pénétration dans l'organisme, en le soustrayant à l'absorption.

S'il est absorbé, il faut s'efforcer de le détruire. Le foie a le pouvoir d'arrêter les poisons : il les soustrait à l'intestin, les élimine ou les détruit.

---

(1) Ch. BOUCHARD, 1885.

S'il a échappé à la vigilance du foie, le poison sera éliminé par la peau, les poumons, l'intestin, les reins.

Ces multiples indications sont remplies par les médications éliminatrice, diurétique, cholalogue, excitatrice des fonctions sudorales ...

Mais l'organisme n'est pas inerte : il importe de soutenir les *forces* du malade pour qu'il ait le temps d'éliminer le poison. On ne peut fournir au malade la *force radicale*, mais ce qui lui importe, c'est la *force agissante* qu'on surexcitera par les toniques et les stimulants.

THÉRAPEUTIQUE SPÉCIALE. — **États épileptiques de la grossesse et de l'accouchement.**

Il est de ces états : 1° un traitement *préventif* ; 2° un traitement *curatif, médical et obstétrical*.

TRAITEMENT PRÉVENTIF. — L'insuffisance hépato-rénale, avec ou sans albuminurie, nécessite le *régime lacté absolu, exclusif*. En même temps, antisepsie intestinale par charbon, iodoforme, naphtaline, naphtol, bismuth ; inhalations d'oxygène ; spoliations intestinales par les drastiques, les salins, les cholagogues. Les diurétiques seront très prudemment administrés. Au total : *régime lacté, absolu, exclusif. Repos absolu ou relatif suivant le cas. Proscription absolu des voyages. Pas ou peu de médicaments.*

TRAITEMENT CURATIF MÉDICAL. — SOINS GÉNÉRAUX. — Placer la malade dans le décubitus horizontal, au lit ; la débarrasser de tout vêtement pouvant gêner la poitrine et le cou ; surveiller les oreillers sous lesquels elle pourrait asphyxier. Introduire un morceau de liège ou un fragment de bois entouré d'un linge entre les mâchoires. Eloigner les bavards et les causeurs. Repos, calme, dans une chambre grande, aérée, modérément chauffée. Surveiller la vessie et la vider.

SOINS PARTICULIERS.— a) *Médication antiphlogistique.*— b) *Médication anesthésique.*

a) **Médication antiphlogistique.** — Mieux désignée médication anti-toxhémique, remplie par *saignée générale* qu'il faut pratiquer immédiatement, dès qu'apparaissent les convulsions et à quelque phase qu'elles se manifestent dans l'évolution du travail. Cette saignée de 250 à 300 gr. sera répétée si besoin est, si convulsions reparaissent.

Faire suivre la saignée d'*injections sous-cutanées d'eau salée ou d'injections intra-veineuses d'eau salée isotonique au sérum sanguin.*

b) **Médication anesthésique.** — Donner le *chloroforme* en inhalations jusqu'à la narcose complète : il faut le donner d'abord à dose massive, brutale, et, la sidération obtenue, continuer à laisser tomber goutte à goutte le chloroforme, pendant plusieurs heures... Il ne faut pas que la malade sorte du sommeil anesthésique.

S'il survient des prodromes de l'attaque, augmenter immédiatement les inhalations. On diminue progressivement les doses, jusqu'à suppression.

Le *chloral* serait, pour quelques accoucheurs, supérieur au chloroforme. En injections sous-cutanées et intra-veineuses, il doit être rejeté. Les éclamptiques sont des convulsives, elles ont des contractures des muscles masticateurs : il est difficile de leur donner du chloral par la bouche. Force est de recourir à la *voie rectale.*

Charpentier, d'emblée, administre 4 gr. de chloral dans 50 gr. de mucilage de coings. Faire suivre d'autres lavements, jusqu'à tolérance, si le premier est rendu. On peut dépasser 12 à 14 gr. de chloral dans les 24 heures. Si les accès s'éloignent, éloigner de même le médicament ; si les accès persistent, attendre moins longtemps et rapprocher le médicament. Ne jamais cesser la médication brusquement et ne pas cesser d'administrer à la malade, même en voie de guérison, 4 gr. de chloral par 24 heures.

TRAITEMENT CURATIF CHIRURGICAL. — Toutes les fois qu'on le pourra, sans violence pour la mère, il faut terminer l'accouchement soit par le forceps, soit par la version. Mais si le col n'est ni dilaté, ni dilatable, si le travail n'est pas commencé, les avis sont partagés.

Les uns provoquent artificiellement l'accouchement et ont des succès et des insuccès. Les autres rejettent l'accouchement prématuré et s'imputent à crime de faire l'accouchement forcé : ils ont aussi des succès et des insuccès.

La question ne saurait être résolue, parce que les conditions pathogéniques sont multiples. Un fait cependant accepté par tous, c'est que, si le col est dilaté ou dilatable, il faut intervenir et rapidement terminer l'accouchement.

Etats épileptiques causés par les diathèses. — L'indication sera de rétablir le fonctionnement normal du cycle des assimilations et des désassimilations. Or, il y a ralentissement, perturbation, anomalie dans les mutations nutritives ; on activera la nutrition, on la rétablira dans ses processus habituels, on fournira, on remplacera les matériaux usés en excès.

L'indication sera remplie par la *médication atténuante*. A chaque diathèse correspond ensuite une médication particulière, *antiscrofuleuse, antirhumatismale, antiherpétique, antigoutteuse, antidiabétique*.

Médication atténuante (1). — Elle est remplie par le *régime atténuant* et les *médicaments atténuants*.

---

(1) Elle s'adresse aux diathèses que l'École de Montpellier a toujours regardées comme des états généraux, affaiblissant les forces vitales, gênant le jeu normal des fonctions, disposant à la sclérose et aux congestions, devenant ainsi une cause d'imminence et de prédisposition morbides. La nutrition paraît parfaite, l'état général satisfaisant. «C'est un florissant mensonge» (Michel Lévy).

Il y a un excédent nutritif, il y a une désassimilation qui n'arrive pas à ses stades ultimes, il y a, de ce chef, des poisons qui, nés

a) *Régime atténuant.* — Modération dans l'usage des aliments gras ou adipogènes ; vie au grand air, dans une atmosphère excitante et vive, exercices musculaires poussés jusqu'à produire une certaine dépense organique, marche, exercice, gymnastique, bicyclette, frictions, massages, balnéothérapie chaude ou tiède ; enveloppements dans le drap mouillé.

b) *Atténuants médicamenteux.* — Les iodiques, les mercuriaux, les alcalins, *tous atténuants directs,* parce qu'ils s'adressent directement à la nutrition retardante, seront associés aux purgatifs, aux diurétiques, aux sudorifiques, ceux-ci *atténuants indirects*, parce qu'ils atteignent indirectement la nutrition pervertie. .

On insistera surtout sur les *alcalins*. Depuis longtemps déjà, Mialhe a montré leur valeur comme agents d'oxydation.

La médecine actuelle y ajoute l'*opothérapie thyroïdienne* (1).

Il y avait, dans la médecine de Fonssagrives, les *neutralisants* de diathèses, d'ordre médicamenteux et hygiénique.

La médecine ancienne prônait les premiers et dédaignait les seconds. La médecine contemporaine dédaigne

---

dans l'organisme et créés par lui, y séjournent et sont à leur tour générateurs d'imminences morbides. Il faut donc faire disparaître l'excédent, activer les combustions désassimilatrices, les conduire jusqu'aux produits ultimes et ainsi l'organisme sera au minimum un laboratoire et un réceptacle de poisons.

(1) J'ai eu à me louer, en tous les cas de nutrition retardante, de l'ingestion du corps thyroïde en nature.

J'ai vu augmenter les matériaux extractifs de l'urine dans d'énormes proportions, j'ai vu la diurèse ajouter son action à cette désassimilation plus énergique.

L'emploi du corps thyroïde dans les diathèses me parait donc justifié. (VIRES, *Leçons de clinique médicale*, 1898. — Jacquemet, Thèse de Montpellier, 1899).

trop les premiers et ne prône plus les seconds. C'est dans un sage éclectisme, toujours éclairé par la hiérarchisation des indications d'état général, de milieu, des manifestations actuelles... que se trouve la juste mesure.

THÉRAPEUTIQUE SPÉCIALE.— Modificateurs de la scrofule. — Les iodiques. — *Usage interne.* — La *solution iodée de Baudelocque* contient 10 centigr. d'iode, 20 centigr. d'iodure de potassium et 500 grammes d'eau.

Prendre un verre par jour en 4 fois.

La *teinture d'iode du Codex* est au 1/12ᵉ (10 grammes d'iode pour 120 gram. d'alcool à 90°). 20 gouttes de teinture d'iode pèsent 40 centigr. et contiennent 3 centigr. d'iode.

Quand on prescrit la teinture d'iode à l'intérieur, on donne 1 centigr. 1/2 d'iode par 10 gouttes. On administre la teinture d'iode dans une infusion de feuilles de noyer à la dose de 10 à 20 gouttes par jour, le tannin du noyer maintient l'iode en dissolution,

Sirop de Raifort iodé, sirop de Portal (cochléaria, cresson, raifort, gentiane, quinquina).

Usage externe. — Bains.

Iode..................	8 à 15 grammes.
Iodure de potassium.	15 à 30 —
Eau..................	500 cent. cubes.

Verser dans l'eau d'un bain préparé dans une baignoire en bois. Diminuer la dose de la moitié pour les enfants.

Pommades à l'iodure de plomb, de potassium, 5 à 10 pour 30 et 100. Eaux-mères de Salins, de Salies-de-Béarn.

Les chloruro-sodiques (1). — Eau de mer à l'inté-

---

(1) Je ne parle pas des bromiques, faute de documents précis. Le brome, que Pourché, agrégé de Montpellier, en 1828, deux ans après la découverte de Balard, introduisit dans le traitement de la scrofule, mériterait des tentatives nouvelles.

rieur ; hydrothérapie marine ; séjour au bord de la mer; Balaruc, Bourbonne, Uriage, Aix-la-Chapelle, Rennes-les-Bains ; bains salés chauds à domicile.

RÉGIME ANTISCROFULEUX : hydrothérapie, thalassothérapie, gymnastique, séjour à l'air vif et pur. Le régime, bien tracé par Bordeu, doit être modéré dans l'usage des boissons ; il doit utiliser fréquemment les purgatifs, exciter la sécrétion sudorale ; il doit être réparateur, tonique et stimulant, viandes rouges, vins rouges généreux, viande crue; quant au lait, à petites doses, son usage sera permis.

Modificateurs du rhumatisme et de la goutte. — Ils agissent, soit par diurèse (colchique, feuilles de frêne, sels de lithine, azotate de potasse et de soude), soit par excitation de la nutrition (quinquina, alcalins, citrate de potasse et de soude), surtout comme diurétiques rénaux ou cardio-vasculaires (café et caféine, colchique, théobromine, diurétine).

RÉGIME.—Imposer une sobriété relative. La proscription du vin est, au dire de Fonssagrives, une exagération ; celle du café est encore moins justifiée, et le thé ne présente aucun inconvénient. Au contraire, l'emploi des alcools est injustifié.

Les vêtements sont trop nombreux et trop épais. La flanelle est indispensable. Prescrire fréquemment les bains sulfureux. Ne pas hésiter devant l'hydrothérapie, le bain froid, la douche froide, l'enveloppement par le drap mouillé, le massage. Exercices, combattre la sédentarité.

Modificateurs du diabète.—Le syndrome diabétique a une pathogénie multiple : trouble des mutations nutritives déviées, il traduit tantôt un ralentissement dans l'exonération de matériaux (Bouchard), tantôt une accélération (Ch. Robin).

Aux diabétiques par ralentissement nutritif s'adresseront les indications que j'ai formulées à propos du rhumatisme. Il faudra, en plus, réduire au minimum supportable les hydrates de carbone, utiliser les iodures et les alcalins, et, plus largement encore, insister sur l'hygiène alimentaire et les exercices musculaires et cutanés.

Aux diabétiques par exagération nutritive s'adresseront des médicaments modérateurs des activités nervo-nutritives. L'antipyrine sera prescrite aux doses de 1 gr. 50 à 2 gr. — pendant une semaine ; — on donnera ensuite le sulfate de quinine et l'arsenic. On utilisera les calmants nervins : opium, valériane, bromure de potassium et les alcalins.

Epilepsies urémiques. — L'urémie est un empoisonnement complexe Tous les poisons introduits normalement dans l'organisme, tous ceux qui y sont fabriqués physiologiquement, y contribuent dans d'inégales proportions : s'ils ne sont pas éliminés en quantité suffisante par le rein imperméable, il y a urémie (poisons de la désassimilation, de l'alimentation, toxi-alimentaires, de la sécrétion biliaire, des putréfactions intestinales).

1ʳᵉ INDICATION : *Suppléer au fontionnement du rein* ; *excitation* de la peau : bains d'air chaud et sec ; bains de vapeur ; jaborandi ; massages ; frictions sèches....

2ᵉ INDICATION : *Diminuer l'état congestif du rein* ; révulsifs dans la région lombaire, ventouses sèches et scarifiées, sangsues, sinapismes.

3ᵉ INDICATION : *Combattre l'intoxication* ; par la médication *diurétique* ; *théobromine* de 3 à 6 gr. par jour, en augmentant progressivement de 1 gr. par jour ; *digitaline* pendant 3 jours, et immédiatement après, la théobromine (premier jour, 1 milligr. ; 2ᵉ jour, 1/2 milligr. ; 3ᵉ jour, 1/2 milligr.) ; *diurétine*, 3 à 4 gr. dans 30 gr. de sirop de digitale pour une potion de 120 cent. cubes ; maintenir d'une façon intégrale le régime lacté absolu pendant la durée de la médication. Si la perméabilité rénale (mesurée par le bleu de méthylène, la toxicité des urines, la cryoscopie) est considérable, être sobre de cette médication par les diurétiques médicamenteux, de peur d'intoxication surajoutée. Associer la scille, la scammonée, la digitale : 5 centigr. de chaque pour 1 pilule ; 4 à 8 pilules par jour pendant un septénaire.

Par la *médication spoliatrice*, qui a pour but de faire tomber l'hypertension portale, de jeter dans la circulation générale, pour la relever, le sang stagnant dans le foie et le système porte — *grands lavements d'eau froide, lavements purgatifs* (feuilles de séné et sulfate de soude, 15 gr. pour 300 à 500 d'eau et donner en lavement) ; *purgatifs drastiques* (eau-de-vie allemande et sirop de nerprun par parties égales, 20 gr., par exemple, ou 15 gr. d'eau de vie allemande, 30 de sirop de nerprun.

Recourir à la saignée, sans perdre de temps, qu'on fera toujours suivre d'injections intra veineuses, ou à la rigueur hypodermiques d'eau salée bouillie à 7 gr. de sel pour 1000.

On tirera de la veine 150 gr. chez l'enfant, 300 à 400 chez l'adulte.

On injectera, dans les veines, de 250 à 500 gr.; sous la peau, de 800 à 1500 cent. cubes par jour.

Par l'*oygénation des produits toxiques* : inhalations d'oxygène.

Par l'*antisepsie gastro-intestinale, médicamenteuse et alimentaire* ; charbon à l'intérieur à doses suffisantes ; benzonaphtol et salol.... régime lacté absolu, suivi d'un purgatif drastique tous les 4 ou 5 jours ; permettre plus tard, blanc d'œufs, fromage, viandes bouillies.

Ainsi *diurétiques*, en première ligne, le *lait* — aliment et diurèse, — l'*antisepsie intestinale*, — la *saignée*, — les *inhalations d'oxygène* : voilà le traitement qu'a ratifié l'expérience et celui qu'établit la conception pathogénique de Ch. Bouchard.

Ne jamais cesser le *traitement symptomatique* par les bromures, le chloral.... comme je l'indique aux *Epilepsies aiguës*.

Huchard a montré, après Bouchard, et complétant l'œuvre de celui-ci, qu'il y avait non pas *une*, mais des *urémies*, suivant que telle ou telle substance toxique restée dans le sang fait l'intoxication (rétention des chlorures, association de l'urémie par néphrite intestitielle à une infection rénale purulente et microbienne, association de la néphroptose aux auto-intoxications gastro-intestinales, urémie toxi-alimentaire....).

Chez l'épileptique urémique, la toxi-infection alimentaire joue le plus grand rôle.

Régime alimentaire. — Prescrire pendant 8 jours le régime *lacté absolu* (3 à 4 litres par jour) ; *régime lacté mitigé* pendant 8 autres jours (1 litre 1/2 à 2 litres par jour ; légumes de toutes sortes ; quelques fruits ; peu de viande et jamais le soir). Eviter : viandes faisandées et peu cuites, viandes en excès, fromages faits, gibier, conserves alimentaires, poisson de mer, bouillons et potages gras.

Quelques purgatifs, lavages de la bouche, lavages de l'estomac, lavages copieux de l'intestin, injections sous-cutanées d'eau salée, si la langue sale, météorisme abdominal, diarrhée fétide.

a) *Lavage de l'estomac*, indispensable chez les épileptiques hyperchlorhydriques ou dilatés.

b) *Lavage de l'intestin*, 2 à 3 fois par jour, introduire, le malade étant dans le décubitus latéral gauche, à l'aide d'une longue canule rectale, 2 litres d'eau bouillie salée à 7 pour 1000.

c) *Lavage du sang*. Huchard déconseille l'injection intra-veineuse, opération difficile, dangereuse parfois, et il estime que les injections sous-cutanées de 200 à 500 cent. cubes d'eau chlorurée, répétées 2 ou 3 fois par jour, agissent presque aussi bien.

Epilepsies gastriques. — Les auto-intoxications gastro-intestinales jouent un rôle majeur.

Aiguës, elles relèvent des indications que comporte l'empoisonnement aigu, l'intoxication aiguë ; j'ai traité antérieurement ce sujet.

Chroniques, les indications s'adresseront *à la stase, à la distension de l'estomac avec fermentations anormales, aux syndromes hyper et hypochlorhydrie ; aux ptoses intestinales, aux relâchements, aux colites, aux entéro-colites.*

a) Stimuler directement les extrémités nerveuses de la paroi gastrique par les amers simples et les amers convulsivants. S'adresser au système nerveux général dans ses expansions cutanées et périphériques : frictions sèches, aromatiques, changement d'air, habitation des hauteurs, air marin, pas de soucis, de préoccupations, voyages, distractions ; douches froides, chaudes, écossaises ; bains sulfureux, salés, de mer.

Comme hygiène alimentaire, se préoccuper de cet axiome : *il faut que l'estomac soit distendu le moins possible, le moins souvent, le moins longtemps possible.* 3 repas par jour avec un intervalle de 8 heures entre les deux principaux, de 4 heures entre le premier et le second (7 heures 1/2; 11 heures 1/2; 7 heures du soir); repas peu copieux, mais substantiels ; pas de liquide entre les repas ; 375 grammes de boisson à chaque repas, soit 3/4 de litre en 24 heures.

Ecarter tout ce qui a tendance à fermenter : alcool (acides acétique et lactique), mie de pain, tomates, sauces aux vins, aux épices variés.

Premier déjeuner : 7 heures 1/2 du matin ; œuf à la coque ; fruits cuits ; marmelades ; pas de pain, ni de boisson.

Deuxième repas : 11 heures 1/2 ; viandes froides assez

VIRES; *Maladies nerveuses.*   13

cuites, viandes chaudes, mais braisées, de préférence aux côtes saignantes, purées de viande ; poissons bouillis ; œufs au lait ; pâtes et riz au lait, ou au bouillon, ou au jus de viande ; purées de légumes ; fromages ; compotes de fruits.

Troisième repas: 7 heures; même alimentation. Comme fruits frais, trois seulement sont permis, les fraises, les pêches, les raisins.

Combattre les fermentations anormales par les antiseptiques (créosote, iodoforme, acide salicylique, salicylate de bismuth, eau chloroformée saturée dédoublée, acide chlorhydrique à 4 pour 1000) et à la rigueur par le lavage de l'estomac, s'il y a des résidus alimentaires, 6 ou 7 heures après le repas.

Le pyrosis et la gastralgie seront combattus par l'eau chloroformée saturée, les gouttes noires anglaises (II à V gouttes dans un peu d'eau), les gouttes blanches de Gallard (chlorhydrate de morphine, 20 centigr. dans 5 gr. d'eau de laurier-cerise, 2 à 4 gouttes), la cocaïne (50 cent. dans 300 gr. d'eau et par cuillerées à bouche toutes les heures). On neutralisera les acides corrosifs qui causent une si vive douleur par le bicarbonate de soude à haute dose, la craie préparée, la magnésie calcinée, le charbon...

Avant tout, essayer de savoir s'il s'agit du syndrome *hyperchlorhydrie* ou du syndrome *hypochlorhydrie*.

Si *hyperchlohydrie* avec gastralgie, vomissements, sécrétions anormales, butyrique et lactique : *alcalins* qu'on donnera 3 heures après le repas, soit seuls, soit associés au sous-nitrate de bismuth, à la magnésie calcinée, à la craie préparée. Boissons chaudes (45° à 50°), abondantes.

Opiacés contre les douleurs (gouttes noires anglaises).

Opium de Smyrne	100 gr.
Vinaigre distillé	600 gr.
Safran incisé	8 gr.
Musc. grass. pulv	24 gr.
Sucre blanc	50 gr.

De 2 à 6 gouttes ; codéine (codéine, thridace, 50 cent.
de chaque pour 12 pilules, une avant chaque repas) ; *atropine*, 1 centigr. pour 100 gr. d'eau distillée — commencer par 20 gouttes, 5 fois par jour, augmenter jusqu'à 15
fois XX gouttes dans les 24 heures ; *perles d'éther* 4 à 6.

Chez arthritiques hyperchlorhydriques, les perles
d'éther, le sulfate de quinine (30 centigr. pris 2 à 6
fois par jour) ; la teinture de chanvre indien associée à
la liqueur d'Hoffmann (5 gr. de chaque et X gouttes, 4 à
5 fois par jour); le chloroforme et la teinture d'iode (10
gr. de chaque et 4 à 5 gouttes, 3 à 4 fois par jour) sont
indiqués.

Eaux alcalines d'Alet, de Vals, de Pougues.

Si *hypochlorhydrie* : vin rouge ; amers ; toniques ; eupeptiques (peptone, pepsines, maltine); acide chlorhydrique
soit seul, soit associé ; strychnine (granules de 1/4 de
milligr. et de 2 à 5 par jour).

Acide sulfurique pur	2 gr. 80
Acide nitrique	0.80 centigr.
Alcool de vin à 80°	18 gr.

Laisser en contact 48 heures et ajouter :

| Sirop de limon | 100 gr. |
| Eau | 150 gr. |

(Acide sulfo-nitrique rabélisé)

Une cuillerée à bouche après les repas dans 1/2 verre
d'eau.

Hydrothérapie froide ; massage de l'estomac ; Chatel-
Guyon, aux cas de *colites*, d'*entéro-colites*, avec *fermentations intestinales* ; *antiseptiques*, charbon, naphtaline, bismuth, naphtol, benzonaphtol, magnésie calcinée, crème

de tartre, fleurs de soufre, rhubarbe, purgatifs salins ou huileux alternativement. Grands lavements de 1 litre à 2 litres d'eaux alcalines, antiseptiques. Chatel Guyon, Plombières, Aulus, Saint-Sauveur, Bigorre.

Epilepsies menstruelles. — L'établissement de la nubilité et de la menstruation apporte de profondes modifications dans toute l'économie. Les mêmes troubles, le plus souvent nutritifs et auto-toxiques, se réalisent au moment de la ménopause. Enfin, entre les deux axes, ménopause et instauration menstruelle, à chaque poussée menstruelle, la crase sanguine se modifie, des fluxions et des contre-fluxions s'installent, les mutations nutritives sont perverties, l'organisme exagère la production des poisons habituels, il en crée de nouveaux. Sous ces influences perturbatrices et toxiques, peuvent spontanément apparaître des crises épileptiques, ou bien se réalisent plus fréquents, plus longs, plus dramatiques, les paroxysmes comitiaux chroniques et coutumiers.

La thérapeutique sera avant tout *pathogénique*, c'est-à-dire qu'elle visera les perversions nutritives et les viciations humorales et les auto-intoxications, sans cesser d'être *anatomique*, puisqu'elle aura pour objectif les congestions, les fluxions, locales ou universelles, et *symptomatiques*, car elle devra toujours faire appel, secondairement sans doute, et à titre adjuvant, à la médication antispasmodique et anticonvulsive.

1. Aux deux pôles, *instauration menstruelle, cessation des règles*, l'hygiène l'emporte sur les moyens médicamenteux. Surveiller l'alimentation chez la jeune fille qui doit faire nutritivement les frais de son entretien organique habituel et ceux d'une nouvelle fonction.

La vie de pension, avec sa quasi séquestration, est très préjudiciable. Se préoccuper des soins nouveaux ; dépouiller cette fausse pudeur qui fait cacher les malaises et céler les souffrances, s'insurger contre les vêtements incommodes et étroits, le corset que remplacera la ceinture. Exercices, gymnastique modérée, frictions, massage, hydrothérapie froide, séjour à l'air pur et dans le milieu calme des champs.

2. « L'hygiène seule (1) protège efficacement la femme contre les suites de cette révolution d'âge et sait conjurer l'imminence morbide qui l'accompagne et lui succède pendant un temps indéterminé. Il importe d'éloigner tout ce qui peut donner lieu à la polyémie, à l'exaltation de la sensibilité, au réveil inopportun du désir vénérien ou à l'irritation locale des organes de la génération. Un régime humectant, médiocrement nutritif, végétal et lacté en grande partie, la prohibition de toute boisson alcoolique et aromatique, un vêtement chaud qui provoque légèrement la peau et décentralise les forces qui convergent vers l'utérus, l'exercice modéré et pris dans un air sec et vif, telle est la formule laconique des convenances sanitaires pour l'âge de retour, avec la donnée essentielle du calme moral et d'une sociabilité sagement circonscrite, soigneusement abritée contre les agitations mondaines et les tardives concupiscences ».

3. Les troubles menstruels *pléthoriques* indiquent l'usage de la *saignée*, soit du bras, soit du pied ; des sinapismes sur les cuisses et aux aines, des purgatifs drastiques et salins, des bains. Siredey a fait ressortir l'utilité des alcalins aux doses quotidiennes de 4 à 5 gr. deux ou trois jours avant l'arrivée probable des règles. Il emploie aussi l'acétate d'ammoniaque.

Souvent à l'élément pléthore s'ajoute l'élément *intoxication* : il importe alors de stimuler les émonctoires, de stimuler les sécrétions hépato-biliaires, par le calomel, la rhubarbe, les alcalins, les salicylates de soude

---

(1) Lévy (Michel). — *Traité d'hyg. publ. et privée.*

et de bismuth, d'agir sur les reins par les diurétiques directs tels que la théobromine et les sels de lithine, de faire hyperfonctionner la muqueuse intestinale, par les purgatifs, les lavements abondants, la peau, par les massages, les frictions, les bains tièdes.

4. Les troubles menstruels s'accompagnant de *surexcitation nerveuse*, d'éréthisme local ou général sont épileptiques. Agissent-ils en réveillant la convulsionnabilité du neurone cortico-moteur?

Agissent-ils en modifiant les réserves humorales et nutritives, en déséquilibrant l'apport et la dépense, en créant des produits de désassimilation? On ne sait, et le clinicien s'inspirera des deux modes pathogéniques.

Au premier, il opposera les antispasmodiques, les bains, les lavements préparés avec de la valériane laudanisée, ou avec 4 ou 5 gr. de valérianate d'ammoniaque, les lavements camphrés, les épithèmes chauds sur le ventre, les frictions sédatives aux lombes et à l'hypogastre avec des liniments à la belladone, au chloroforme, au laudanum de Sydenham.

Le sulfate de quinine, l'antipyrine, les polybromures ont donné des succès. Le professeur Lemoine (de Lille) dit s'être bien trouvé de l'emploi de l'antipyrine. Il donne chaque jour trois des cachets suivants, espacés de 6 heures en 6 heures.

> Antipyrine............... 0,75 centigr.
> Bicarbonate de soude...... 0,25   —

Pour un cachet.

On se méfiera de l'antipyrine qui, en plusieurs cas, a occasionné d'assez sérieux érythèmes.

Au second, le praticien opposera les lavements chauds, les boissons chaudes abondantes, les bains chauds, les antiseptiques; on poussera la fluxion vers l'utérus par les fumigations, les exonérations sanguines ou la révulsion, les irritants cutanés dans la région des cuisses.

5. Les troubles menstruels par contre-fluxion se produisent lorsqu'un organe, le poumon, par exemple, étant le siège d'une fluxion constante et habituelle, exerce au détriment des règles une contre-fluxion qui les arrête, les fixe sur le poumon malade et ainsi les empêche de se produire. Ce n'est qu'au cas où l'épine est cérébrale que la contre-fluxion peut déterminer l'épilepsie. Le traitement symptomatique et celui de la maladie générale sont seuls à tenter.

6. Restent les épilepsies par anémie cérébrale suscitée par une perte trop abondante. Je les étudierai plus bas.

Épilepsies congestives. — La congestion est active chez les arthritiques, les herpétiques, les pléthoriques. Elle est passive chez les cardiopathes, les asystoliques, de cause nombreuse (poumons, cœur, rein, foie).

Je ne viserai que les *congestions actives* dont j'ai étudié une variété importante, la congestion menstruelle. Les congestions passives seront mieux placées aux épilepsies cardiaques.

L'épilepsie surgit quand un flux menstruel se supprime, un flux hémorroïdal se tarit, une hémorragie, une épistaxis périodique et habituelle n'apparaît pas; quand une fluxion cutanée ou cutanéo-muqueuse ne suit plus sa constante évolution, un eczéma qui disparaît, un érythème qui s'atténue... *L'indication est de combattre la pléthore, de ramener à son origine première et à sa source habituelle la fluxion et la congestion périodique, accidentelle ou acquise et ayant droit de cité.*

Je définis la *pléthore* l'excès de sang dans le système cardio-vasculaire tout entier; la *congestion*, l'excès de sang dans un territoire localisé de ce système cardio-vasculaire.

1. Pléthore générale. — *a)* MOYENS MÉDICAMENTEUX. — En première ligne, la *saignée*. «Quoi de plus naturel que

de tourner le robinet quand le vase déborde ! » (Fonssagrives). Ensuite, médications diurétique, exonératrice et
spoliatrice (par les purgatifs), dérivative (par fluxion sur
la veine porte). Rétablir les flux normaux (règles) ou
accidentels (épistaxis, hémorroïdes).

2. **Régime antipléthorique.**— C'est le traitement véritablement efficace. Régler l'alimentation, lui donner
pour base les viandes blanches, les poissons, les légumes.
Proscrire toute nourriture stimulante et réparatrice en
excès, proportionner l'apport nutritif à la dépense, et
d'une façon stricte. En même temps qu'on diminue les
aliments, on exagère la dépense organique par la brièveté
du sommeil, la marche, les exercices. Prévenir surtout
l'ingestion d'une trop grande quantité de boissons, à
moins qu'elles ne soient diurétiques ou sudorifiques.

Epilepsies cardiaques. — Je comprends dans ce
groupe :

1o Les épilepsies reconnaissant pour cause unique
le syndrome *asystolique* survenu à la période ultime
d'une cardiopathie mitrale ou mitro-aortique. Ce sont
des épilepsies par *congestion passive.*

2° Les épilepsies survenant chez un cardiaque, qui est
aussi un *rénal*, un *hépatique*, un *albuminurique*, un
scléreux brigthique. Ce sont des épilepsies toxiques par
auto-intoxication dont j'ai plus haut établi le traitement.

3° Les épilepsies reconnaissant pour cause l'insuffisante irrigation du cerveau, du fait d'un rétrécissement
mitral pur, d'une insuffisance ou rétrécissement aortiques, d'une ectasie aortique. Ce sont des épilepsies par
anémie cérébrale.

4° Les épilepsies surajoutées et contingentes, au cours
des syndromes, pouls lent permanent, ou tachycardie
permanente ou paroxystique.

A. **Epilepsies asystoliques par congestion passive**. —
a) Diminuer l'*hypertension veineuse* par une saignée

générale au pli du coude, ou par une saignée déplétive à l'aide de sangsues, soit révulsives, soit dérivatives.

Faire tomber l'*obstruction veineuse portale et abdominale* par des purgatifs violents, drastiques ou salins, des lavements purgatifs répétés.

b) Le malade ainsi exonéré, rigoureusement mis au régime lacté absolu, utilisera mieux les *médications toni-cardiaques et diurétiques*.

Prescrire la digitaline et la digitale, à ce moment, pendant 3 ou 4 jours, à doses progressivement décroissantes, poudre de feuilles de digitale 70 — 60 — 50 — centigr. en infusion. Digitaline, 1 milligr.— 1/2 milligr. — 1/4 de milligr.

c) Les diurétiques s'adresseront au troisième acte de l'intervention : théobromine, strophantus, sels de lithine.

Poudre de feuilles de digitale....... 0,75 centigr.
Eau chaude......................... 120 cent. cubes
Sirop de digitale.................. 30 gr.

Faire infuser 1/2 heure. A prendre dans la journée.

Sulfate de spartéine............... 0,30 centigr.
Sirop de Tolu...................... 30 gr.
Eau de tilleul..................... 70 gr.

3 cuillerées à bouche par jour.

Bromure de potassium............... 20 gr.
Teinture de digitale............... 2 gr.
Eau distillée...................... 300 cent. cubes

1 à 3 cuillerées à soupe par jour.

B. Epilepsies cardiaques par anémie cérébrale. — L'indication sera de rétablir la tension cérébrale normale. On la remplira par la médication *vaso-dilatatrice* (solution alcoolique de trinitrine au 1/100° de dix à trente gouttes — opium, morphine), — ou indirectement par la *médication tonique cardiaque* générale (digitale en infusion, à petites doses longtemps continuées — caféine, — strophantus, — convallaria — injections salées hypodermiques).

L'état général sera stimulé par une alimentation riche, copieuse, variée ; par des boissons généreuses, des vins de Bordeaux et de Bourgogne....

Contre l'anémie des aortiques :

Pyrophosphate de fer citro-ammoniacal..   3 gr.
Liqueur de Fowler.....................   1 gr. 50
Sirop de fleurs d'oranger................   60 gr.
Sirop simple..........................   260 gr.

1 à 2 cuillerées par jour.

C. **Epilepsies au cours des syndromes bulbo-protubéranciels.** — L'indication pathogénique sera le plus possible dégagée (syphilis, alcoolisme, artério-sclérose...) et comportera une médication adéquate.

Quand elle ne pourra être décelée ou même connue, imiter la pratique suivante de Huchard :

1° *Indication cérébro-bulbaire.* — Il faut combattre l'ischémie bulbaire par des médicaments qui ont pour propriété de congestionner les centres nerveux. Parmi eux, il faut citer le nitrite d'amyle, qui, employé en inhalations de 5 à 6 gouttes, produira les meilleurs effets au moment des crises syncopales ; la trinitrine employée par la voie gastrique, excellent succédané du nitrite d'amyle. Je la prescris à la dose de 10 à 15 gouttes par jour, sans jamais dépasser chaque fois la dose de 2 à 3 gouttes d'une solution alcoolique au centième.

On peut encore employer les injections sous-cutanées, comme je l'ai démontré (40 gouttes d'une solution de trinitrine au centième, dans 10 grammes d'eau ; injecter 2 à 3 demi seringues de Pravaz par jour). Ce médicament produit à la longue les effets thérapeutiques du nitrite d'amyle ; il agit, comme lui, à titre de vaso-dilatateur, et je m'étonne que son usage ne soit pas davantage répandu, car il n'est pas dangereux.

2° *Indication cardiaque.* — Il faut relever de bonne heure, et avant même l'apparition de troubles asystoliques ou hyposystoliques, la puissance contractile du cœur. Pour cela, on n'aura jamais recours à la digitale, qui est toujours contre-indiquée dans les bradycardies. Mais on aura recours plutôt aux vins généreux, à l'alcool, au thé, au café et enfin à la caféine par la voie gastrique, ou plutôt sous forme d'injections hypodermiques.

3° *Indication rénale.* — Il faut, de bonne heure, même avant l'apparition de l'albuminurie, prescrire le régime à ces malades, car ce régime est à la fois une médication cardiaque et rénale.

Éléments pathogéniques. — Indications pathogéniques

Les éléments pathogéniques relèvent de la *prédisposition acquise ou héréditaire*, en vertu de laquelle le neurone cortico-moteur possède une aptitude *vibratoire spéciale*, une *faiblesse irritable* qui, le rendant plus vulnérable vis-à-vis des causes, plus haut étudiées, lui permet de réaliser le syndrome comitial.

Prédisposition héréditaire. — Hérédo-infections (syphilis, tuberculose), hérédo-intoxications (alcoolisme, saturnisme), hérédo-bradytrophie (goutte, rhumatisme, arthritisme), hérédo-épilepsie.

Prédisposition acquise. — Infections multiples ; intoxications directe ou indirecte (par la nourrice); traumatismes.

On remplira l'indication par l'*éducation physique*, l'*exercice*, l'*hydrothérapie*, l'*hygiène alimentaire*.

Eléments anatomiques. — Indications anatomiques

1. *Tumeurs cérébrales.* 2. *Traumastïsmes encéphaliques en foyer.* 3. *Pachyméningites.* 4. *Scléroses artérielles névrogliques.*

Tels sont les éléments anatomiques. Ils réalisent soit l'*épilepsie générale*, soit l'*épilepsie partielle*.

J'étudie cette dernière en un ensemble complet et synthétique. (Voir : *Épilepsie partielle*).

Les indications thérapeutiques sont d'ordre *médical* et *chirurgical.*

D'ordre médical. — Faire toujours le traitement antisyphilitique. (Voir : *Syphilis cérébrale*).

Combattre ensuite, l'*élément nerveux*, le comitialisme, qu'on essaiera d'atteindre par la médication symptomatique polybromurée, l'*élément fluxionnaire*, né de la réaction, de la défense de la cellule atteinte, l'*altération de nutrition*, née de la lutte, du conflit de l'agent morbifique et de la cellule vivante.

L'*élément fluxionnaire* nécessite la grande médication barthézienne. On détournera la fluxion du cerveau vers d'autres organes moins importants, peau, région anale, extrémités inférieures, par la révulsion et la dérivation. Ne pas craindre d'opposer à une fluxion, fixée et chronique une dérivation longue et soutenue (séton, cautères, pointes de feu).

L'*altération de nutrition* indique l'emploi de l'iodure à petites doses, ou encore, comme le voulait Chrestien (de Montpellier), l'or et ses sels. Combal, cité par Raymond Caizergues, employait l'or à l'état d'oxyde précipité par l'étain, ou de chlorure d'or et de sodium. Il faisait faire, avec 0,05 centigr. de ce dernier sel, 12 tablettes de chocolat, dont il donnait 2 par jour.

Sudorifiques, purgatifs salins ; eaux de Balaruc, d'Aulus.

D'ordre chirurgical. — La trépanation a été faite, à fin de décompression, à fin d'excision et d'ablation d'exostoses, d'enfonçures d'esquilles compressives, à fin d'enlèvement des méninges épaissies et cicatrisées, à fin même d'excision du tissu nerveux (Horsley). Que le trau-matisme soit ancien ou récent, on se souviendra que le neurone, lorsqu'il a pris l'habitude de faire des convul-sions, la perd très difficilement; on n'attendra donc pas une guérison définitive, mais on viendra en aide aux bons résultats, obtenus par l'intervention chirurgicale, par la rigueur du traitement symptomatique longtemps con-tinué.

ELÉMENTS FONCTIONNELS. — INDICATIONS SYMPTOMATIQUES

Symptomatiquement, il y a lieu de passer en revue les *épilepsies aiguës* et les *épilepsies chroniques*.

Les épilepsies aiguës comprennent : l'*éclampsie*, les *convulsions infantiles*, l'*état de mal épileptique*.

L'*éclampsie* a été étudiée au chapitre des épilepsies auto-toxiques et pour elle-même, en un chapitre spécial ; de même pour les *convulsions infantiles*. Je ne puis qu'y renvoyer.

Je ne traite pas à cette place de l'*état de mal épilepti-que*; certainement il sera mieux compris et mieux traité quand nous connaîtrons le traitement de l'*épilepsie chro-nique*.

C'est donc le *traitement de l'épilepsie chronique* que j'ai actuellement en vue.

TRAITEMENT DE L'ÉPILEPSIE CHRONIQUE

I. — Avant l'attaque, avant le paroxysme convulsif (période des prodromes)

a) Le syndrome comitial est généralisé.— *Traitement prophylactique*, fondé sur l'enquête étiologique et pathogénique antérieure.

1. Eloigner ou supprimer toutes les causes d'irritations (réflexes, périphériques, cérébrales, splanchniques), les excitants sensoriels et physiques.

2. Faire, et constamment, de la thérapeutique anti-infectieuse, anti-toxique, anti-fermentescible, même quand les facteurs étiologiques infectieux et autres n'ont pas pu être décelés.

3. Supprimer, de façon radicale, toute cause d'excitation du neurone moteur cortical, par les boissons alcooliques, le surmenage, le travail physique ou intellectuel.

b) Le syndrome est partiel. (Voir : *Epilepsie corticale, jacksonienne*). — *Il y a une aura.* — L'indication est remplie par la *médication perturbatrice*.

1. *Aura des membres*. Vésicatoires ; cautérisations : constriction des membres au-dessus du point qui est le siège de l'aura ; flexion, extension forcées.

2. *Aura des viscères*. Faire avaler de l'eau froide, une bouchée de pain, un peu de sel de cuisine, mettre de la glace sur le cœur, sur l'estomac.

3. *Zones phrénatrices*. «Quelquefois il existe de véritables points d'arrêt dont la compression produit la suspension des phénomènes convulsifs ou autres ; souvent les points ne sont découverts que par hasard.

J'ai observé un malade chez lequel la compression des nerfs sus et sous-orbitaires, au niveau des émergences, suspendait l'attaque, à quelque période qu'elle fût arrivée, mais ordinairement la compression de ces points n'a d'efficacité que pendant l'aura». (Féré).

4. *La pression artérielle exagérée* peut faire indication. On l'abaissera en comprimant les carotides pour anémier le cerveau, par l'application de ventouses de Junod, la ligature des membres, la sinapisation, par les bains de pieds chauds et sinapisés, les enveloppements dans le drap mouillé sinapisé, par les injections de morphine, d'apomorphine, les inhalations d'éther, de chloroforme, de nitrite d'amyle, de bromure d'éthyle, au moment de l'aura. Se souvenir qu'il faut user prudemment de l'éther et du chloroforme parce qu'ils sont convulsivants.

II. — Pendant l'attaque (période d'état)

a) Mesures de préservation du comitial, vis-à-vis des accidents que peut entraîner le paroxysme épileptique. Ne pas imiter l'entourage qui, alarmé, s'efforce d'exciter le patient par des sternutatoires, des lavements, des secousses brusques et violentes, des flagellations froides. Éviter les blessures, les chutes, la suffocation. Couchez le malade horizontalement, sur le dos, la tête renversée en arrière, ou sur le décubitus latéral ; pour qu'il ne se mutile pas la langue, interposez entre les mâchoires convulsées un bouchon de liège ou un morceau de bois tendre recouvert d'un linge. Enlevez tout ce qui gêne le cou et le haut de la poitrine, foulards, corsets, flanelles, chemises. Ouvrez largement les fenêtres. S'il y a foule et haie compacte, éloignez les fâcheux.

b) Mais l'épileptique se congestionne, se cyanose, les yeux s'exorbitent, la langue, tassée derrière les arcades dentaires, ferme le pharynx : redoutez la suffocation, saisissez la langue avec une érigne, une pince à langue, le pouce et l'index, coiffés d'un linge, et faites des tractions rythmées de la langue suivant le procédé de Laborde, synchrones aux mouvements concomitants imprimés au thorax par la respiration artificielle.

c) L'épileptique *doit toujours être attentivement surveillé* : le jour, il peut se précipiter dans un foyer et s'y
carboniser, se jeter sur une pierre, se briser la tête et
se meurtrir la face sur les dalles et les escaliers. Au
bain, il faudra l'empêcher de plonger et de s'asphyxier,
au moment du paroxysme ; on mettra sur la baignoire
une toile percée d'une ouverture, au travers de laquelle
passera la tête. La nuit, se méfier des oreillers, de l'étroi-
tesse de la ruelle...

III. — Après l'attaque (période de coma)

Eloignez le bruit, le mouvement. S'il reste, après
l'orage, quelque désordre à réparer, ne perdez pas de
temps et réduisez fractures, luxations possibles.... Parfois recourez aux stimulants diffusibles, au thé, au café
léger.

IV. — En dehors de l'attaque

La médication, purement symptomatique, est remplie
par les *antispasmodiques*. Ils s'adressent à la *convulsionnabilité*, à l'*irritation du neurone cortical* et comprennent
les principes médicamenteux suivants :

1. SOLANÉES ET LEURS PRINCIPES. — Belladone seule,
ou sous forme d'extrait.

    Extrait de belladone............. 0,01 centigr.
    Poudre de feuilles de belladone.. 0,01   —

Pour 1 pilule.

Prescrire une seule pilule pour commencer. Augmenter d'une pilule par jour et arriver à dépasser 20 pilules
par jour.

Gowers l'associe aux bromures. Huglinckgs Jackson
la préconise dans l'épilepsie nocturne. Pierret, à la dose
de 0,80 centigr. *pro die*, s'en loue chez les épileptiques
vertigineux et impulsifs.

La dose suffisante et nécessaire (la dose va de 2 centigr. par jour à 25, 30 et 80, d'une façon lente et progressive) est légèrement dépassée, lorsqu'on observe des vertiges, de la dilatation des pupilles, des illusions de la vue, de la sécheresse de la gorge, de la diarrhée.

L'*atropine*, principe actif, a été employée, sous forme de sulfate d'atropine prise à la dose de 0,002 milligr. à 0,006 milligr.

2. VALÉRIANÉES. — La *racine de valériane concassée* s'emploie en tisane à 20 pour 1000. La *poudre* se donne à la dose de 2 à 20 gr. La *teinture alcoolique au 5°*, à la dose de 5 à 20 gr. L'*extrait alcoolique*, à la dose de 1 à 2 gr. Le *lavement* de valériane peut rendre des services (infusion de 10 gr. de valériane dans 250 gr. d'eau; ajoutez quelques gouttes de laudanum). *Bains de valériane* (faire bouillir pendant une demi-heure 500 gr. de racine de valériane concassée dans un vase fermé contenant 10 litres d'eau, jeter le liquide et le marc dans un bain de 200 litres. Recouvrir la baignoire d'une couverture de laine. Rester 3/4 d'heure à 1 heure dans le bain).

Les valérianates sont d'emploi difficile, à cause du désagrément de leur odeur.

Le valérianate de Pierlot est une solution de valérianate d'ammoniaque mélangée d'extrait de valériane.

3. GOMMES FÉTIDES ET SUBSTANCES MUSQUÉES. — Lavements d'*assa fœtida* :

Assa fœtida......................	8 gr.
Huile d'olives...................	80 —
Décoction de guimauve..........	90 —

Le musc, l'aubier, la civette, le castoréum, tous produits de sécrétion animale, étaient fort en honneur jadis.

Pilules de musc de 0,25 centigr., de 1 à 5 par jour.

Lavements :

Musc	0,50 centigr. à 1 gr.
Jaune d'œuf...............	N° 1.
Infusion de valériane......	200 gr.

En potion : édulcorer, pour atténuer l'odeur, avec du sirop d'orgeat ou de l'eau de laurier-cerise.

4. SELS DE ZINC. — OXYDE DE ZINC. — Très vanté par Herpin, de Genève.

α) *Pour les adultes,* on prescrit, la première semaine, 3 gr. d'oxyde de zinc et 4 gr. de sucre, à partager en 20 doses : 3 prises par jour, une après chaque repas. On augmente chaque semaine de 1 gr. jusqu'à ce qu'on ait atteint la dose hebdomadaire de 15 gr. que l'on continue pendant 3 mois encore.

β) *De 10 à 15 ans,* dose hebdomadaire initiale de 1 gr. Accroissement hebdomadaire de 1 gr.

γ) *De 1 à 10 ans,* dose hebdomadaire initiale de 0,50 centigr. Dose de 1 gr. pour la deuxième semaine, puis accroissement hebdomadaire de 1 gr.

δ) *De la naissance à 1 an,* dose hebdomadaire initiale de 0,25 centigr. Augmentation de 0,25 centigr. par semaine jusqu'à 3 gr., dose hebdomadaire maxima.

Contre-indications : mauvais état gastro-intestinal; diarrhées ; perte d'appétit.

Le *lactate de zinc* de 1 à 3 gr. n'aurait pas ces inconvénients.

On trouve l'oxyde dans les pilules de Méglin :

Extrait de jusquiame...............	2	gr.
Extrait de valériane...............	2	—
Oxyde de zinc.....................	2	—

F. S. A. 40 pilules. 1 à 2 par jour.

5. BORATE DE SOUDE (1).

a) Borate de soude................. 10 gr.
Glycérine..................... 20 —
Infusion de réglisse.. Q. s. pour 120 cent. cubes.

b) Borate de soude................. 10 gr.
Glycérine..................... 20 —
Café fort..................... 30 —
Lait sucré.................... 80 —

c) Borate de soude................. 10 gr.
Glycérine..................... 20 —
Sirop d'écorces d'oranges amères. 30 —
Julep........................ 90 —

Le professeur Mairet donne le borax par doses de 0,50 centigr. à 1 gr. *pro die*. Lorsque 8 gr. de borate de soude ne suffisent pas pour brider les attaques, il est à craindre que des doses supérieures ne réussissent pas davantage. La dose maxima en 24 heures ne dépassera donc pas 10 gr.

La dose nécessaire et suffisante atteinte, il convient de descendre progressivement. Si une attaque survient, redonner le borate de soude à doses massives.

Il réussit surtout dans les épilepsies symptomatiques.

Accidents et contre-indications. — a) Troubles gastro-intestinaux, nausées, vomissements, diarrhée.

b) Poussées congestives et troubles trophiques du côté de la peau, eczémas séborrhéiques, sécheresse des téguments et des muqueuses, alopécie, striation des ongles ; plaques rubéoliformes ou scarlatiniformes ; papules plus ou moins confluentes donnant un prurit très désagréable ; desquamation; pétéchies.

---

(1) MAIRET. — *Progrès médical*, 1891. Thèse de Marc, 1891.

c) Amaigrissement, cachexie, teinte cireuse, pâleur des téguments et de la face ; faiblesse générale.

6. BROMURES.— Le *bromure de sodium* devrait être théoriquement préféré au bromure de potassium. On sait, en effet, que les sels de sodium sont moins nocifs à l'épithélium rénal et au tube gastro-intestinal que les sels de potassium.

Le *bromure d'ammonium* a été préconisé surtout par Gibb, de Londres, à la dose de 50 centigr. à 4 gr.

Le *bromure de calcium* serait plutôt un hypnotique qu'un antispasmodique au dire d'Hammond ; de même encore le *bromure de lithium*, que Weir Mitchell donne à des doses semblables, à savoir de 20 à 50 centigr.

Le *bromure de zinc* est très déliquescent et d'un maniement difficile.

Le *bromure de camphre* rend de réels services chez les épileptiques par malformations cérébrales, chez les épileptiques idiots ou imbéciles, les masturbateurs. On donne de 25 centigr. à 1 gr. et 2 gr.

Le plus souvent employé est le *bromure de potassium* : on donne jusqu'à 18 et 20 gr. de ce sel *pro die*.

Aujourd'hui, sous l'impulsion de Charcot, de Benjamin Ball, de Brown-Séquard, on associe les bromures. Le total synthétique d'action est plus élevé que celui que donne chaque bromure, pris séparément.

Bromure de potassium............. 40 gr.
Bromure de sodium................ ⎫
Bromure d'ammonium............. ⎬ ââ 12 gr.
Benzoate de soude................ ⎭
Eau bouillie distillée .... 1000 cent. cubes

Il convient d'entrer dans quelques détails de thérapeutique pratique.

Faute de les connaître, on n'obtient que de mauvais résultats.

Voies d'introduction. — Ces sels devront être chimiquement purs.

C'est la voie gastrique qui est la voie ordinaire. On a recours à la voie recto-intestinale dans l'état de mal.

Heures convenables. — Deux cas se présentent en pratique :

α) Les attaques se font à l'aventure et sans fixité.

β) Les attaques sont fixes et périodiques.

a) Dans le premier cas, donnez les polybromures en deux fois dans la journée, la plus petite quantité au déjeuner du matin, 2 gr. par exemple; la plus considérable au moment du coucher (4 à 6 gr.).

b) Dans le second cas, donnez d'un seul coup, l'heure étant connue du paroxysme comitial, les 2/3 de la dose dans les deux heures qui précèdent l'apparition présumée de l'accès.

Si l'accès est nocturne, on donnera 2 gr. le matin, 4 gr. le soir au coucher.

On dilue la solution au moment de la prise, soit dans de l'eau sucrée, soit dans une tasse de tilleul, ou d'un liquide acidulé, ou mieux encore dans une tasse de lait bouilli. Du reste, l'épileptique, au cours du traitement polybromuré, devra s'imposer de boire 1/2 litre de lait (enfant), 1 ou 2 litres (adulte).

En même temps qu'on donne les bromures, faire prendre des antiseptiques intestinaux (salol, charbon, bétol, benzonaphtol, salicylate de bismuth).

Doses journalières. — La dose nécessaire et suffisante varie suivant l'*âge*, le *sexe*, la *tolérance* du sujet, le *nombre* et l'*intensité* des paroxysmes.

a) *Suivant l'âge.* — L'enfant supporte admirablement les polybromures, on prescrira de 0 à 3 ans 0.50 centigr., de 3 à 6 ans, 2 gr. 50 à 3 gr.

De 6 ans à 8 ans, on administrera 2, 3, 4 gr. de polybromures.

De 15 à 20 ans, on arrivera à 8, 10, 12 gr.

Chez les adultes, la tolérance n'est pas plus grande que
chez les adolescents

b) *Suivant le sexe.* — Les règles augmentent généralement le nombre et l'acuité des crises. Il y a indication
à augmenter les polybromures, au moment des règles,
et à les continuer même après celles-ci.

c) *Suivant la tolérance du sujet.* — On la mettra en évidence par l'étude de la perméabilité rénale et de la suffi-
sance des cellules rénales et hépatiques (bleu de méthylène, glycosurie alimentaire, toxicité urinaire).

d) *Suivant le nombre et l'intensité des attaques.* — Voici
un schéma d'application, pour un adulte :

1. Première semaine. — 3 grammes *pro die.*
2. Deuxième semaine. — 4 grammes *pro die.*
3. Troisième semaine. — 5 grammes *pro die.*
4. Quatrième semaine. — 4 grammes *pro die.*
5. Cinquième semaine. — 3 grammes *pro die.*

On élèvera la dose hebdomadaire, si les attaques persistent ou augmentent.

La dose atteinte, il faut la maintenir d'une façon constante.

*Les polybromures doivent être toujours prescrits, même
continués, pendant les maladies légères et de courte durée.
On ne les supprimera que dans les grandes pyrexies.*

*Les polybromures ne seront jamais abaissés rapidement ;
jamais non plus la dose journalière ne sera réduite d'une
façon brusque.*

OU FAUT-IL ENTREPRENDRE LA CURE? — *L'isolement* n'est
pas indispensable. On laissera l'épileptique dans le milieu
familial. Une personne dévouée et intelligente, constamment auprès du patient, tiendra un registre des attaques

(nombre, intensité, durée, heures d'apparition) et en regard la quantité de polybromures.

CRITÉRIUM DE LA DOSE SUFFISANTE ET NÉCESSAIRE. — Ainsi, c'est la saturation permanente qu'il faut obtenir. Quand est-elle obtenue ?

Jamais, disent d'excellents cliniciens. Tout récemment, Gilles de La Tourette (1) pense avoir résolu ce difficile problème.

1. Si la dose est suffisante, dit-il, le malade se sent plus lourd, plus fatigué ; il a moins d'aptitude au travail, il sommeille volontiers, l'appétit est languissant, la langue est large et étalée.

2. Si la dose est suffisante, la *pupille du sujet réagit d'une façon lente et la dilatation reste permanente.*

La solution n'est pas trouvée, à mon sens.

1. Les premiers caractères que donne Gilles de La Tourette ne prouvent rien, sinon que le sujet est fortement intoxiqué, qu'il a par conséquent dépassé la dose ou qu'il va avoir une attaque.

2. La réaction lente avec dilatation permanente s'observe chez des épileptiques qui prennent du borate de soude, chez des individus sains, chez des syphilitiques ; chez les épileptiques soumis aux bromures, elle est inconstante, infidèle, et les attaques sidérées, manque le plus souvent.

Le signe de Gilles de La Tourette n'a donc pas la valeur que lui donne son inventeur.

BROMISME : ACCIDENTS PAR LES POLYBROMURES. — On distingue les accidents de l'intoxication aiguë et ceux de l'intoxication chronique.

---

(1) *Semaine médicale,* 1901.

1. Intoxication aiguë. — Deux périodes, l'une d'*exci-tation* (inappétence, rougeur de la langue, congestion des conjonctives, douleurs de tête ; irritabilité extrême, irascibilité) ; l'autre de *dépression* (alourdissement du malade, céphalée gravative, douleurs sacro-lombaires ; prostration, parole embarrassée, mains inhabiles, jambes de coton, regard atone, stupide, apathie, stupeur).

Indications thérapeutiques des accidents aigus. — Ce sont celles des empoisonnements aigus. (Voir : *Epilep-sies toxiques*).

2. Intoxication chronique. — La *stupeur* est le grand symptôme. Les polybromurés chroniques ressemblent aux hibernants ; toutes les sensibilités sont amoindries, très fortement émoussées. Troubles de défense à siège *gastro-intestinal* : digestions mauvaises, contispation intense, haleine fétide, fièvre irrégulière avec frissons. *Cachexie* et nutrition viciée ouvrant la porte aux infections (tuberculose, pneunomie....). *Syndrome cutanéo-muqueux*. Les épileptiques arthritiques le voient se réaliser très aisément. Erythèmes de toute forme et de tout aspect, poussées acnéiques, eczémateuses, séborrhéiques, papules peuvent s'ulcérer, de là, des lymphangites, des adénites.

Traitement des accidents chroniques. — Les indications sont d'ordre *antitoxique*. C'est toujours un empoisonnement. (Se reporter aux épilepsies par intoxications chroniques). L'indication sera remplie par la *médication diurétique, spoliatrice* (lait, tisanes diurétiques, lactose, purgatifs salins, lavements purgatifs) ; par la *médication antiseptique* (asepsie et antisepsie bucco-gastro-intestinale ; gargarismes au phénosalyl, au chlorate de potasse ; à l'intérieur, en cachets de 1 à 3 gr., naphtol β, benzoate et salicylate de bismuth, calomel, salicylate de soude, théobromine ; par la *stimulation sudorale* (bains simples, bains savonneux, bains antiseptiques (permanganate de potasse, 50 gr. par bains. On décolore ensuite les malades au bisulfite). Féré fait prendre des bains au permanganate de chaux, à la dose de 10 à 15 grammes par bain.

On se trouvera bien de *pulvérisations* sur les placards érythémateux d'eau chaude bouillie boriquée ou sublimée ; sur les plaques à croûtes épaisses, on mettra des compresses boriquées recouvertes de taffetas gommé, ou bien des cataplasmes. Pulvérisations phéniquées à 1/100. Repos absolu.

Il est des méthodes systématiques que je dois maintenant indiquer.

Elles n'ont que la valeur d'une médication symptomatique. Ce serait forcer la tradition et la clinique que d'y voir un traitement s'adressant à tous les syndromes épileptiques.

HYPOCHLORURATION ET BROMURES. — MM. Richet et Toulouse restreignent la quantité de chlorure de sodium de l'alimentation, ils arrivent en imposant le lait mitigé ou le régime lacté absolu à n'en introduire que de très faibles quantités. Ils peuvent alors abaisser très considérablement la dose habituelle des polybromures et éviter ainsi les accidents d'intoxication chronique.

Cette méthode est à l'essai. Elle a paru donner de bons résultats. Il faut tenir compte de l'amélioration qu'elle apporte dans le fonctionnement du tractus gastro-intestinal. C'est peut-être la vraie cause des succès obtenus.

MÉDICATION BROMURO-OPIACÉE (*Méthode de Flechsig-Ziehen*). — *Quelques semaines avant la cure :* régime reconstituant, repos, lait, kéfir.

La cure instituée, on donne de l'opium à doses progressivement croissantes et très rapidement élevées. On donne ensuite les bromures.

1. L'*épileptique adulte* prend 0.05 centigr. d'opium, en poudre brut. Tous les 2 jours, on augmente de 0,01 cen-

tigr. par prise, soit de 0,03 centigr. par jour, jusqu'à ce qu'on atteigne, au bout de 7 semaines, la dose de 0,90 centigr. que Ziehen considère comme dose maxima chez l'adulte. Flechsig arrive, au bout de 10 à 12 jours, à 1 gr. et 1 gr. 25 par jour d'extrait d'opium.

Cette dernière dose (0,90 centigr., Ziehen), (1 gr. 25, Flechsig) étant atteinte, la continuer pendant 6 semaines ou la cesser brusquement.

Chez l'enfant, on pourra donner 60 centigr. entre 12 et 15 ans ; 40 centigr. entre 9 et 12 ans ; 30 centigr. entre 6 et 9 ans.

2. Associer à cette période d'opium à l'intérieur, la balnéation tiède ou froide. Chaque jour, avant le repas du soir, bain de 30°, de dix minutes de durée. Tous les 2 jours, on abaisse la température du bain de 1° et on arrive finalement à donner des bains à 21° ou 22° dans lesquels le patient ne reste que 3 minutes.

3. Hygiène alimentaire rigoureuse. Pas de mets épicés, pas d'alcool, de thé ou de café. Pas de bouillons, riches en créatine, créatinine et phosphates acides. Pas de tabac, éviter les fatigues physiques et intellectuelles ; ne pas s'exposer au soleil, ni aux autres sources de chaleur rayonnante.

4. L'opium donne naissance à de l'embarras gastrique et à de la constipation.

a) On combat l'inappétence par la solution d'acide chlorhydrique à 1,5 ou 2 o/o, dont le malade absorbera une cuillerée à bouche dans un verre d'eau, 1 heure après chaque repas.

b) La constipation sera combattue par des moyens diététiques, les lavements fréquemment répétés, le massage de l'abdomen.

La dose d'opium maxima atteinte, Ziehen et Flechsig le font cesser brusquement. Le patient est mis au lit pour 3 ou 5 jours. Les bains sont suspendus pendant une semaine et on passe à la médication bromurée.

6. La suppression de l'opium peut amener un peu de diarrhée, du malaise de la faiblesse dans les jambes. Un régime approprié fait tout disparaitre.

7. Flechsig et Ziehen donnent de 6 à 7 gr. de bromures *pro die*. Il faut continuer le bromure pendant 1 an au moins.

Le degré de saturation est indiqué par la perte du réflexe cornéen.

On a adressé à ce traitement systématique les reproches suivants : il n'est accepté que par un très petit nombre de malades ; il nécessite des soins et une surveillance tels que l'épileptique ne peut rester dans le milieu familial ; il est souvent difficile et quelquefois très dangereux.

Flechsig en Allemagne, Marro, Stein, Cridafulli en Italie ont obtenu des résultats favorables.

Les contradictions s'expliquent par ceci qu'il n'y a pas et ne saurait y avoir de traitement de l'épilepsie. Il y a des syndromes épileptiques, actionnés par des facteurs étiologiques, anatomiques, pathogéniques... divers. A chacun d'eux correspondent des indications spéciales, et celles-ci sont remplies par des médications différentes. Or, dans la cure de Ziehen-Flechsig, l'opium, qui y joue avec l'hygiène un grand rôle, est un médicament complexe ; il s'adresse à l'élément nerveux, à l'élément spasme, à l'élément douleur, pourvu que ces symptômes soient liés à un état d'asthénie, de faiblesse, de dépression. Au contraire, une contre-indication formelle de l'opium, c'est l'état inflammatoire, d'éréthisme sanguin, l'état de surexcitation circulatoire, locale ou générale. Ce médicament ne saurait s'appliquer à tous les épileptiques. Il a ses indications, lui et le traitement qu'il représente, dans l'asthénie circulatoire, locale ou générale, dans la dépression sanguine, dans les syndromes comitiaux par troubles de la nutrition et anémie cérébrale ou insuffisance de tension cardio-vasculaire.

ÉTAT DE MAL ÉPILEPTIQUE

On dégagera les indications. L'indication *symptomatique* sera remplie la première, parce que la vie du malade est compromise par les médications stupéfiantes, anesthésiques, antispasmodiques. Les indications *étiologique* et *pathogénique* viendront ensuite ; guidés par les notions que j'ai plus haut développées, on la remplira par la médication *spoliatrice* et *déplétive*, à l'aide des émissions sanguines.

1. MÉDICATION SYMPTOMATIQUE (chloroforme en inhalations ; chloral ; coton-chloral ; nitrite d'amyle ; bromures ; valérianiques). S'assurer que le patient n'a pas de cardiopathie. Toute *cardiopathie est une contre-indication formelle à l'anesthésie chloroformique : apporter à l'anesthésie le même soin qu'à l'anesthésie chirurgicale.*

La *chloroformisation sera modérée et prolongée.* Verser le chloroforme, l'épileptique étant dans le décubitus dorsal, à proximité d'une fenêtre, le cou et la poitrine libres de toute constriction, goutte à goutte, constamment, sur un simple linge fin, placé devant le nez et la bouche Espacer les premières gouttes et n'aller pas brusquement pour éviter les réflexes brusques qui, partis de la muqueuse nasale irritée, retentissent sur le centre bulbaire cardio-pulmonaire. On associe, depuis les recherches de Cl. Bernard, la morphine au chloroforme, on fait une injection hypodermique qui prolonge l'action sédative et anesthésiante, avant ou après l'inhalation chloroformique.

On peut employer le *nitrite d'amyle* à la place du chloroforme.

S'il y a des *contre-indications* tirées de l'état des forces, de l'existence d'une cardiopathie, de la notion intoxication alcoolique antérieure, il faut recourir, délaissant les inhalations, aux lavements avec le chloroforme, le chloral, aux potions avec le valérianate, les polybromures. On les donnera par voie rectale ou buccale à très hautes doses. La voie rectale sera de préférence utilisée, le plus souvent, la seule possible, à cause des contractures des muscles masticateurs (faire précéder d'un ou deux lavements, à fin de nettoyage et de détersion, le lavement médicamenteux (6 gr. de polybromures par exemple, associés au benzoate de soude ou au salol, 3 gr., à l'hydrate de chloral, 4 gr. dans 120 à 150 gr. d'excipient).

2. MÉDICATION PATHOGÉNIQUE. — Il importe de désintoxiquer l'organisme, de soustraire les cellules nerveuses aux influences nocives qui l'affolent. La médication *exonératrice* et *anti-toxi-infectieuse* sera remplie par la *saignée* (250 à 300 gr.) suivie d'*injection intra-veineuse d'eau salée bouillie à 7 pour 1000* ou d'*injection hypodermique* de la même eau (300 à 400 cent. cubes dans le premier cas, 300 à 1000 dans le second).

Il faut alimenter les malades avec la sonde œsophagienne. Avec l'alimentation liquide (lait, œufs), seront introduits les médicaments antispasmodiques et antiseptiques. Grands lavements salés avec la douche d'Ersmarch. Tenir le malade à l'abri de toute excitation, dans une chambre bien aérée. S'il y a des phénomènes asphyxiques, tractions rythmées de la langue et respiration artificielle.

ÉLÉMENTS TIRÉS DU MALADE

L'âge, le sexe, le tempérament, l'état des forces du malade, avec son passé physiologique et pathologique, ses acquisitions héréditaires, le moment où il se trouve, dans le temps, et l'évolution où se rencontre son comitialisme, présentent de nombreuses sources d'indications.

Deux choses se trouvent en antagonisme constant : d'une part, une cellule cortico-motrice, le plus souvent héréditairement prédisposée et encline à réagir convulsivement ; de l'autre, la vie, le développement et l'évolution de l'organisme vivant, en une série d'étapes successives, qui vont de la naissance à la mort.

Dans cet organisme, des mutations se font que provoquent l'instauration de fonctions nouvelles, que nécessitent la différenciation et l'accroissement des individus, l'obligation de continuer et de perpétuer la race. Ces phases de l'existence peuvent devenir spontanément morbides par l'exagération des fonctions nouvelles, leurs déviations, leur cessation, momentanée ou définitive, par l'influence nocive du milieu extérieur, par l'application constante d'une cause morale qui devient génératrice de maladie, à l'instar d'un facteur physique, par invasion de germes morbifiques exogènes et pullulations exagérées et nouvelles de produits et de germes autochtones et endogènes...

Je ne puis développer chacune de ces causes : qu'il nous suffise de savoir qu'à chacune des étapes de la vie peut surgir le comitialisme. On dissociera toujours le syndrome en ses *éléments constitutifs* et pour chacun d'eux on mettra en relief les indications thérapeutiques qu'on *hiérarchisera*. C'est la méthode suivie déjà. Mais la façon de *remplir les indications* sera ici très modifiée et il faudra tenir compte de l'âge, du sexe, des moments physiologiques.

J'ai étudié les épilepsies infantiles à propos des *convulsions infantiles* (1), les *épilepsies menstruelles* à propos des

---

(1) BAUMES. — *Traité des convulsions dans l'enfance, de leurs causes et de leur traitement*, 2ᵉ éd. Paris, an XIII, 1805.

épilepsies congestives et auto-toxiques. Il me reste à dire quelques mots des *épilepsies séniles.*

Épilepsies séniles. — Étiologie et pathogénie. — 1° *Ischémie cérébrale* que Legros (1) veut différencier de l'artério sclérose ;

2° *L'artério-sclérose encéphalique,* locale ou partielle, généralisée ou universelle, fatale chez le vieillard ;

3° *Les lepto et pachyméningites ;*

4° *Les raptus hémorragiques cérébraux,* convulsions prœhémorragiques par hypertension cérébrale — post-hémorragiques par compression des aires de projection motrice — intra-hémorragiques par épanchement étendu et intra-ventriculaire ;

5° *Sclérose disséminée diffuse,* avec localisation sur les organes à sécrétion interne, réno-sclérose, hépato-sclérose, etc., et donnant naissance à des auto-intoxications, à des troubles humoraux ;

6° *Facteurs multiples, toxiques, infectieux, traumatiques,* réalisés hors de l'organisme ou créés en lui par l'évolution même et la vie.

TRAITEMENT

Indications étiologiques. — Elles s'adresseront aux grandes causes, toxiques, infectieuses, dyscrasiques et auto-toxiques. Les médications ne diffèrent pas de celles que j'ai indiquées. La prophylaxie sera plus rigoureuse encore, restant la même dans son fond : suppression d'essences et d'alcools nocifs, exonérations fréquentes par les purgatifs, excitations périphériques nerveuses, à fin d'équilibration nerveuse, par le massage, les frictions

---

(1)-*Paris médical,* juin 1883.

sur la peau, les bains, l'exercice modéré mais constant.
Ne pas craindre, s'il y a suspicion de syphilisation, d'appliquer le traitement spécifique.

Indications pathogéniques. — Les indications thérapeutiques seront dominées par ce fait que, chez le vieillard, le neurone moteur cortical n'a pas la convulsionnabilité active et rapide du neurone de l'enfant. Il a perdu même de sa vigueur, modifié dans sa structure, mal irrigué, déchu, en un mot, de son fonctionnement.

Il convient de dissocier les éléments morbides, et à chacun, suivant son mécanisme, suivant son mode d'action, il convient d'appliquer une thérapeutique parallèle et adéquate Dans l'utilisation des médications, se souvenir que l'organisme est sous le coup de l'involution, de la déchéance, de l'incénescence, de la dégénérescence. Aussi, sera-t-on sobres des médications trop perturbatrices et trop violentes. On se gardera d'ajouter l'intoxication médicamenteuse aux multiples-sources d'intoxication endogène et exogène. On s'assurera de la perméabilité rénale, de la valeur anti-toxique, bactéricide et fonctionnelle de la cellule hépatique.

Indications anatomiques. — Les indications viseront les processus scléreux, méningitiques et artériels. La médication par les alcalins et les iodures ne devra pas être trop intensive. Les iodures sont des hypotenseurs, des dépresseurs de la circulation générale, et partant, de l'hydraulique du cerveau. Or, nombre d'épilepsies séniles sont causées par l'ischémie des territoires périrolandiques....

Les iodures agissent sur les infiltrations vasculaires, mais si celles-ci cèdent rapidement, les parois artérielles, déjà amoindries par les anévrysmes miliaires et l'athérome, auront tendance à parfaire une rupture précoce. Je reste peu partisan de l'iodure intensif et constant chez le vieillard.

J'ai vu nombre de vieillards réaliser des hémorragies

cérébrales, vieillards depuis longtemps soumis à la médication iodurée. Or, de deux choses l'une : ou bien, la médication trop soutenue a causé tout le mal ; et alors, elle est nuisible et il faut la supprimer; ou bien, la médication n'a pu enrayer la marche des lésions, n'a rien fait contre la sclérose, puisque la rupture a pu se produire; et alors, elle est inutile, et il faut encore la supprimer.

Je donne cependant, dans mon service de l'Hôpital-Général, de l'iodure à mes malades. Mais je le donne en petite quantité, et à peine pendant une semaine par mois ; je surveille attentivement la pression artérielle ; à la plus petite défaillance j'interromps le traitement.

Indications symptomatiques. — Les indications seront remplies par les médications antispasmodiques. Je n'ai rien à ajouter aux développements que j'ai donnés, à propos de cette médication chez l'adulte.

On a voulu ériger en médication générale anti-épileptique, chez le vieillard, la *médication toni-cardiaque par la digitale.*

La pathologie générale s'insurge contre cette thérapeutique exclusive qui ne discerne ni les éléments morbides, ni les indications, et qui devient réflexe et quasi inintelligente, puisqu'elle cherche partout des équations et d'immuables formules, sans tenir compte du malade et de la maladie.

Comme adjuvant des médications symptomatiques, on se souviendra qu'il ne faut pas imposer un trop lourd travail de réaction et de défense à l'organisme sénile, dont les défenses fléchissent et les éléments nobles et vasculaires s'infiltrent et se troublent; on ne surchargera pas, par une sur alimentation toxique, le travail des émonctoires; on s'efforcera de favoriser l'exode des poisons habituels gastro-intestinaux, par les stimulations fréquentes, intestinales, cutanées, rénales....

ÉRÉTHISME CÉRÉBRAL

L'éréthisme cérébral naît et s'entretient dans toutes les conditions où le cerveau subit, par les passions ou par l'exercice intellectuel exagéré, un entraînement préjudiciable au maintien de la santé. (Fonssagrives)(1).

Clinique ; formes diverses. — L'éréthisme cérébral s'accompagne ou non de fièvre : de là *deux formes : Fièvre nerveuse* et *Éréthisme cérébral chronique.*

La *fièvre nerveuse* ou *éréthisme cérébral aigu* est une fièvre qui naît quand le système nerveux est tendu outre mesure par des préoccupations, des fatigues, de l'insomnie, quand les travaux et les fatigues le maintiennent dans un état de dépense habituelle. « Cette fièvre est caractérisée par des frissons, par de la fréquence et de l'inégalité du pouls, qui a une vivacité particulière, par le peu d'intensité de la chaleur et des autres symptômes fébriles. Puis, au bout de quelque temps, de quelques heures, l'équilibre se rétablit à l'aide de quelques excrétions modérées, et la fièvre nerveuse accidentelle a disparu» (2).

L'*éréthisme cérébral chronique*, ou mieux afébrile, entraîne de l'amaigrissement, une surexcitation nerveuse habituelle, de l'insomnie.

TRAITEMENT DE LA FIÈVRE NERVEUSE. — Les indications thérapeutiques se résument dans le repos, dans la précaution d'éloigner du malade toute cause d'agitation ou de préoccupation d'esprit. Le traitement sera donc des plus simples : du repos pour tous les organes ; un peu de temps et de patience, du calme dans l'esprit, quand il est possible ; une boisson agréable et un peu calmante ; quelques cuillerées à café de sirop diacode suffisent pour amener la détente.

---

(1) FONSSAGRIVES. — *Traité de thérapeutique appliquée.*

(2) SANDRAS. — Considérations sur la fièvre nerveuse et son traitement, in *Bulletin de thérap.,* tome 31, page 383.

On s'adressera aussi aux antispasmodiques. (Voir : *Eréthisme nerveux*).

TRAITEMENT DE L'ÉRÉTHISME CÉRÉBRAL. — Ce sont les *indications symptomatiques* qui priment les autres ; et le symptôme dont il est d'un immense intérêt de débarrasser le malade est l'*insomnie*. (Voir : *Insomnies*).

On remplira les indications par la *médication hypnotique*, à l'aide de l'*opium*, qui surexcite dans certains cas, témoin l'affirmation de Brown, « Me hercle ! opium non sedat ! », des *alcaloïdes de l'opium, morphine, codéine, narcéine* ; à l'aide des *pavots* ; à l'aide des *somnifères chloraliques, chloroforme*, chloroforme 4 gr. pour 100 gr. de glycérine, de 1 à 2 cuillerées à café dans un verre d'eau ; *chlorhydrate de chloral*, par doses successives, en potion de 50 centigr. à 5 gr., qu'on administre en lavement à doses plus élevées ; en potion, on l'associe volontiers aux autres hypnotiques.

Hydrate de chloral...............	1 ou 2 gr.
Sirop de lactucarium...........	20 gr.
Eau de laitue.	120 gr.

A prendre en 4 fois.

Hydrate de chloral.............	8 gr.
Bromure de potassium.........	8 gr.
Extrait de jusquiame.........	0,08 centigr.
Extrait de chanvre indien......	0,08 centigr.
Julep.......................	120 cent. cubes

A l'aide encore des *somnifères bromiques (bromures alcalins*, de sodium, de potassium, d'ammonium...). On donne le bromure à petite dose, de 50 centigr. à 1 gr., le soir, à la même heure ; il agit mieux que l'opium, ne donne ni troubles gastriques et intestinaux, ni effarement et torpeur au réveil.

La *suggestion à l'état de veille* et la *suggestion hypnotique* peuvent donner de bons résultats.

Les indications majeures, remplies par la médication hypnotique, il y a lieu de se préoccuper du *régime du malade, de sa manière de vivre, de son hygiène morale et physique,* en un mot.

L'absence de stimulations sensorielles et cérébrales, et les conditions favorables de milieu, de couchage et d'alimentation constituent le régime somnifère. Pas de lumière, pas de bruit dans la chambre ; repas léger le soir ; pas de café, pas de thé ; pas de vins blancs secs.

ÉRÉTHISME NERVEUX

*Manière d'être du système nerveux, qui consiste, à la fois,
dans un mélange d'excitation et de mobilité, se dépensant
sans but.* C'est, dit Grasset, à qui j'emprunte la précé-
dente définition de Fonssagrives, *un déploiement inusité,
exagéré, de forces agissantes, se manifestant particulièrement sur le système nerveux.*

Clinique. — Cet élément morbide se reconnaît : *a*) par l'exagération des phénomènes nerveux habituels ; *b*) par l'apparition de
phénomènes nerveux nouveaux, surajoutés, anormaux ; *c*) par la
susceptibilité insolite, réaction du moral et du physique vis-à-vis de
très légères impressions ; *d*) par la susceptibilité très grande aux
médicaments. «Quand on observe qu'un médicament n'a pas ses
effets accoutumés et produit des phénomènes insolites, il faut
soupçonner l'existence cachée de l'éréthisme nerveux». (Pomme).

Étiologie. — Pathogénie. — A Montpellier, on a conservé
en clinique l'*état des forces*, parce que cet élément morbide est
source d'indications thérapeutiques. Sous ce nom, on entend le
système entier de la *force vitale* avec ses manifestations, ou mieux,
le mot ne signifiant rien, *l'ensemble de l'énergie active et en
réserve de l'économie, des forces vives et des forces de tension.*
Les *forces vives*, ce sont les *forces agissantes* de Barthez. Les
forces radicales, ce sont les *forces de tension.*

Or, l'état des forces est susceptible (Grasset) de 4 grandes modifications :
1° *L'exaltation des forces agissantes* avec un type circulatoire,
un type nerveux : c'est l'ÉRÉTHISME CIRCULATOIRE et l'ÉRÉTHISME
NERVEUX.
2° La *diminution des forces*, forces radicales et agissantes.
3° L'*oppression des forces*, augmentation du système entier des
forces ou diminution des forces agissantes.
4° La *perversion des forces*, dont le fond est presque toujours
constitué par l'adynamie.

Etiologie. — Tempérament nerveux ; sexe féminin ; enfants ; abus des aliments, des boissons irritantes ; émotions morales vives et prolongées ; civilisation intensive ; vie physique, psychique, intellectuelle, génitale, intensive.

TRAITEMENT

Diminuer l'exaltation des forces : *a)* **en supprimant les causes occasionnelles ;** *b)* **en agissant directement sur le système nerveux.**

Les médications sont les médications *stupéfiante, sédative* et *antispasmodique.*

a) *Stupéfiants diffusibles.* Action rapide, étendue ; peu persistante : accidents nerveux mobiles, peu intenses, de peu de durée, très étendus ;

b) *Stupéfiants fixes, narcotiques.* Action longue, persistante, locale : accidents nerveux fixes, très violents, chroniques ou persistants, localisés.

On les remplit par les *agents médicamenteux* et un *régime antispasmodique.*

1. Les AGENTS MÉDICAMENTEUX sont l'*éther*, qu'on administre à petites doses *sur du sucre*, ou *dans des perles d'éther ; en potion*, à la dose de 1 à 2 gr. par cuillerée à bouche, toutes les heures, sous forme de *sirop d'éther du Codex*, à la dose de 20 à 60 gr., 30 gr. représentant 1 gr. d'éther ; sous forme d'*éther sulfurique alcoolisé* ou *liqueur d'Hoffmann* (mélange à parties égales d'alcool à 90° et d'éther sulfurique d'une densité de 0,720), à la dose de 2 à 6 gr. dans une potion ; *éther sulfurique*, le plus employé, dont l'usage exagéré est nuisible ; *éther acétique*, à la dose de 20 à 30 gouttes, sudorifique et antispasmodique ; *éther nitrique*, moins employé.

Les bromures : « Le bromure de potassium convient à merveille dans les cas d'*éréthisme nerveux*, c'est-à-dire de tension nerveuse, accusée à la fois par la mobilité des impressions, l'augmentation de l'émotivité, et de l'excitabilité réflexe, l'insomnie, et ramène les fonctions nerveuses à leur type régulier » (Fonssagrives).

Le bromure de potassium se donne à des doses de 1 à 4 gr. ; il peut suffire à tous les besoins de la pratique. Cependant, les bromures de sodium, d'ammonium, de calcium, de lithium remplissent les mêmes indications.

Les gommes fétides constituent d'excellents antispasmodiques; l'*assa fœtida*, qui en est le représentant le plus autorisé ne s'emploie guère qu'en *lavement* (de 1 à 8 gr.) :

> Assa fœtida....................... 8 gr.
> Huile d'olives.................... 80 —
> Décoction de guimauve......... 90 —

De même, sous forme de lavement, est utilisé le *musc :*

> Musc........................ 50 centigr. à 1 gr.
> Jaune d'œuf.................. N° 1.
> Infusion de valériane......... 200 gr.

Les infusions et tisanes de *fleurs* et de *feuilles d'oranger*, de *tilleul*, de *serpolet*, de *muguet*, de *millefeuille* rendent quelques services.

2. L'action des agents médicamenteux sera augmentée par celle des BAINS ARTIFICIELS OU NATURELS. Les bains artificiels seront préparés avec 1 kilo de *fleurs de tilleul* ; des *essences de thym*, de *romarin*, dans un bain alcalinisé par 2 à 300 gr. de sous-carbonate de soude; des bains de *Pennès*, qui se préparent avec le contenu d'un flacon ou d'un rouleau de carton contenant des cristaux de carbonate de soude imprégnés d'essences et mélangés d'autres substances.

Les eaux naturelles sédatives sont celles d'Ussat, de Plombières, de Néris, de Bigorre, de Saint-Sauveur, de Molitg, de Rennes-les-Bains.

3. Le RÉGIME ANTISPASMODIQUE, autre adjuvant des médicaments, comprend les *bains* (tièdes, 30 à 33°, prolongés); l'*hydrothérapie*, le *régime alimentaire*, ne pas exténuer le malade par la diète, donner des apéritifs, des mets légers, digestibles et nourrissants, mais non excitants ; la *régularisation de l'activité physique et intellectuelle*, qui sera une distraction et non pas une dépense ; vie à la campagne, changement d'air. Voyages « manière mobile d'exister » (Fonssagrives).

GOITRE EXOPHTALMIQUE (1)

Syndrome anatomo-clinique caractérisé, symptomatique-
ment, par l'hypertrophie du corps thyroïde, l'exophtalmie,
des troubles cardio-vasculaires, et particulièrement la
tachycardie, un tremblement spécial, la diminution de
résistance électrique des tissus ; anatomiquement, par des
altérations de la glande thyroïde qui vicient sa sécrétion
interne dont la pureté est indispensable au fonctionne-
ment du système nerveux.

Clinique.— Diagnose générale. — 1. *Tachycardie et troubles*
cardio-vasculaires. — Palpitations constantes, paroxystiques,
pseudo-angine de poitrine ; battements violents au niveau des vaisseaux de la base du cou ; pouls rapide, petit, peu développé.

2. *Goitre.* — Tumeur régulière, lisse, ovoïde, allongée dans le
sens vertical, le plus souvent unilatérale, de volume variable. Animée de battements, donnant des souffles à l'auscultation, comprimant organes vasculaires et nerveux de première importance
(asphyxie, aphonie).

3. *Exophtalmie.* — La fente palpébrale est élargie, l'œil n'est plus
recouvert par les paupières trop courtes : les globes sont saillants
hors de l'orbite ; la sclérotique peut s'enflammer.

4. *Tremblement,* oscillations nerveuses, brèves, rapides, transmises à tout le corps qui vibre sous la main, surtout à l'occasion d'un
effort.

5. *Diminution* de la résistance électrique des tissus.

---

(1) Je conserve, pour me conformer à l'usage, le syndrome basedowien dans le cadre des maladies nerveuses. Ce n'est qu'indirectement qu'on peut l'y rattacher, ce syndrome est, avant tout,
pathogéniquement, un syndrome *humoral,* créé par intoxication
thyroïdienne. Sa place, en nosologie, serait au chapitre des *auto-
intoxications,* des *dyscrasies.*

Début insidieux ou brusque, rapide, à la suite d'une frayeur, d'une émotion.

Symptômes secondaires. — A) *Troubles digestifs*, vomissements, crises diarrhéiques.

B) *Troubles de l'appareil respiratoire.*

C) *Troubles du système nerveux*, troubles sensitifs et sensoriels, moteurs ; état mental,

D) *Troubles menstruels.*

Étiologie et pathogénie. — A) *Théorie nerveuse.* — Le goitre exophtalmique est une *névrose vaso-motrice*, une *névrose bulbaire*. *Preuves tirées* : de l'hérédité, des parentés morbides, de l'évolution du syndrome...

B) *Théorie humorale.* — Le basedowisme est dû à une lésion de la glande thyroïde. Cette lésion entraîne une viciation de la sécrétion interne de la glande. Or, la sécrétion interne thyroïdienne est indispensable à l'équilibre humoral. *Preuves tirées* : des altérations de la glande (Joffroy, Renaut), de leur nature toxi-infectieuse, de la nature athyroïdienne du myxœdème, du contraste par superposition contraire des deux syndromes, myxœdème et basedowisme, de l'expérimentation par thyroïdectomie, de l'hyperthyroïdisation (Ballet, Enriquez) (1).

TRAITEMENT

1. **Hygiène du Basedowien.** — a) *Le malade.* — Réduire au minimum la fatigue physique ; défendre les marches longues, les ascensions pénibles, les courses et les sports de tout ordre ; pas de mets excitants, de repas copieux, de surcharges stomacales ; fuir les émotions et les frayeurs. Remplacer la vie intensive et fébrile par existence régulière, active, mais paisible.

b) *Le milieu.* — Vie de la campagne, au milieu de l'air

---

(1) J. VIRES.— *Leçons de clinique médicale.* 1 vol. in-8°.— Coulet et Masson, éditeurs, 1900.

pur et sain ; loin des côtes et de la mer. Néris, Lamalou, Ussat, Chatel-Guyon sont des séjours hydrominéraux à conseiller.

S'inspirer toujours du tempérament du malade, de la prédominance de tel ou tel symptôme.

2. Agents que fournit la matière médicale pris dans le monde extérieur. — *a)* Eau. — *L'hydrothérapie* est indispensable ; elle remplit de multiples indications, répond à l'irritabilité et à l'état mental, agit comme tonique de la cellule nerveuse, combat l'anémie et la débilitation. On commence par l'eau tiède pour arriver à l'eau froide, sous forme de douches en jets brisés, de douches écossaises, sous forme de drap mouillé, d'affusions à l'éponge.

La glace, posée à même sur la région précordiale douloureuse ou sur l'œil exorbité, a rendu des services.

b) Agents nervins. — L'élément nerveux du basedowisme est celui qui donne le plus de déceptions.

Le *bromure de sodium* (2 à 4 gr. dans les 24 heures) a pu calmer les insomnies, les cauchemars, l'irritabilité nerveuse. Le chloral, le sulfonal, le trional, sont de bons succédanés.

L'*atropine* à la dose de 1/4 de milligr. ou la *belladone* à petites doses, sous forme de teinture alcoolique (V à XXX gouttes), sont des antispasmodiques et des calmants.

Hutchinson, Rendu ont préconisé contre les douleurs précordiales, les angoisses si vives, l'*aconit* et l'*aconitine* (alcoolature de feuilles d'aconit, 1 à 3 gr. ; de racines, V à XXX gouttes. Aconitine cristallisée, bien plus active que l'aconitine amorphe, 1/4 de milligr. à 1 milligr. par 24 heures en doses fractionnées), qu'ils ont donnés seuls ou associés au bromure.

Aran a obtenu l'atténuation du tremblement par la *vératrine*, à la dose de 1 à 6 milligr.

Huchard donne l'*antipyrine*, seule ou associée à la *tri-*

nitrine, à la dose de 1 à 2 gr., ou encore le *sulfate de quinine*.

c) En tête des médications cardio-vasculaires, il faut placer la digitale. *Digitale et hydrothérapie* faisaient toute la thérapeutique de Trousseau.

Le clinicien de l'Hôtel-Dieu donnait 8 à 10 gouttes de teinture alcoolique toutes les heures ; il ne craignait pas d'aller jusqu'à 100 gouttes et ne s'arrêtait que lorsque le pouls ne battait plus que 60 à 70 fois à la minute.

Ces doses colossales de digitale ont créé des troubles gastriques très pénibles (G. de Mussy) et une véritable aggravation du syndrome (Möbius) : on se montrera donc plus réservé.

Au reste, Huchard a bien précisé les indications tirées des éléments cardio-vasculaires. Deux cas peuvent se produire :

Ou l'on a de l'hypertension avec de la tachycardie et des palpitations, donner alors l'*antipyrine*, la *trinitrine*.

Ou l'on a de l'hypotension, une pression basse, de l'insuffisance tricuspidienne, donner alors de la *digitale* (digitaline cristallisée, 1/4 de milligr. à 1 milligr.).

Le professeur Dieulafoy s'est bien trouvé, pour atténuer l'éréthisme cardio-vasculaire, des pilules suivantes :

Poudre d'ipéca................	3 centigr.
Poudre de feuilles de digitale..	2 centigr.
Extrait d'opium	0,025 milligr.

De 4 à 6 pilules en 24 heures.

L'*iode* et les *iodures* ont perdu de leur réputation. N. Guéneau de Mussy, au dire de Constantin Paul, a obtenu par l'iode des succès prompts et inespérés, et «il est certain, ajoute C. Paul, que l'iode donné à petites doses agit d'une manière très efficace pour enlever chez les malades les palpitations et l'agitation nerveuse». C. Paul donnait, trois fois par jour, 3 à 6 gouttes de teinture d'iode dans un peu d'eau de riz.

Rendu a démontré que l'iode a peu d'action et rend peu de services.

d) On luttera contre la dénutrition, la déchéance générale, en donnant le *fer*, l'*arsenic* (4 à 6 milligr. d'acide arsénieux par jour), les *phosphates*, les *glycéro-phosphates*.

e) *L'électricité* paraît vouloir supplanter l'hydrothéra-pie. Ceci est très technique et je ne puis que renvoyer aux belles études de Vigouroux dans le *Progrès médical* de 1889 et la *Gazette des Hôpitaux* de 1891.

f) *Agents organiques*. — On sait quelle retentissante fortune a la médication par les extraits d'organes. Entre-vue par les Anciens, synthétisée dans leur formule : *Malo-rum naturam curationes ostendunt,* l'organothérapie, sui-vant le mot de Landouzy, est née des recherches de Brown-Séquard, de ses découvertes sur la sécrétion interne des glandes.

Il y a quelques années à peine, de Cérenville, Gilbert et Carnot, et notre maître M. le professeur Mossé (1), ont écrit sur la médication organique de remarquables mémoires, et très complets.

Je ne retiendrai que ce qui se rapporte très directe-ment à la thérapeutique du basedowisme.

Or, voici que contre ce basedowisme on a successive-ment essayé le *liquide testiculaire*, le *liquide thyroïdien*, l'*ingestion du thymus...*

Joffroy, Achard, d'autres cliniciens, n'ont paru retirer aucun bénéfice du *suc testiculaire*, tant pour combattre le nervosisme que pour relever l'état général.

On avait remarqué qu'à l'autopsie des individus atteints de maladie de Basedow, le thymus persistait. Admet-

---

(1) *C. R. Congrès français de médecine.* — Session de Montpellier. 1 vol. in-8°, 1898.

tant qu'une glande malade et de sécrétion tarie est suppléée par une autre, on pensa que le thymus luttait pour suppléer la thyroïde fonctionnellement atteinte. On fut ainsi conduit à la *thymothérapie*. Mickülicz a obtenu de bons effets, Taty et Guérin aucun résultat.

J'arrive enfin à la grande médication qui, un moment, s'est targuée d'être rationnelle, parce que causale : la *médication thyroïdienne*.

La médication thyroïdienne, ou fait du bien, ou fait du mal. Elle fait du mal si la glande thyroïde a encore une sécrétion, que cette sécrétion soit normale ou anormale. Elle fait du bien si les lésions de la thyroïde sont telles que la sécrétion est amoindrie, épuisée, complètement tarie.

C'est donc qu'il y a deux périodes dans le syndrome, l'une d'*hyperthyroïdisation*, de sécrétion interne augmentée, et troublée peut-être qualitativement, l'autre d'*hypothyroïdisation*.

Et ainsi s'expliquent les opinions diamétralement opposées et les résultats absolument contraires.

Tandis que Voisin, Béclère, Magnan, Taty et Guérin, Alexieff, Étienne, Bosc, Mairet, Mossé, Villard, Odilon Martin, ont eu des succès, d'autres n'ont eu que des déboires.

Et ainsi doit être levée l'excommunication majeure lancée contre la médication thyroïdienne par Marie et par Eulenburg, il y a quelques années, au XVIe Congrès de médecine allemand et au Congrès de neurologie de Bruxelles.

Essayez donc, dans la maladie de Basedow, le corps thyroïde. Soyez prudents. Donnez-le à faibles doses, 1 gr. par jour, 1/2 bol frais ; examinez fréquemment vos malades... et attendez, en expectation armée, les résultats.

3. **Traitement chirurgical.** — La chirurgie, étendant tous les jours son domaine et ayant trouvé dans le goitre exophtalmique des raisons nombreuses d'intervention

armée, est devenue certainement plus active, peut-être plus offensive, non pourtant que le traitement chirurgical du goitre exophtalmique soit tout à fait contemporain. Ne soyons pas injustes ni vis-à-vis de nos pères, ni vis-à-vis de leurs descendants.

Ainsi, les premiers essais chirurgicaux suivirent de très près les premières descriptions de la maladie que Basedow synthétise si clairement. Or, cette synthèse est de 1840.

La tumeur cervicale excite d'abord le zèle opératoire : on l'*extirpe*, mais on perd énormément de sang et l'opération reste très grave.

Chassaignac bientôt invente l'*écraseur linéaire* : les hémorragies ne sont plus à redouter et l'opération se multiplie avec Chassaignac, Demarquay, Maisonneuve.

L'antisepsie vient donner plus d'assurance et plus de sécurité encore aux chirurgiens, en même temps que les médecins reconnaissent la lésion thyroïdienne et la rendent responsable. C'était trouver une explication et une excuse : *Sublata causa, tollitur effectus.* Enlevez la glande thyroïde et les accidents disparaîtront.

Tout près de nous enfin, *c'est dans le sympathique générateur du syndrome* qu'on fait porter les excisions, les diérèses, l'ablation partielle ou totale.

Il importe donc que je rappelle en quelques mots le traitement chirurgical du goitre exophtalmique.

Les interventions chirurgicales, dans la maladie de Basedow, peuvent être divisées en trois grands groupes (1).

1° Les premières s'adressent au corps thyroïde. On pratique la thyroïdectomie partielle ou totale, la strumectomie, l'exothyropexie ;

2° Les secondes agissent sur les artères thyroïdiennes;

3° Les troisièmes ont pour champ d'action le sympathique cervical.

---

(1) Jonnesco. — *Presse médicale*, 1897.

1° Opérations pratiquées sur le corps thyroïde :

a) *La thyroïdectomie partielle* a été pratiquée par Tillaux, Putnam, Heydenreich, Vette, Mickülicz, et tout récemment par Tricomi et Allen Starr (1896).

Dans la statistique de Tricomi, nous notons 25 guérisons sur 100 opérations et 50 morts.

Dans celle de Allen Starr, 50 guéris sur 100 opérés et 17,5 morts.

Doyen et Tuffier, en France, sauvent chacun un malade. Lejars et Quénu en perdent un.

L'opération est donc grave, grave parce que la mortalité reste très élevée et qu'elle est immédiatement énorme, 1 mort sur 5 malades. Le grand danger est ici la mort subite qui survient par intoxication thyroïdienne, comme le veulent certains auteurs, qui est causée par l'arrêt du cœur, suivant d'autres.

En somme, mort dans 1/5 des cas, résultat nul pour le reste : tel est le bilan de la thyroïdectomie partielle.

b) *La strumectomie* est l'énucléation de parties isolées de la glande. On n'enlève que ce qui paraît malade, on s'attache à conserver toujours quelques glandules thyroïdiens.

La seule statistique est celle de Briner, elle est de 1894. Elle nous donne pour 100 : 82 bons résultats, 10 morts, 8 insuccès.

c) *L'exothyropexie* fut préconisée par Poncet et Jaboulay. «L'exothyropexie consiste à découvrir la glande, à la faire saillir à l'extérieur, à la luxer entre les deux lèvres de la plaie et à la laisser exposée à l'air. Au bout d'un temps variable, on voit les deux lobes, dont les veines sont turgescentes et noirâtres au début, s'assécher peu à peu, se momifier en quelque sorte, et le moignon qui reste adhérent aux lèvres de la plaie s'atrophie plus ou moins tardivement sur l'organe diminué de volume» (1).

La communication de Poncet à l'Académie donnait 14 succès sur 14 opérations, sans accidents post-opératoires, sans complications d'aucune sorte.

A l'heure actuelle, les statistiques admettent, sur 100 cas, 17 de mortalité et 41 de guérisons ou d'améliorations.

En résumé, toutes les opérations tentées sur l'appareil thyroïdien sont graves, suivies «parfois d'accidents tellement foudroyants que l'on invoque pour les expliquer une toxhémie thyroïdienne dont l'action se produirait dans la plaie, sur le bulbe, par un empoisonnement suraigu» (Gérard Marchant, juillet 1897).

Les morts subites post-opératoires sont fréquentes.

Dans les cas de survie, apparaissent des troubles nerveux, de l'agitation. «Les premiers jours qui suivent l'opération, dit Putnam (2), les premiers jours qui suivent la thyroïdectomie, sont un sujet de grande anxiété pour le médecin, et de détresse pour le malade....

»Les symptômes alarmants apparaissent entre le premier et le huitième jour après l'intervention. L'état du malade est heureusement moins grave qu'il ne paraît. L'exagération de la dyspnée et de la tachycardie n'est peut-être qu'un phénomène comparable à celui qu'on observe chez les sujets qui n'ont pas été opérés....».

Nous pensons donc que les interventions sanglantes sont d'une opportunité discutable : les avantages n'en sont point bien nets, à l'encontre des dangers qui sont moins immédiats et à longue échéance ; elles seront l'exception.

---

(1) BRISSAUD. — *Leçons sur les maladies nerveuses*, Salpêtrière, 1893-1894.

(2) *The Journal of Nervous at Ment. diseases*, décembre 1893.

2° **La ligature des artères thyroïdiennes**, qui a pour but de supprimer indirectement la glande, a été pratiquée par Mickülicz, Wölfler, Billroth, Trendelenburg, Kocher.

Trente et une guérisons pour 3 morts sur 34 opérations, 2 insuccès et 20 guérisons sur 22 opérations, tels sont les résultats de Kocher et ceux, plus récents, de Rydygier.

3° **Les opérations pratiquées sur le sympathique cervical** s'appuient sur la théorie, esquissée par Rosenthal, dès 1878, mise en pleine lumière par Abadie (1896 et 1897) et confirmée, au moins en quelques-uns de ses points, par les recherches physiologiques de Dastre et Morat (1897) :

« Dans le goitre exophtalmique, tout semble se comporter comme s'il y avait une *excitation permanente des fibres vaso-dilatatrices seules* du grand sympathique cervical, ou de leurs noyaux d'origine.

» Or, ces filets vaso-dilatateurs *ont une origine distincte* (Dastre et Morat).

» L'excitation permanente des filets vaso-dilatateurs du sympathique cervical explique aisément les divers phénomènes morbides qu'on observe dans le goitre exophtalmique... La turgescence des artères thyroïdiennes a pour conséquence l'hypertrophie du corps thyroïde, qui est ainsi *secondaire et non primitive.*

» C'est cette hypertrophie du corps thyroïde qui provoque des phénomènes d'hyperthyroïdisation chez les Basedowiens, mais toujours *secondairement et tardivement.*

» La dilatation des artères de la tête et du cou reste le phénomène morbide initial... La dilatation des vaisseaux rétro-bulbaires provoque la propulsion du globe oculaire en avant, d'où l'exophtalmie... L'excitation des filets cardiaques, la tachycardie... Cette même hypothèse d'une excitation permanente des vaso-dilatateurs du cordon sympathique cervical s'accorde bien aussi avec les variétés de formes *dites frustes,* si communes dans cette maladie.

» Quand, en effet, ce sont les symptômes oculaires qui dominent, et que l'exophtalmie occupe la première place..., c'est le centre médullaire présidant à la dilatation des vaisseaux rétro-bulbaires qui est surtout intéressé.

» Quand l'hypertrophie du corps thyroïde est considérable... ou que la tachycardie intense et l'exophtalmie insignifiante, c'est que l'excitation a son siège dans les centres d'où émanent les filets dilatateurs des artères thyroïdiennes et excitateurs du cœur » (1).

Le professeur Morat, dans un article sur *le grand sympathique et le corps thyroïde* (2), arrive aux conclusions physiologiques suivantes :

« A l'égard du corps thyroïde, les effets vaso-moteurs de l'excitation du grand sympathique sont de deux ordres, inverses l'un de l'autre. On peut, *en excitant le grand sympathique, faire contracter les vaisseaux thyroïdiens; on peut, en excitant le grand sympathique, faire dilater ces mêmes vaisseaux* ».

Si l'excitation est faite *sur le cordon cervical* du sympathique, c'est-à-dire assez près du corps thyroïde, c'est la *constriction vasculaire* qui s'observe.

Si, au contraire, l'excitation est faite *sur la chaîne thoracique dans sa partie supérieure,* c'est la *congestion de l'organe* qui en est la conséquence.

Si nous ajoutons ces nouveaux faits, acquis sur l'action vaso-motrice du sympathique à l'égard de la thyroïde, aux faits antérieurs déjà connus, concernant l'action de ce nerf dans le champ de sa distribution à la tête et au thorax, nous voyons *qu'une excitation artificielle, telle que celle que nous réalisons avec l'électricité, quand elle*

---

(1) ABADIE. — *Presse médicale,* mars 1897.
(2) MORAT. — *Presse médicale,* 22 décembre 1897.

*est portée sur la chaîne thoracique, fait accélérer le cœur,
saillir le globe oculaire, en même temps qu'elle fait rougir
la face et congestionner le corps thyroïde,* c'est-à-dire
réalise les symptômes apparents du goitre exophtalmique.

L'acte chirurgical comprend :

    a) **La section du sympathique au cou.**
    b) **La résection partielle.**
    c) **La résection totale.**

a) Proposée par Edmunds en 1895, elle a été pratiquée
par Jaboulay en 1896.

b) La résection partielle, sympathectomie, encore préconisée par Jaboulay (février 1898), fut indiquée par
Jonnesco et Jaboulay, dès 1896.

La résection comprend l'un ou l'autre des deux ganglions cervicaux, ou celle du cordon intermédiaire.

Jaboulay, Reclus, Faure, Juvara, Quénu, Gérard Marchant l'ont pratiquée...

c) La résection totale, bilatérale est seule admise et
réalisée par Jonnesco..., Faure...

Le résultat opératoire immédiat est généralement parfait : les symptômes goitre, exophtalmie, tachycardie,
tremblement... s'atténuent, disparaissent aussitôt, l'état
général, physique et moral, demeure excellent.

Exceptionnellement, l'acte opératoire a été suivi d'hémorragies sous-conjonctivales (cas de Gérard Marchant,
Académie de médecine, juillet 1897).

Il n'y a pas un temps suffisant pour affirmer la guérison : en tous cas, les résultats qui remontent à deux
ans sont durables.

HÉMIPLÉGIE

C'est la perte plus ou moins complète de la motilité volontaire dans la moitié du corps, due à une perturbation fonctionnelle ou organique de la voie motrice, pyramidale, dans toute l'étendue de celle-ci — du cortex à la cellule de la corne antérieure de la moelle : c'est donc un symptôme provoqué par des lésions de nature et d'essence très diverses. (Voir : Hémorragie cérébrale, Apoplexie, Ramollissement cérébral).

Clinique. — La clinique distingue des hémiplégies flasques et des hémiplégies avec contractures.

Inductions diagnostiques générales. — *a*) Suivant le siège, la localisation. — *Hémiplégie corticale*, ramollissement cérébral, tantôt par athérome, tantôt par embolie; tumeurs cérébrales; méningite tuberculeuse ; abcès corticaux; hémorragies méningées traumatiques; hémorragies méningées non traumatiques.

Hémiplégie capsulaire, hémorragie cérébrale ; très rarement ramollissement et tumeurs.

Hémiplégie pédonculaire, le plus souvent exclusivement motrice, tandis que l'hémiplégie corticale et l'hémiplégie capsulaire sont sensitivo-idéo-motrices ; revêt le *syndrome de Weber*, hémiplégie alterne supérieure ; ramollissement ou hémorragie du pédoncule ; lésions des enveloppes ; tumeurs ; gommes syphilitique ou tuberculeuse ; anévrysme des artères de la base du cerveau; méningite tuberculeuse.

Hémiplégie protubérantielle. Types *Milliard-Gubler*, paralysie des membres d'un côté du corps, paralysie de la face du côté opposé, celui de la lésion.

b) Suivant la nature. — 1. *Infections*. — Le germe infectieux peut se localiser directement sur les méninges, les centres, les nerfs, suivant pour cela la voie vasculaire et lymphatique.

Les produits solubles des microbes infectieux, charriés par le sang, peuvent altérer directement les cellules organiques du cerveau : de là encore des hémiplégies *intra-infectieuses* et *post-infectieuses* ; grippe ; érysipèle ; choléra ; diphtérie ; impaludisme ; typhoïde ; oreillons ; infection ourlienne ; rage ; état puerpéral ; morve ; variole ; pneumococcie ; coqueluche ; blennorragie ; syphilis, cause la plus fréquente chez un individu jeune, peut être très précoce ; pleurésies purulentes.

2. *Intoxications. Diathèses.* — L'agent toxique, à l'instar du microbe ou de la toxine, peut altérer directement les méninges, les centres, les nerfs, tout le neurone moteur. Le poison altère en même temps les vaisseaux, y fait des anévrysmes miliaires, de l'athérome, ce qui le conduit à l'hémorragie cérébrale et au ramollissement. Alcool ; arsenic ; mercure ; diabète ; urémie.

3. *Hémiplégies dans les cardiopathies et les lésions cardio-vasculaires :* rétrécissement mitral ; phlébite ; endocardite infectieuse aiguë et chronique...

4. *Hémiplégies dans les névroses.* — On doit restreindre de plus en plus ce groupe : ce sont des hémiplégies fonctionnelles.

Diagnostic de l'hémiplégie organique d'avec la fonctionnelle (1).

HÉMIPLÉGIE ORGANIQUE	HÉMIPLÉGIE HYSTÉRIQUE
1° La paralysie est limitée à un côté du corps.	1° La paralysie n'est pas toujours limitée à un côté du corps. A la face, troubles généralement bilatéraux.
2° La paralysie n'est pas systématique. Si, par exemple, à la face, les mouvements unilatéraux sont très affaiblis, l'impotence apparaît aussi avec netteté du côté de l'hémiplégie, pendant l'exécution des mouvements bilatéraux synergiques.	2° La paralysie est parfois systématique ; il en est presque toujours ainsi à la face. Par exemple, les mouvements unilatéraux de la face peuvent être complètement abolis, tandis que les muscles du côté de l'hémiplégie fonctionnent normalement pendant l'exécution des mouvements bilatéraux synergiques.

(1) Babinski. — *Gazette des Hôpitaux*, 5 et 8 mai 1900.

3° La paralysie atteint les mouvements volontaires inconscients ou subconscients ; de là résultent les 2 phénomènes dont j'ai dénommé : l'un, le *signe du peaucier*, l'autre, *la flexion combinée de la cuisse et du tronc*.

4° La langue est en général déviée du côté de la paralysie.

5° Il y a, principalement au début, de l'*hypotonicité musculaire* (abaissement de la commissure, abaissement du sourcil), au membre supérieur, *flexion exagérée de l'avant-bras*.

6° Les réflexes tendineux et les réflexes osseux sont souvent troublés dès le début ; ils peuvent être à ce moment abolis, affaiblis ou exagérés. Plus tard, ils sont presque toujours exagérés, et il existe dans bien des cas de la trépidation épileptoïde du pied.

7° Les réflexes cutanés sont généralement troublés. Le réflexe abdominal et le réflexe crémastérien sont ordinairement, surtout au début, affaiblis ou abolis.

Le mouvement réflexe des orteils consécutif à l'excitation de la plante du pied subit ordinairement une inversion dans ses formes ; les orteils, au lieu

3° Les mouvements volontaires inconscients ou subconscients ne sont pas troublés ; pas de signe du peaucier et absence de la flexion combinée de la cuisse et du tronc.

4° La langue est parfois légèrement déviée du côté de la paralysie, mais la déviation de la langue peut aussi être très prononcée ou encore s'opérer du côté opposé à la paralysie.

5° Pas d'hypotonicité musculaire.

6° Pas de modification des réflexes.

7° Les réflexes cutanés ne paraissent pas troublés.
Pas de phénomène des orteils.

de se fléchir, s'étendent sur le
métatarse. Ce signe, auquel j'ai
donné la dénomination de *phénomène des orteils*, appartient à
toutes les périodes de l'hémiplégie.

8° Aspect particulier de la contracture.	8° La contracture reproduite par contraction volontaire des muscles.
9° Evolution régulière : d'abord contractures, ensuite flaccidité ; amélioration progressive.	9° Evolution capricieuse ; association de la spasmodicité à la flaccidité ; atténuations et aggravations alternatives ; modifications rapides ; rémissions transitoires.

TRAITEMENT

Ce n'est qu'un temps assez long après l'hémorragie cérébrale, l'apoplexie ou le ramollissemnnt, alors qu'une amélioration sensible et complète, sous tous les autres rapports, s'est réalisée, que l'hémiplégie doit être considérée comme un symptôme à part et doit être traitée d'une manière toute spéciale.

Je ne m'occuperai pas des indications causales et je renvoie aux chapitres *Apoplexie, Hémorragie*. Je n'aurai en vue que l'*hémiplégie organique*.

On oppose à cette paralysie des *moyens généraux* et des *moyens locaux*.

A. **Moyens généraux**. — Les moyens généraux sont presque tous pris parmi les *stimulants* : ainsi, on administre l'*eau de mélisse*, de *menthe*, de *lavande*, les *potions éthérées*...

Quelques auteurs ont préconisé l'*arnica*, comme possédant une action presque spécifique.

Fleurs d'arnica............... 4 à 6 gr.
Eau bouillante............... 1000 gr.

A prendre par verrées.

Racine d'arnica............... 8 gr.
Eau bouillante............... 1000 —

Faites infuser, à prendre par tasses.

L'indication tirée de l'*état des forces* permettra de donner aux *débilités* et aux anémiques les *amers* (infusion de *fumeterre*, de *petite centaurée*), les *toniques* (quinquina, phosphates, glycérophosphates), les *ferrugineux*.

La *strychnine* a paru donner de bons résultats :

Extrait alcoolique de noix vomique... 4 gr.
Poudre de guimauve............... Q. S.

F. S. A. 36 pilules. Dose : d'abord 1 par jour, puis tous les 3 ou 4 jours, une pilule de plus, jusqu'à ce qu'on atteigne la dose de 9 à 10 par jour.

Strychnine pure.............. 10 centigr.
Conserves de roses........... 2 gr.

Faites 24 pilules. Dose : d'abord 1 pilule le matin, puis matin et soir, et augmenter tous les 3 ou 4 jours d'une pilule, jusqu'à ce qu'on en prenne 5 ou 6.

Strychnine pure.............. 5 centigr.

Triturez dans un mortier avec :

Acide acétique............... 10 centigr.

Ajoutez peu à peu :

Eau distillée.................... 65 gr.
Sirop de sucre................. 15 —

Dose : une cuillerée à café, matin et soir. Augmenter ensuite. Granules de strychnine dosés à 1 milligr. dont on prend de 6 à 8 par jour.

La médication *perturbatrice* et *révulsive* met en usage

les *vésicatoires* à la nuque et sur le cuir chevelu, les *sétons*, les *cautères* à la nuque ; les *pointes de feu*, le long de la colonne vertébrale.

Les *eaux minérales* sont encore recommandées, bien que nombre de cliniciens admettent, avec Pierre Marie, que la composition des eaux, à part quelques indications individuelles, est absolument indifférente. Les eaux *sulfureuses*, telles que celles de Barèges, de Bagnères-de-Luchon, de Cauterets, sont recommandées (1).

Avec Durand-Fardel, on ne doit appliquer ce traitement thermal que le plus loin possible de l'accident initial, générateur de l'hémiplégie, lorsque celle-ci est émancipée de sa cause. Agir précocement, serait s'exposer à congestionner le cerveau, à réveiller le processus, à le faire plus violent et plus destructeur.

B. **Moyens locaux.** — On prescrit des *frictions excitantes* avec les *teintures de cantharides ou de benjoin*, avec un liniment *ammoniacal*, ou bien encore les frictions avec le baume *Opodeldoch*, le *baume de Fioraventi*, ou simplement l'alcool camphré.

Le *massage*, préconisé par Courtade, doit être très superficiel, en séances courtes, et ne jamais constituer une fatigue pour le patient.

---

(1) Notre collègue d'internat, le docteur Ch. Ménard, a consacré son intéressante thèse aux *Paralysies consécutives aux infections aiguës et à leur traitement par les eaux de Lamalou*. M. Ménard est très affirmatif: « Dès qu'une paralysie para-infectieuse se développe, on doit immédiatement envoyer le malade à Lamalou; certainement, on a des succès, avec d'autres traitements, avec d'autres eaux minérales (Luchon, *in* thèse de Landouzy), mais aucun traitement, aucune autre station thermale n'a donné des résultats aussi rapides et, dans certains cas, aussi merveilleux, on peut le dire, que les eaux de Lamalou ».

L'*hydrothérapie*, sous forme de *douches simples, aromatiques, sulfureuses*, a pu amener quelque amélioration.

On a aussi recours à l'*électricité*. On ne doit pas l'utiliser trop peu de temps après l'attaque. La rigidité spasmodique, l'exagération des réflexes constituent des contre-indications formelles. L'électricité ne sera permise que dans les cas d'atrophie musculaire, sous forme de courants faradiques. Todd recommande de la manier avec précaution.

Mais il n'est « rien qui soit aussi profitable aux muscles paralysés qu'un *système régulier d'exercices* : actif, quand le malade en est capable, passif s'il en est autrement » (Todd).

Ce système régulier comprend la *gymnastique rationnelle*, qu'il faut établir dès le début de l'accident, poursuivre avec persévérance et pendant fort longtemps.

L'hémiplégique ne sera jamais laissé à son inertie : confiné au lit, on lui fera faire des mouvements passifs ; on le forcera à se lever, à rester dans un fauteuil ; on l'incitera, petit à petit, à se tenir, à faire quelques mouvements actifs, à marcher. C'est alors d'*une véritable rééducation* de la marche et des mouvements qu'il s'agit.

« Le traitement mécanothérapique consiste en *massage méthodique*, raisonné par les symptômes qui accompagnent l'hémiplégie ; en *rééducation des mouvements* et de la *marche*, et en *gymnastique rationnelle graduelle*.

» Cette dernière est obtenue par une série d'appareils simples, haltères, appareils de tractions, bâtons à double boule, poids, dont le but est d'aider aux exercices des hémiplégiques. Jusqu'à nouvel ordre, je crois que ce traitement est le seul qui soit susceptible de rendre de réels services » (1).

---

(1) KOUINDJY. — Congrès international de Paris, 1900.

C. **Traitement des complications**. — Il importe de surveiller avec soin les hémiplégiques, de faire des toilettes complètes, des lavages antiseptiques généraux; on poudrera les parties déclives en contact prolongé avec les draps avec de la *poudre de quinquina*, du *talc*, de l'*oxyde de zinc*. La vessie sera attentivement surveillée, vidée, s'il y a lieu, aseptiquement, et on fera ensuite un lavage à l'eau boriquée intra-vésical.

S'il y a des eschares, on sera sobre d'antiseptiques solides ou en solution. Mieux vaut poudrer fortement avec la poudre de Lucas-Championnière, ou simplement la *poudre de quinquina*. On lavera à la décoction de quinquina.

Le professeur Pitres a obtenu de bons effets de l'administration interne de levure de bière.

HÉMORRAGIE CÉRÉBRALE

Syndrome anatomo-clinique causé par la rupture d'un vaisseau cérébral, avec épanchement sanguin, s'accompagnant de symptômes sensitifs, moteurs et psychiques, variables suivant l'artère rupturée et le siège de l'épanchement. L'hémiplégie est un des symptômes les plus fréquents. (Voir ce mot).

Clinique (se rapporter à *Apoplexie*). — A) Début avec ictus ou sans ictus ; — B) État : *Hémiplégie* (voir ce mot) ; hémianesthésie ; troubles trophiques et vaso-moteurs ; — C) Période tardive : *a)* hémiplégie flasque ; *b)* hémiplégie avec contractures (exagération des réflexes tendineux, trépidation épileptoïde, clonus du pied, réflexes de Babinski, danse de la rotule), amyotrophie, tremblements (hémiathétose post-hémiplégique, hémichorée, hémiataxie, hémiparkinson-post-hémiplégique).

Étiologie et pathogénie. — 1° Hérédité. L'hérédité se fait par hérédité d'organe, hérédité artérielle et hérédité cérébrale.

L'*hérédité artérielle* est celle que Dieulafoy a bien mise en évidence «qui frappe plusieurs membres d'une même famille et il n'est pas rare que, dans une même lignée, une génération plus jeune soit atteinte avant une génération plus âgée».

L'*hérédité cérébrale* est pour Grasset une partie de l'hérédité névropathique. «Car il y a plutôt une hérédité de l'ensemble du système nerveux que de telle ou telle partie, le fils d'un médullaire pouvant être cérébral ou névrosé. L'héréditaire cérébral est donc un des membres de la famille névropathique, un des équivalents auxquels peut conduire l'hérédité nerveuse, cette hérédité nerveuse pouvant se manifester chez les ascendants de l'apoplectique par une maladie nerveuse toute autre que l'hérédité cérébrale elle-même».

2° Maladies par ralentissement et déviation nutritive : arthritisme, goutte, gravelle, bradytrophies de Bouchard.

3° INTOXICATIONS : plomb, alcool, tabac.

4° INFECTIONS : syphilis, bacillose, paludisme.

5° AUTO-INTOXICATIONS, DYSCRASIES : urémie, mal de Bright. Le plus souvent, symbiose étiologique des facteurs essentiels. A côté, facteurs occasionnels, efforts, écarts de régime, passages brusques du froid au chaud, ou inversement.

TRAITEMENT

J'ai donné les indications, à la période prodomique et à celle de l'ictus, à propos de l'apoplexie.

Y a-t-il maintenant un traitement de l'hémorragie cérébrale ? On l'a pensé et, malheureusement, ni l'électrisation actuelle par les courants faradiques et galvaniques, ni les interventions sanglantes n'ont donné de résultats.

Il n'y a donc pas de traitement du raptus hémorragique, du sang épanché. Les indications restent donc exclusivement prophylactiques.

1° Aux HÉRÉDITAIRES, aux CONGESTIFS, on défendra les professions sédentaires; on imposera la marche, la vie active.

a) **Alimentation.** — Pas de gibier, de féculents, de viandes faisandées. Le repas du soir très léger ; insister sur les légumes très cuits, les fruits cuits, le lait et toutes ses préparations. Boire de l'eau rougie ou de l'eau pure. Pas d'alcool. Pas de tabac.

b) **Laxatifs et purgatifs.** — Ne pas rester 8 jours sans prendre, en alternant, 5 à 15 centigr. d'aloès, le soir au coucher ; 20 à 30 gr. de sulfate de magnésie, le matin à jeun ; un verre de Janos, de Villacabras, de Cruzy, de

Carabaña. Cure annuelle à Balaruc, à Aulus, à Chatel-Guyon. Bains de pieds fréquents. Sinapismes aux jambes.

c) **Médication anti-arthritique.** — Vingt jours par mois, 0,30 à 0,50 centigr. d'iodure. Ou teinture d'iode 4 à 5 gouttes dans une tasse de lait *pro die.* Les 10 autres jours du mois, 50 centigr. de benzoate de lithine, dans de l'eau d'Alet, d'Evian, de Vittel, du Boulou. Cure à Euzet où dans les stations ci-dessus.

2° Chez les DÉVIÉS NUTRITIFS, les BRADYTROPHIQUES, les indications sont les mêmes.

3° Chez les INTOXIQUÉS, suppression du poison scléro-gène, élimination par le régime lacté, les diurétiques.

$$
\left. \begin{array}{l} \text{Caféine} \dots \\ \text{Benzoate de soude} \dots \end{array} \right\} \text{ ââ 5 gr.}
$$

Eau.......................... 250 cent. cubes.

2 à 6 cuillerées par jour.

Théobromine, 30 à 50 centigr. pour un cachet. 2 à 3 par jour.

Les alcalins, bicarbonate de soude, les eaux bicarbo-natées alcalines, l'iodure.

4° Dans les INFECTIONS, s'adresser à la médication ioduro-mercurielle chez les syphilitiques ; quinique et arsenicale chez les paludéens ; anti-infectieuse générale chez les bacillaires.

5° Le régime sera sévère chez les BRIGHTIQUES : le lait avec les végétaux seront seuls permis. Tous les 15 jours, purgatifs drastiques et salins. La théobromine rend de grands services.

En somme, la grande indication est de proscrire tout

ce qui augmente la tension sanguine, soit par action directe, soit indirectement, par poisons endogènes ou exogènes. On mettra ensuite les malades en garde contre les causes occasionnelles. «Malheureusement, les exhortations du médecin ne sont le plus souvent écoutées que lorsqu'il est déjà trop tard. Il est exceptionnel que pour échapper à un danger menaçant, un homme veille sur lui à temps, renonce à une passion, ou retranche sa méridienne (Hirtz).

HÉMORRAGIE MÉNINGÉE CÉRÉBRALE

Syndrome anatomo-clinique, causé par la rupture d'un vaisseau au niveau des méninges, ou d'une membrane de néo-formation exsudée à la surface de l'arachnoïde, provoquant une effusion sanguine étendue en nappe et des troubles sensitifs, moteurs et intellectuels d'intensité variable.

Clinique et diagnose générale. — Se rencontre le plus souvent aux deux pôles de la vie :

A) *Dans la vieillesse.* — PÉRIODE D'INVASION, tantôt soudaine, apoplectiforme et parfois mortelle, tantôt progressive pendant quelques jours.

PÉRIODE D'ÉTAT. Coma continu ou avec des rémissions, alternant ou non avec du délire ; plus rarement, simple somnolence ou affaiblissement intellectuel, alternant ou non avec du délire.

Du côté de la *motilité* : hémiplégie fréquente, tantôt complète et subite, tantôt graduelle, occupant à un même degré les deux membres d'un côté ou s'étendant de l'un à l'autre, accompagnée de contractures, de raideurs, de convulsions, de tremblements.

L'expression symptomatique est très variable : c'est celle de tous les grands syndromes cérébraux.

Durand-Fardel admet que lui appartiennent en propre :

Le coma et l'anéantissement général des facultés ne s'accompagnant pas de paralysie ou s'accompagnant d'une paralysie incomplète ; une *céphalalgie* considérable ; des *contractures et des convulsions sans paralysies ;* des *rémissions dans la marche.*

B) *Dans l'enfance.* — PÉRIODE AIGUE. Accidents convulsifs légers vers les yeux ; strabisme ; absence de vomissements et de constipation ; contractures des extrémités ; accès convulsifs de plus en plus fréquents et violents ; assoupissement ; obtusion de la sensibilité cutanée sans symptômes de paralysie.

PÉRIODE CHRONIQUE. Le caillot s'est transformé en kyste séreux qui se développe et produit le symptôme d'une *hydrocéphalie.* (Voyez ce mot).

Le diagnostic, difficile, est à faire d'avec les *convulsions,* les *tu-*

bercules cérébraux, la *méningite*... Se souvient-on aujourd'hui que, pour le préciser, Rilliet et Barthez, Rufz proposaient, vers 1840, les ponctions exploratrices ?

Eléments de diagnostic. — a) *Dans la congestion cérébrale,* il n'y a pas de prolongation des accidents.

b) *Dans l'hémorragie et le ramollissement cérébraux* (voyez ces mots), l'hémiplégie et les contractures vont de pair ; il n'y a pas de rémission dans les accidents.

c) *Dans les méningites,* il y a de la fièvre et des vomissements ; le délire et les convulsions intensives font rarement défaut.

Les éléments de diagnose seront en plus : 1° la présence de certains *facteurs étiologiques* (alcoolisme chronique ; rhumatisme) ; 2° le *début brusque* avec des séries symptomatiques bruyantes par accès alternatifs très violents et plus accentués.

TRAITEMENT

Les indications sont analogues à celles des grands syndromes cérébraux, *apoplexie, congestion cérébrale, hémorragie cérébrale...*. On appliquera, ici encore, les règles qui président au traitement des fluxions. On conseillera ainsi le traitement *antiphlogistique* (*émissions sanguines* générales et locales, émollients, adoucissants). On a aussi recommandé les *révulsifs*, les *dérivatifs* sur le tube intestinal (les *purgatifs* et surtout le calomel) et sur les extrémités (*sinapismes*, chaleur aux pieds, aux jambes).

En dehors des lieux communs thérapeutiques des maladies encéphaliques, si l'attaque initiale est heureusement conjurée, le traitement ultérieur sera surtout prophylactique et hygiénique. Ainsi on s'efforcera de prévenir et de combattre le rhumatisme et ses manifestations ; on proscrira soigneusement l'abus des boissons alcooliques ; on évitera le surmenage du corps et de l'esprit.

HYDROCÉPHALIES

La surabondance du liquide céphalo-rachidien avec disten-
sion des cavités ventriculaires (hydrocéphalie interne), et
des espaces sous-arachnoïdiens (hydrocéphalie externe),
constitue l'hydrocéphalie.

Clinique et diagnose générale. — On distingue une hydrocéphalie *aiguë* et une *hydrocéphalie chronique*.

A) AIGUE. — Se traduit par agitation, cris, grognements continuels, remplacés peu de temps avant la mort par une *prostration*
extrême, assoupissement, fièvre élevée, perte de connaissance,
coma, insensibilité générale, *avec dilatation pupillaire* et fixité des
yeux. Se confond facilement avec *les méningites* de la base ; peut
avoir *début brusque, au cours de l'anasarque scarlatineux*.

B) CHRONIQUE. — *Se distingue :* a) *en congénitale,* avec de telles
malformations que l'enfant meurt quelque temps après la naissance ;
b) et en hydrocéphalie *survenue après la naissance.*

Le *début* est insensible, insidieux ou marqué par des convulsions,
des maux de tête. A mesure que le liquide céphalo-rachidien augmente, les parois du crâne s'écartent et le *volume de la tête* devient
plus considérable.

Les *signes physiques* attirent l'attention : crâne excessif, os de la
voûte écartés les uns des autres comme les pétales d'une fleur
(Trousseau), amincissement, élévation et proéminence du front, par
rapport à la face qui paraît rapetissée ; on perçoit fluctuation.

Signes de compression : obtusion plus ou moins complète de
l'intelligence, difficultés de la station, abolition des mouvements,
de la sensibilité ; atteinte plus ou moins profonde des organes des
sens. Intégrité habituelle de la nutrition.

La maladie peut s'arrêter à divers degrés de son évolution, rester
stationnaire jusqu'à 30, 40 ans, avec vertiges, vomituritions, convulsions, contractures.

Le diagnostic se fera par l'ophtalmoscope : 1° vascularisation plus
grande de la pupille et de la rétine, avec dilatation des veines ;
2° accroissement en nombre des vaisseaux de la rétine ; 3° atrophie
de la rétine et de ses vaisseaux, quelquefois atrophie du nerf optique (Bouchut).

Le *rachitisme* des os du crâne sera évité par la considération de l'état des sutures, la forme de la tête, l'état de l'intelligence toujours vive, les autres déformations rachitiques.

Étiologie et pathogénie. — On peut reconnaître des *hydrocéphalies congénitales*, des *hydrocéphalies acquises*, celles-ci *étant aiguës ou chroniques*.

A) HYDROCÉPHALIES CONGÉNITALES. — Elles sont dominées par la notion d'*hérédité*, causées qu'elles sont par les *infections* et les *toxi-infections* des parents.

On retrouve l'hérédité bacillaire et *surtout syphilitique*, l'hérédité alcoolique, le coït conceptionnel des parents en état d'ivresse, peut-être la consanguinité.

Le facteur capital est l'*hérédo-syphilis*.

B) HYDROCÉPHALIES ACQUISES, RÉALISÉES APRÈS LA NAISSANCE.

AIGUES. — Elles sont dues aux multiples infections qui s'abattent sur le nouveau-né ; infections gastro-intestinales des nourrissons ; infections tuberculeuses se manifestant par des méningites, des méningo-encéphalites, des tubercules cérébraux ; infections syphilitiques, postérieures à la conception, déterminant, toutes, une réaction inflammatoire avec épanchement dans les plexus choroïdiens et les tissus arachnoïdiens.

On les rencontre surtout au cours de l'*anasarque* consécutif à la *scarlatine* ou au *Bright*, ou au cours d'une pneumonie infantile.

CHRONIQUES. — Elles reconnaissent des causes identiques, puisqu'elles peuvent succéder aux aiguës ; mais le plus souvent sont causées par l'hérédo-tuberculose, l'hérédo-alcoolisme, l'hérédo-syphilis, avec, sur le descendant, dégénération, dystrophie, sclérose et arrêt de développement des plexus choroïdes, des tissus arachnoïdiens, des vaisseaux du cerveau, de parties plus ou moins importantes des masses encéphaliques.

TRAITEMENT

Hydrocéphalies congénitales. — La notion de *causalité* domine les indications. C'est la syphilis qui est la cause la plus fréquente. C'est un traitement *anti-syphilitique* qu'il convient d'établir. On prescrira des frictions mercurielles avec 1 à 3 gr. d'*onguent napolitain ;*

on fera prendre l'*iodure* à l'intérieur à la dose de 0,20 centigr. à 1 gr. par jour. Quelle que soit la nature héréditaire de l'hydrocéphalie, il faut instituer le *traitement antisyphilitique*. On l'accompagnera de bons soins corporels, d'une éducation méthodique et appropriée, d'un traitement symptomatique dicté par les manifestations ultérieures.

Hydrocéphalies acquises. — Aiguës. — Ici, encore, c'est l'indication *étiologique et pathogénique* qu'il faut remplir la première. Il faut imposer une antisepsie rigoureuse de tout le tractus gastro-intestinal, par les antiseptiques internes, les *purgatifs* fréquents, les *sudorifiques* et les *cholagogues;* contre les états *toxi-infectieux,* on s'adressera à la médication pathogénique, par les injections de sérum artificiel, les lavements salés, le régime lacté absolu, les diurétiques, les purgatifs drastiques; dans les cas où la cause échappera, on aura recours à la médication antisyphilitique.

On s'efforcera ensuite de remplir les indications que comporte la fluxion toxi-infectieuse localisée au cerveau par les *dérivatifs* et les *révulsifs*. Ce sont les *dérivatifs* qu'on mettra surtout en œuvre, calomel comme purgatif, parce qu'on est en présence d'un état aigu et qu'il faut attirer la fluxion, à cette période, loin du lieu où elle se fait.

Chroniques. — Les *indications étiologiques et pathogéniques* sont les mêmes; on les remplira de la même manière. On fera donc un traitement antisyphilitique.

La fluxion étant maintenant localisée et devenue chronique, on s'adressera à la *médication révulsive* :

1° Après avoir fait raser la tête de l'enfant, on lui fait matin et soir des frictions avec la pommade suivante :

> Onguent de genièvre.......... 25 gr.
> Onguent mercuriel............ 15 —

Mêlez.

2° Dans l'intervalle des frictions, la tête doit être soigneusement couverte d'un bonnet de laine ou d'une capeline imperméable.

3° Deux fois par semaine, faire prendre au malade un bain alcalin avec le *carbonate de soude*.

4° Donner ensuite deux fois par semaine :

Calomel...................... 0.30 centigr.
Sucre blanc.................. 15 gr.

Mêlez. F. S. A. 30 paquets. Dose : Un le matin, un le soir.

5° Le régime, si l'enfant est au sein, est de l'y tenir exclusivement ; plus tard, Gœlis prescrit une alimentation principalement composée de viandes et d'œufs.

6° Séjour au grand air ; l'hiver, chambre bien aérée (18° à 20°). Hoskins a obtenu, à l'aide de *l'iodure de potassium*, à la dose de 0 gr. 025, toutes les 4 heures, et en purgeant l'enfant tous les 3 jours avec de la poudre de scammonée composée, la guérison d'une hydrocéphalie datant de 20 mois.

Si l'on soupçonne la tuberculose, le quiquina, le fer, l'iode et leurs préparations seront prescrits, à titre de toniques et d'anti-tuberculeux.

La vieille médecine accordait un certain crédit à la médication *révulsive*. On recommandait les *applications irritantes* sur la tête. Les uns voulaient qu'on la couvrît de *sable chaud,* les autres y appliquaient du *vinaigre scillitique préalablement chauffé* ; ceux-ci préconisaient les fomentations aromatiques, les *frictions éthérées* ; ceux-là voulaient qu'on appliquât un *large vésicatoire* sur la tête préalablement rasée.

De l'épanchement intra-crânien, de l'excessif éloignement des os du crâne, seront tirées les **indications anatomiques**.

On les remplira par la *compression* de la tête et *divers moyens chirurgicaux* destinés à vider les cavités ventriculaires et arachnoïdiennes.

a) **La compression** de la tête s'exerce à l'aide de bandelettes agglutinatives dont on couvre le crâne préalablement rasé. On resserre les bandelettes à mesure que le crâne cède à la compression.

Ce traitement barbare est très dangereux. On lui préfèrera le traitement mixte de Gœlis, ainsi exposé par Bourneville : la tête de l'enfant ayant été préalablement rasée, on applique une capeline serrée construite avec des bandelettes de Vigo ; on maintient autant que possible la capeline pendant une semaine ; après un repos d'une semaine, on la renouvelle, et si un accident quelconque empêche son usage continu, on substitue au Vigo des frictions quotidiennes à l'onguent mercuriel.

En même temps on administre 2 fois par semaine un paquet de 0,10 centigr. de calomel.

Tous les mois, pendant un an, ou plus, il faut appliquer un vésicatoire qu'on laisse 15 à 20 heures. Et quand il commence à sécher, on applique la capeline d'emplâtre de Vigo.

Le traitement médical est complété par le traitement physique, exercices, massages des membres et par les bains salés, douches, et les reconstituants médicamenteux.

b) **Moyens chirurgicaux :** PONCTION SIMPLE. — Lorsque l'hydrocéphalie a résisté aux moyens sus-mentionnés, lorsqu'elle continue, nonobstant, à faire des progrès et que l'existence du malade est sérieusement menacée, on doir recourir à la *ponction*, en se pénétrant néanmoins de sa gravité, en la donnant comme moyen extrême, en prévoyant les accidents possibles. *On ponctionnera un peu en dehors de la ligne médiane, de manière à éviter le sinus longitudinal supérieur.*

On évacuera de 150 à 200 grammes de liquide à la fois et on pratiquera une légère compression,

On pourra répéter les ponctions tous les 8 jours et

faire des lavages avec une solution boriquée, tiède auto-clavée, ou une injection de teinture d'iode à 1/20.

TRÉPANATION ET TRÉPANATION AVEC DRAINAGE. — On a trépané les crânes ossifiés et ponctionné les ventricules ; on a laissé une communication avec l'extérieur, un siphonnage véritable par les crins de Florence et les tubes de caoutchouc. Ce sont des interventions très dangereuses, de résultats peu encourageants, d'indications trop mal connues.

PONCTION LOMBAIRE. — Imaginée par Quincke (1891), c'est la pénétration d'un trocart capillaire entre 2 arcs vertébraux pour évacuer par aspiration le liquide de l'espace sous-arachnoïdien et ventriculaire.

Manuel opératoire de Quincke. — Il choisit la région lombaire, parce que la moelle ne descend chez les adultes que jusqu'à la 2e vertèbre lombaire. On ne la blessera pas en pénétrant dans le 3e ou le 4e espace lombaire. En général, le 3e et le 4e espace sont plus grands que le premier et le second. Leur largeur varie de 18 à 20 millim., leur hauteur de 10 à 15. On pique à 5 ou 10 millim. de la ligne médiane, chez l'enfant, juste entre 2 apophyses épineuses, chez l'adulte à la hauteur du demi-tiers ou de l'extrémité qui domine l'espace. L'aiguille sera dirigée vers la ligne médiane, de manière à l'atteindre lorsqu'elle aura pénétré dans le sac dural.

La profondeur à laquelle il faut piquer est, chez les plus petits enfants, de 2 centim. ; chez les adultes, de 4 à 6 centim. Le diamètre des aiguilles employées a varié de 0,6 à 1,2 millim.

Après enlèvement du stylet, la canule est mise en communication par un tube de caoutchouc avec une éprouvette destinée à recueillir la sérosité. Après ablation de la canule, la plaie, débarrassée par une légère compression du sang et du liquide qui parfois s'écoule encore, est pansée à l'ouate et au collodion iodoformé.

Pendant les 24 heures qui suivent la ponction, le repos au lit est utile.

Pour que l'ouverture durale reste plus longtemps béante, on peut remplacer la pointe de l'aiguille par une lancette large de 2 millim., avec laquelle on essaie de faire une incision dorsale longitudinale.

Les quantités évacuées par Quincke à chaque ponction ont oscillé entre 2 et 66 cent. cubes chez l'enfant, 20 à 100 chez l'adulte. Les ponctions qui ont été répétées jusqu'à 6 fois chez les mêmes individus pourraient l'être davantage et sont faites de préférence, lors de ponctions successives, dans des espaces différents.

Manuel opératoire de Marfan. — Le premier, Marfan, en 1893, proposa la ponction lombaire, sous le nom de *rachicentèse* dans la méningite tuberculeuse. «J'ai toujours opéré sans anesthésie, dit-il. Je me sers chez l'enfant d'une simple aiguille de Pravaz ayant environ 5 à 6 cent. de long. Je ponctionne entre la 3e et la 4e vertèbre lombaire. Mon point de repère est le suivant : une ligne horizontale tangente à la partie la plus élevée de la crête iliaque passe d'ordinaire sur l'apophyse de la 4e vertèbre lombaire.

»Je plonge l'aiguille immédiatement au dessus de cette apophyse, très près de la ligne médiane, en la dirigeant très peu horizontalement, mais un peu obliquement de bas en haut. Chez les enfants, je retire l'aiguille lorsque j'ai obtenu environ 10 cent. cubes de liquide. J'estime que chez l'adulte il ne faut pas dépasser 30 cent. cubes».

Depuis, et sous l'influence des *travaux de Tuffier*, la voie lombaire est mieux connue, la technique de la ponction définitivement réglée. Nul doute que le traitement de l'hydrocéphalie externe et même interne (en tant que le liquide intra-ventriculaire n'a pas perdu communication avec le liquide arachnoïdien par obstruction des trous de Monro et des communications céphalorachidiennes et arachnoïdiennes) ne bénéficie de ces acquisitions.

Voyez, sur ce sujet, la thèse de Mossé au point de vue chirurgical, inspirée par mon collègue de Rouville, et celle de Crassous (thèses de Montpellier) au point de vue médical, inspirée par nous-même (1).

---

(1) Dr CRASSOUS. — *De l'analgésie médicale par injections intra-arachnoïdiennes et épidurales de chlorhydrate de cocaïne*, 1901.

HYSTÉRIE

L'hystérie est un syndrome mental, dû à l'inattention, au non contrôle *des neurones supérieurs d'association, neurones mentaux. Ceux-ci, siège et réservoir des souvenirs et des images antérieurement acquis, à l'aide desquels s'édifient les processus psychiques, donnent naissance, par auto-suggestion du malade, sous l'influence d'une idée fixe primaire, d'idées secondaires toujours subconscientes, ou grâce à des causes multiples, souvenirs obsédants, émotions morales vives, traumatismes, à des perturbations kinesthésiques, sensorielles, motrices et intellectuelles multiples.*

Ces perturbations sont semblables, comme forme, identiques, comme cause et comme mécanisme, à celles que réalisent les hypnotisés, spontanément, ou sous l'injonction de l'hypnotiseur. L'hystérique est un auto-suggestionné.

Pathogénie. — Je dois justifier cette longue définition, que j'ai cherché à donner précise et adéquate aux faits.

1. Avec Strümpell, j'admets que l'hystérie est une *affection qui se rattache exclusivement à l'activité cérébrale dans ses rapports immédiats avec les processus psychiques.*

C'est une psychose, en ce sens que le trouble ne porte pas seulement sur la marche normale des processus psychiques eux-mêmes, mais principalement sur le lieu qui les unit aux processus d'innervation purement corporels. Nous appelons, par conséquent, hystérique toute manifestation morbide qui dépend d'un trouble des rapports normaux existant entre les processus psychiques et notre individualité physique.

Entre les incitations des nerfs sensitifs, kinesthésiques, cénesthésiques, sensoriels et les centres d'association supérieurs, entre les incitations émanées de ces centres et le système moteur extériorisateur, il existe, chez l'individu normal et sain, des liens parfaitements déterminés et un enchaînement nettement réglé.

Si, dans cet enchaînement, il se fait un relâchement, une désharmonie, à l'instant, surgit un trouble du mouvement, de la sensation, de l'intelligence, un *trouble hystérique*. Or, c'est dans les neurones centraux d'association, domaine du psychisme, que se trouve le point de départ de ce désordre. L'hystérie, dit Strümpell, est avant tout une maladie du moral.

2. «Il faut bien que l'on sache, disait Charcot, que l'hystérie est une maladie psychique d'une façon absolue». Dans ses leçons de 1884-1885, Charcot a essayé d'établir que certaines paralysies hystériques dépendent «d'une idée, d'une préoccupation du malade bien capable d'entretenir son mal, étant donné que celui-ci est, comme nous le pensons, surtout d'origine psychique ou, si vous l'aimez mieux, mentale». Pierre Janet, depuis, a étudié le mécanisme du syndrome mental qu'est l'hystérie. Ce mécanisme s'éclaire d'une lumière très vive par la *considération des idées fixes* dans les accidents hystériques et de la *faiblesse de synthèse* mentale de l'hystérique.

a) RÔLE DES IDÉES FIXES. — Il existe toujours un rapport, un lien entre une manifestation hystérique et une idée antérieure. Or, cette idée est logée, conservée dans les neurones d'association, c'est-à-dire dans un système d'images et de tendances qui se développent et se transforment sans cesse. Autour de l'idée fixe primitive peuvent ainsi, par association, se développer une foule d'idées secondaires qui obscurcissent la première. Ces idées fixes primitives sont constituées par tous les souvenirs, toutes les pensées, toutes les images qu'ont pu provoquer des émotions fortes et durables. Ces souvenirs, ces pensées, ces images ne sont pas nettement connus par le malade lui-même ; l'idée fixe, comme dit M. Janet, est très souvent *subconsciente*, c'est-à-dire que le sujet peut exprimer son idée fixe à de certains moments et dans de certaines conditions, dans les attaques, dans les délires, dans les somnambulismes, et qu'il ne le peut absolument pas dans les autres.

b) LA FAIBLESSE DE SYNTHÈSE MENTALE. — Les idées fixes se surajoutent toujours à un état pathologique antérieur, à un trouble mental qui constitue une grande prédisposition aux accidents hystériques. C'est la *suggestibilité*.

La suggestion, c'est le développement exagéré d'une idée, ou d'un élément contenu dans une idée (sensoriel, kinesthésique, cénesthésique, moteur, psychique), quand cette idée ou cet élément d'une idée reste *isolé*, *indépendant*, *dissocié* dans l'esprit, c'est-à-dire dans les neurones supérieurs psychiques.

Or, c'est l'antagonisme des idées, des images, du souvenir, réunis dans un même neurone, un même champ de conscience, qui produit le doute, la critique et la liberté. S'il n'y a donc qu'une image, qu'un souvenir, qu'une idée, il n'y aura pas lutte, conflit, comparaison et, par conséquent, il y aura affaiblissement notable de la synthèse mentale, de cette fonction qui consiste à réunir en une même pensée, en une même conscience, des images, des idées d'origine différente et à en former un tout original.

La synthèse est donc faible ou nulle chez l'hystérique : aussi certaines catégories de sensations, d'images ou d'idées sont-elles laissées de côté d'une manière définitive et cessent-elles d'êtres rattachées à la conscience personnelle.

La faiblesse de la synthèse mentale est évidente. De quoi dépend-elle ? Évidemment d'une certaine insuffisance des fonctions cérébrales. Il semble que la quantité d'activité cérébrale disponible ait été restreinte et que le sujet ne soit plus capable de mettre simultanément en exercice toute la surface corticale, mais seulement une petite partie, à un moment, puis une autre petite partie, au moment suivant.

La lésion, l'engourdissement, si l'on veut, porte, non exclusivement sans doute, mais d'une façon prédominante, sur les régions de l'écorce qui ont pour but de synthétiser, d'associer les divers phénomènes psychologiques. Ce n'est que secondairement que l'engourdissement porte sur les centres sensoriels, qui sont d'abord dissociés et continuent à fonctionner isolément, puis dont le fonctionnement se pervertit et s'altère par son isolement même.

Par conséquent, la thérapeutique de l'hystérie doit envisager deux grandes indications.

Premièrement, elle doit être dirigée contre les *idées fixes*, qui sont la cause la plus immédiate des accidents que l'on veut guérir, mais elle doit en second lieu se préoccuper autant que possible de la *faiblesse de synthèse mentale*, qui est la cause plus lointaine, mais plus importante encore, qui entretient et reproduit les accidents (Pierre Janet).

3. Il est un état que l'on peut développer chez certains sujets, hystériques et non hystériques, au cours duquel peuvent se réaliser, spontanément ou au commandement, la phénoménalité multiple (kinesthésique, cénesthésique, sensorielle, mentale) que présente l'hystérique : c'est l'*état hypnotique*. Or, il y a identité entre les phénomènes objectifs des hystériques et ceux des sujets en hypnose.

Ce qui caractérise l'*état mental de l'hypnotisé*, c'est l'*affaiblissement considérable de la conscience, des facultés coordinatrices* (volonté, attention, jugement), avec conservation et même exaltation des facultés imaginatives et sensorielles qui fait que le sujet possède une aptitude toute particulière à transformer, sans contrôle intellectuel, l'idée reçue, en acte (1).

Chez un hypnotisé, on peut, à volonté, produire des troubles de la sensibilité et de la motilité, troubles qui ont les mêmes caractères objectifs que ceux observés dans les paralysies hystériques.

Chez les hystériques, les traumatismes, l'émotion, les idées fixes, les souvenirs, les images conservés dans les neurones d'association, équivalent à l'état cérébral que déterminent les suggestions hypnotiques.

« Dans cette hypothèse, dit Charcot (2), la sensation particulière accusée par nos hystériques hypnotisées dans le membre soumis au choc (sensation d'engourdissement, de pesanteur, de faiblesse dans tout le membre supérieur. Il leur semble que le membre frappé ne leur appartienne plus, qu'il soit devenu étranger), et qu'on peut supposer s'être produite au même degré et avec les mêmes caractères chez nos deux hommes, ces conséquences de la chute sur l'épaule, *cette sensation, dis-je, pourrait être considérée comme ayant fait naître, chez ceux-ci comme chez celle-là, l'idée d'impuissance motrice du membre.* Or, en raison de l'obnubilation du moi produite dans un cas par l'hypnotisme, dans l'autre cas, ainsi qu'on l'a imaginé, par le choc nerveux, cette idée une fois installée, fixée dans l'esprit et y régnant seule, sans contrôle, s'y serait développée et y aurait acquis assez de force pour se réaliser objectivement sous la forme de paralysie. La sensation dont il s'agit aurait donc joué dans les deux cas le rôle d'une *véritable suggestion* ».

Il est enfin des sujets, et peut-être sont-ils plus nombreux qu'on ne le pense, chez lesquels la plupart des manifestations, tant psychiques que somatiques de l'hypnotisme, peuvent se rencontrer à l'état de veille, sans qu'il soit nécessaire de faire intervenir les pratiques d'hypnotisation. Chez eux, les *suggestions à l'état de veille* donnent des résultats identiques aux suggestions hypnotiques.

Ainsi, il n'y a pas de différence entre l'*hypnotique suggestionné*, le *suggestionné à l'état de veille*, l'*hystérique* : chez tous, l'attention est concentrée sur un seul sujet actuellement ; il n'y a qu'une idée, qu'une image dans la conscience ; chez tous, le contrôle cérébral est diminué, obnubilé ; chez tous il n'y a pas de contre-suggestion ; chez tous, l'idée introduite dans le cerveau, spontanément,

---

(1) LOBER. — *Paralysies, contractures, affections douloureuses de cause psychique.* Thèse d'agrégation, 1886.

(2) *Progrès médical*, 1885.

endogène chez l'hystérique, secondairement, exogène chez les hétèro-suggestionnés, devient acte ; chez tous, enfin, cette suggestion détruit toute espèce de liberté, de personnalité, de volonté.

Étiologie. — Elle est dominée par la PRÉDISPOSITION HÉRÉDITAIRE. Cette prédisposition, cette tendance immanente vers un état morbide déterminé, est guidée dans sa spécialisation par *une malformation ou un arrêt incomplet de développement* des neurones d'association.

Non seulement l'hystérie et la *dégénérescence*, au sens mental du mot, ont une origine commune, mais, régies par des altérations identiques du mécanisme mental, elles sont de même nature, de même fonds, et *l'hystérie est un syndrome mental dégénératif héréditaire* (1). Mais elle ne se réalise qu'à l'occasion de troubles acquis, d'*imitation*, d'impressions extérieures de l'*ordre vital* ou de l'*ordre matériel*. Ce sont les *causes occasionnelles*.

Il est de l'hystérie des *causes prédisposantes*, des *causes fondamentales*, des *causes occasionnelles*.

α) Les causes *prédisposantes* sont contenues dans la tare héréditaire dégénérative, inconnue dans son essence, des centres supérieurs où s'élaborent les impressions conscientes, comparatives.

β) Cette tare est *fonction d'hérédités pathologiques*, de *viciations ancestrales multiples*. Ce sont ces perturbations qui constituent les causes *fondamentales*. Or, celles-ci sont dues à l'*hérédité similaire* (hérédité de fonction, hérédité d'organe) et à l'*hérédité dissemblable*.

Parmi les facteurs héréditaires dissemblables, se placent les *intoxications alcooliques* des parents, les *infections*, les *toxi-infections aiguës et chroniques*, les *diathèses*, les *viciations humorales multiples* ; *hérédité alcoolique* rare, fait plutôt de l'épilepsie, atteinte dégénérative du neurone cortical sensitivo-moteur ; *hérédité tuberculeuse*, « nouveau générateur mal accueilli et presque universellemeut repoussé » (Grasset) et dont l'importance est indéniable ; hérédité *diathésique* et, d'un mot plus large, des *maladies générales* ; elle domine comme élément fondamental toute la neuropathologie, et il ne nous répugne pas d'admettre que les syndromes anatomo-cliniques, étudiés aujourd'hui encore sous le nom de maladies du système nerveux, sont les manifestations locales, la localisation sur un point de la chaîne nerveuse des grands états morbides constitutionnels, héréditaires ou acquis.

---

(1) VIRES. — *De l'hystéro-tabes*, thèse de 1896.

γ) Les causes *occasionnelles* ne font pas à elles seules la maladie, alors que la prédisposition héréditaire peut y conduire ; elles sont représentéee par l'*imitation*, le *traumatisme*, les *infections*, syphilis, pyrexies infectieuses aiguës, grippe, puerpérisme, infections génitales avec lésions ; l'*alcoolisme ; l'arthritisme.*

Mais c'est le sujet dégénéré, aux neurones supérieurs d'association frêles et peu résistants, auxquels s'adressent ces facteurs, qui réalise le syndrome mental : ils constituent une simple mise en train.

Les *émotions morales,* les *émotions dépressives* donnent ou peuvent donner naissance à l'idée fixe primaire qui fait désorganiser le fonctionnement du neurone. L'*imitation* peut être le facteur occasionnel le plus fréquent. C'est elle qui provoquait les grandes épidémies du moyen âge ; c'est elle qui, chez les enfants sains ou héréditaires, chez tous les excitables et les suggestibles, chez tous les êtres quels que soient leur apparence physique, leur sexe, leur force, qui sont doués d'un état de faiblesse psychique congénitale, fait le plus fréquemment apparaître les troubles hystériques.

Mais c'est toujours l'*état mental* qui prédomine, le *moral,* si l'on veut, et infections, lésions génitales, traumatismes, ne sont qu'*agents indirects.*

Esquisse clinique et diagnose générale. — Il est difficile, devant la diversité phénoménale de l'hystérie, de donner un tableau complet, intelligible et exact des symptômes.

Je les passerai en revue dans l'ordre suivant : *perversions du neurone sensitif,* kinesthésique, sensoriel, cénesthésique ; *perversions du neurone moteur,* voie cortico-médullaire directe ; voie cortico-ponto-cérébello-médullaire ; *perversions du neurone d'association supérieur,* voies d'association.

A) Perversions du neurone sensitif. — Les sensibilités à la douleur, au tact, à la piqûre, à la température peuvent être perverties *par défaut* ou *par excès.* Si elles sont perverties *par défaut,* ce sont les *analgésies,* les *anesthésies,* les *hypesthésies,* les *thermanesthésies.* C'est presque toujours la sensibilité à la douleur qui est le plus atteinte, mais *le sens musculaire,* avec la notion de *situation du corps* dans l'espace et de l'*attitude des segments de membres,* peut aussi faire défaut.

La distribution est grossière, nullement en rapport avec les terminaisons nerveuses et la physiologie : elle affecte la forme de gants, de manchettes, de chaussettes, de brodequins, de caleçons ; elle peut être irrégulièrement disséminée ; comme intensité, elle présente tous les degrés.

Pervertie par excès, la sensibilité kinesthésique donne naissance aux *hyperesthésies*, spontanées, ou provoquées par la pression, en plaques étendues ou circonscrites, *points douloureux* mammaires, ovariques, vertébraux, céphaliques, testiculaires, qui, pressés, peuvent faire réaliser des accidents moteurs convulsifs : l'*attaque d'hystérie* ; *zones hystérogènes*.

Sensibilité sensorielle : tous les organes des sens peuvent être atteints ; c'est surtout l'appareil visuel qui présente le plus de troubles. L'anesthésie de la périphérie rétinienne donne le *rétrécissement concentrique du champ visuel*.

L'*achromatopsie* est la perte totale ou partielle de la perception des couleurs ; dans la *polyopie*, le malade voit deux ou plusieurs objets d'un seul œil à distance rapprochée ; dans la *mégalopsie*, l'objet est vu colossal ; dans la *micropsie*, il est vu tout petit ; dans l'*amaurose* hystérique, la vue s'affaiblit jusqu'à la cécité complète.

La diminution ou l'exaltation de la finesse de l'*ouïe*, uni ou bilatérale, est fréquente ; l'anesthésie du sens du *goût* et de l'*odorat* est encore la plus commune.

Sensibilité interne : amoindrie, elle donne naissance à la *perte du sens génital*, de la *sensation de faim*, anorexie hystérique.

Perturbée et excitée, elle permet les perversions de la *sensation de faim*, de la *sensation génitale*, et peut traduire la souffrance d'un viscère quelconque, hystéries viscérales.

Les troubles de la sensibilité peuvent s'associer, se compléter : ils donnent un syndrome caractéristique, *véritable stigmate*, l'*hémianesthésie sensitivo-sensorielle* qu'il faut rechercher, car les malades ne la soupçonnent généralement pas. Elle est exactement et nettement limitée à une moitié du corps : tout y est atteint, et les incitations multiples des sensibilités n'y provoquent pas de réaction.

B) PERVERSIONS DU NEURONE MOTEUR. — Par défaut, les perversions de cet ordre donnent naissance *aux paralysies, complètes ou incomplètes, hémilatérales, monoplégiques ;* à l'impossibilité de se tenir debout et de marcher , *astasie-abasie ;* les membres ne sont pas seuls atteints, on note la *paralysie des cordes vocales ;* la paralysie des *muscles de la phonation, mutité hystérique ;* la paralysie des muscles *qui servent à l'écriture* et *perte de la faculté d'écrire.* En un mot, tous les appareils qui mettent en rapport avec le monde extérieur par les voies motrices peuvent être paralysés, annihilés et supprimés dans leur fonctionnement.

Perverties par excès, les incitations motrices permettent d'étudier le *tremblement hystérique*, les *convulsions hystériques*, les *contractures*, le *bégaiement hystérique*, les *contractions musculaires anormales rythmiques ou arythmiques*, simulant les *chorées*, les *tics*, les *syndromes parkinsoniens*.

VIRES ; *Maladies nerveuses.*   18

Je donnerai une description schématique des *convulsions hysté-riques*.

a) Période prodromique. — *Auras. Auras sensitives*. — Phéno-mènes douloureux au niveau de régions disséminées ou localisées ; auras *sensorielles* : hallucinations de la vue, bourdonnements, sali-vation abondante, odeurs nauséabondes ; auras *motrices* : boule au gosier ; auras *psychiques* : émotivité exagérée; crises de pleurs, de tristesse ou de joie.

b) Période d'état.— *Attaque convulsive*.— Après les manifesta-tions prodromiques, ou sans auras, ce qui est plus rare, le *sujet tombe :* il peut choisir sa place, encore qu'il y ait une perte de connaissance et une perte de la sensibilité. Il ne pousse pas un cri unique, mais on perçoit des *vibrations sonores du voile du palais*, des *bruits de déglutition*.

1re période : épileptoïde, de convulsions toniques. — La tête est renversée en arrière ou en avant, le cou, raide, saillit et se gonfle.

A la face, le front est ridé, les yeux sont convulsés en haut, ou roulent dans la cavité orbitaire ; la pupille est insensible, myosique ou mydriatique ; la bouche est ouverte, la langue est mobile, hors de la bouche, les mâchoires peuvent être serrées, grinçantes, avec des contractions lentes des muscles faciaux.

Aux *membres supérieurs* apparaissent des mouvements lents de circumduction, d'élévation et de pronation vers la tête, de flexion des poignets le pouce dans la main, puis les bras redescendent et s'étendent le long du corps.

Les *membres inférieurs* se fléchissent d'abord, s'étendent ensuite en extension forcée, les jambes serrées, les pieds étendus.

Toujours, les muscles et tous les muscles sont en rigidité extrême, même les muscles respiratoires ; les mouvements respiratoires sont très lents, très irréguliers, très intermittents.

Bientôt les *muscles respiratoires*, le *thorax* et le *ventre* se contractent vivement, la respiration se rétablit, sifflante, saccadée, avec des bruits de déglutition ; des oscillations se produisent dans les muscles contracturés, et le *sujet s'affaisse* l'écume à la bouche, la face bouffie et rouge.

C'est la fin de la première période, période tonique.

2e période : des grands mouvements, des attitudes illogiques.— Bientôt cet hystérique affaissé, en résolution, exécute des sauts, des mouvements divers, se met en *arc :* arc postérieur, arc anté-rieur, arc de cercle ; a des mouvements de *latéralité, rythmiques*, des *mouvements cyniques*, phases du coït.

Les *grands mouvements* succèdent à cette phase d'attitudes
qu'on a qualifiées, à tort, d'*illogiques*, car elles sont coordonnées
et logiques par rapport à l'idée fixe qui hante l'hystérique et gouverne
ses centres supérieurs psychiques. Se font des contractions brusques, rapides, irrésistibles, en sens divers ; des salutations, des
roulements, des chocs de la tête, des cris rauques, aigus, stridents.
L'hystérique vit une vie active, *onirique, un rêve*. Elle offre l'aspect
de la colère, de la lutte, de la supplication, de la prière, prononce
des discours incohérents, érotiques, pieux, tout cela réglé et
dominé par les hallucinations.

c) PÉRIODE TERMINALE. — Bientôt, apparaissent des crises de
pleurs et de sanglots qui provoquent un véritable soulagement,
des crises d'éructations abondantes, l'émission d'urines claires
et nombreuses, qui conduisent au *réveil et à l'état normal de vigi-
lambulisme*, ou bien l'hystérique tombe dans le *sommeil hystérique*,
a une *syncope*, ou réalise l'*extase* et la *catalepsie*.

Ce type schématique est complet. Le plus souvent, il n'est pas
tel. Il est des *équivalents cliniques :* ce sont des symptômes isolés ;
ainsi l'attaque étant constituée par A, B, C, D, si elle n'est représentée que par B D, B et D sont des équivalents cliniques.

Il est des *attaques incomplètes*, par l'absence des prodromes,
par l'absence d'une période, quand telle ou telle des périodes, tel
ou tel symptôme font défaut.

Il est des attaques *anormales*, quand les phénomènes convulsifs
sont atténués, modifiés.

C) PERVERSIONS DU NEURONE D'ASSOCIATION. — Ce sont les plus importantes, puisque ce sont elles qui expliquent celles qui se produisent dans les voies sensitives et les voies motrices.

Amoindries, les fonctions du neurone donnent les *amnésies de
tout ordre*, les *aboulies*, l'*impossibilité de discuter, de discerner*
les apports sensitifs au neurone et *de contrôler les ordres* et les
manifestations motrices de départ. Ainsi s'explique le syndrome de
Duchenne-Lasègue, qui est l'impossibilité de faire aucun mouvement dans le membre anesthésié sans le secours de la vue, ou
d'images visibles, tactiles ou kinesthésiques; ainsi s'explique l'*astasie-
abasie* qui est la perte de mémoire des synergies musculaires qui
assurent l'équilibre dans la station debout et dans la marche et
qui siège sans doute dans l'inhibition de la voie cortico-ponto-
cérébello-médullaire ; enfin, le *sommeil hystérique*.

Suractivées, les fonctions du neurone permettent la *suractivité
intellectuelle subconsciente*, l'*automatisme ambulatoire*, les fugues
hystériques.

Je range ici les *troubles viscéraux* tels que le *hoquet*, la *toux hystérique,* les *troubles trophiques articulaires et osseux, cutanés, sécrétoires* et *sudoraux,* dermographisme, œdèmes variés, hémorragies de la peau et des muqueuses; les excrétions *sudorales et urinaires* post-paroxystiques.

Tous ces symptômes sont variables, mobiles, passagers, naissent sous une cause futile ; le diagnostic d'avec l'épilepsie a été fait. La recherche des prétendus *stigmates* le facilitera davantage.

TRAITEMENT

Le traitement de l'hystérie, syndrome mental, est avant tout un traitement mental. L'indication *pathogénique* qui s'adressera au mécanisme du syndrome sera la première à remplir. Viendront ensuite les indications *étiologiques, symptomatiques,* et celles tirées du *malade,* de *l'état des forces.*

Indications pathogéniques. — Nous savons que les nombreux phénomènes objectifs, que nous avons étudiés, se réduisent à un trouble fonctionnel cérébral. C'est une idée qui leur a donné naissance, c'est *en suggérant une idée contraire* que nous pourrons les faire disparaître. A une affection psychique, il faut opposer un traitement psychique.

Je ne donnerai ici que les principales indications de la *médecine d'imagination,* comme l'appelle Féré. Le cadre étant tracé en ces grandes lignes, c'est à la sagacité et à l'intelligence du médecin à fouiller le psychisme de son malade et à construire, d'après son analyse, le traitement mental ; il devra tenir compte de la nature de l'idée *première,* de la position sociale du malade, de son âge, de son sexe, du milieu dans lequel il vit.

Les deux grands points de cette indication pathogénique, c'est de *combattre les idées fixes.* C'est ensuite de *renforcer la synthèse mentale.*

a) On combattra l'*idée fixe primitive* et les *idées fixes secondaires*, par des procédés *divers d'éducation*, par la *menace*, la *récompense*, l'*attente du plaisir ou de la peine*, l'*émotion religieuse*.

Chez un hystérique peu désharmonisé encore, ces simples procédés peuvent réussir : mais ils présentent des inconvénients... ils ne font pas la part de justice qui doit présider à la distribution des peines et des récompenses, ils se heurtent souvent à une inertie, à un entêtement extrêmes.

Force est bien alors de recourir à un traitement plus actif : c'est l'*isolement*, isolement absolu, complet, doublé de la *suggestion à l'état de veille et à l'état de sommeil hypnotique*.

L'isolement dans le traitement de l'hystérie joue un grand rôle. Il a des avantages : il soustrait le malade au milieu qui cultive intensivement son syndrome par des soins assidus et déplacés ; il soustrait le malade à une atmosphère de névrosés ; il permet au malade d'oublier les personnes et les objets qui furent jadis le point de départ de son idée fixe et de sa désagrégation mentale ; il rendra le calme au malade, surmené par les affaires de la vie ; considéré comme une peine, il fera naître dans l'esprit le désir de le voir terminer le plus tôt et il activera ensuite la guérison ; il livrera le malade à son médecin qui s'emparera de toute l'attention, de toute l'intelligence du sujet.

Dans un travail très documenté du Dʳ Planques (1), est longuement étudiée la technique de l'isolement, qui n'est *pas une séquestration*. « L'isolement, dit-il, est le procédé thérapeutique qui consiste à extraire les malades de leur milieu habituel et à les placer, pendant le temps

---

(1) Le Dʳ Jean PLANQUES (de Moux) a consacré son excellente thèse de doctorat à l'étude de l'*Isolement dans le traitement de l'hystérie et quelques autres maladies.* Toulouse, 1895.

nécessaire à leur guérison, dans une maison de santé, sous la surveillance immédiate et constante du médecin».

M. Planques passe successivement en revue *l'isolement à l'hôpital*, l'isolement dans les *maisons de santé*, les *qualités que doit posséder le médecin ; son rôle.*

Si l'isolement ne réussit pas, ou même pour le rendre plus actif et plus efficace, il faut recourir au traitement par la *suggestion.*

C'est la *suggestion hypnotique* qui longtemps fut exclusivement utilisée. On endormait le malade, on l'interrogeait, on gagnait sa confiance et, connaissant les idées fixes premières, génératrices de la psychose, on lui suggérait une idée contraire ; on lui ordonnait, au réveil, de ne plus en avoir le souvenir ; on lui ordonnait de ne plus traduire objectivement les conséquences de son idée fixe.

Or, cette suggestion hypnotique s'accompagne de quelques légers ennuis ; elle peut faire naître une attaque convulsive, elle livre l'hypnotisé entièrement à la discrétion de l'hypnotiseur, car c'est par une série, quelquefois longue, de séances hypnotiques qu'on obtiendra le résultat cherché ; enfin ici encore, il faut que le malade ait en son médecin une confiance absolue, en sa méthode une inébranlable foi, sinon la suggestion hypnotique se heurte à un entêtement excessif, de par l'idée fixe antérieure (1).

Aujourd'hui, la suggestion hypnotique perd du terrain. On a tendance à la remplacer par la *suggestion à l'état de veille.*

Il faut agir sur l'esprit du malade, attirer sa confiance, arriver à lui imposer sa volonté, ses désirs, sans discussion ; on fera entrer dans le neurone du malade la notion claire et impérative que la guérison est sûre, qu'elle va

(1) VIRES. — *De l'hypnotisme et des suggestions hypnotiques.*— Coulet, édit. Montpellier, 1901.

se réaliser, que tels ou tels accidents vont disparaître. L'esprit du malade étant dominé par la ferme conviction qu'il doit guérir, disait Barwell, il guérira immanquablement.

L'observation clinique démontre, dit le professeur Pitres (de Bordeaux), que pour qu'un hystérique guérisse, il est bon qu'il soit convaincu de sa curabilité et de l'efficacité absolue des moyens employés pour obtenir sa guérison.

Avant d'entreprendre un traitement quelconque, le médecin devra donc s'attacher à placer son malade dans les conditions morales les plus favorables à sa cure. Il s'efforcera de gagner sa confiance, il lui donnera l'assurance formelle que le mal dont il souffre n'a aucune gravité ; que les symptomes de ce mal sont vulgaires, banals.

«On devra, dit M. le professeur Grasset, tenir compte du tempérament particulièrement impressionnable des hystériques ; on se gardera bien de traiter leurs maux d'imaginaires, on en reconnaitra volontiers l'existence, mais on n'abondera jamais complètement dans le sens de leurs plaintes ; on les engagera au contraire à réagir et on les y aidera par tous les moyens».

On évitera l'écueil qui consiste à prendre, innocemment quelquefois, le rôle de thaumaturge : il vaut mieux procéder par voie d'entraînement mental lent et progressif.

Le professeur Déjerine (1) écrit: «Actuellement, l'hypnotisme ou sommeil provoqué tend, généralement et de plus en plus, à céder la place à la suggestion *verbale à l'état* de veille. Pour obtenir, en effet, des résultats thérapeutiques appréciables, il n'est pas indispensable que le sujet dorme, ni même qu'il soit légèrement som-

---

(1). DÉJERINE. — *Traité de pathologie générale. Séméiologie du système nerveux*, 1901.

nolent ; il suffit de ne pas laisser son attention s'éparpiller sur différents sujets. Il suffit de diminuer le contrôle cérébral en fixant l'attention, et chez la majorité des individus, ce résultat s'obtient tout aussi bien à l'état de veille que pendant l'hypnose.

»L'*isolement* du malade bien pratiqué est un adjuvant précieux, absolument nécessaire, selon moi, pour la sugtion verbale. Faite par un médecin intelligent et expérimenté, adaptée à chaque individualité psychique et sociale ainsi qu'à l'âge, la suggestion à l'état de veille est un puissant agent thérapeutique. *Cette suggestion à l'état de veille est*, *pour ma part, la seule que j'emploie aujourd'hui.* Combinée avec l'isolement rigoureux, claustral, elle rend inutile, du moins dans l'immense majorité des cas, l'emploi de l'hypnose proprement dite».

b) La seconde indication pathogénique consiste à renforcer la *faiblesse mentale*. L'hystérique est un inattentif, un suggestible, un faible dont l'équilibre sensitif d'arrivée et moteur de départ est constamment instable ; c'est le fait de la prédisposition *héréditaire*. Aussi bien, c'est l'éducation de l'attention, de la volonté, de la discussion nécessaire qui s'imposera alors.

N'éduque-t-on pas des idiots et des imbéciles ? Or, l'hystérique est bien un imbécile mental, imbécile de la volonté, de l'attention, du jugement, des facteurs de la synthèse mentale.

C'est dans la maison de santé, par un travail intellectuel progressivement gradué, que se fera son éducation. L'hystérique reste un faible, un débile : on lui fera la vie simple, facile, exempte d'ennuis ; on prendra la direction de son esprit ; on choisira un mari, un frère, un ami, qui, au besoin, sauront mener en main cette mentalité vacillante et toujours prête au découragement.

Indications étiologiques. — Aux facteurs étiologiques primordiaux fondamentaux, à savoir, la *tare héréditaire dégénératrice*, nous opposerons une *prophylaxie sévère*.

Aux facteurs prédisposants et occasionnels nous oppo · serons une *hygiène préservatrice constante.*

A) PROPHYLAXIE.—C'est *ab ovo*, en quelque sorte, qu'il faut l'instituer. Si, dans une famille, l'hystérie est avérée, il est du devoir des parents et du médecin de mettre tout en œuvre pour préserver le nouveau-né de la contagion mentale et de lui assurer pour l'avenir un développement corporel et moral, parallèle et stable.

On ne laissera jamais l'enfant issu d'une mère hystérique à celle-ci ; on le fera allaiter par une nourrice mercenaire, on l'éloignera de la maison familiale, on le placera dans un milieu de bien-être et de sujets calmes. Dès qu'il aura atteint sa 6e ou 7e année, on se préoccupera de son éducation, et celle-ci se fera au lycée ou dans une maison quelconque d'éducation et d'instruction, mais l'enfant *sera interne.*

L'internat, dans nos grands établissements de l'Etat, n'a plus la rigueur stupide des temps anciens. Les exercices physiques, la gymnastique, la promenade, les marches, les distractions, les voyages, les excursions viennent heureusement compenser l'excessif développement cérébral ; la nourriture y est plus saine et les préventions qu'on élevait jadis ne sont plus vraies aujourd'hui.

Garçon ou fillette, le descendant hystérique sera attentivement surveillé à l'époque de la première communion ; souvent d'intelligence précoce, de compréhension vive, il s'adonnera avec un zèle intempestif et un enthousiasme nuisible aux pratiques mystiques et aux devoirs religieux. On réfrènera ces emportements prématurés, on les régularisera par une nourriture abondante, des distractions, des pratiques hydrothérapiques froides, les exercices physiques modérés.

Une nouvelle crise se prépare due à l'évolution même de l'organisme, la *crise pubérale.* Elle passe plus inaperçue chez les garçons : elle mérite d'être surveillée, suivie de très près. Il importe d'éloigner tout ce qui peut

allumer les désirs vénériens, tout ce qui produit, par la
lecture, la vue, le mouvement, la danse, l'ouïe, l'excitation des organes génitaux ; pas de livres libidineux, pas
de spectacles excitants. Ne permettre le coucher que
lorsque le sommeil est imminent et faire lever les enfants immédiatement après le réveil.

Chez les jeunes filles, on suivra les mêmes conseils,
avec plus de scrupuleuse attention. Leur activité se dé-
pensera en travaux manuels, en occupations diverses,
en fréquentes promenades au grand air et à la campagne.
On les préviendra de l'imminente apparition du flux
menstruel et on leur donnera des explications sages, dé-
pourvues de fausse pudeur, mais suffisantes pour calmer
leur imagination éveillée et très précocement inquiète.
On facilitera, au besoin par un traitement approprié, par
la médication emménagogue, l'hygiène générale, l'alimentation choisie, l'instauration menstruelle. Les livres
seront passés à la sévérité d'un crible pudique : pas de
sentimentalité, de mysticisme hors de saison ; pas de
danse, pas de musique, pas de toilettes retentissantes
et criantes, pas de ces spectacles où s'offrent des ta-
bleaux érotiques, plus attrayants encore par une musique
dont les notes voluptueuses et douces, « par des in-
flexions vives, accentuées et pour ainsi dire parlantes,
expriment toutes les passions » (J.-J. Rousseau).

On n'oubliera pas ce qu'a dit Tissot : Toute jeune fille
qui a des vapeurs à 20 ans, a lu des romans à 15.

Il est indéniable que l'excès de pudibonderie, la reli-
giosité intensive, sont aussi nuisibles.

Faut-il laisser marier la jeune fille hystérique ? Les avis
sont partagés. Les Anciens pensaient que le coït est un des
meilleurs remèdes contre l'hystérie : aussi conseillaient-
ils le mariage. Beaucoup de modernes partagent ce sentiment. Mariée, la jeune fille quittera le milieu familial,
foyer de contagion et de pullulation hystérique ; mariée,
elle aura un appui moral en son mari, qui prendra en
mains sa direction mentale et lui prêtera la force de sa

volonté pour suppléer à la faiblesse de la sienne ; mariée, elle pourra avoir, au point de vue des satisfactions génésiques, tout le calme et toute la satisfaction désirables.

La solution varie du reste suivant des circonstances très diverses que domine l'état mental du sujet et qu'apprécie seul le médecin. C'est le degré d'imbécillité mentale qui guidera le médecin — s'il est consulté, — car souvent on se passe de ses conseils, et aussi, s'il est possible, le caractère, la valeur morale, du futur époux.

Si elle peut devenir mère, peut-elle devenir nourrice? L'accord semble fait. L'allaitement par une mère hystérique doit être proscrit et pour la mère et pour l'enfant.

L'hystérique mâle peut-il contracter mariage? Gilles de La Tourette résout la question par la négative. Cette sévérité s'appuie sur un argument spécieux.

Dans notre société, telle qu'elle est actuellement organisée, hors du mariage, pas de salut pour les jeunes filles, et il ne faut pas qu'elles attendent trop longtemps, car la jeunesse passe et les épouseurs se font rares.

Un homme, au contraire, pourra toujours patienter, reculer de quelques années, et du reste, s'il est hystérique, le mariage ne saurait lui convenir. Ici encore, je pense que le coefficient de débilité mentale et l'intensité de la désagrégation psychique seront des critères plus scientifiques.

Mais il reste une étape à franchir, dans l'évolution de l'organisme qui va entrer dans la sénescence et bientôt la décrépitude, la *ménopause*. A ce moment, sous l'influence de perturbations humorales, d'accidents auto-toxiques, parfois d'excitations cérébrales tardives et de désirs vagues, l'hystérie éclate. Il importe alors de faire une médication qui visera la fonction qui se supprime, l'organisme que trouble cette suppression, l'ensemble des causes qui jettent ce désarroi, à la faveur duquel le syndrome mental s'est créé. (Voir : *Épilepsies congestives*).

B) Hygiène préservatrice et constante. — On évitera au prédisposé, comme à l'hystérique avéré, les impressions, les frayeurs vives, le spectacle de crises convulsives, ou d'autres accidents mentaux ; par un régime sévère, on éloignera tous les procédés d'intoxication par l'absinthe, l'alcool, de toxi-infection par la préservation des maladies vénériennes. Les intoxications professionnelles font souvent naître le syndrome ; on prendra des précautions vis-à-vis du toxique, on déconseillera la profession.

Les excitants, le café, le thé, l'alcool seront repoussés.

Indications symptomatiques. — Je comprendrai dans ce paragraphe le *traitement de l'attaque convulsive*, le *traitement général du syndrome*, le *traitement de quelques symptômes importants*.

A) Traitement des accès convulsifs. — a) *Traitement préventif*. — Les prodromes d'un accès imminent peuvent nécessiter l'intervention médicale : on s'efforcera de distraire les malades, d'éloigner la cause évidente ou présumée sous l'influence de quoi l'accès tend à se produire. Les médecins anciens conseillaient de nombreux moyens pour prévenir l'accès : sinapismes, frictions irritantes, cautérisations. On les a abandonnés. Les *antispasmodiques* et les *anesthésiques* ont été préconisés. L'*éther* est le plus fréquemment mis en usage. On le donne à la dose de 1, 2, 3 grammes dans une potion et par cuillerées.

Les *gouttes d'Hoffmann* (éther alcoolisé) à la dose de 10 à 20 gouttes ont eu une grande réputation. L'*inhalation d'éther*, de *chloroforme* a souvent réussi. On peut faire inspirer de l'eau de Cologne, du vinaigre, de l'ammoniaque.

B) Traitement de l'accès. — Eloigner les personnes qui entourent le malade ; faire le repos, l'obscurité et le silence autour de lui. Enlever les objets qui pourraient devenir des causes de blessures. Enlever les vêtements et les liens qui peuvent gêner la respiration. Mettre le malade sur un lit, l'entourer par un drap d'alèze qu'on fixe des deux côtés du lit pour limiter ses mouvements.

Le plus souvent, on se contentera de ces simples précautions. Ce ne sera qu'au cas où les accès seront très bruyants, très intenses, où ils se traduiront par des spasmes glottiques et des accidents asphyxiques, ou bien qu'on redoutera l'apparition de l'état de mal hystérique, qu'on interviendra d'une façon plus active. Cette intervention se réalisera :

a) Par *la compression des zones frénatrices*, zones ovariennes, sous-mammaires, dorsales, testiculaires, qu'on comprimera énergiquement jusqu'à la cessation des convulsions.

b) Par *la suggestion hypnotique*, on fermera les paupières du convulsif, on appliquera légèrement les doigts sur les globes oculaires, on essayera de l'endormir, c'est-à-dire qu'on transformera sa crise spasmodique en un état somnambulique calme.

M. Janet vante beaucoup ce procédé thérapeutique. Le premier point du traitement, en présence de grandes attaques, c'est, pour lui, de substituer à ces phénomènes le sommeil hypnotique. «Je n'estime guère pour ma part, dit il, la plupart des procédés employés pour arrêter l'attaque, et je redoute en particulier la compression ovarienne, qui m'a semblé bien souvent l'origine des idées fixes relatives aux organes génitaux et de diverses hyperesthésies.

»L'attaque étant d'ordinaire sans grand danger, il est souvent plus sage de la laisser évoluer en prenant simplement les précautions d'usage. Cependant, quand cela est possible, je trouve excellent que le médecin cherche à entrer en relations avec l'hystérique, pendant son attaque et pendant son délire.

»On peut quelquefois, en lui mettant la main sur le front,

ou sur les yeux, attirer son attention, car on sait que les phénomènes psychologiques ne sont pas absents pendant l'attaque. En parlant aux malades dans la direction de leurs rêves, on peut provoquer des réponses et transformer ainsi peu à peu l'attaque ou le somnambulisme délirant en somnambulisme provoqué.

«Suivant les cas, on réveillera le sujet le plus complètement possible, ou on le laissera dormir quelques heures».

c) Par *l'action médicamenteuse*. — Je signale le procédé de Cruveilher, déjà mis en pratique par Hoffmann, Rivière, Landouzy, procédé de *l'ingestion forcée d'eau froide dans l'estomac*. On saisit un moment où les mâchoires du patient peuvent s'écarter, on introduit entre les dents un corps qui ne puisse pas se briser, le manche d'une cuillère de bois, un morceau de bois entouré d'un linge, et on verse une grande quantité d'eau dans la gorge.

Si les convulsions sont moins violentes, on fait boire lentement un ou plusieurs verres d'eau froide.

On peut rapprocher de ce moyen les *lavements d'eau froide*, la *flagellation avec une serviette mouillée*, les *affusions froides* sur tout le corps.

La médication *antispasmodique* et *stupéfiante* a été mise en œuvre, sous forme d'*inhalations*, éther, chloroforme, surtout dans les formes asphyxiques, d'*odorations*, assa fœtida, musc, castoréum, poudre de valériane.

«Il y a 18 ans, assistant à un accès très violent d'hystérie convulsive chez une jeune fille, j'eus la pensée de lui faire odorer de la *poudre de valériane* très fragmentée. L'effet fut immédiat et l'accès prit fin» (Fonssagrives).

Forestus, cité par Trousseau et Pidoux, a constaté que la seule odoration de l'*assa fœtida* suffisait quelquefois pour mettre fin à un accès d'hystérie, d'*ingestion en potion ou en pilules*, en mélangeant les antispasmodiques aux anesthésiques ou aux stupéfiants.

Je vais donner quelques formules :

Éther sulfurique.............. 1 gr.
Sirop d'opium.............. }
Sirop de fleurs d'oranger.... } ââ 15 gr.
Eau de menthe.............. 15 gr.
Eau distillée................. 100 —

Une cuillerée à bouche, de demi-heure en demi-heure (Herzen).

Valérianate d'ammoniaque.... 1 gr.
Sirop de menthe........... }
Sirop d'éther.............. } ââ 20 gr.
Teinture de chanvre indien... X gouttes.
Eau de tilleul............... 120 gr.

Une cuillerée à bouche, toutes les heures (Herzen).

Le *musc* et le *castoréum* étaient fort prisés de nos pères ; on peut dire d'eux, avec Fonssagrives, qu'ils sont des antispasmodiques à passé glorieux, mais dont le présent est médiocre et l'avenir incertain. On peut prescrire :

Musc..................... }
Camphre .... } ââ 50 centigr.
Extrait de valériane .... 1 gr.
Extrait d'opium.............. 0,05 centigr.
Poudre de castoréum........ Q. S.

Pour 10 pilules. 2 à la fois, 10 par jour.

Teinture de castoréum........ 6 gr.
Teinture d'assa fœtida........ 7 gr. 50
Teinture d'extrait d'opium.... 2 gr.

1 à 2 grammes en potion (Dujardin-Beaumetz).

Voici la vieille formule de Bally :

Poudre de castoréum........ }
Poudre de succin........... }
Poudre d'assa fœtida........ } ââ 4 gr.
Poudre de valériane........ }
Poudre de camphre.......... 0,50 centigr.
Sirop de karabé............. Q. S.

F. S. A. des bols de 30 centigr. Dose : 6 à 8 par jour.

Quelques cliniciens, M. Voisin entre autres, préconisent l'emploi des *injections sous-cutanées de morphine*. Ce moyen est peu recommandable.

d) L'*accès terminé*, doit-on soumettre l'hystérique à un *traitement général et constant*? Nous ne le pensons pas.

Qu'on se reporte aux considérations pathogéniques et étiologiques que nous avons développées et desquelles il ressort que le syndrome est purement mental. S'il en est ainsi, les *médications antispasmodique et narcotique* ne sauraient constituer un traitement général et constant, s'adressant à tous les hystériques. Elles s'adressent à des symptômes déterminés, aux tendances convulsives, à la surexcitation, aux insomnies. On ne saurait en faire des médications systématiques. Il est donc parfaitement inutile de donner, comme on le fait trop souvent, les bromures divers aux hystériques: le médicament est souvent contre-indiqué et parfois dangereux. Il s'adresse à des symptômes précis que nous allons maintenant mettre en lumière.

C) TRAITEMENT DES SYMPTOMES. — a) *Neurone sensitif. Anesthésies. Hémianesthésie sensitivo-sensorielle.* — C'est *l'électrisation de la peau* qui est le moyen le plus rapide et le plus sûr de stimuler la sensibilité.

Duchenne, de Boulogne, a tracé très méthodiquement les règles de l'emploi de la *faradisation* dans l'anesthésie cutanée. Il suffit quelquefois de stimuler plus ou moins vivement un point limité du corps pour que la sensibilité revienne complètement dans toute l'étendue de la surface cutanée où règne l'anesthésie.

Dans le plus grand nombre de cas, la faradisation doit non seulement être pratiquée avec énergie, mais encore être successivement portée sur chacun des points de la surface privée de sensibilité.

La sensibilité sensorielle sera stimulée par les mêmes procédés de faradisation. Dans ces anesthésies, Duchenne recommande de n'employer que des courants faibles et à intermittences lentes.

L'*asthésiogénie* pourra rendre des services. Elle consiste à appliquer sur les parties anesthésiées des *aimants puissants*, des *plaques métalliques* (métallothérapie de Burcq). Elle agit exclusivement par la suggestion. On l'emploiera quand les méthodes ordinaires auront échoué pour frapper davantage l'esprit des malades.

Le plus souvent, la suggestion, l'exhortation verbale, la description des sensations qui vont reparaître, suffisent pour rappeler les sensibilités éteintes.

Hyperesthésies ; Douleurs. — On les combattra par la *métallothérapie*, les *aimants*, l'*électricité faradique*, l'*électricité statique*, le *bain statique ;* localement, par les *pulvérisations* d'éther, la réfrigération; à l'intérieur, par les *narcotiques*, l'hydrate de chloral, la jusquiame, le chanvre indien, la phénacétine, l'antipyrine ; par les bains tièdes prolongés.

b) *Neurone moteur. Hémiplégies, paralysies, paraplégies.* — Charcot soumettait ses malades à une gymnastique graduellement progressive du membre paralysé, et leur faisait constater au dynamomètre les progrès accomplis. Ce qui importe, en effet, c'est le réveil des *images motrices :* or, celui-ci se produira par une gymnastique raisonnée et attentive, par la rééducation des mouvements. On s'efforcera donc de réveiller matériellement, objectivement, l'idée de mouvement dans le membre paralysé. Or, les paralysies psychiques tiennent à ce que les cellules des centres supérieurs idéo-moteurs ont, par engourdissement, inhibition, inattention, perdu la propriété de reproduire l'image du mouvement indispensable pour la production du mouvement volontaire. Or, c'est la sensibilité, sous toutes ses formes, surtout sensorielle, qui aide à ce réveil : c'est par elle qu'on y arrivera, par la vue de la marche, par l'idée du mouvement.

On pourra s'aider encore des courants faradiques, du massage.

_VIRES; *Maladies nerveuses.*   19

Tremblements; contractures; tics.— On se réfèrera aux médications pathogéniques ; on aidera leur emploi par la *gymnastique* et surtout le *massage*. Les différentes variétés, *effleurage, pétrissage, tapotement, frictions*, trouvent ici leurs indications. La suggestion à l'état de veille, les mouvements forcés, la rééducation des mouvements seront tentés. On recherchera l'idée fixe qui tient la contracture sous sa dépendance.

c) *Neurone d'association.*— Les délires, les insomnies, les aboulies sont toujours fonction d'un rêve, causées par l'idée fixe primitive. C'est à elle qu'il faut aller, c'est elle qu'il faut extirper du cerveau. Le traitement est donc purement psychique et comprend la suggestion à l'état de veille ou en hypnotisme.

Ce traitement symptomatique a-t-il quelque valeur ? Il n'en a aucune, en tant que s'adressant aux symptômes visés ; il n'agit que parce qu'il influence le *moral*. Il n'y pas d'autre traitement du syndrome mental qu'est l'hystérie, qu'un traitement moral, mental, psychique. Sont donc inutiles les drogues et les médications internes et externes. Ce qui importe, c'est que le médecin ait la confiance du malade et qu'il soit le maître de son cerveau.

Il n'y a pas, à proprement parler, de traitement médical de l'hystérie, et il faut se garder des bromures en particulier qui sont dangereux et dont l'indication est très rare, et des médications antispasmodiques, stupéfiantes, hypnotiques en général.

Si, dans le traitement mental, il y a lieu d'y avoir recours, on s'adressera aux plus inoffensifs. Le bleu de méthylène peut être alors préconisé, sa propriété de colorer l'urine exerçant une influence morale évidente.

S'il n'y a pas de traitement médical de l'hystérie, *a fortiori* n'y a-t-il pas de traitement chirurgical Oophorectomies, ovariotomies, hystérectomies, clitoridectomies, castration, voilà les opérations qu'on a proposées et exécutées. Le temps et le bons sens ont fait bonne justice de ces excès peu scientifiques.

Il ne reste pas un seul exemple de guérison — et il n'en peut exister — à la suite de ces procédés barbares et iniques.

Indications tirées du malade. — Elles sont de trois ordres.

A) *Il importe de rechercher les causes fondamentales* que l'étude étiologique a mises en lumière et de les combattre. L'hystérie s'est-elle développée chez un arthritique, c'est le traitement de la diathèse qu'il faudra instituer. On en fera de même chez un scrofuleux, un anémique, un syphilitique, etc....

En cas d'*arthritisme*, on donnera de l'arsenic, de l'iodure, des alcalins ; en cas de *tuberculose*, on prescrira l'*huile de foie de morue*, le *sirop iodo-tannique*, l'*arséniate de soude*, la *glycérine salée*, la suralimentation, la vie au grand air ; en cas d'*anémie*, on prescrira le *fer* (protoxalate de fer, 15 centigr.; phosphate de soude, 20 centigr. Pour 11 cachets Nº 20. Prendre 1 cachet au milieu de chaque repas. Hayem), l'arsenic, la suralimentation.

B) *La nutrition du malade et l'état des forces* seront l'objet d'une attentive préoccupation. On aura rarement affaire aux pléthoriques et l'hystérie évolue le plus souvent sur un sol d'anémique. On relèvera la nutrition défaillante, on la régularisera si elle est pervertie par des médications diverses. On s'adressera à l'alimentation d'une part, aux toniques médicamenteux de l'autre, amers, arsenicaux, phosphates, hypophosphites et glycérophosphates....

On fondera de grands espoirs sur l'hydrothérapie (hydrothérapie froide et tiède, bains chauds et bains tièdes, drap mouillé, douches) suivant l'état des forces, le tempérament du sujet. Le massage, la gymnastique raisonnée seront des moyens adjuvants.

C) *Chez les enfants*, les indications thérapeutiques ne diffèrent pas de celles de l'adulte. Il ne faudra pas hésiter à prescrire l'éloignement et à imposer l'*isolement*, isolement complet, sans entrevues, sans rapports avec le monde extérieur.

Chez l'enfant, l'hygiène la plus sérieuse et la plus sage sera instituée par l'hydrothérapie, l'électricité statique, les promenades, les distractions, le travail cérébral facile et bien réglementé.

On se préoccupera des *causes fondamentales*, on les cherchera dans l'hérédité ou dans les maladies acquises et l'on soignera les troubles nutritifs.

La *suggestion* verbale est souvent suffisante pour retrouver l'*idée primitive obsédante* et pour la détruire dans le cerveau. Si elle ne suffisait pas, on recourrait à la suggestion hypnotique.

Les médications symptomatiques puisées dans la matière médicale sont parfaitement inutiles et souvent nuisibles.

L'éducation doit être bien comprise et harmoniquement développée entre le physique et le moral.

IDIOTIE. — IMBÉCILLITÉ

C'est une dysgénésie mentale par arrêt de développement de toutes les fonctions réflexes supérieures, être sentant, affectif, intellectuel, dysgénésie, acquise ou héréditaire, qui s'affirme par la lésion définitive des voies sensitives, motrices et réflexes supérieures.

Idiotie, imbécillité, débilité, déséquilibration, sont les étapes ascendantes de cette dysgénésie qui, de l'idiotie à la déséquilibration, se fait moins complète, moins étendue, moins irréparable.

Clinique et diagnose générale. — L'idiotie présente des modalités variées. L'idiot peut être une *brute complète*, de vie purement végétative et inconsciente ; il peut avoir *quelques instincts primitifs* de faim, de soif, de sensations génitales, de distinction de la douleur et du plaisir ; plus haut, il est capable *d'imiter*, mais les réflexes inférieurs, médullo-protubérantiels, l'emportent. On a le type carnassier, simiesque. Notons encore l'*idiotie myxœdémateuse et l'épileptique.*

Elle est *congénitale*, le plus souvent, ou *acquise* pendant les toutes premières années de la vie ; elle s'accompagne alors de malformations physiques : cachexie pachydermique, sclérose infantile, diplégies spasmodiques.

Stigmates physiques de dégénérescence. — Microcéphalie ; crâne en pain de sucre, pointu, aplati, en forme de carène asymétrique. Malformations faciales multiples, oreilles, langue, strabisme. Longueur anormale des membres, syndactylie, polydactylie.

Sensibilité, motilité. — Tous les degrés, depuis la cécité, la surdité, l'inertie, l'automatisme, jusqu'aux sensibilités normales ; souvent, paralysies, contractures, arrêt de développement, atrophies.

Réflexes organiques. — Ils l'emportent sur les réflexes supérieurs ; les excitations génésiques sont très violentes, de même les sensations de faim, de soif.

RÉFLEXES SUPÉRIEURS. — Les sensations étant rudimentaires, les neurones d'association sont totalement absents ou incomplètement développés. Il n'y a pas d'intelligence, de volonté, de conscience ; ce développement ne se fera qu'au prorata des lésions des neurones d'apport et des neurones d'association.

Etiologie et pathogénie. — HÉRÉDITAIRE, l'idiotie est fonction des *infections* des ascendants, surtout de la syphilis et de la tuberculose, des *intoxications*, surtout de l'intoxication multi-alcoolique. Les conditions suivantes des procréateurs interviennent aussi : l'*épilepsie*, la *conception pendant l'ivresse*, les *coups*, les *émotions vives*, les *toxi-infections pendant la grossesse*, les *mariages*, trop précoces ou trop tardifs, d'âge disproportionné, consanguins.

ACQUISE, l'idiotie succède à des *infections aiguës*, des *toxi-infections aiguës*, tuberculose, typhoïde, syphilis, méningites ; à des *coups*, à des *chutes ;* à un *arrêt de développement* ou à une *sécrétion insuffisante de la thyroïde*.

Toutes ces causes agissent par malformations des voies du système nerveux, par arrêt de développement direct sur les cellules ou sur les vaisseaux et la névroglie.

TRAITEMENT

Les indications thérapeutiques sont forcément très limitées.

Étiologiques, elles seront tirées de la *prédisposition héréditaire* et de la *prédisposition acquise* et seront remplies par un *traitement prophylactique*.

Pathogéniques, elles ne sauraient devenir utiles, parce qu'elles ne constituent pas une source rationnelle d'interventions médicales et chirurgicales, sauf pour l'idiotie myxœdémateuse.

Anatomiques, elles sont issues des *lésions*, mais celles-ci sont le plus souvent irréparables, fonction de processus congénitaux. Cependant un traitement chirurgical leur a été opposé.

Symptomatiques, elles s'adressent au développement par l'éducation de l'*être intellectuel,* plus ou moins atteint, aux manifestations concomitantes de l'*être physique,* paralysies, contractures.

Traitement prophylactique. — Chez les ascendants, il faut énergiquement combattre les infections chroniques, les intoxications diverses. Tout individu porteur d'une tare dégénérative grave devrait se poser la question de sa descendance, envisager l'éventualité de rejetons atteints de dysgénésie et de malformations. La loi pourrait-elle un jour, sans atteinte trop vive à la liberté individuelle, et guidée par l'intérêt supérieur de la race et l'avenir de la collectivité, empêcher ces tarés de contracter mariage ? Les disproportionnés d'âge de procréer ? C'est affaire de contrôle sérieux, d'honnêteté de la part des atteints, des avariés : si le contrôle fléchit, si la conscience et l'honnêteté s'obnubilent, il est à désirer une intervention plus haute et plus sévère, quelque répugnance que laisse en l'esprit ce procédé brutal d'amélioration — indispensable pour la vie — de la race.

Les indications, tirées de la prédisposition acquise, ressortissent presque toujours à des causes évitables, l'*alimentation trop précoce,* trop lourde, les *auto-intoxications gastro intestinales multiples,* le *surmenage physique*...

Traitement pathogénique. — Il répond à la seule *idiotie myxœdémateuse,* enfant à facies caractéristique dit de pleine lune, avec une tête grosse, dépourvu d'intelligence, à peau de pachyderme, à taille très courte. La glande thyroïde est absente, cheveux rares, cassants, raides, malformations rachitiques, plus de sécrétions sudorales.

A cet idiot, on donnera du *corps thyroïde* en nature, de la *thyroïdine,* du suc thyroïdien. (Voir: *Myxœdème*).

Traitement anatomique. — La crâniectomie, les trépanations furent en vogue un moment. Or, de ce que
j'ai dit au sujet de l'étiologie et de la pathogénie, il
découle qu'il ne peut pas y avoir de traitement chirurgical. Toutes les tentatives de cet ordre sont donc à
rejeter.

Traitement symptomatique. — Il s'adressera en même
temps à l'ÊTRE PHYSIQUE, généralement plus ou moins
débilité, et à l'ÊTRE MORAL, susceptible de quelque développement.

a) On aura recours à l'HYGIÈNE pour rétablir la constitution physique délabrée et plus ou moins atteinte de
l'idiot ; on prescrira l'exercice modéré, la marche, les
mouvements ordonnés, rythmiques, cadencés, d'abord
simples, plus complexes ; on prescrira des bains, salés,
aromatiques, toniques. On surveillera la propreté corpo-
relle ; l'alimentation sera réglementée à heure fixe, à
dose déterminée, ainsi que les heures de sommeil, l'oc-
cupation. Le développement génital exigera une circonspection considérable.

On recherchera les vices de la constitution, les grands
états généraux, tuberculose, arthritisme, scrofule... qui
feront indication.

Au moindre symptôme de surexcitation, on cherchera
la cause, on se préoccupera des fonctions gastro-intestinales, source d'empoisonnements et point de départ
d'actes désagréables.

b) LE TRAITEMENT PÉDAGOGIQUE constitue une tâche
singulièrement ingrate. Il faut rechercher s'il existe
quelque part dans ce système nerveux arrêté dans son
développement un germe susceptible de développement,
un rudiment quelconque, une aptitude quelle qu'elle
soit. Il faut la cultiver, la mettre en valeur, l'étendre, la
développer.

Cet individu déchu restera un déchu. Cette éducation

pénible doit être faite par un médecin et un pédagogue. Elle ne peut réussir dans le milieu familial. Il importe de créer des ASILES-ÉCOLES pour les idiots pauvres ; des *asiles-écoles-ateliers* pour ceux qui sont susceptibles de quelque développement.

Bourneville a obtenu, au prix d'efforts admirables, de très satisfaisants résultats.

IMPUISSANCE

*C'est l'absence de tout désir vénérien, l'impossibilité d'une
érection suffisante pour le coït.*

Conditions pathologiques. — Maladies organiques du névraxe : A) *Ataxie locomotrice progressive ;* B) *Affections médullaires en foyer ; traumatismes ; compressions ; myélites ;* C) *Névrites
et polynévrites toxiques, infectieuses, auto-toxiques ; diabète.*

Maladies fonctionnelles : A) *Hystérie ;* B) *Neurasthénie génitale ;*
sujets jeunes, 18 à 30 ; précédemment masturbateurs ; obsédés par
l'idée de leur impuissance ; rapidité de l'éjaculation ; pollutions
nocturnes fréquentes, abondantes.

C'est au niveau de la moelle, dans la région sacrée, que siège le
centre de l'érection et de l'éjaculation.

TRAITEMENT

Les indications causales sont remplies par les médications qui s'adressent directement aux facteurs étiologiques qui tiennent l'impuissance sous leur dépendance. En
dehors des facteurs toxiques, infectieux, auto-toxiques,
sur lesquels notre thérapeutique spécifique, ou pathogénique, peut avoir quelque chance de succès, les cas
où il sera possible de lutter contre l'impuissance sont
très rares : ainsi, dans le tabes, syndrome du neurone
sensitif tout entier, dans les traumas avec destruction des
centres médullaires, dans les lésions des nerfs chargés
de conduire les incitations sensitives aux centres sacrés.

Chez les *hystériques* et les *neurasthéniques*, c'est le
traitement de ces deux syndromes qui constitue l'indication capitale. (Voir ces mots).

Il existe cependant un traitement de l'impuissance :

a) par les *stimulants médicamenteux ; b)* par le *régime*, c'est-à-dire l'ensemble des conditions qui permettent l'action des médicaments, ou la développent davantage.

A) STIMULANTS MÉDICAMENTEUX. — 1. **L'opium,** comme l'alcool, est aphrodisiaque à petites doses et anaphrodisiaque à doses plus élevées.

2. Les propriétés aphrodisiaques de **l'ambre,** teinture au 1/10ᵉ, à la dose de 2 à 10 gr. dans une potion, du musc, du castoréum, de la civette, sont à démontrer : ils agissent par le sens de l'olfaction.

Un fait certain, c'est que les substances volatiles et odorantes stimulent.

La vanille, l'anis, s'ajoutent au musc, à l'ambre...

3. Le **phosphore** donne une insupportable ardeur vénérienne. L'emploi des œufs, des poissons, des cervelles d'animaux, contenant du phosphore, jouit d'une certaine vogue. Phosphure de zinc en pilules de 8 à 15 milligr. *pro die.*

Pilules de Gobley :

Phosphore......................	10 centigr.
Sulfure de carbone..............	40 gouttes
Huile d'amandes douces.........	8 gr.
Magnésie calcinée..............	Q. S.

Faire 100 pilules que l'on gélatinise.

4. **La cantharide.** Poudre de cantharide, de 1 à 10 centigr ; teinture alcoolique du codex, au 1/10ᵉ, à des doses de 5 à 20 gouttes ; à des doses modérées, agit sur le désir et sur l'érectibilité.

5. « Sous l'influence de la **noix vomique,** disent Trousseau et Pidoux, les érections nocturnes et diurnes deviennent incommodes, même chez ceux qui depuis longtemps avaient perdu quelque chose de leur virilité. Les femmes elles-mêmes éprouvent des désirs vénériens plus énergiques ». Extrait de noix vomique, de 1 à 10 centigr.

A l'extérieur : bains locaux sinapisés, liniments composés avec substances réputées aphrodisiaques, teinture de noix vomique, de cantharide, de cannelle. Urtication, flagellation, action de la chaleur, faradisation cutanée, massage des lombes ; « Renes dum incalescunt, accendunt omnino libidinem, et per flagra lumbi incussa torpidi ad venerem exardescunt ». (1).

B) RÉGIME. — Grand air, insolation, voyages, distractions, nourriture substantielle, fortement animalisée, modération très grande dans l'activité intellectuelle, vins généreux, quinquina.

Le poisson et tous les aliments de la mer sont aphrodisiaques : de même, les condiments âcres et aromatiques, le poivre, le gingembre, la vanille, la cannelle, la muscade, le piment, la roquette ; viandes faisandées.

La sensibilité des Romains recherchait la propriété aphrodisiaque des champignons et des truffes. Pas de bière, pas de café, pas de thé, qui sont des dépresseurs.

Il importe de surveiller l'alimentation : le régime est l'auxiliaire puissant des médicaments. Ne pas forcer l'alimentation. Pinguia corpora sunt inapta Veneri.

« Se tenir en garde contre les rigueurs lubriques d'une libidinosité qui ne se satisfait pas, ou d'une concupiscence que l'âge aurait dû éteindre. La médecine qui se met au service du libertinage se dégrade et devient corruptrice au premier chef » (2).

---

(1) RICHTER. — *Opuscula medica.* (Édit. Ackermann, MDCCLXXXI).
(2) FONSSAGRIVES. — *Traité de thérapeutique appliquée,* 1882.

INCONTINENCE D'URINE

Syndrome infantile caractérisé par l'émission involontaire des urines pendant le sommeil.

Etiologie et pathogénie. — Les causes très diverses qui donnent naissance à ce syndrome sont *mécaniques* ou *dynamiques*.

MÉCANIQUES, elles comprennent les *adhérences préputiales*, les *calculs* de l'urèthre ou-de la vessie, les *corps étrangers* uréthro-vésicaux, les *infections uréthrales ou -vésicales* (cystite, urétrite, vulvo-vaginite), les *parasites* de voisinage (oxyures).

DYNAMIQUES, elles rentrent dans les modalités de l'*épilepsie* ou de l'*hystérie*.

J.-L. Petit distinguait, d'une manière pittoresque, les enfants en trois groupes :

1º Les ENFANTS PARESSEUX, dont l'incontinence est volontaire et intéressée et qui sont justiciables du fouet.

2º Les ENFANTS RÊVEURS, qui, percevant la sensation du besoin d'uriner, mais jugeant mal les conditions extérieures dans lesquelles ils se trouvent, croient légitimement satisfaire ce besoin ; chez eux, l'incontinence est accidentelle, non régulière.

3º Enfin les ENFANTS DORMEURS, dont le cerveau ne répond pas à la stimulation de ce besoin organique.

TRAITEMENT

Il faudra, avant tout, examiner très attentivement les organes génitaux internes et externes et les régions anale et périnéale. On cherchera s'il n'y a pas d'anomalies, de vices de développement, d'adhérences ; on explorera la vessie, au cas où l'on soupçonnerait un calcul.

Ainsi se dégagent les *indications tirées de ces causes mécaniques* que j'ai énumérées.

On les remplira par l'intervention chirurgicale, s'il y a lieu, les parasiticides et les oxyuricides, le traitement des infections vulvo vaginales et uréthrales, la circoncision.

Mais il n'est pas possible de retrouver une cause mécanique : il n'y a ni anomalie, ni lésion, ni infection. C'est le cas le plus fréquent. L'incontinence d'urine devient alors manifestation symptomatique de l'*épilepsie* ou de l'*hystérie*.

On s'efforcera de dépister laquelle des deux affections peut l'expliquer, et si le diagnostic n'est pas possible, on traitera l'incontinence comme s'il s'agissait d'un symptôme épileptique.

a) INCONTINENCE D'URINE, FONCTION DE L'ÉPILEPSIE. — Je ne puis répéter ce que j'ai dit au sujet du traitement des épilepsies.

Je renvoie au chapitre des indications et des médications symptomatiques pour éviter des redites.

Parmi les anti-épileptiques, les plus en faveur sont l'*extrait de belladone* et les *polybromures.*

C'est Trousseau qui fut le propagateur ardent de la *belladone,* « l'arme thérapeutique la plus puissante que nous ayons à opposer à l'incontinence nocturne de l'urine chez les individus des deux sexes ». Voici comment le grand clinicien l'administrait :

« Je fais prendre chaque soir, au moment de se coucher, 1 centigr. d'extrait de belladone, ou bien 1/2 milligramme de sulfate neutre d'atropine, qui est administré soit sous forme de pilules, soit sous toute autre forme.

» Si les accidents deviennent plus rares sous l'influence de cette première dose de médicament, je la maintiens pendant un certain temps ; mais, si au bout de ce certain temps, 8 à 10 jours par exemple, l'amélioration ne fait pas de progrès, j'augmente la dose de belladone, et j'en fais prendre toujours le soir, et au même moment, 2 centigr.

» Suivant la même règle, et guidé par les mêmes indications, j'accrois successivement ainsi les quantités du remède que je porte à 0 gr. 3, 4 centigr., 5 centigr , 6 centigr., 10 centigr., 15 centigr., 20 centigr. et même au delà, selon que l'action thérapeutique est plus ou moins prononcée, selon aussi la tolérance individuelle.

» Lorsque l'amélioration a duré un assez long temps pour qu'il soit permis de croire à une guérison radicale, lorsque pendant 3, 4, 5 mois, il n'y a eu aucun accident, au lieu d'interrompre brusquement la médication, je la maintiens encore, mais en diminuant progressivement la dose du médicament, pendant 2, 4, 6, 8, 10 mois, plus d'un an même, selon les cas, selon les circonstances, lorsque j'ai eu à constater une incontinence nocturne plus ancienne, et, par conséquent, plus invétérée ».

Si la belladone ne réussit pas, on s'adresse aux bromures et aux divers médicaments antispasmodiques que j'ai étudiés à propos de l'épilepsie et des convulsions infantiles.

b) Incontinence d'urine, fonction de l'hystérie. — Ici encore, pour ne pas retomber dans des redites, je ne puis qu'indiquer qu'il faudra opposer au symptôme le *traitement mental*.

C'est du reste celui qui donne de brillants résultats, même à ceux qui l'utilisent sans le savoir. C'est ce qui explique que tel médicament ait réussi ici, échoué ailleurs, que le *sulfate de strychnine*, par exemple, ait donné des succès à Vogel et des insuccès à Comby ; de même, pour l'antipyrine, l'ergotine, l'ergot de seigle, le rhus radicans qui n'agissent que par suggestion. N'est-ce pas par suggestion que peuvent réussir le compresseur de Trousseau, le massage, l'électrisation sous toutes ses formes ?

On aura donc recours au **traitement mental** et on pourra le remplir par la *suggestion à l'état de veille ;* si celle-ci échoue, on aura recours à la *suggestion hypnotique*. Entre les mains de Liébault, de Cullerre, elle a donné de magnifiques résultats. On s'inspirera des divers conseils que j'ai précédemment formulés.

Mais, qu'elle soit de nature *épileptique* ou de nature hystérique, l'incontinence d'urine offre des indications *tirées du petit malade* qui en est porteur.

Elles sont remplies par l'**hygiène thérapeutique**. On mettra en œuvre l'hygiène alimentaire, les principes de développement physique et moral que j'ai étudiés.

Et on se préoccupera surtout de la recherche des causes fondamentales, du sous-sol de ce symptôme et le dépassant, du terrain qui a permis le développement de l'épilepsie ou de l'hystérie. De là surgiront des indications s'adressant aux grandes causes générales toxiques, infectieuses, diathésiques et nécessitant des médications adéquates.

On encouragera l'enfant; les réprimandes, la peur des coups et des punitions, l'obligation de le faire réveiller la nuit pour le faire uriner sont des procédés barbares qu'il faut abandonner, parce qu'ils sont inutiles et qu'ils seront plus efficacement remplacés par l'hygiène morale et la direction intelligente de l'esprit et de l'éducation.

INSOMNIES

*La diminution ou la suppression du sommeil, entrecoupé de réveils, est un symptôme qui porte le nom d'*insomnie *ou d'*agrypnie.

Clinique et diagnose générale. — Les formes de l'insomnie sont variables. Tantôt le malade ne peut, gagnant son lit à une heure tardive et habituelle, trouver le sommeil ; tantôt, après s'être rapidement endormi, il s'éveille brusquement et ne peut plus se rendormir ; d'autres, ne s'endorment qu'au matin, après des mouvements désordonnés et tumultueux.

La durée de l'insomnie est très différente : il y a des idiosyncrasies. Tel est reposé après 6 heures de sommeil, tel autre ne dort que 4 heures ; d'autres ont besoin d'un profond sommeil de 10 à 12 heures.

Etiologie. — Il n'y a pas une étiologie univoque ; elle est complexe. L'insomnie reconnaît des causes :

A) *Toxiques, auto-toxiques, toxi-infectieuses :* pyrexies aiguës ; méningites ; pneumococcie ; fièvre typhoïde ; urémie ; diabète ; goutte ; arthritisme ; auto-intoxications gastro-intestinales ; fatigue excessive avec accumulation de déchets en très grande quantité ; alcoolisme ; tabagisme ; thé ; intoxications professionnelles et médicamenteuses.

B) *Des incitations sensorielles, kinesthésiques et cénesthésiques exagérées,* hyperesthésies ; douleurs ; acroparesthésie ; picotements, fourmillements ; excitation anormale des sens ; cris de souffrance des organes internes actionnés par un corps étranger, parasites intestinaux, vers, calculs, des adhérences, des cicatrices préputiales et clitoridiennes.

C) *Des incitations sensorio-psychiques,* insomnies des maladies mentales, de la manie, de la paralysie générale progressive, des hallucinés, des obsédés, des surexcités par les travaux intellectuels, des surmenés, des grands chagrins.

D) *Des lésions organiques viscérales,* insomnie des cardiaques angoissés et asystoliques, des pulmonaires asthmatiques ou tuberculeux, des rénaux, scléreux et brightiques, des gastriques dilatés

VIRES; *Maladies nerveuses.*   20

ou sténisés ou porteurs d'une tumeur, des cérébraux scléreux quant
à leurs vaisseaux, de par la vieillesse, la syphilis, l'alcoolisme, des
cérébraux encore porteurs de tumeurs encéphaliques....

E) *Un trouble purement dynamique*, insomnie des hystériques,
des nerveux....

Ces facteurs étiologiques peuvent se remplacer, se succéder, se
retrouver sur le même sujet. Ils peuvent avoir des actions spéciales
qu'ils font collaborer : ainsi le dilaté ne dort pas, parce qu'il a une
sensation douloureuse au niveau de l'estomac, causée par l'hyperacidité, et aussi parce qu'il a résorbé des poisons putrides, auto-
toxiques, qui empêchent encore le sommeil.

TRAITEMENT

Le diagnostic précis de la cause de l'insomnie peut
seul conduire à un traitement efficace. Le symptôme insomnie n'a pas une médication constante ; on lui oppose
sans discernement les hypnotiques. Et en vérité, ils sont,
90 fois sur 100, inutiles et même nuisibles, puisque, 90
fois sur 100, l'insomnie relève d'une autre médication.

Il importe donc, en première place, de peser les *indi-*
cations étiologiques ; viendront ensuite les *indications*
symptomatiques, et celles qu'apporte le *malade avec son*
tempérament, son âge, l'état des forces.

Telles sont les sources d'indications.

Indications étiologiques. — *A)* INSOMNIES TOXIQUES. —
Je ne saurais qu'indiquer rapidement le cadre du traitement. On s'adressera à la cause et on fera le traitement
de l'infection, de l'intoxication, de l'auto-intoxication.

J'en ai exposé les grandes lignes à propos des syndromes convulsifs épileptiques. Je renvoie donc aux *Epi-*
lepsies infectieuses, toxiques et auto-toxiques.

Ce n'est que lorsque ces indications seront remplies,
ou bien au cas où le symptôme insomnie prendrait une
prédominance excessive, occuperait toute la scène morbide, deviendrait dangereux pour le malade, qu'on aurait recours à la médication symptomatique ; c'est affaire

d'opportunité, d'occasion d'intervenir, et c'est le malade, avec ses réactions violentes, qui pourra seul guider le clinicien.

B) INCITATIONS SENSORIELLES, KINESTHÉSIQUES, CÉNESTHÉSIQUES, RÉFLEXES. — On s'efforcera de découvrir la cause de ces stimulations de la sensibilité. On la trouvera dans un corps étranger de l'urèthre, de la vessie, des uretères, dans la présence de vers aux orifices muqueux, de bouchons céruminenx dans l'oreille : la cause trouvée, on la traitera soit par un traitement chirurgical, soit par un traitement médical, local ou général ; on fera plus pour ramener le sommeil que si l'on s'adressait directement à tous les dépresseurs de la sensibilité.

S'efforcer toujours de faire un traitement adéquat à la cause.

Or, celui-ci institué et suivi, ne donne par de résultat, ou bien encore l'excitation sensitive est tellement prépondérante qu'elle fait indication. Dans ce cas seul, vous vous adresserez aux *dépresseurs de la sensibilité*.

Ce sont des douleurs, des névralgies, des névrites, des douleurs causées par une plaie, des picotements, des prurits.... pour les combattre, vous avez en mains des moyens d'*analgésie locale* et d'*analgésie générale*.

L'anesthésie locale doit toujours être préférée, parce qu'elle n'amène aucune perturbation générale. Les principaux agents d'anesthésie seront empruntés aux *opiacés* et surtout, parmi ceux-ci, à la *morphine* prise à l'intérieur contre les gastralgies (chlorhydrate de morphine, 10 centigr pour 130 gr. de sirop de fleurs d'oranger); sous forme de *mouches calmantes*, par la méthode endermique (30 centigr. de chlorhydrate de morphine pour 30 gr. d'eau); aux *solanées vireuses* et surtout, parmi celles ci, à la *belladone* prise à l'intérieur (de 0,3 à 6 centigr.), appliquée localement sur la partie douloureuse ; sous forme d'injection hypodermique de *sulfate d'atropine* (30 centigr. pour 30 gr. d'eau); aux *anesthésiques* tels que l'éther, le chloroforme incorporés à des liniments ou vaporisés ; aux *cyaniques*, avec l'*eau de laurier-cerise* qui combat admirablement l'hyperesthésie des muqueuses, le spasme et les douleurs (eau distillée de laurier-cerise, 4 à 10 gr. pour 100 d'eau de laitue et 30 gr. de sirop de fleurs d'oranger) ; à l'*électrisation localisée ;* à la *réfrigération locale par le froid ;* aux *sels de quinine*, au *sulfate de quinine*, dans les névralgies, au *valérianate de quinine* dans les hyperesthésies.

Entre tous les moyens sédatifs des douleurs, se place l'*hydrothérapie*.

On déprimera enfin les sensibilités spéciales, l'éréthisme *olfactif* par l'inspiration de liquides narcotiques, l'odoration du chloroforme et de l'éther, l'éréthisme *auditif* par des obturateurs de coton, des fumigations de liquides stupéfiants, de vapeurs d'éther, l'éréthisme *rétinien* par la soustraction de toute lumière, l'emploi de la belladone, de la quinine, de la cicutine.

C) INCITATIONS SENSORIO-PSYCHIQUES. — Aux surmenés, à ceux qui sont insomniques par éréthisme nerveux général, ou par éréthisme cérébral, répond un traitement que l'on trouvera aux mots *Éréthisme nerveux* et *Éréthisme cérébral*.

Aux mentaux, s'adressera la médication hypnotique avec le *sulfonal* (qu'on donne à des doses fortes d'emblée et rapidement baissées de 4 à 2 gr. par exemple, émulsionné dans le lait) ; l'*hédonal*, de 2 à 4 gr. ; l'*hydrate de chloral*, de 2 à 4 gr. ; le *Bromidia*, de 2 à 4 gr.

D) INSOMNIE DES LÉSIONS ORGANIQUES VISCÉRALES. — On s'adressera toujours à la cause, on combattra l'asystolie chez les cardiaques par des moyens appropriés, l'asthme et la bacillose des tuberculeux par les révulsifs, ventouses, cataplasmes sinapisés. Telle insomnie tenace disparaîtra chez un brigthique ou un urémique, à la suite du régime lacté et d'un purgatif drastique. On fera cesser celle du dyspeptique en soignant son estomac, en lui imposant une hygiène alimentaire, dictée par la nature de sa maladie.

S'il y a des infections, des intoxications, on les combattra par des médications spécifiques, la syphilis par le mercure et l'iodure, le paludisme par la quinine et l'arsenic, l'alcoolisme chronique par l'iodure et le lait.

E) INSOMNIE DE CAUSE PSYCHIQUE. — C'est celle qu'on rencontre dans l'hystérie. On lui appliquera le traitement de ce syndrome mental. Le *casque vibrant* de Charcot donne alors de beaux résultats. En général, le sommeil redevient meilleur dès la première séance, le malade s'endort après qu'il a vaqué à ses occupations. 8 ou 10 séances quotidiennes, de 20 minutes chacune, ont suffi pour triompher d'insomnies très rebelles.

Indications symptomatiques. — L'insomnie doit toujours être combattue dans ses causes. Quand elle constitue un symptôme important et qui menace gravement la nutrition, elle fait indication. C'est par la *médication hypnotique* qu'on l'atteint, aidée de *l'hydrothérapie* et du régime *somnifère*.

a) *Hypnotiques*. — L'*hydrate de chloral* est un excellent hypnotique. Une contre-indication formelle de son emploi est l'existence chez le malade d'une cardiopathie quelconque ; il est contre-indiqué encore quand l'état des forces laisse à désirer. Si, chez un adynamique et un épuisé, il faut y recourir, on donnera concomitamment des toniques, des stimulants cardiaques, tels que la strychnine, le strophantus, la spartéine.

Le *chloramide* et le *chloralise*, le premier à des doses de 0,30 à 40 centigr., le second à des doses de 0,10 à 20 centigr., réussissent bien dans l'insomnie par éréthisme nerveux. Les cardiopathies les contre-indiquent.

Le *sulfonal*, le *trional*, l'*hypnal*, l'*hypnone* et le dernier venu, l'*hédonal*, sont d'excellents hypnotiques ; ils ne présentent que quelques inconvénients, le *sulfonal* parce qu'il encrasse le tractus gastro-intestinal, ce qui nécessite les purgatifs fréquents, l'*hédonal* parce qu'il provoque une sécrétion abondante d'urine, capable de distendre outre mesure la vessie et de couper le sommeil.

La *paraldéhyde* est très sûre, mais il ne faut pas dépasser 1 gramme, car à cette dose elle est hypotenseur et provoque des troubles gastro-intestinaux.

Les *bromures* répondent à une indication précise : ils sont très utiles dans les cas d'insomnies congestives, quand il y a éréthisme cardio-vasculaire ; il est bon de les associer au chloral hydraté et de se souvenir qu'ils ne sont pas des hypnotiques, mais des antispasmodiques et des dépresseurs circulatoires,

Voici quelques formules, empruntées à divers auteurs:

Hypnone	6 gouttes.
Glycérine	2 gr.
Looch blanc	50 —

(Constantin Paul).

F. S. A. une potion, à prendre en une fois, au moment de se coucher

Paraldéhyde	2 à 4 gr.
Eau de fleurs d'oranger.....⎞	
Hydrate de menthe poivrée.. ⎠	ââ 30 gr.
Sirop de gomme	25 gr.

(Audhoui).

F. S. A. une potion, à prendre en 1 ou 2 fois dans l'espace d'un quart d'heure.

Paraldéhyde	2 gr.
Teinture de vanille	XX gouttes.
Sirop de laurier-cerise	30 gr.
Eau de tilleul	70 —

(Dujardin-Beaumetz).

Par cuillerée à bouche.

Sirop de chloral	50 gr.
Ergotine	30 centigr.
Julep gommeux	160 gr.

(Luys).

M. Une cuillerée à soupe toutes les heures.

Uréthane................... 30 gr.
Eau distillée................ 100 —

(Huchard).

3 à 4 cuillerées à café, à prendre, le soir, en infusion chaude.

Bromure de potassium.......) ââ 20 gr.
Hydrate de chloral...........)
Etrait de chanvre indien.....) ââ 20 centigr.
Extrait de jusquiame........)
Eau distillée................ 100 gr.

Une cuillerée à café toutes les heures ; c'est le Bro-midia.

b) *Hydrothérapie.* — Les bains tièdes prolongés, les bains alcalins, au sortir desquels on fait'masser le malade, ou bien on le fait envelopper dans des couvertures de laine jusqu'à sudation, avec des compresses froides sur la tête, sont très efficaces. Le drap mouillé, les lotions froides, l'enveloppement de l'abdomen rendront des services.

Le massage, la gymnastique régulière, l'exercice modéré, sont de précieux adjuvants de l'hydrothérapie.

c) *Régime somnifère.* — « Ce n'est pas assez que de donner des médicaments somnifères, il faut placer les malades dans des conditions qui confirment leur action. C'est tout un art de faire dormir les malades.

»L'absence de stimulations cérébrales et sensorielles et les conditions favorables de milieu, de couchage et d'alimentation constituent le régime somnifère » (Fonssagrives).

Pas de lumière, pas de bruit, tranquillité et repos absolus. La chambre à coucher sera aérée, vaste, paisible ; elle s'alimentera facilement d'air. « J'ai vu, dit Legendre, des tuberculeux, traités par l'absurde système ancien du confinement et du surchauffage, qui avaient une insomnie rebelle avec sueurs profuses, parce qu'on les faisait « cuire dans leur jus ». En vain ajoutait-on à leur stock quotidien de médicaments fondamentaux un cortège cumulatif d'atropine, de morphine, etc. Ils ne dormaient, ni ne cessaient de transpirer, tandis qu'après modification de la ventilation de leur chambre à coucher, le sommeil revenait et les sueurs diminuaient ».

La disposition du couchage, les dimensions convenables du lit, un juste milieu qui ne soit ni la dureté, ni la mollesse, la nature des draps, des couvertures, prend une grande importance, comme l'élévation de la tête, la température des pieds.

Tel, asthmatique, restera assis sur son lit, et à ce prix dormira. Tel, dyspnéique cardiaque, sera calé sur un monceau d'oreillers la tête haute, et pourra sommeiller. Tel, ne pourra dormir sur le côté gauche...

On fera, le soir, un repas léger ; on supprimera le café et le thé, le tabac, les excitations du bal, du cercle, du café.

« Ce serait une curieuse révélation que celle des moyens employés pour chercher le sommeil par la gent innombrable des insomnieux ». Les Anciens préconisaient le travail monotone, la lecture, le calcul, — mais toutes ces évocations frappent l'esprit et chassent le sommeil.

Aux insomniques intellectuels, peu enclins aux sports, aux exercices physiques, travailleurs nocturnes, on conseillera de faire des haltères, une promenade, en quittant la table de travail, avant de se mettre au lit ; la toilette de nuit sera longuement conduite ; ils feront une friction sèche ou aromatique l'hiver, et une lotion froide l'été, un massage général en toute saison.

« Il existe, a dit Sterne, plusieurs moyens de provoquer le sommeil : penser au murmure des ruisseaux ou au balancement des arbres, calculer des nombres, faire égoutter au-dessus d'une casserole de cuivre une éponge humide : la *tempérance* et l'*exercice* valent beaucoup mieux que ces succédanés».

Indications tirées du malade. — On tiendra compte de l'âge. Le *vieillard* dort généralement peu, l'*enfant* beaucoup.

Le vieillard a des causes nombreuses d'insomnie, artério-sclérose cérébrale, rénale, besoins fréquents d'uriner, pneumopathies chroniques, asthme, cardiopathies...

Les indications seront les mêmes et puisées aux mêmes sources que pour l'adulte.

L'*insomnie des enfants* est souvent liée à des troubles digestifs.

Quand l'enfant tette, prescrire au milieu de chaque tétée une cuillerée à café d'eau de chaux ou de Vals dégourdie et un laxatif léger.

Quand l'enfant est sevré, surveiller sa nourriture. On prendra soin de donner aux enfants un cube d'air suffisant : on leur fera un repas du soir léger et peu copieux; on les privera absolument d'acool sous toutes ses formes; on ne les surexcitera pas par la conversation des grandes personnes, le spectacle, le jeu.

La posologie est différente de celle de l'adulte.

Jules Simon essaie d'abord les préparations opiacées, en fractionnant les doses, commençant par des doses faibles, qu'il élève graduellement tout en en surveillant les effets.

La *contre-indication* formelle de l'opium est celle qui est tirée de la concomitance de l'*anémie*, de la *constipation*, des *démangeaisons*.

Jusqu'à 6 mois. — Une 1/2 goutte.

De 6 mois à 1 an. — 1 goutte.

De 1 an à 2 ans. — 2 gouttes.

Au-dessus de 2 ans. — 3 gouttes.

Le *sirop de codéine* est un bon hypnotique, par cuillerées à café.

Le *bromure de potassium*, de 5 centigr. à 1 gr. de 2 mois à 3 ans, sera réservé aux excités.

Le *chloral* chez les convulsifs, les épileptiques, donne de bons résultats, surtout en lavement (20 à 40 centigr. d'hydrate de chloral; teinture de musc et de valériane, 20 gouttes de chaque; eau distillée, 60 gr.).

Sirop de codéine............	10	grammes.
Sirop de Tolu..............	20	—
Alcoolature d'aconit........	1	—
Eau de tilleul..............	50	—

Une cuillerée à café toutes les heures.

CHEZ LES ENFANTS DE 8 A 12 ANS. — *a*) Exercices physiques soutenus et progressifs; marche à pied matin et soir hors la ville (de une heure à trois heures), lawn-tennis, horticulture.

b) Matin et soir, l'enfant sera soumis aux applications du drap mouillé, suivi d'enveloppement dans un peignoir de molleton et d'une sieste d'une heure au lit.

Au début, si l'enfant est irritable, on pratiquera des lotions tièdes à 30°, ou l'enveloppement à cette même température.

c) Tout travail intellectuel sera suspendu : la contention d'esprit sera évitée. On permettra cependant, deux heures par jour, des lectures coupées de promenades ou de travaux faciles (résumés d'histoire, de littérature, calques géographiques, dessin, chant, musique, etc.).

d) Aux heures des repas, le malade prendra une cuillerée à café de la solution suivante dans un demi-verre d eau de Vichy :

Arséniate de soude..............	0,05 centigr.
Tartrate ferrico-potassique.......	0,30 —
Sirop d'écorces d'oranges amères.	
Glycérine	ââ 75 grammes.

Pendant quinze jours.

e) Et les autres jours, un cachet de la poudre suivante :

Phosphoglycérate de soude.... ⎫
    —   de potasse.. ⎬ àà 4 grammes.
    —   de chaux.... ⎭
Sucre granulé.................. Q. S.

M. S. A.

A diviser en vingt-cinq cachets.

f) Le soir, l'enfant sera couché le plus tard possible pour provoquer le sommeil. Prendre de une à deux cuillerées à dessert du sirop suivant :

Sirop de chloral................ ⎫
  — de codéine.............. ⎬ àà 50 grammes.
  — d'écorces d'oranges....... ⎭

Bromure de potassium......... ⎫
    —   de sodium............ ⎬ àà 2 grammes.
    —   d'ammonium......... ⎭

g) Si l'insomnie persiste, faire lever et promener l'enfant une demi-heure, puis le recoucher.

h) Saison à Néris, à Bagnères-de-Bigorre, ou plus simplement dans un climat de montagne.

LUMBAGO

C'est le rhumatisme musculaire de la région lombaire, une névralgie occupant les masses musculaires de la région lombaire.

Clinique et diagnose générale. — LUMBAGO AIGU, *douleur* sourde, qui augmente ensuite d'intensité, devient excessive quand le malade étant couché veut s'asseoir sur son lit, et plus encore pour faire le mouvement inverse. Le moindre mouvement devient impossible. Les douleurs à la pression sont assez vives, s'accompagnent parfois d'un peu de fièvre due à l'insomnie, à l'agitation, à l'état gastro-intestinal.

CHRONIQUE, le plus fréquent ; courbature facile, fatigue vient rapidement ; les efforts faits pour soulever un fardeau, pour frapper, rendent les contractions musculaires douloureuses ; de violentes exacerbations aiguës peuvent alors se manifester. Quelquefois la persistance, la fixité, l'intensité de la douleur toujours la même, caractérisent le lumbago. Parfois, la marche et l'exercice atténuent la douleur.

Le *rhumatisme articulaire* s'en distingue par le gonflement des apophyses épineuses, toujours infiniment douloureuses à la pression ; il est rare.

L'abcès des lombes donne de la fièvre, se traduit par de l'empâtement.

La *névralgie lombo-abdominale* irradie vers les apophyses épineuses, les flancs et l'hypochondre.

Etiologie et pathogénie. — HÉRÉDITÉ ARTHRITIQUE, comme cause fondamentale et prédisposante ; AGE ADULTE, ACTION PROLONGÉE DU FROID HUMIDE, COUP DE FROID LE SUJET EN FATIGUE OU EN SUEUR, comme causes prédisposantes et occasionnelles.

TRAITEMENT

LUMBAGO AIGU.— Le traitement est d'abord purement symptomatique : il vise l'élément douleur ; l'indication sera remplie par les *médications analgésiques, antithermique et les moyens locaux.*

Le *bain simple*, les *cataplasmes émollients, loco dolenti,* le *repos* dans le relâchement complet des muscles seront d'abord ordonnés. Je crois qu'on ne devra pas hésiter, si les douleurs sont très violentes, à conseiller l'application de *sangsues.* La saignée générale, au contraire, me paraît inutile.

A l'intérieur, les boissons *émollientes, sudorifiques,* infusions de *sureau et de bourrache,* avec le régime lacté, constituent toute la médication.

Si le lumbago s'accompagne, ce qui est infiniment fréquent, de *saburre et de constipation,* l'état gastro-intestinal fait indication et on prescrira des vomitifs (ipéca, 1 gr. 50 en 2 paquets, à 5 minutes d'intervalle), des purgatifs huileux, drastiques ou alcalins, suivant l'état des forces du malade, la connaissance des lésions hémorroïdales possibles, l'état intestinal antérieur.

Si la *douleur persiste, elle retentit sur l'état général* par la *fièvre* et l'*insomnie.*

Contre la *douleur,* on aura recours aux topiques *excitants,* tels que les *sinapismes,* le *chloroforme,* l'*alcali volatil,* les *frictions avec l'alcool camphré,* l'*essence de térébenthine.*

L'*hyperthermie* sera combattue par le sulfate de quinine, l'antipyrine, l'exalgine, la phénacétine, le salicylate de soude ; l'*insomnie* par le chloral et le chloralose, tous les hypnotiques indiqués pour le traitement des insomnies.

Contre la douleur, qui tend à devenir *chronique,* il faut intervenir par les *vésicatoires,* en s'assurant toujours préalablement que le malade n'est pas diabétique, n'a pas d'albumine dans l'urine, n'est porteur d'aucun stigmate de brightisme, les *cautères*, les *pointes de feu répétées*.

On appliquera de *larges vésicatoires*, sur lesquels on étendra de 1 à 6 centigr. de poudre de chlorhydrate de morphine.

En ces cas, la médication analgésiante *hypodermique par injections de morphine*, de *cocaïne* (contre-indiquée dans les cardiopathies), et analgésiante par *injections intra-rachidienne de Tuffier* et *épidurale de Cathelin*, restera l'ultime ressource.

LUMBAGO CHRONIQUE. — On luttera contre cette chronicité par les *vésicatoires* à demeure et surtout par les *vésicatoires volants* et *multipliés ;* les *pointes de feu*, en séances fréquentes ; le *massage* et le *pétrissage des muscles*, les *frictions sèches* ou avec des *topiques excitants*.

Chomel et Requin vantaient le suivant :

> Teinture de cantharides............. 15 gr.
> Camphre...........................   2 gr.
> Savon officinal..................... 30 gr.
> Huile d'amandes douces.............. 120 gr.

Dissoudre le camphre dans l'huile, et le savon dans la teinture, puis mélanger le tout. Frictions, matin et soir, sur les points douloureux.

L'*essence de térébenthine* a eu de beaux succès.

D'autres fois, c'est la médication *sédative* et *analgésiante* qui réussira là où la *médication révulsive* avait échoué.

Voici les liniments calmants habituels :

> Laudanum de Sydenham........... 10 gr.
> Huile d'amandes douces......... 60 gr.

Mêlez. Pour frictions, 2 et 3 fois par jour.

> Baume tranquille..............⎫
> Huile camphrée................⎪
> Huile de camomille............⎬ ãã 60 gr.
> Huile de jusquiame............⎭

Mêlez. Pour frictions 3 ou 4 fois par jour.

Poggiale avait vanté une pommade qui faisait merveille dans ce rhumatisme des lombes. Elle comprenait du chlorhydrate de morphine, de l'extrait de belladone, de l'onguent populéum et de l'axonge macérée dans des feuilles de datura.

Chloroforme.................... 10 gr.
Alcool camphré................ }
Alcoolat de Fioraventi.......... } ââ 100 gr.

Robin et Londe préconisent dans la *forme aiguë* et dans la *forme chronique* avec exaspérations, l'*infusion de feuilles de jaborandi*. On fait prendre au malade, le matin à jeun, 4 gr. de feuilles de jaborandi, que l'on aura fait macérer d'abord pendant 8 à 12 heures dans l'alcool, et infuser ensuite dans 150 gr. d'eau bouillante. Le malade garde le lit et l'on renouvelle la médication, si le malade n'est pas guéri le lendemain.

On recourra enfin à la méthode *endermique* (vésicatoires avec application préalable de 1 centigr. de chlorhydrate de morphine), *hypodermique* (injection de 1 à 3 centigr. de chlorhydrate de morphine, 30 centigr. pour 30 gr. d'eau distillée), *sous-arachnoïdienne* (injection lombaire de chlorhydrate de cocaïne à 1 o/o, une demi-seringue à 2 seringues), *épidurale* (procédé de Cathelin, mêmes doses).

L'*hydrothérapie*, sous forme d'ablutions froides matinales, suivies de massage, d'enveloppements dans le drap mouillé, a rendu de grands services.

Les *eaux sulfureuses* ou *simplement les eaux thermales* sont indiquées sous forme de bains, de douches, de fumigations. Rennes-les-Bains, Amélie-les-Bains, Luchon, Aix-les-Bains, Dax, seront les stations qui offriront le plus de succès.

Les éléments étiologiques et pathogéniques permettent d'esquisser une *prophylaxie* et un *régime hygiénique*.

Le rhumatisant chronique, et d'une façon générale l'arthritique, évitera avec soin le sol humide, le froid continu et se précautionnera toujours contre les changements de température et les impressions atmosphériques.

Les lotions froides le matin, au saut du lit, suivies de frictions au gant de crin, le port constant de vêtements de flanelle, le mettront à l'abri de cette susceptibilité excessive de tous les rhumatisants vis-à-vis du refroidissement. Dès que le malade sera en sueur, il changera de vêtements.

L'hygiène alimentaire est celle du bradytrophique. Elle comprend la nécessité de brûler totalement les produits de désassimilation, par la marche, l'exercice régulier, les alcalins à l'intérieur, le massage..., et celle, non moins impérieuse, de n'introduire que des aliments susceptibles de laisser le moins de résidus possible et de les conduire aux termes ultimes de décomposition et de destruction; régime lacté, régime lacto-végétarien, rejet des viandes noires et faisandées, suppression de mets excitants et épicés, acides et verts; pas de vin, mais de l'eau pure ou légèrement alcaline.

MÉNINGITES AIGUES

Ce sont des syndromes anatomo-cliniques (localisation d'une maladie générale), dus à l'inflammation réactionnelle des méninges envahies par des agents microbiens, syndromes caractérisés, anatomiquement, par des exsudats purulents au niveau de la pie-mère, cliniquement, par un complexus symptomatique variable suivant la nature de l'agent pathogène et la localisation de défense méningitique (siège de la lésion) en des points divers.

Etiologie et pathogénie. — Les méningites sont toujours causées par des microbes : toutes sont donc *infectieuses*. L'itinéraire suivi est variable suivant les cas et la source infectieuse.

A) CELLE-CI EST VOISINE, constituant des infections de voisinage ; ce sont alors, les *traumatismes de la tête et de la face*, les *plaies suppurantes du cuir chevelu* qui sont les facteurs initiaux par *propagation directe* ou par *propagation lymphatique*. La contiguïté des *cavités orbitaire, auditive, olfactive*, rend très facile l'apport méningitique des germes. C'est surtout *l'infection de l'oreille* (oreille moyenne, oreille externe) qui, chez l'enfant, donne le plus de méningites (*méningites otiques*).

B) La source infectieuse est PRIMITIVEMENT ÉLOIGNÉE. C'est une *infection généralisée à tout l'organisme* (pyrexies aiguës) ; *fièvres éruptives (scarlatine, rougeole, variole) ; grippe ; septicémie ; pyohémie ; infection puerpérale, rhumatisme articulaire aigu, pneumonie, fièvre typhoïde. paludisme, syphilis, bacillose.*

Cette infection est pure. uni-microbienne ou avec association de germes (pluri-microbienne), quelques-uns inconnus : staphylocoque. streptocoque, colibacillose, pneumocoque de Talamon, de Weichselbaum (méningites épidémiques).

Clinique et diagnose générale. – Cliniquement, il y a autant de méningites différenciées que d'agents microbiens pathogènes : la méningite staphylococcique diffère de la méningite streptococcique, de celle d'Eberth, de celle du bacille de Koch.

J'étudierai à part la MÉNINGITE TUBERCULEUSE et la MÉNINGITE

SYPHILITIQUE ; en plus de leur aspect clinique personnel, elles comportent une thérapeutique qui leur est propre.

La MÉNINGITE RHUMATISMALE sera comprise sous le nom de RHUMATISME CÉRÉBRAL.

Je vais donner une *description d'ensemble des symptômes méningitiques aigus* et je dirai un mot des *formes cérébro-spinale épidémique, pneumococcique, streptococcique.*

A) DÉBUT : *Peut être rapide* et se faire par une violente céphalalgie, des convulsions, de la fièvre intense, avec respiration très accélérée, vomissements, agitation excessive ; ou peut être *lent, insidieux*, si la méningite se développe au cours d'une infection générale, typhoïde par exemple ; la céphalalgie, les vomissements peuvent alors manquer, la respiration et le pouls sont ralentis et irréguliers, la face est pâle ; seule persiste une extrême agitation avec anxiété de la face qui précède le délire.

B) ÉTAT. EXCITATION. — *Céphalalgie* très prononcée, violente, continue, avec des exacerbations plus ou moins intenses et plus ou moins rapprochées ; arrache des cris aux malades, surtout aux enfants.

Vomissements bilieux, fréquents, abondants, spontanés, sans douleurs.

Constipation installée dès le début, très tenace, s'accompagnant d'une *rétraction en bateau du ventre.*

Du côté de l'intelligence, *délire* aigu, violent, parfois furieux, avec hallucinations ; du côté de la sensibilité, *hypersensibilité générale et spéciale*, se traduisant par des impressions douloureuses, auditives, visuelles ; du côté de la motilité, *convulsions, spasmes, contractures, carphologie, tremblement des tendons, raideur des muscles de la nuque, strabisme, alternatives de myosis et de mydriase.*

C) DÉPRESSION ET PARALYSIE. — Après 1 à 4 jours, survient de la *somnolence*, puis une perte de plus en plus complète de la connaissance et le coma terminal.

Les *yeux*, qui étaient hagards et brillants, deviennent hébétés, vitreux, sans expression. Les *pupilles dilatées* ne réagissent plus, la *sensibilité est détruite* ; la respiration devient de plus en plus irrégulière ; la fièvre, qui était à 40° avec 100 à 120 au pouls, s'élève encore à 40°5, 41°, alors qu'au contraire le pouls, d'accéléré, dur et résistant, devient serré, petit, irrégulier, et ne bat plus que 50 à 60 à la minute.

La *mort* arrive rapidement, la maladie totale évoluant entre 2, 3, 6 jours au maximum et *étant fatale*, puisqu'on considère la guérison comme impossible. Il est cependant des cas où celle-ci a été sûrement obtenue.

Formes cliniques. — MÉNINGITE PNEUMOCOCCIQUE. Très rarement primitive, le plus souvent secondaire. L'évolution est extrêmement rapide avec le syndrome de la convexité où siègent les lésions.

MÉNINGITE A STREPTOCOQUE, presque toujours secondaire, à tableau clinique complexe, embrouillé par celui de la maladie primitive.

MÉNINGITE CÉRÉBRO-SPINALE

Épidémique, à évolution suraiguë, à symptômes médullai-
res toujours présents, causés par le pneumocoque *ou le*
méningocoque de Weichselbaum.

Clinique. Diagnose générale. — «La maladie DÉBUTE par une
céphalalgie cruelle, accompagnée de *vertiges*, de nausées, de vomissements ; la douleur se propage à la nuque et au rachis, elle
envahit les extrémités ; les idées s'égarent, la connaissance se perd
et le malade est en proie à une agitation convulsive ; la tête est
renversée en arrière, la face rouge ou pâle offre l'expression de la
douleur ; la température de la peau est normale ou diminuée, le
pouls naturel ou ralenti.

»Cet ÉTAT dure jusqu'au 3e jour, époque à laquelle se développent
une éruption labiale (herpès), les pétéchies, les taches lenticulaires
et les épistaxis ; l'urine devient abondante et sédimenteuse, la
constipation est opiniâtre.

»Bientôt la *connaissance* reparaît et *avec elle le sentiment des*
douleurs. UNE AMÉLIORATION LÉGÈRE SE MANIFESTE, elle fait naître des
espérances qui se réalisent rarement, les phénomènes cérébro-ra-
chidiens reprennent leur acuité ; la réaction fébrile s'allume, la *lan-*
gue jaunit, rougit et se sèche, la *diarrhée* succède à la *constipation.*

»Tantôt les *symptômes nerveux* conservent leur violence jusqu'au
dernier moment, tantôt ils se calment et persistent opiniâtrement
avec une intensité moyenne. Leur marche est entrecoupée de rémissions et d'exacerbations. La faiblesse et l'amaigrissement font
d'effrayants progrès ; la réaction fébrile revêt une forme typhoïde
ou hectique et le malade expire dans le marasme après une tranquille agonie.
»Si l'issue doit être heureuse, les accidents ne se calment qu'avec
lenteur, une longue et périlleuse convalescence précède le retour
de la santé» (G. Tourdes).

Onze formes symptomatiques différentes : formes *foudroyante,*
convulsive, comateuse, inflammatoire, typhoïde, douloureuse, pa-
ralytique, hectique, délirante, céphalalgique, etc.
Caractère épidémique : collectivités, militaires, prisons.

La MÉNINGITE SIMPLE AIGUE se distingue par plus grande intensité des symptômes et non épidémicité.

Le PALUDISME CÉRÉBRAL par les commémoratifs, l'habitat, l'inter-mittence.

Le diagnostic général se fera par l'*étude attentive des symptômes;* le MÉNINGISME DE DUPRÉ, mot commode et qui n'exprime pas autre chose que le mot méningite sans ses formes anatomiques curables ou fugaces (*Grasset*), sera distingué par l'évolution, les antécédents nerveux, l'étude du liquide céphalo-rachidien, après ponction lombaire, toujours trouble dans les méningites.

Le diagnostic se fera entre LA FIÈVRE TYPHOÏDE et LA MÉNINGITE AIGUE, la FIÈVRE TYPHOÏDE et LA MÉNINGITE CÉRÉBRO-SPINALE.

Diagnostic de la méningite aiguë et de la fièvre typhoïde.

MÉNINGITE AIGUE	FIÈVRE TYPHOIDE
1. *Céphalalgie*, violente, persistante.	1. Céphalalgie, moins violente et moins persistants.
2. *Vomissements* fréquents, abondants, constants.	2. Vomissements rares et peu persistants.
3. Ventre indolent, bien conformé, *rétracté.*	3. Ventre douloureux (fosse iliaque droite douloureuse et gargouillante), météorisé.
4. *Constipation* opiniâtre.	4. Diarrhée plus ou moins abondante.
5. Pas de gonflement de la rate, pas d'épistaxis.	5. Rate tuméfiée, épistaxis.
6. Pas de taches rosées, ni de sudamina.	6. Taches rosées, sudamina.
7. Pouls irrégulier, inégal.	7. Pouls accéléré.
8. Paralysies, contractures, convulsions.	8. Paralysies et contractures moins violentes et moins persistantes.
9° La ponction lombaire donne un liquide trouble.	9. La ponction lombaire ne donne rien, sauf s'il y a localisation méningée éberthienne.
10. Séro-diagnostic de Widal négatif.	10. Séro-diagnostic positif.

Diagnostic de la méningite cérébro-spinale épidémique et de la fièvre typhoïde.

MÉNINGITE CÉRÉBRO-SPINALE EPIDÉMIQUE	FIÈVRE TYPHOIDE
1. Début brusque, très rapide.	1. Début moins rapide et symptômes d'intensité progressive.
2. Céphalalgie horrible, atroce.	2. Céphalalgie violente, jamais atroce.
3. Pouls ralenti.	3. Pouls accéléré.
4. Constipation, ventre indolent.	4. Diarrhée, douleurs abdominales.
5. Vomissements fréquents, abondants.	5. Pas de vomissements ou simple embarras gastrique.
6. Rachialgie.	6. Pas de rachialgie.
7. Symptômes abdominaux peu intenses.	7. Symptômes abdominaux intenses.
8. Pas de taches rosées, ni de sudamina, ni d'épistaxis.	8. Taches rosées, sudamina, épistaxis.
9. Recherche du méningocoque dans le sang, dans le liquide céphalo-rachidien.	
10. Séro-diagnostic de Widal négatif.	10. Séro-diagnostic de Widal positif.

TRAITEMENT

Les indications thérapeutiques sont *étiologiques* et *pathogéniques*, dominées par la notion du germe pathogène infectieux, agent de méningite par action directe ou secondaire ; *symptomatiques*, tirées des réactions sensitives, motrices et intellectuelles du système nerveux sous-jacent à l'inflammation méningitique ; *anatomiques*, commandées par la lésion en train de se constituer — c'est l'*élément inflammation*, et par la lésion définitive et installée — c'est l'*élément anatomique*.

Indications étiologiques et pathogéniques. — L'élément pathogène causal peut, en certaines infections, être directement atteint par une médication spécifique ; ainsi, pour les *méningites syphilitiques* (voir plus loin), les *méningites paludéennes*. (Voir : *Rhumatisme cérébral*).

La sérothérapie, par assimilation avec la sérothérapie chez les diphtériques, a suscité des tentatives de thérapeutique curative, à l'aide de sérums anti-pneumococcique, anti-staphylococcique, anti-streptococcique...

Nous n'avons pas, à l'heure présente, un sérum parfaitement curatif. Peut-être pourrait-on tenter, en ces cas, à titre d'anti-microbicide général, ou mieux encore de stimulateur des défenses organiques, les injections de sérum antidiphtéritique qui, aux mains de Talamon et d'autres, a donné de bons résultats dans l'infection pneumococcique.

Force est donc, dans l'attente où nous sommes, d'un sérum spécifique adéquat à chacune des toxi-infections, de recourir à la grande *médication anti-infectieuse générale*.

J'en ai exposé les grands traits au chapitre des *Épilepsies infectieuses*.

J'ajoute quelques notions empruntées à M. le professeur Grasset (1).

Les trois grands moyens de cette médication sont l'*hydrothérapie*, la *saignée* et les *injections d'eau salée*.

A) HYDROTHÉRAPIE. — Le *bain tiède* est un excellent

---

(1) GRASSET. — *Leçons sur la médication anti-infectieuse commune*, *in* 3ᵉ série des *Leçons de clinique médicale*.

moyen ; si l'infection est plus grave et plus sidérante, le *bain froid* sera préférable.

B) LA SAIGNÉE sera reprise : c'est le plus puissant moyen de débarrasser l'organisme d'une partie des microbes et surtout de leurs toxines qui sont la cause de tout le mal.

Je rappelle qu'à titre de *traitement antiphlogistique*, sous forme de saignées générales plus ou moins répé· tées, d'applications de sangsues plus ou moins multipliées derrière les oreilles, sur les côtés du cou, ou des ventouses scarifiées à la nuque, sur le cuir chevelu, la saignée était de tous les traitements le plus recommandé par nos pères.

« Les émissions sanguines, disait Tourdes (1), ont fait la base du traitement. Elles ont été employées comme moyen principal dans la plupart des épidémies de méningite... Nier, d'une manière absolue, l'utilité des émissions sanguines, ce serait tomber dans une exagération aussi fâcheuse que la confiance illimitée en l'emploi de ce moyen. Les faits donneraient un démenti à cette proscription injuste. Il est un certain nombre de cas dans lesquels les saignées ont amené les guérisons les plus heureuses ».

C) LES INJECTIONS D'EAU SALÉE sont indiquées pour lutter contre la prétendue anémie qui suivrait les spoliations sanguines, pour relever la tension artérielle, pour combattre l'hyposthénisation, enfin comme agent éliminateur provocateur des crises.

La notion de propagation par voie lymphatique de l'agent infectieux pathogène pullulant dans les cavités voisines (orbite, nez, oreilles) conduira à des interventions d'ordre médico-chirurgical, ayant pour objectif la

_____

(1) *Histoire de l'épidémie de méningite cérébro-spinale*, Strasbourg, 1843.

destruction de ces germes in-situ, leur localisation étroite avec empêchement d'en sortir : ainsi seront indiqués, les trépanations de la mastoïde aux cas d'otite, le nettoyage des plaies du crâne, du cuir chevelu, de la peau, de la face avoisinant les cavités sensorielles, l'antisepsie rigoureuse de toutes les surfaces infectées et surtout celle des cavités auditives (vaseline boriquée, glycérine phéniquée à 1/30).

La notion d'épidémicité fera mettre en œuvre active le traitement prophylactique. On s'efforcera d'assainir les logements, d'entretenir la plus grande propreté des collectivités et des milieux qui les renferment; on proportionnera la fatigue et le travail aux forces des individus.

La ventilation des chambres, l'aspersion des planches avec des antiseptiques, l'hygiène rigoureuse seront prescrites.

Enfin on recourra à l'isolément rigoureux du malade infecté dans un pavillon spécial.

Indications symptomatiques. — Les HYPERESTHÉSIES, les DOULEURS, seront combattues par l'application du froid sur les points douloureux. On appliquera des compresses froides sur la tête et sur le rachis, on aura recours à la glace.

On donnera à l'intérieur des médicaments analgésiques, antipyrine, phénacétine, sulfate de quinine.

L'hyperthermie sera combattue par la balnéation tiède, froide, progressivement refroidie, par les *antithermiques*, les *antithermiques analgésiques*, l'antipyrine, le sulfate de quinine, qu'il faut prescrire à des doses assez élevées.

Les *insomnies*, le *délire* seront tributaires des *opiacés*, des *hypnotiques* (chloral, sulfonal, trional, hédonal, du chloralose de 0,10 à 20 centigr.).

Les *convulsions*, les *contractures*, nécessiteront la médication *antispasmodique par les bromures* (de 1 à 5 gr.), les *valérianates*.

La *constipation* sera combattue par les purgatifs, par le calomel à dose fractionnée ;

Les *troubles gastro-intestinaux* par les vomitifs, le tartre stibié à haute dose.

La *morphine*, en injection hypodermique, a paru le moyen héroïque de lutter contre les *vomissements*.

Le *coma*, l'*hyposthénie* de la seconde période nécessiteront l'emploi des toniques, de l'acétate d'ammoniaque, du camphre, du musc, de l'alcool (champagne frappé), de stimulants diffusibles (injections hypodermiques d'éther, d'huile camphrée, de caféine), les bains sinapisés, les ablutions glacées.

La ponction lombaire, avec évacuation de quelques centimètres cubes de liquide céphalo-rachidien, à fin décompressive, pourrait, semble-t-il, devoir trouver place parmi les moyens qui s'adressent à l'élément douleur, congestion, tension-intra-cérébrale.

RÉGIME. — Le malade restera au régime lacté absolu, que couperont d'heure en heure les divers médicaments qu'indiquera la période de la maladie atteinte ; lavements nutritifs.

Indications anatomiques. — Elles sont tirées de l'*inflammation ;* des résultats de la défense de l'organisme, l'*exsudat organisé*, l'*hydrocéphalie*.

a) Le traitement de l'INFLAMMATION est guidé par les règles générales qui président au traitement des *fluxions*: les émissions sanguines, les mercuriaux, les vésicatoires, les purgatifs violents seront successivement employés, à titre de *révulsion ou de dérivation*, suivant *indication*.

RÉVULSIFS. — Applications froides sur la tête ; frictions avec 10 ou 30 gr. d'*onguent mercuriel* par jour sur le cuir chevelu ; *sinapismes* et *vésicatoires* sur le crâne.

préalablement rasé, sur la nuque ; badigeonnages à la teinture d'iode du cuir chevelu.

DÉRIVATIFS.— *Calomel* administré à l'intérieur à hautes doses; *vésicatoires* sur les cuisses et les extrémités inférieures ; *sinapisation intensive* des mêmes parties.

b) La RÉSORPTION DE L'EXSUDAT sera poursuivie par l'administration de fortes doses d'*iodures de potassium*, de sodium (4 à 6 gr. *pro die*), pris dans du lait chaud.

c) L'HYDROCÉPHALIE externe nécessite un traitement exposé à l'article *Hydrocéphalie*.

D'autres cliniciens pensent qu'il faut donner aux méningitiques une nourriture convenable et substantielle. Il faut viser à la conservation des forces. On n'hésitera pas à suivre cette opinion, à laquelle nous nous rangeons. Ainsi on donnera du vin sucré (vin vieux, vin de Malaga), champagne frappé ; on donnera du jus de viande de bœuf obtenu par le procédé suivant: On prend un morceau tendre, maigre, qu'on découpe en morceaux de la grosseur d'un dé. On chauffe insensiblement après addition d'un peu de sel, dans un récipient en verre, hermétiquement clos, et placé dans un bain-marie. On prolonge la cuisson jusqu'au moment où l'on constate la disparition des morceaux. Deux livres de viande donnent à peu près une tasse à café de jus.

Indications tirées de l'âge; enfants. — Les indications sont les mêmes et le traitement reste identique dans ses grandes propositions.

Cependant, il est quelques points de détail et de posologie qu'il convient d'indiquer.

C'est surtout l'ÉTAT DES FORCES qui domine la thérapeutique : on donnera donc toujours le lait additionné de vieux vin ou de quelques gouttes de cognac.

Descroizilles prescrit un purgatif (calomel, 5 centigr. ; poudre de rhubarbe, 1 gr., en huit paquets. Prendre un paquet toutes les heures), des bains tièdes prolongés et répétés, des affusions froides sur la tête.

Comby recommande d'aérer la chambre, de maintenir le calme et le silence autour de l'enfant. Dès le début, il fait, dans la forme cérébro-spinale, appliquer des sangsues à l'apophyse mastoïde et à l'anus (2 ou 3). Lavement purgatif, gycérine, séné ou sulfate de soude.

Contre l'agitation, il prescrit le chloral, 1 à 4 cuillerées à café, et le bromure de potassium, 1 à 2 gr.

POSOLOGIE :

  Calomel...................   0,30 centigr.
  Scammonée..............   0,10 —
  Sucre de lait...............   4 grammes.

Faire 10 paquets. 1 paquet d'heure en heure (Roger).

Ne pas donner de l'iodure en même temps que du calomel, à cause de la toxicité de l'iodure mercurique.

  Iodure de potassium......   1 gramme.
  Bromure de potassium....   2 grammes.
  Teinture de valériane.....   20 gouttes.
  Sirop d'écorces d'oranges.   40 grammes.
  Eau distillée..............   100 —

Une cuillerée à café, d'heure en heure.

MÉNINGITE SYPHILITIQUE

1. DOULEUR DE TÊTE continue, avec exacerbations nocturnes, qui prive quelquefois les malades de sommeil. C'est une sensation de brisement, de déchirure atroce, s'accompagnant de crises lancinantes, qui arrachent des cris au malade. Siège tantôt au front, au vertex, à l'occiput, suivant les lésions : sensation d'un corps qui roule, se déplace dans le crâne.

2. Les autres symptômes sont ceux de tout néoplasme intracrânien, c'est-à-dire qu'ils résultent de la compression, de l'excitation ou de la destruction du cerveau et des nerfs afférents. Aussi sont-ils de deux ordres : a) *convulsifs ;* b) *paralytiques.*

a) CONVULSIFS.— Epilepsie partielle, hémiplégique, monoplégique, rarement généralisée. D'autres fois, attaque complète avec stertor, coma, état de mal et même mort, comme dans le syndrome convulsif vrai.

b) PARALYTIQUES. — Hémiplégie ; monoplégie. En règle presque absolue, il n'y a qu'un léger affaiblissement d'un des côtés du corps.

Les nerfs de la base de l'encéphale sont particulièrement exposés : oculo-moteur commun surtout, dont la paralysie peut être passagère ou durable.

L'*aphasie* peut se rencontrer : elle précise le siège.

3. ÉTAT MENTAL : perte de la mémoire ; torpeur intellectuelle ; quelquefois démence.

TRAITEMENT

Le pronostic est très grave si la méningite est livrée à elle-même. Mais les accidents les plus redoutables peuvent céder totalement à un traitement approprié. Aussi faut-il intervenir le plus tôt possible.

1. L'*iodure de potassium*, à la dose de 2 à 5 gr., est le meilleur agent à opposer à la méningite syphilitique, la

douleur cesse vers le 6ᵉ jour. Les autres symptômes
sont plus longs à disparaître (attaques, convulsions,
aphasie); mais ils finissent par céder au bout de 15 jours,
1 mois.

2. Lancereaux, en même temps, fait faire des *frictions
mercurielles matin et soir*, pendant trois jours consécutifs
(2 gr. d'onguent napolitain), le quatrième jour la friction
est suspendue, il donne un bain sulfureux et revient
aux frictions.

3. Dans quelques cas, si l'iodure reste sans succès, le
remplacer par le *calomel* à doses fractionnées, ou encore
par le sirop de Gibert (biiodure ioduré de mercure).

MÉNINGITE TUBERCULEUSE

Clinique et diagnose générale. — PRODROMES : Perte progressive de l'appétit, des forces et de l'embonpoint ; tristesse, dépression, irritabilité, tendance à l'isolement ; agitation, cauchemars, secousses convulsives, grincements de dents nocturnes ; malaises digestifs variés : *céphalalgie.*

ÉTAT. — **1re période d'excitation.** — *Céphalalgie ; vomissements ; fièvre ; constipation.* Il peut y avoir hypothermie dans les localisations bulbo-protubérantielles. Pouls variable, inégal, irrégulier. Température brusquement variable. *Photophobie ;* mydriase ou *myosis ou inégalité des pupilles ; douleur* à la pression des globes oculaires ; quelquefois hémiopie, diplopie, strabisme. Attitude recourbée sur le côté « en chien de fusil», la face opposée au jour, les yeux clos, la figure douloureuse et convulsive. *Convulsions, contractures,* monoplégiques, diplégiques, hémiplégiques ou généralisées (éclampsie), suivant la zone corticale irritée. *Contracture des muscles cervicaux* postérieurs et dorso-lombaires, donnant à la nuque une rigidité spéciale, douloureuse, s'opposant à toute flexion. Parole rare, courte, pénible ; délire tranquille ou violent avec agitation motrice, intermittent et paroxystique. Cri monotone, automatique, bref, aigu ; *hydro-encéphalique.*

2e période, d'oscillation (Jaccoud).— Accalmie momentanée et sédation transitoire des symptômes bruyants et douloureux ; troubles du rythme cardio-vasculaire et pulmonaire. Abaissement de la température, sédation des douleurs.

3e période, paralytique.—Reprise des accidents ; *convulsions ; contractures ; fièvre ; pouls élevé ; respiration rapide ;* sensibilité émoussée ; intelligence obtuse. *Paralysies des muscles excités, convulsés et contracturés ;* somnolence, coma, torpeur, mort par asphyxie.

Les *manifestations ophtalmoscopiques* dans la méningite tuberculeuse sont très fréquentes, dit Ducamp (1). Ces manifestations sont

---

(1) DUCAMP.— *Des manifestations ophtalmoscopiques de la méningite tuberculeuse.* Thèse de Montpellier, 1888.

de deux ordres : *troubles mécaniques ou inflammatoires et tubercules de la choroïde*. Les troubles ophtalmo-méningitiques diffèrent de ceux des tumeurs cérébrales par leur moindre intensité ; saillie bien moindre de la papille ; absence de vaisseaux de nouvelle formation ;

Les lésions papillaires se présentent sous des formes très diverses, depuis le simple œdème non inflammatoire jusqu'à l'inflammation et l'atrophie du nerf. Les symptômes ophtalmiques constituent un excellent moyen de diagnostic dans la méningite. C'est surtout par l'examen attentif des troubles concomitants qu'on pourra tenter le diagnostic de siège.

Diagnostic différentiel. — Le diagnostic de la tuberculisation des méninges doit être fait dans les cas suivants : MÉNINGITE AIGUE, FIÈVRE TYPHOÏDE NORMALE, FIÈVRE TYPHOÏDE A FORME DE BACILLOSE AIGUE.

Diagnostic de la tuberculisation des méninges et de la méningite aiguë

MÉNINGITE TUBERCULEUSE	MÉNINGITE AIGUE
1. Symptômes antécédents de tuberculose et tubercules actuels dans d'autres organes.	1. Pas de symptômes antécédents.
2. Symptômes de *début*, ordinairement moins violents, se produisant lentement, souvent insidieux.	2. Symptômes de début plus violents, plus nets, mieux caractérisés.
3. Délire moins violent, souvent tranquille; se produit plus tard et arrive moins rapidement à son summum. Pas de convulsions au début : les symptômes sont moins violents *et peuvent manquer*.	3. Délire violent très fortement établi : *forme phrénétique* de Rilliet (céphalalgie très intense, vomissements violents, délire, agitation désordonnée) et *forme convulsive* de Rilliet (répétition coup sur coup de convulsions générales et violentes dès le début). Trépied : *céphalalgie, constipation, vomissements.*

4. Pouls plus accéléré, plus fort, plus tenu dans la courbe.	4. Pouls irrégulier, ralenti.
5. Marche avec rémission.	5. Evolution sans rémission.
6. Séro-diagnostic de Courmont et Arloing positif.	6. Séro-diagnostic négatif.

Diagnostic de la tuberculisation des méninges et de la fièvre typhoïde habituelle.

MÉNINGITE TUBERCULEUSE	FIÈVRE TYPHOÏDE
1. Symptômes antécédents et actuels de tuberculose.	1. Pas de symptômes antécédents.
2. Le plus souvent tuberculose pulmonaire ou autre (génitale, ganglionnaire...).	2. Pas de tuberculose pulmonaire.
3. Céphalalgie plus persistante; vomissements constants; constipation et ventre en bateau, rétracté.	3. Céphalalgie moins persistante; simple état gastrique. diarrhée fétide, rarement constipation passagère, gargouillement et douleur dans la fosse iliaque droite.
4. Pas d'épistaxis, d'hypertrophie de la rate.	4. Epistaxis; hypertrophie de la rate.
5. Pouls irrégulier, température d'emblée 40°-41°.	5. Pouls ascendant et courbe thermique parallèle.
6. Séro-diagnostic d'Arloing et Courmont positif; de Widal négatif.	6. Séro-diagnostic d'Arloing et Courmont négatif; de Widal positif.

TRAITEMENT

Indications étiologiques et pathogéniques. — Il s'agit ici d'une infection spécifique. Nous ne possédons pas de remède curatif. Ni les *tuberculines* diverses, ni le sérum de Maragliano n'ont donné de résultats positifs.

Bard, Weill, Courmont, ont employé les badigeonnages de gaïacol. Chez l'enfant, on ne doit pas dépasser 50 centigr.; chez l'adulte, 2 gr.

Gaïacol et lanoline................ 4 gr.
Axonge .... 30 gr.

MÊMES INDICATIONS QUE POUR LES MÉNINGITES AIGUES QUANT A LA DÉSINFECTION DES CAVITÉS VOISINES. — En quelques cas, les malades sont des tuberculeux suspects ou avérés; suspects, il faut instituer la cure d'air; la suralimentation, le traitement hygiénique et diététique de la bacillose; avérés, l'indication majeure est de mettre le cerveau au repos; l'enfant qui fera ultérieurement de la méningite tuberculeuse se distingue, au dire de tous, et c'est l'opinion acceptée dans tous les milieux et dans le milieu populaire surtout, par son intelligence vive, sa conception rapide, son activité physique et pensante étonnantes. «Il est trop intelligent, dit-on, il ne vivra pas».

A cela, s'ajoute un visage gracieux, des yeux brillants et doux, un ensemble de charme, de douceur gracieuse. Beaucoup d'exercices physiques. Pas de livres : des promenades. Pas de classe, pas de vie dans une atmosphère confinée : dehors, par tous les temps et à tous les vents, au grand air. Pas de contes terrifiants, pas de chagrins : l'esprit prompt invente de toutes pièces sur le plus léger substratum de magnifiques histoires. Eviter tout ce qui congestionne le cerveau. Chaussures fourrées; frictions sur les extrémités inférieures; entretenir la liberté du ventre. Redouter le soleil et le froid trop intenses.

Je rappelle que la révulsion ou la dérivation, sous forme d'eczémas du cuir chevelu, doit être respectée.

L'application des cautères sous la clavicule ou à la jambe, à demeure ou permanents, de mouches de Milan successives, de vésicatoires sur le bras, ne mérite pas le discrédit où elle est tombée.

Indications anatomiques (voyez plus haut : *Méningites aiguës*). — Ce sont, en effet, les mêmes indications à remplir contre l'*élément inflammation* et l'*exsudat*. Cependant, l'accord n'est pas fait pour ce qui concerne la méningite des enfants.

Les uns lui appliquent la thérapeutique de celle des adultes : ils donnent l'iodure *pro die* à hautes doses, 0,50 centigr. par année d'âge, ils préconisent les frictions mercurielles à l'onguent napolitain, prescrivent le calomel à doses purgatives (20, 40, 50 centigr. jusqu'à production des selles) ou à doses réfractées (0,05 centigr. à 0,10 centigr., divisés en 10 paquets. Un paquet à prendre par heure).

Les autres posent en dogme l'incurabilité de la méningite tuberculeuse ; ils croient, en cas de guérison, à la nature syphilitique de l'infection ; ou l'expliquent par le méningisme, syndrome stimulateur, fonctionnel, si bien décrit par Dupré. Dès lors, pas de sangsues aux mastoïdes ; pas de vésicatoires sur la tête, pas de pommades stibiées. Ce sont, disent-ils, des moyens barbares, inopportuns et inutiles.

La saine thérapeutique évitera ces excès systématiques : elle se fondera sur les indications et chez l'enfant comme chez l'adulte, elle s'inspirera, avant tout, des grands principes Barthéziens sur les fluxions ; le traitement ne doit pas différer : les moyens seuls seront variables en quantité, non en qualité ; ce sont toujours les mêmes facteurs en présence du conflit desquels est née la maladie.

A côté de l'*inflammation*, de l'*exsudat*, l'*épanchement ventriculaire*, l'*hydrocéphalie*, fait indication (voir ce mot). J'indique ici, simplement, que le traitement chirurgical semble, à l'heure présente, l'emporter sur le médical.

L'*intervention* consiste tantôt en une *trépanation simple*, tantôt en une *trépano-ponction avec drainage des ventricules latéraux*, tantôt en *drainage de l'espace sous-*

arachnoïdien cérébral et médullaire, tantôt en la *ponction lombaire de Quincke* (voir : *Ponction lombaire*).
Weill, de Lyon (1), fait des injections d'air stérilisé par la méthode lombaire.

Les interventions sanglantes n'ont jamais donné de guérison : elles sont à rejeter. La ponction lombaire simple de Quincke et de Marfan, ou associée à l'injection d'air stérilisé, n'est pas à rejeter ; mais il faut attendre qu'elle ait fait ses preuves et qu'on nous ait montré la communication certaine des ventricules latéraux, d'une part, et de l'espace sous-arachnoïdien de l'autre, communication sûre pour Colrat et Veyrat, absente pour Marfan.

Indications symptomatiques. — S'inspirer du traitement des *Méningites aiguës*.

Hygiène. — Chambre aérée, peu éclairée. Eviter les bruits, les examens répétés, les caresses démonstratives. L'entretien des forces du malade est la grande indication ; donner du lait, du potage ; additionner le lait d'alcool, de cognac, le potage de vin vieux. Lavements nutritifs si déglutition difficile.

---

(1) Thèse de Bailles, Lyon 1896.

MÉRALGIE PARESTHÉSIQUE

*Syndrome lié à une altération mécanique ou toxi-infec-
tieuse du fémoro-cutané et se traduisant par des dyses-
thésies (douleurs, fourmillements).*

Clinique et diagnostic. — TROIS SYMPTÔMES PRIMORDIAUX :
Paresthésie, anesthésie, douleurs, dans territoire fémoral du nerf
fémoro-cutané, branche antérieure de la 2ᵉ paire lombaire, dans
région antéro-externe de la cuisse.

Paresthésie : engourdissements, fourmillements, picotements, frémissements, agacements.

Anesthésie subjective : sensation de fourrure, duvet, de peau
morte, de coton; *objective*, peu marquée et variable comme forme
et intensité, au contact, à la piqûre, au pincement, à la température.

Douleur subjective : après une marche, vive, térébrante, piqûres ;
cesse au repos; *objective*, à la pression.

Symptômes ajoutés : atrophie musculaire, troubles vaso-moteurs ;
réaction sudorale nulle à la pilocarpine.

Etiologie. Pathogénie. — *A*) CAUSES DÉTERMINANTES : a) *exogènes* : froid, traumatisme, courants d'air brusques et glacés ;
b) *endogènes, infections* : syphilis, fièvre typhoïde, grippe, paludisme, rougeole, rhumatisme, fièvre jaune, scorbut, typhus
exanthématique, scarlatine ; *intoxications* : alcoolisme, saturnisme,
morphinisme ; *dyscrasies* : arthritisme, diabète.

B) CAUSES PRÉDISPOSANTES : Age adulte, sexe masculin. Marcheurs,
jardiniers, marins, militaires, fondeurs, forgerons, boulangers,
MÉDECINS.

C'est par compression du nerf, due à la disposition anatomique et
surtout à la névrite causée par les facteurs indiqués, que se réalise
ce syndrome.

TRAITEMENT

Se rapporter au traitement des **névrites**.

Les indications seront pathogéniques et **étiologiques** et s'adresseront aux facteurs *exogènes* et *endogènes*.

La **prophylaxie** se fondera sur les indications tirées des *causes prédisposantes*.

Les indications symptomatiques sont celles qui sont énumérées à propos des névrites : *frictions sèches, frictions à la térébenthine*, à l'alcool camphré, au salicylate de méthyle, massage, bains sulfureux, douches. Electricité faradique et galvanique.

Les moyens locaux réussissent dans les cas de méralgie par le froid et le traumatisme ; on y ajoutera le repos.

Si la méralgie dépend d'une cause générale, il importe de tenir compte de l'élément *infectieux, toxique, auto-toxique*.

Florand, atteint de *méralgie* et *arthritique*, soigne son arthritisme et se guérit.

Dopter, chez un *phlébo-scléreux arthitique*, fait disparaître la méralgie avec l'*hamamelis virginica*.

Les chirurgiens Mauclaire, Souques, Chipault, ont réséqué le fémoro-cutané.

MIGRAINES

Ce sont des douleurs de tête qui procèdent par accès, dont le retour est quelquefois périodique, ordinairement hémicrâniennes. «Alors que les Anciens ne voyaient dans la migraine que l'accès lui-même et les circonstances dans lesquelles il se produit, les contemporains voient, au-dessous de l'accès, la modification subie par l'organisme du migraineux, modification dont l'accès n'est que la manifestation extérieure. Pour eux, le sujet atteint de migraine est malade dans l'intervalle des accès, et l'accès n'est qu'un symptôme clinique de l'état morbide constitutionnel» (1).

Clinique et diagnose générale. — *A*) Migraine vulgaire. — Accès. — Prodromes. — Dès la veille, malaise particulier. *Dépression,* tristesse, malaise, irritabilité, travail intellectuel difficile, torpeur intellectuelle et torpeur physique; bâillements, horripilations, légers frissonnements. *Excitation,* gaieté, appétit vif, aptitude au travail manifeste, intelligence et mémoire plus éveillées. D'autres fois, *syndrome gastrique,* éructations, nausées, acidité gastrique, plénitude stomacale, dégoût.

État. — Le *mal de tête* est le phénomène capital. « C'est d'abord une sensation diffuse, vague et légère, tensive, ou une douleur assez supportable, occupant un point restreint, dont le patient détermine difficilement le siège précis. Cette sensation est remplacée par une douleur vraie qui devient bientôt excessivement pénible. Elle occupe le plus souvent le globe de l'œil, le sourcil, la région temporale, le front, la région pariétale ou occipitale » (Sarda). *Foyers maxima :* orbite, régions sus-orbitaire et temporale, jamais sous-orbitaire, front, occiput, pariétal ; généralement unilatérale, rarement bilatérale, plus intense alors d'un côté ; plus fréquente à gauche qu'à droite. *De fixe qu'elle était au début,*

---

(1) Sarda. — *Des migraines,* thèse d'agrégation, 1886.

elle irradie, se diffuse, s'étale, et l'hyperesthésie cutanée s'agrandit en un cercle plus étendu.

Elle émigre brusquement d'un point à un autre ou d'un côté à l'autre.

MAXIMUM DE LA DOULEUR. — «De contusive ou tensive qu'elle était, elle devient fugitive, térébrante, et acquiert parfois une intensité si grande qu'elle abat l'énergie des plus vigoureux... Il semble aux malades qu'on les scalpe, que la peau est violemment appliquée sur la surface osseuse ; ils ont la sensation d'une vrille qui perfore le crâne, d'un étau qui comprime les parties douloureuses ; d'un marteau qui les frappe, de tenailles qui broient, d'un cercle de fer, d'un mouvement de liquide dans la cavité crânienne, de piqûre, de mouvements du cerveau contre les parois, d'une balle de plomb enfoncée dans le muscle temporal.

»Quelques migraineux croient que des sutures du crâne se séparent. Parfois le cuir chevelu est très sensible» (Sarda). Battements douloureux correspondant aux battements artériels, frémissements dans le cuir chevelu.

PHÉNOMÈNES CONCOMITANTS.— a) *Syndrome gastrique :* nausées, amertume de la bouche, malaise stomacal plus ou moins accentué, perversion du goût, anorexie, régurgitations acides. Pas de douleur ni gastrique, ni intestinale, pas d'enduit saburral de la langue (Lasègue). *Vomissement :* il peut manquer. Il se compose, s'il se produit, de matières alimentaires, de mucus, de bile, et seulement de matières glaireuses si le patient est à jeun.

ÉTAT GÉNÉRAL.— La peau est recouverte d'une sueur froide, il y a un mouvement de concentration générale (Grasset). Travail intellectuel impossible. Mélange de somnolence et d'excitation, perte de la mémoire, irritabilité excessive, tous ces symptômes sont augmentés par le mouvement, la marche, l'ascension, la lumière, le bruit, l'odeur.

FIN DE L'ACCÈS MIGRAINEUX. — La douleur s'amoindrit, le malaise stomacal s'affaiblit, la torpeur intellectuelle remplace l'agitation, le malade éprouve un besoin de dormir impérieux, d'où il sort fatigué, mal à l'aise. « On n'est guéri que lorsqu'on a mangé » (Lasègue). *Crise urinaire :* diurèse avec un excès d'urate de soude. *Crise gastrique :* vomissements très abondants ; *crise sudorale ; salivaire ; épistaxis.*

DURÉE. — L'accès ne dépasse pas 24 heures généralement. Le *retour* est variable, périodique, tous les mois, toutes les semaines, tous les 4 jours ; chez la femme, à chaque menstruation ; s'espace de plus en plus avec l'âge.

B) **Migraine ophtalmique**. — Elle est essentiellement caractérisée, dans la forme vulgaire et simple, par l'apparition, dans le champ visuel du malade, d'une figure lumineuse circulaire, puis demi-circulaire, en forme de zigzag ou de dessin de fortification, animée de mouvements vibratoires, blanche ou phosphorescente ou colorée en jaune, rouge ou bleu, suivie souvent d'une hémianopsie latérale, de douleurs hémicrâniennes, de nausées et de vomissements (Sarda).

Ce *scotome scintillant* (l'arc de cercle) a des allures spéciales qui en font un symptôme caractéristique. Bilatéral et unilatéral, suivi d'hémiopie bilatérale ou unilatérale, temporale ou nasale. Formes cliniques multiples : *f. fruste, f. dissociée, f. accompagnée.*

Syndromes sensitifs : fourmillements, picotements, engourdissements allant du bout des doigts à la racine des membres, véritable aura sensitive.

Syndromes sensoriels : troubles auditifs, gustatifs et olfactifs variables ; *troubles moteurs :* épilepsie partielle, hémi-tremblement, hémi-parésie ; aphasie transitoire.

C) **Migraine ophtalmoplégique**. — C'est une migraine vulgaire avec douleur intense, atroce, unilatérale, temporale, avec irradiation occipitale accompagnée de malaise, de nausées, de vomissements. L'hémicrânie se termine brusquement au moment où apparaît l'*ophtalmoplégie.* L'oculo-moteur commun est paralysé (ptosis, strabisme externe, dilatation de la pupille). Diplopie, abolition des réflexes pupillaires.

Étiologie et pathogénie. — Étiologie de l'accès. — Causes occasionnelles. — *a*) «Il existe à côté, ou plutôt au-dessous de la grande *pathologie de l'estomac* (cancer, ulcère, dilatation), une petite pathologie expulsée des traités classiques, mais qui occupe une place importante dans la pratique médicale. C'est à ces *troubles multiples, mal classés,* bien observés par quelques-uns, médiocrement décrits par tous, qu'il faut s'adresser, si on veut avoir une notion exacte de la solidarité du mal d'estomac et du mal de tête migraineux» (Lasègue).

Ingestion de certains aliments ou *de certaines boissons ; constipation.*

b) *Émotions morales.*

c) *Fatigues et excès de travail intellectuel.*

d) *Changement de climat, de pays, de température.*

e) *Période menstruelle.*

f) *Fatigue oculaire.*

g) *Vices de réfraction et d'accommodation, myopie intense.*

h) *Paresthésies sensorielles, auditives, olfactives.*

i) *Suppression d'un flux habituel.*

j) *Grossesse.*

ÉTIOLOGIE DE L'AFFECTION. — *A*) HÉRÉDITÉ. — « La migraine est héréditaire. Les migraineux engendrent des migraineux » (Bouchard). Les ascendants des migraineux sont des *épileptiques*, des *hystériques*, des *fous.* C'est surtout la *migraine ophtalmique et ophtalmoplégique* qui est d'essence épileptique. La prédisposition nerveuse et psychique existe à peu près toujours, *elle est en sens inverse de l'importance des causes occasionnelles.*

B) DIATHÈSES.— «La migraine est le commencement des maladies goutteuses, et, par la suite des ans, elle se change en goutte complète» (Junker). « La migraine est la monnaie des attaques de goutte régulière, la migraine et la goutte sont sœurs» (Trousseau).

a) *Rhumatisme.* — «La migraine est certainement une des manifestations les plus connues et les plus précoces de l'état rhumatismal constitutionnel... Elle est chez les rhumatisants ce qu'elle est chez les goutteux ou chez d'autres: c'est une de leurs manières de souffrir; c'est souvent la réaction morbide par laquelle ils répondent aux diverses causes capables de troubler l'équilibre peu stable de leur économie... Elle peut exister seule pendant plusieurs années; plus tard, elle se joint ou fait place aux accidents de la lithiase biliaire, à l'asthme, aux névralgies, à l'acné rosée, à l'eczéma, au rhumatisme articulaire chronique, au rhumatisme articulaire aigu » (Homolle).

b) *Asthme* (coïncidence et remplacement).

c) *Angine de poitrine.*

d) *Hémorroïdes, varices, épistaxis.*

f) *Gravelle.* Trousseau considérait la migraine, les hémorroïdes, la gravelle et l'asthme comme des manifestations de la goutte larvée.

g) *Lithiase biliaire.*

h) *Diabète.*

i) *Obésité.*

k) *Affections cutanées* (eczéma, impétigo, acné, pityriasis, herpès, urticaire, psoriasis).

Toutes ces causes démontrent que l'herpétisme, l'arthritisme, les viciations nutritives constituent souvent les causes de la migraine.

C) INFECTIONS. — On a incriminé la *scrofule*, la *tuberculose*, la *syphilis*, l'*impaludisme*.

D) CONDITIONS INDIVIDUELLES. — Puberté ; «elle rentre dans cette catégorie de maladies qui sont le lot des classes élevées et comme la rançon de la supériorité intellectuelle et de la suprématie sociale» (Bouchard).

La migraine est donc un syndrome clinique, manifestation d'un état morbide constitutionnel, infectieux, toxique, auto-toxique.

Pathogéniquement, Grasset en fait *une névrose douloureuse du trijumeau*, ayant sa physionomie propre, et distincte de la névralgie courante, s'accompagnant de troubles du côté du sympathique et du pneumogastrique.

Eulenburg, Antonelli, Parinaud en font une *angionévrose locale* qui déterminerait un *angiospasme* plus ou moins étendu *dans les centres corticaux visuels*.

Möbius, *Livenig* veulent que l'accès de migraine soit une *décharge* du *système nerveux*, une *tempête nerveuse*, une *sorte d'explosion*, résultant de matières chimiques, d'essence encore inconnue, s'accumulant dans le cerveau et agissant sur lui en créant un *spasme vaso-moteur* (avec une phase *angiospastique* et une phase *angioparalytique*).

Remarquons combien cette donnée pathogénique se rapproche de la pathogénie de l'épilepsie-névrose que nous avons soutenue, et la similitude vaut non seulement pour l'accès, mais encore pour les états constitutionnels dont l'accès est la manifestation.

TRAITEMENT

J'étudierai d'abord le traitement de l'accès ; les indications sont tirées de l'*étiologie* : étiologie de l'accès, étiologie de l'état morbide constitutionnel dont l'accès est la manifestation ; de la *pathogénie* ; des *symptômes* (éléments fonctionnels) ; des *lésions* (éléments anatomiques) ; de l'*état général*.

Indications étiologiques. — Les causes occasionnelles, celles qui constituent les facteurs étiologiques de l'accès, font indication.

Les premiers en importance sont les TROUBLES

GASTRO-INTESTINAUX. S'il y a *hyperacidité*, la combattre par l'ingestion régulière de boissons alcalines après le repas, d'infusions aromatiques chaudes (camomille, oranger, thé, tilleul), par une cure à Vals, Vichy ou le Boulou ; s'il y a *hypoacidité*, la combattre par des alcalins à petite dose avant les repas, les acides, la limonade chlorhydrique après les repas, la persodine avant les repas, la diminution de la quantité des boissons, la pepsine....; la *constipation* sera combattue par les grands lavements à la douche d'Esmarch dans le décubitus latéral gauche, les lavements à l'Eguisier, additionnés de glycérine ou d'huile d'olive, les purgatifs végétaux alternés avec les minéraux, les purgatifs huileux, les cures de raisin....; aux *dilatés de l'estomac*, convient le traitement préconisé par le professeur Bouchard et précédemment exposé (voir : *Épilepsies gastriques*).. ; aux *dyspeptiques en général*, s'adressera une *hygiène alimentaire sévère* et variant suivant la nature de la dyspepsie (acidité, hypoacidité, dilatation de l'estomac).

Je crois qu'avec Trousseau, il faut laisser le malade libre de choisir ses aliments. Il est bien entendu que quelques malades par expérience savent que tels mets leur occasionneront l'accès : ils devront les éviter. De même encore il faut se garder des excès de table, des écarts de régime, de la surcharge alimentaire vespérale. Le régime lacté absolu peut rendre quelques services aux migraineux, lorsqu'il sera prescrit 8 à 12 jours par mois. Mais il ne faut pas croire que le régime lacté soit longtemps prolongé sans inconvénients.

Glatz vante dans ces cas l'usage du *petit-lait*, composé de sels, de lactose et d'une certaine quantité de caséine et de beurre non précipité par l'acide lactique.

Le régime du migraineux exige la proscription de tout gibier faisandé, de viandes noires, de tout ce qui est riche en toxines et en putréfactions (choux, légumes...). Les fruits seront toujours cuits, les légumes sous forme de purée, les viandes braisées ou grillées.

Ce sont les BOISSONS qui jouent le rôle important, après les auto-intoxications gastro-intestinales. Je crois que l'alcool sous toutes ses formes est aussi nuisible au migraineux qu'il l'est au comitial. Du reste, comitial et migraineux ont des points de contact très nombreux, et si le comitialisme et la migraine ne reconnaissent pas une exacte extériorisation symptomatique; l'étiologie, la pathogénie, les causes de fond, les vraies causes sont superposables, identiques dans les deux syndromes. J'incline à croire que la migraine, migraine vulgaire, migraine opthalmique, migraine ophtalmoplégique, rentre dans les grands syndromes comitiaux. Rien d'étonnant donc si nous trouvons des indications thérapeutiques qui sont calquées sur celles des épilepsies.

Or, l'alcool, les boissons fermentées sont les plus terribles ennemis et du comitial et du migraineux. Ces deux dégénérés, à cellules corticales toujours en instabilité, déclanchent leur corticalité sous l'apport de ces agents nocifs.

La migraine est une *insocial malady*, dit Wallace, parce que tout bon Anglais ne conçoit les relations sociales qu'avec l'alcool. On évitera donc de boire des boissons alcooliques, non seulement de façon excessive et intempérante, mais encore de façon légère, mais constante.

Le migraineux boira aux repas de l'eau pure ou des eaux minérales légères. S'il ne peut s'y accoutumer, il les coupera d'un très léger vin blanc peu alcoolique.

Comme pour les aliments, le migraineux, prévenu que telle boisson occasionne l'accès, s'en privera.

Le migraineux vivra loin des émotions morales; la grande vie, de travail et de luxe, ou de misère et de surmenage lui est également nuisible. Il vivra dans un pays dont les variations atmosphériques seront réduites au minimum et le séjour des altitudes conviendra mieux que celui de la plaine; le séjour aux bords de la mer est trop excitant et mauvais par ses brusques sautes de vent et les coups de mer.

Le migraineux vivra au grand air, c'est-à-dire à l'air pur, vierge de microbes, dépourvu de poussières et de fumées. Il fuira les cabarets, les salles surchauffées où s'entassent des êtres qui s'empoisonnent par les produits toxiques de leur respiration. Le tabac à fumer et à priser sera interdit.

Il s'adressera aux exercices physiques, à la marche, à la promenade, mais sans excès.

Chez la femme, il importe de surveiller attentivement les fonctions menstruelles, de faciliter la venue des règles par les bains de pieds sinapisés, les purgatifs drastiques, et surtout l'aloès, les jours qui précèdent les menstrues. Chez quelques-unes, on conseillera les bains tièdes, le repos au lit et l'usage de l'apiol, de la rue, ou de la sabine, à fin d'emménagogues.

La fatigue oculaire sera proscrite : on défendra aux migraineux de lire à la lumière artificielle pendant un trop long temps.

Les MIGRAINES RÉFLEXES comportent l'exploration minutieuse de tous les nerfs sensitifs et sensoriels et de cénesthésie : on se préoccupera surtout des hypertrophies pharyngées et nasales et des vices de réfraction et d'accommodation. L'astigmatisme, l'hypermétropie, la myopie seront corrigés par des lunettes appropriées. Nombreux sont les exemples de guérison à la suite de cette simple intervention.

Les paresthésies sensorielles entraînent des indications tellement multiples que je ne puis songer à les énumérer toutes. Chaque migraineux, en effet, réagit par ses sens de prédilection. Quelquefois, ce sont toujours les mêmes odeurs, les mêmes sons, les mêmes sensations gustatives qui déterminent l'accès de migraine. Mais d'autres fois il n'en est pas ainsi : une odeur même peu violente, une impression lumineuse très modérée suffisent.

Les variabilités individuelles sont légion.

La SUPPRESSION D'UN FLUX HABITUEL, flux menstruel, flux hémorroïdal, épistaxis périodique, indique le rappel de la fluxion par des hémorragies utiles, par les drastiques, les purgatifs, les saignées locales, tous les moyens en un mot de la méthode contre-fluxionnaire, par les révulsifs et les dérivatifs, surtout par les saignées locales. Les médications exonératrices et diurétiques sont quelquefois utiles à titre de médications adjuvantes.

Lorsque la GROSSESSE occasionne l'accès, on comprend qu'il en faut attendre le terme normal, l'accouchement, pour voir cesser toute incitation nerveuse. Il est recommandable d'éviter toutes les sources d'auto-intoxication, de suralimentation, suivies de troubles gastro-intestinaux, et d'instituer une hygiène méthodiquement établie.

Telles sont les indications que comportent les causes de l'accès.

Voici maintenant une catégorie nouvelle de facteurs : ce sont les FACTEURS ESSENTIELS FONDAMENTAUX, sans lesquels les précédents n'aboutiraient jamais à faire exploser l'accès, les CAUSES FONDAMENTALES, en un mot, les ÉTATS MORBIDES CONSTITUTIONNELS dont la migraine est la manifestation syndromique.

Avons-nous en main des moyens suffisants pour combattre l'influence de l'HÉRÉDITÉ ? La question ainsi posée est trop générale. Il faut la dissocier. Il y a une *hérédité nerveuse*. Il y a une *hérédité diathésique*, la diathèse comprenant tous les syndromes par viciation des mutations nutritives.

Or, nous ne pouvons lutter contre les résultats de la prédisposition nerveuse que par *la prophylaxie et l'hygiène du système nerveux et de l'état général*. Nous pouvons opposer aux diathèses ce que les Anciens appelaient les *neutralisants de diathèses* et en même temps, à côté de ces moyens médicamenteux, instituer *une hygiène* du système nerveux et de l'état général.

La PRÉDISPOSITION ÉPILEPTIQUE, la PRÉDISPOSITION HYSTÉ-RIQUE, NEURASTHÉNIQUE, celle des SYNDROMES MENTAUX, nécessitent des soins spéciaux chez les descendants, que j'ai exposés ailleurs.

Je renvoie donc aux articles *Épilepsie, Hystérie, Neurasthénie*, pour ce qui concerne les soins attentifs avec lesquels il faut surveiller le développement de ces systèmes nerveux dégénérés, apportant une méionexie latente et qui ne demande qu'à se transformer à la moindre occasion, infectieuse, traumatique, toxique.

On tiendra un grand compte du degré de cette prédisposition. On sait que plus elle est profonde, enracinée, substantielle, plus le rôle purement provocateur des facteurs étiologiques peut être léger, superficiel, contingent.

Au contraire, une prédisposition formelle, très forte, se contentera du prétexte le plus futile, de la moindre influence débilitante, du plus léger accroc, surmenage physique et psychique, fatigue sexuelle, usage de l'alcool, chagrins et émotions morales, activité excessive dans le domaine de la sensibilité, constamment incitée par les spectacles, la musique, la danse, les fêtes, les soirées.... Au prorata de cette prédisposition, se réglera la sévérité de l'HYGIÈNE.

Contre les DIATHÈSES nous avons des *agents médicamenteux* et un *régime* qui comprend la *prophylaxie* et l'*hygiène*.

J'ai dit déjà quels étaient les NEUTRALISANTS DE DIATHÈSES et quelle importance ils avaient dans le traitement de ce sous-sol fécond qu'ils sont en maladies nerveuses.

Syndromes manifestateurs de ces terrains viciés, perturbés, transmettant un tempérament morbide et vraisemblablement aussi des neurones déviés des traditions biologiques de la race physiologique et normale, les maladies nerveuses sont donc, par cette thérapeutique, atteintes et poursuivies dans leur nature et leur intimité même. C'est dire l'importance que prend, en pathologie et en thérapeutique générale, cette médication, essentiellement causale.

A propos du TABES, j'établirai, d'une façon spéciale, les médicaments qu'il convient d'opposer à l'arthritisme, tel que le comprend notre École, tel que l'a défini M. le professeur Grasset.

Les médicaments de la GOUTTE et du RHUMATISME sont les *quiniques*, les *colchiques*, les *feuilles de frêne*, le *phosphate d'ammoniaque*, les *sels de lithine*...

Hirtz a obtenu des effets très heureux par la médication suivante :

Régime sévère, dépourvu d'aliments indigestes et azotés le soir, surtout végétarien. Comme boisson, de l'eau, ou une boisson chaude aromatisée, comme le thé faible.

Tous les soirs, une des pilules suivantes, avant le dîner, ou trois heures après, *avec un verre d'eau de Vichy*, ou *2 gr. de bicarbonate de soude*, délayé dans un verre d'eau:

Valérianate de quinine.........	1 gr.
Extrait de colchique...........	0,20 à 0,40 centigr.
Extrait de digitale	0,20 centigr.
Aconit.......................	0,10 centigr.

Pour 10 pilules.

Avec Lécorché, Hirtz, on admet que la migraine et les CÉPHALÉES GOUTTEUSES sont peu influencées par la quinine, tandis que le *colchique* les atténue souvent et les guérit quelquefois. Mais l'expérience prouve que le mélange de ces substances possède une action que le colchique seul ne saurait revendiquer pour la migraine (Hirtz);

Au RHUMATISME plus particulièrement conviennent tous les *sels de quinine*, le *quinquina*, l'*acide salicylique* et les *salicylates*, le *café* et la *caféine*, l'*aconit* (puissant agent anti-diathésique, ce qui explique que l'*aconitine* soit efficace dans les névralgies qui sont de nature rhumatismale), qu'on donne sous forme d'*alcoolature d'aconit* par doses

quotidiennes de 10 gouttes longtemps prolongées ;
Debout se louait beaucoup de l'association de l'*aconit*,
du *colchique* et de la *quinine*, association que vantait
beaucoup le professeur Potain, au dire de Hirtz (1) :

Extrait d'aconit napel .... 0,50 centigr.
Extrait de semences de colchique. 0,50 centigr.
Sulfate de quinine.............. 1 gr. 50

F. 10 pilules. On en donne 2 à 4 par jour.

Le *colchique* s'adresse aussi au *principe rhumatismal :*
on peut employer la *teinture alcoolique de semences, au
quart*; on commence par 10 gouttes par jour et on élève
progressivement la dose à 40 et 50 gouttes.

L'*iode* sous forme de *teinture d'iode du Codex* (elle est
au 12ᵉ ; 10 gr. d'iode pour 120 gr. d'alcool à 90°. 20 gouttes
de teinture d'iode pèsent 40 centigr. et contiennent
3 centigr. d'iode. Quand on prescrit la teinture d'iode
à l'intérieur, on donne 1 centigr. et demi d'iode par
10 gouttes), à des doses initiales de 8 à 10 gouttes, deux
fois par jour, et en arrivant ainsi à 5 ou 6 gr., est
donnée dans de l'eau sucrée et doit être prise au commencement des repas.

Restent enfin les *bromiques*, les *arsenicaux*, les *alcalins*...

Le RÉGIME ANTIRHUMATISMAL comprend l'*alimentation*,
les *vêtements*, le *climat*, les *bains de vapeur, bains d'étuve
sèche, simples*, bains *térébenthinés*.

A la GOUTTE plus particulièrement, on opposera le *café
noir*, le *café vert* (2) (Chrestien de Montpellier), la *caféine*,

---

(1) HIRTZ donne une formule différente de celle que j'indique et
qui est empruntée à FONSAGRIVES : sulfate de quinine, 3 gr. Poudre
de digitale, 1 gr. 50. Sirop de sucre, Q. S. — Diviser en 30 pilules.
(2) Faire macérer le soir, dans un verre d'eau froide, 25 gr. d'un
mélange de moitié martinique, quart moka et quart bourbon ; on

le *colchique*, les *feuilles de frêne* en infusion de 10 à 20 gr. de feuilles sèches, ramassées en juin, pour 200 gr. d'eau, les *sels de lithine* (salicylate de lithine, carbonate de lithine)...

Le RÉGIME DES GOUTTEUX comprend : l'*alimentation* (sobriété relative), les *exercices*, la *surveillance des fonctions de la peau*.

Les médicaments de la DIATHÈSE HERPÉTIQUE *sont altérants et dépuratifs*. Ils comprennent :

Les *sulfureux*, fleur de soufre, bains sulfureux artificiels au sulfure de potassium ; eaux de Luchon, de Barèges, de Saint-Gervais (Haute-Savoie), de Saint-Christau, de La Preste, de Moligt. On prend les eaux sulfureuses en bains, et à l'intérieur, mais il faut veiller attentivement à ne dépasser ni la tolérance de la peau, ni celle de l'estomac,

Les *mercuriaux*, les *antiammoniacaux*, les *arsenicaux*. (L'arsenic, dit Fonssagrives, domine la thérapeutique de l'herpétisme, et l'on peut dire qu'il est à cette diathèse ce que l'iode est à la scrofule), *acide arsénieux*, 20 centigr. pour un litre d'eau. Cette solution, peut se donner progressivement aux doses de 1 à 4 cuillerées par jour ; *liqueur de Fowler*, préparée avec 1 gr. d'acide arsénieux, 1 de carbonate de potasse, 3 d'alcoolat et de mélisse composé et 100 d'eau distillée. Elle représente 1 centigr. d'acide arsénieux par gramme ; *liqueur de Pearson* qui contient 1 gr. d'arséniate de soude pour 600 gr. ; *pilules asiatiques* qui contiennent chacune 5 milligr. d'acide

---

recouvre le verre et on fait boire le matin cette macération amère, froide et sans sucre. On peut manger immédiatement après. La durée du traitement est de 6 mois au moins. Le café peut, après avoir été séché et torréfié, servir à ses usages économiques habituels.

arsénieux, 5 centigr. de poudre de poivre noir, 1 centigr. de poudre de gomme arabique ; *iodure d'arsenic, pilules de Thompson* (5 milligr. d'iodure d'arsenic et 10 centigr. d'extrait de ciguë, 1 à 2 pilules) ; *liqueur de Donovan.*

Les *antiherpétiques végétaux,* salsepareille, douce-amère, houblons, fumeterre, pensée sauvage, pissenlit, chicorée sauvage, houblon.

Le régime des herpétiques comprend l'*alimentation,* les eaux de La Bourboule et d'Avesne (Hérault).

Les indications thérapeutiques qui se rapportent à l'oxalurie sont peu précises. Golding Bird recommande l'acide nitro-muriatique ou eau régale, préparé par le mélange d'une partie d'acide azotique et deux parties d'acide chlorhydrique. On le donne à la dose de 10 à 15 gouttes, dans un véhicule assez abondant pour n'atteindre qu'un degré d'acidité supportable. Le colchique est indiqué, les diurétiques, les tisanes (queue de cerise, chiendent, pariétaire, arenaria rubra) sont de bons adjuvants.

Aliments interdits : tomates, oseilles, épinards, fruits acides, pain de son, pas de vins mousseux et gazeux. Eaux de Vittel, de Contrexeville, de Vichy.

Je ne puis entrer dans les longs détails que nécessiterait le traitement de la glycosurie. Je rappelle seulement que Fonssagrives préconisait le traitement de Bouchardat et formulait les indications thérapeutiques suivantes :

a) Substituer un régime alimentaire tel qu'il fournisse le moins d'éléments possibles à la glycosurie.

b) Entretenir avec soin les fonctions de la peau et l'hématose.

c) Alcaliniser le sang.

d) Détruire le sucre dans le sang.

e) Modifier la nutrition.

f) Diminuer la polyurie et la polydipsie.

g) Combattre la cachexie glycosurique.

Les LITHIASES BILIAIRES, RÉNALES, INTESTINALES comportent un régime alimentaire très spécial, l'emploi des alcalins, des sels de lithine, des eaux de Vals, de Vichy, de
Carlsbad, de Marienbad, du Boulou, de Capvern, de Pougues, de Martigny, de Contrexeville, de Vittel, d'Evian,
des moyens locaux d'ordre médico-chirurgical, une
hygiène générale, par l'exercice, la gymnastique, etc.

Brachford (de Cincinnati) a soutenu que la migraine
était due aux leucomaïnes de L'ACIDE URIQUE, dont la *pa-*
raxanthine est le type. Il oppose un *traitement pathogé-*
nique par la diète de Haig (ni vin, ni liqueurs, ni viandes
saignantes, mais seulement des œufs, du lait, des fruits,
des légumes à discrétion) ; *par le permaganate de potasse*
à la dose de 62 centigr. 3 fois par jour; par le *salicylate*
de soude et les *sels de Carlsbad.*

Kellog (de Chicago), partisan de la THÉORIE TOXI-DIGESTIVE
de la migraine, pense que la cause du mal réside dans
l'indigestibilité de l'amidon. Il supprime de l'alimentation
toutes les substances capables de faire des ptomaïnes
(beurres, fromage, volaille, huîtres, poissons, viandes
rouges).

Il remplace le lait par du *koumys* préparé avec du lait
stérilisé sans addition de levain, qu'il donne à de hautes
quantités, associé aux œufs frais, au pain sans levain,
aux biscuits, aux purées de lentilles, de pois, de haricots, bien passés et bien cuits. Pas de fruits crus, de
choux-fleurs, de pois verts, de sauces, de ragoûts, d'aliments gras.

Les INFECTIONS entraînent des indications qui sont
d'ordre général et d'ordre spécial. Les premières s'adressent à des troubles des mutations nutritives, à des viciations profondes humorales, nées de l'infection et de la
toxi-infection et évoluant pour leur compte, émancipées
qu'elles sont de leur cause provocatrice.

Ainsi comprises, les TOXI-INFECTIONS se rapprochent des

diathèses jusqu'à se confondre avec elles. N'entraî-
nent-elles pas un trouble permanent des mutations nutritives ? Ce trouble ne prépare-t-il pas, ne provoque-t-il
pas, n'entretient-il pas des maladies différentes de siège,
différentes de manifestations, mais puisant leur origine
à leur commune source ? Et ainsi on comprend que
l'Ecole de Montpellier ait si longtemps conservé la diathèse syphilitique, scrofuleuse, tuberculeuse, paludéenne.

J'indique seulement, pour ne pas étendre outre mesure
ce chapitre, que les MODIFICATEURS DE LA SCROFULE comprennent les *médicaments antiscrofuleux* et le *régime antiscrofuleux*.

Les MÉDICAMENTS sont les *iodiques* à l'intérieur et à
l'extérieur, les *bromiques*, les *chloruro-sodiques*, les *ba-
rytiques*, les *auriques*, les *mercuriaux*, les *sulfureux*, les
arsenicaux, l'*huile de foie de morue*.

Les *antiscrofuleux végétaux* sont les préparations de
noyer, les *ciguës* et la *conicine*....

Le RÉGIME ANTISCROFULEUX comprend : l'*hydrothérapie*,
hydrothérapie ordinaire, bains froids, ablutions froides,
douches en jet .., talassothérapie, la gymnastique et les
toniques reconstituants, le séjour de la campagne, celui
d'une altitude assez élevée, l'air vif et stimulant, la lumière abondante ; la modération dans l'usage des boissons, l'emploi fréquent des purgatifs, l'excitation de la
sécrétion sudorale (Bordeu).

Les MODIFICATEURS DE LA TUBERCULOSE que nous ne gué-
rissons pas, mais que nous pansons (Fonssagrives), sont
à peu près ceux de la diathèse scrofuleuse.

Les *sulfureux* sont contre-indiqués, à la période prétu-
berculeuse, dans les formes congestives, hémoptoïques,
alors qu'ils conviennent toujours en petite quantité et
modérément dosés aux formes chroniques, aux tubercu-
loses fibreuses, arthritiques, aux apyrétiques , à ceux
dont l'état général est parfait, à ceux dont on a besoin

de fluxionner une cicatrice pulmonaire atone et torpide, pour exciter la leucocytose et activer la réparation cicatricielle et la néo-sclérose.

Les *iodiques* sont d'un emploi restreint.

Les *arsenicaux*, par l'arsenic lui-même, ou les eaux minérales qui le renferment (Bussang, Mont-Dore, la Bourboule) sont d'un emploi plus étendu et plus justifié ; de même le *phosphore*, les *hypophosphites*, les *phosphates*, les *glycéro-phosphates*.

Le RÉGIME ANTITUBERCULEUX comprend l'utilisation du sel marin, des eaux chloruro-sodiques, des viandes grillées et rôties, de la viande crue, de la zomothérapie; la bonne éducation physique par le massage, la gymnastique....

Les NEUTRALISANTS DES MIASMES PALUDÉENS sont nombreux.

Le *quinquina* et ses succédanés sont les plus efficaces. On emploie la décoction de quinquina jaune, la teinture de quinquina, l'extrait alcoolique de quinquina, la résine de quinquina très vantée dans notre École ; la quinine, les sulfates neutre et basique de quinine, le chlorhydrate, le valérianate, le tannate de quinine, bromhydrate....

Les arsenicaux ont été utilisés contre le paludisme et le sont encore avec succès (solution de Boudin, 1 gr. d'acide arsénieux pour 1000 gr. d'eau).

Je renvoie pour la médication qui vise la *diathèse syphilitique* au TRAITEMENT DE LA SYPHILIS CÉRÉBRO-SPINALE.

Indications pathogéniques. — La notion d'ANGIOSPASME avec retentissement sur la corticalité comporte une indication pathogénique très nette.

Aux formes *angio-constrictives*, on opposera la médication vaso-dilatatrice, dont le nitrite d'amyle en inhalations, goutte à goutte, la trinitrine en solution à 1/1000, à la dose de 20 à 30 gouttes, sont les agents les plus actifs.

Aux formes *angio-dilatatrices*, on opposera l'*ergot de seigle*, l'*ergotine*, le *sulfate de quinine*, le *bromure de potassium*.

Indications symptomatiques. — PRODROMES. — Aux manifestations prodromiques, on opposera le repos, le calme le plus profond, voire l'obscurité. On mettra toutes les sensibilités au repos ; quand il sent venir son accès, le migraineux gagne sa chambre, s'étend sur son fauteuil ou dans son lit ; quelquefois, des compresses sur la tête trempées dans l'eau froide , des bains de pieds sinapisés, un purgatif, un vomitif. ont pu enrayer l'apparition de l'accès.

Mais, de même que les épileptiques ne peuvent, sans préjudice grave de leur neurone psychique et de leur état général, supprimer absolument et d'une façon définitive leurs paroxysmes comitiaux, de même les migraineux éprouvent un état de malaise angoissant et douloureux, des troubles profonds de l'intelligence et de la mémoire, des modifications de la tension cardio-vasculaire et des exagérations de caractère, s'ils ne présentent pas des explosions paroxystiques, véritables décharges qui rétablissent l'équilibre physique et moral et permettent le fonctionnement, parfait pour un temps, des fonctions organiques.

Lors donc que l'accès de migraine ne sera ni trop intense, ni trop douloureux, qu'il ne se représentera pas avec une périodicité trop fréquente, il paraît rationnel de le laisser suivre son cours et de lui garder sa valeur de crise salutaire. Mais cet effort que fait l'organisme pour se débarrasser des principes morbifiques multiples, générateurs de la migraine, peut nécessiter l'intervention médicale par sa violence et sa répétition.

On l'atteint alors par des *moyens internes* et des *moyens externes*.

Accès. — *A*) **Médication interne.** — Les analgésiques, les antithermiques analgésiques, les antispasmodiques, les narcotiques et même les hypnotiques ont été, à tour de rôle, utilisés. On les emploiera de même, car aucun de ces médicaments ne saurait prétendre convenir à tous les accès migraineux et même, chez le même individu, à tous les accès qu'il peut présenter.

1. L'*extrait de chanvre indien* s'emploie, sous forme de *teinture de cannabis indica,* à la dose de XX à XXV gouttes. On administre cette dose toutes les 6 heures. On ne dépasse pas 3 doses : si on ne réussit pas, il est inutile d'insister.

Hirtz a employé avec succès la formule suivante :

> Extrait de cannabis indica ...... 0,015 milligr.
> Phénacétine .... 0,05 centigr.
> Acétanilide................,....... 0,05 centigr.
> Excipient .... Q. S.

Pour 1 pilule. F. S. A. 30 semblables. En prendre une tous les quarts d'heure, jusqu'à soulagement de l'accès. S'arrêter à 10 pilules.

2. L'*antipyrine* est le roi des médicaments anti-migraineux (Hirtz). G. Sée prescrit l'antipyrine dès le début de l'accès, 1 gr. au réveil et 1 gr. une heure après, dans un demi-verre d'eau fraîche, avant ou en même temps que le thé, le potage ou le café au lait du matin. Si les accès sont rapprochés, le malade continue à prendre 1 gr. d'antipyrine par jour.

Hayem s'adresse à l'antipyrine qu'il associe à la phénacétine et qu'il administre dès le début de l'accès.

Dujardin-Beaumetz prescrit l'antipyrine, à la dose de 1 à 4 gr. par jour, en cachets ou dans un grog.

On associe l'antipyrine au bicarbonate de soude pour la faire mieux tolérer par l'estomac ; on peut la donner sous forme d'un *petit lavement* contenant 3 gr. ou même 4 à 5 gr. de cette substance.

3. L'*exalgine* aurait le premier rang sans son insolubilité, dit Dujardin-Beaumetz, parce qu'elle est plus active que l'antipyrine et ne provoque pas d'éruption. On la donne en cachets de 0,06 centigr., de quart d'heure en quart d'heure, sans dépasser 4 cachets.

4. La *caféine* peut se prescrire en potion, associée au salicylate de soude ou encore :

Caféine..................... ⎫
Benzoate de soude.......... ⎬ ââ 14 gr.
Eau de menthe.................. 250 gr.

Dissolvez. Chaque cuillerée à café représente 0,25 centigr. ; on en donnera 3 cuillérées à café par jour, à 2 heures d'intervalle.

Pour injection hypodermique :

Caféine,..................... 2 gr. 50
Benzoate de soude........... 2 gr. 95
Eau distillée.......... Q. S. pour 10 cent. cubes.

1 cent. cube représente 0,25 centigr. (Huchard).

5. L'*antifébrine* ou *acétanilide* se donne par toutes petites doses de 0,20 centigr., en cachets, de trente en trente minutes. On s'arrête au sixième cachet. On peut l'associer :

Acétanilide................... 0 gr. 20
Phénacétine................... 0 gr. 10
Valérianate de quinine........ 0 gr. 05

M. S. A. pour 1 cachet : 5 semblables à prendre en 2 heures (Hirtz).

6. Quand la migraine se déclare dès le matin, on prend 2 gr. de *salicylate de soude* à 7 heures du matin, et

2 gr. à 11 heures. Si la douleur n'est pas supprimée, on prend encore 2 gr. du même sel vers 4 heures du soir.

7. La *quinine* sera prise de la même façon, on prescrira le *sulfate de quinine* 0,50 centigr. toutes les heures, on ne dépassera pas 1 gr. 50 ou 2 gr.

8. Le *bleu de méthylène* se donne à la dose de 0,10 centigr. quatre fois par jour, jusqu'à concurrence de 1 gr. *pro die*. On peut l'associer comme dans la formule suivante :

Bleu méthylique de Merck. } ââ 0,10 centigr.
Noix de muscade pulvérisée. }

Pour 1 capsule gélatineuse N° 10. — 4 capsules par jour.

9. La *migrainine* se prescrit dès qu'on s'aperçoit des prodromes de l'accès. La formule serait la suivante :

Antipyrine . . . . 85 gr.
Caféine . . . . 9 gr.
Acide citrique . . . . 6 gr.

10. Autres formules et autres traitements : *paullinia* en cachets de 50 centigr., dont on donne 2 à 3, à 10 minutes d'intervalle; *aconitine amorphe* en granules d'un quart de milligr., sans dépasser 2 granules, à une heure d'intervalle ; les *polybromures* aux doses de 2, 3, 4 gr. ; l'*injection de morphine*, recommandée par Möbius.

Paquets :

Caféine . . . . 0 gr. 30 centigr.
Chlorhydrate de cocaïne . . . . . . 0 gr. 10 centigr.
Antipyrine . . . . : . . . . . 5 gr.
Bromure de potassium . . . . 5 gr.
Poudre de guarana . . . . 3 gr.

Pour dix prises. Une à trois par jour.

Traitement de la migraine ophtalmique. — Equivalent

épileptique, elle peut exister pour elle-même et être une épilepsie mono-symptomatique ou bien coexister chez le même sujet avec l'hystérie, la neurasthénie, le tabes, les syndromes mentaux. On traitera le syndrome pour lui-même et on s'adressera en même temps à l'hystérie, à la neurasthénie, au tabes, aux vésanies associées.

Traitement du syndrome ophtalmique. — Quand la maladie est simple, disait Charcot, ce n'est pas la peine d'y penser : le remède est pire que le mal.

Mais voilà un accès d'aphasie qui survient, un engourdissement de la main qui se manifeste, il ne faut pas alors hésiter à traiter énergiquement le malade ; on peut empêcher la permanence du mal, et la production de cette phase organique qui tend à suivre la phase dynamique. On traite le malade absolument comme un épileptique, en lui administrant du bromure de potassium, aux doses de 3, 4, 5 et 6 gr. par jour.

> Bromure de potassium............. 32 gr.
> Eau distillée...................... 500 gr.

Prendre : 2 ou 3 cuillerées à bouche, tous les jours de la 1re semaine; 3 ou 4 cuillerées à bouche, tous les jours de la 2e semaine; 4 ou 5 cuillerées à bouche, tous les jours de la 3e semaine; 5 ou 6 cuillerées à bouche, tous les jours de la 4e semaine.

Après un mois de traitement, revenir graduellement au point de départ, pour continuer encore deux mois, à la dose de 2 ou 3 cuillerées par jour.

Il faut poursuivre cette méthode pendant 6 mois, 1 an, et on arrivera certainement à faire disparaître tous ces accidents qui ne sont pas fondés sur une lésion organique; on empêchera les sujets d'arriver à cette période redoutable, dans laquelle il ne s'agit plus seulement d'affections purement dynamiques, mais où naissent les affections organiques.

Lorsqu'il existe des lésions tendant à la permanence, donner l'iodure de potassium et le mercure, en dehors même de la syphilis, qu'il est permis de soupçonner; ils agiront sur les lésions phlegmasiques qui existent probablement. (D'après Charcot).

Traitement de la migraine ophtalmoplégique.— Charcot préconisait les bromures dans cette variété, et dans les cas rebelles, le traitement mixte ioduro-mercuriel.

On s'adressera aux états morbides constitutionnels, on recherchera le paludisme qui est fréquent et on donnera le sulfate de quinine.

S'il n'y avait pas de cause connue, c'est affaire de tâtonnements et d'essais empiriques, comme dans la migraine vulgaire.

B) **Médication externe.**— Charcot et Gilles de La Tourette ont enregistré des succès avec le *casque vibrant*.

L'*électricité* peut s'employer sous forme de courant constant que l'on fait passer à travers la tête longitudinalement ou transversalement ; sous forme de courant faradique.

La main humide du médecin appliquée sur le front du patient sert d'électrode, l'autre main tient la seconde électrode. C'est la méthode « de la *main faradique* » qui nécessite un courant très faible (1).

On a essayé la *compression des carotides*, l'*action du froid* sur la tête endolorie, de la *chaleur*, de l'*eau chloroformée*, de l'*eau sédative*, de l'*eau mentholée*, de l'*eau de Cologne*, du *crayon de menthol*.

Le *massage*, massage local et massage général, a donné quelques succès : il est certain que certains rhumatisants ont une sorte d'infiltration, d'induration muscu-

---

(1) ERB. — *Electrothérapie*, Leipzig, 1882.

laire du cuir chevelu et des muscles occipito-frontaux
qui cède aux pratiques du massage, mais dans les autres
cas il est permis de se demander s'il n'y a pas de suggestion.

Indications anatomiques. — Nous les avons déjà exa-
minées lorsque nous passions en revue les facteurs
étiologiques.

Je rappelle qu'il faut examiner avec soin chez tout
migraineux les cavités naso-pharyngiennes et ne pas
hésiter à réséquer une cloison déviée ou hypertrophiée,
une muqueuse nasale indurée, des végétations adénoïdes, une hyperplasie de l'amygdale de Lutscka.

Les troubles oculaires, astigmatisme, strabisme, hypermétropie, myopie, seront d'abord traités par les
verres, et si le traitement échoue, on aura recours au
traitement chirurgical. On a réséqué le nerf sus-orbitaire,
recherché les exsudats qui pouvaient comprimer le nerf
oculo-moteur commun, traité par la trépanation de la
mastoïde des otites suppurées....

C'est ici qu'il importe de toujours tenter le traitement
mixte par l'iodure et le mercure à fin de résolution des
exsudats ou des néo-formations. On doit à ce traitement
des succès.

Indications tirées de l'état général. — J'ai suffisamment insisté sur les états morbides constitutionnels,
sous-sol de la migraine, pour n'avoir pas à y revenir ici.

Je dois cependant mentionner l'importance que prend
chez la femme migraineuse la fonction génito-ovarienne.

Il convient d'en tenir un grand compte.

Si l'état des forces l'indique, on s'adressera aux toniques, aux amers, aux reconstituants, à l'arsenic, au
quinquina, aux phosphates, aux glycérophosphates.

Glatz recommande la formule suivante d'après Hirz :

Bisulfate de quinine............   1 gr.
Nitrate de strychnine..........   0 gr.02 cent.
Acide phosphorique ....   4 gr.
Pyrophosphate de fer..........   1 gr.
Hypophosphite de chaux....... ⎫
—   de manganèse.. ⎬ àà 1 gr.
Teinture de kola...............   20 gr.
Sirop simple...................   300 gr.

A prendre 2 fois par jour, une cuillerée après le repas.

Je renvoie à l'étude de la *Neurasthénie* pour les auxiliaires puissants qu'apporte, à titre suggestif et à titre de reconstituant vrai, l'utilisation de l'hydrothérapie, du massage, de l'électricité, de la suggestion à l'état de veille et pendant le sommeil hypnotique.

MYÉLITES

Les myélites sont des syndromes anatomo-cliniques tra-
duisant la réaction inflammatoire de la moelle au contact
d'agents infectieux, toxiques, dyscrasiques, ou sous l'in-
fluence de traumatismes ; anatomiquement, elles s'accom-
pagnent de ramollissement ou de sclérose ; symptomati-
quement, elles présentent des phénomènes moteurs,
sensibles et réflexes communs, et d'autres qui dépendent
du système médullaire lésé et spéciaux à chacun de ses
neurones systématisés.

Clinique et diagnose générale. — *Début :* annoncé quelquefois par des vomissements bilieux ; brusque, apoplectique, en quelques cas, c'est souvent par des fourmillements et l'engourdissement
des doigts et des orteils, de la fièvre, un état général qu'il se fait.

Symptômes communs. — *a)* SENSIBILITÉ. — La *douleur* est un
des symptômes les plus importants ; elle est fixe, siège le long des
apophyses épineuses, est spontanée ou provoquée, et irradie vers
les lombes et les membres inférieurs ; les *membres inférieurs* peuvent être le siège d'irradiations douloureuses ; exceptionnellement
les *membres supérieurs.* On observe des hyperesthésies, des dissociations de la sensibilité générale, des émoussements et des obtu-
sions de ces sensibilités, des perversions et enfin des anesthésies
complètes et absolues.

b) LA MOTILITÉ est aussi troublée, depuis l'impotence *motrice ab-*
solue, paraplégie, jusqu'aux *contractures,* en passant par les *trem-*
blements, les *convulsions.*

c) RÉFLECTIVITÉ. — *L'émission des urines* est troublée. La miction devient plus laborieuse. Il peut se produire une rétention complète et plus tard de l'incontinence d'urine.
    La *défécation* est également modifiée : la constipation du début
amène finalement l'incontinence des matières et la défécation involontaire.
    Les *réflexes du genou* sont tantôt abolis, tantôt exagérés, suivant
que la lésion est au-dessus ou au-dessous de la moelle lombaire.

Des *troubles trophiques* peuvent se montrer, atrophie musculaire sans réaction de dégénérescence, atrophie dégénérative avec réaction de dégénérescence ; peau sèche, écailleuse, ongles durs, épaissis, cassants ; œdèmes légers, coloration rouge des téguments, sécrétion sudorale, limitée, excessive ; décubitus fréquent au sacrum et aux *fesses*, plus rare aux pieds et à la partie externe du genou.

Si enfin la myélite suit une marche progressive, le tronçon céphalique se prend et alors on constate l'apparition des *symptômes bulbaires* (toux, régurgitation, dyspnée, hoquet, vomissements), *modifications pupillaires*, voire *névrite optique*.

Formes cliniques. — 1. Fondées sur les symptômes. — Variétés aigue et chronique.

2. Fondées sur l'étiologie. — *A)* Myélites infectieuses ou myélites aigues ;

    B) Myélites par intoxications ;

    C) Myélites dyscrasiques ;

    D) Myélites traumatiques.

3. Fondées sur l'anatomo-pathologie. — *A)* Myélites systématiques, cantonnées à un seul système médullaire ;

    B) Méningo-myélites ;

    C) Polio-myélites ;

    D) Myélites transverses.

Diagnostic du système médullaire atteint (1). — I. Syndrome des cordons postérieurs. — *Troubles sensitifs et ataxie.* — C'est le *tabes* ou *ataxie locomotrice progressive*, que nous étudierons en un chapitre distinct, le tabes est limité *systématiquement* au neurone sensitif.

Les cordons postérieurs et d'autres neurones sont atteints dans les syndromes anatomo-cliniques suivants : *paralysie générale progressive ; sclérose en plaques ; maladie de Friedreich (ataxie héréditaire*, voyez ce mot) ; *syringomyélie* (voyez ce mot) ; *méningite spinale ; pellagre, lèpre.*

Les *troubles sensitifs* sont : les douleurs fulgurantes, les paresthésies, les anesthésies, l'abolition du réflexe tendineux.

L'*ataxie* se traduit par l'incoordination des mouvements que ne règlent plus des apports de sensibilité, précis et coordonnés.

---

(1) Grasset. — *Diagnostic des maladies de la moelle :* in *Les actualités médicales.* — Paris, Baillière et fils, 1899.

Il *se différencie des lésions de l'écorce cérébrale* en ce que celles-ci entraînent une hémiplégie rigoureuse, s'accompagnent d'autres symptômes cérébraux (ictus, apoplexie, hémiplégie); des *lésions du cervelet* en ce que celles-ci s'accompagnent de démarche ébrieuse avec des titubations, à oscillations plus larges, en zigzag, de céphalée, de vomissements; des *lésions périphériques* en ce que celles-ci n'ont pas de Romberg (l'occlusion brusque des yeux amène la chute du malade) et de troubles sphinctériens; de la *chorée* en ce que celle-ci a des mouvements anormaux, illogiques (voir : *Chorées*); de l'*hystérie* par la recherche des stigmates (1).

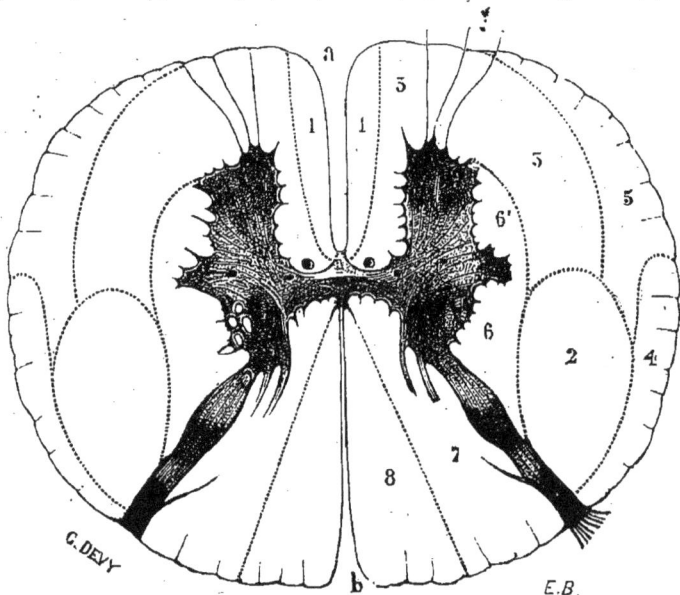

Fig. 3. — Systématisation de la moelle (Testut).

a. Sillon médian antérieur. — *b*. Sillon médian postérieur. — 1. Voie motrice, faisceau pyramidal direct. — 2. Voie motrice, faisceau pyramidal croisé — 3. Faisceau radiculaire antérieur. — 4. Voie sensitive, faisceau cérébelleux direct. — 5. Voie sensitive, faisceau ascendant de Gowers. — 6, 6'. Faisceau mixte, sensitivo-moteur, trophique. — 7. Faisceau de Burdach. — 8. Faisceau de Goll.

II. Syndrome des cordons antéro-latéraux.— *État paréto-spasmodique, contractures et tremblement intentionnel.* — La *contracture*

_____

(1) Vires. — *Hystérie et association de l'hystérie et du tabes,* thèse de doctorat. — Paris, Baillière et fils, 1896.

tardive des hémiplégiques, le *tabes spasmodique*, la *maladie de Little* sont les trois maladies où le syndrome est pur, c'est-à-dire limité *systématiquement* aux cordons moteurs antéro-latéraux.

On retrouve l'atteinte de ce neurone moteur, à côté de lésions d'autres neurones, dans la *sclérose en plaques*, la *myélite diffuse*, la *paralysie générale progressive*.

Les *troubles moteurs comprendront :* les contractures permanentes, variables (sommeil, repos, chloroforme, bande d'Esmarch) ou latentes (se révélant dans les mouvements volontaires); l'exagération des réflexes rotuliens, du tendon d'Achille, les phénomènes cloniques (clonus du pied ou trépidation épileptoïde, danse de la rotule), le phénomène des orteils (Babinski), rélèvement des orteils en extension par l'excitation de la plante des pieds (1).

Le *syndrome moteur se différencie* de la *paralysie agitante*, celle-ci a un tremblement professionnel; de l'*hystérie*, celle-ci a des stigmates, des symptômes fugaces, mobiles, sans exagération des réflexes (voir : *Hémiplégie*); *des intoxications à localisation médullaire* (strychnisme, tétanos), par l'étiologie et la clinique spéciales.

III. Syndrome associé des cordons postérieurs et latéraux. — *État ataxo-spasmodique*. — C'est le *tabes combiné* du professeur Grasset (2), superposition des deux syndromes précédents, rencontré dans la *paralysie générale*, la *myélite diffuse*, l'*artério-sclérose médullaire* (Pierre Marre).

IV. Syndrome des cornes antérieures. — *Atrophie musculaire*. — Les lésions sont *systématiquement* localisées aux cellules cornuales antérieures dans l'*atrophie musculaire progressive* (type Aran-Duchenne), la *paralysie atrophique spinale aiguë* (de l'enfance et de l'adulte).

Cliniquement, c'est l'atrophie musculaire qui occupe toute la scène.

Ce syndrome se différencie de l'amyotrophie hystérique (3); celle-ci n'a pas de secousses fibrillaires, de réaction de dégénérescence et présente les symptômes qui lui sont propres; des

---

(1) Vires et Calmette. — *Recherches sur le phénomène des orteils.* — Société de neurologie, 7 juin 1900.

(2) *Archives de neurologie*, 1886.

(3) Babinsky. — *Archives de neurolouie*, 1886.

amyotrophies névritiques : l'atrophie dessine souvent un nerf ou plusieurs ; la parésie ou la paralysie sont plus marquées ; il y a des douleurs (spontanées et à la pression des troncs nerveux) ; les réflexes tendineux sont diminués ou abolis ; l'étiologie est spéciale et la rétrocession fréquente ; des *myopathies :* il n'y a pas de contractions fibrillaires, pas de réaction de dégénérescence, caractère héréditaire et familial.

V. Syndrome associé des cordons latéraux et des cornes antérieures. — *Atrophie musculaire spastique.* — Le syndrome, *systématiquement* borné aux cordons latéraux et aux cellules cornuales antérieures, se rencontre dans la *sclérose latérale amyotrophique.*

VI. — Syndrome de la substance grise centro-postérieure. — *Dissociation dite syringomyélique des sensibilités et troubles vaso-moteurs.* — Le *symptôme principal* est la dissociation suivante des sensibilités : *analgésie et thermanesthésie, avec conservation de la sensibilité tactile.*

On le rencontre dans les compressions médullaires, les gliomes.

«Malgré les obscurités qui persistent encore dans cette question, je crois qu'on peut conclure *cliniquement* que la *dissociation dite syringomyélique de la sensibilité est le syndrome des cornes postérieures de la moelle,* et que les *troubles vaso-moteurs et sudoraux,* quand ils sont d'origine médullaire, *sont le syndrome de la substance grise postérieure et centrale* (base des cornes antérieures)». (Grasset) (1).

VII. Syndrome associé des cornes antérieures et de la substance grise centro-postérieure (*syndrome de l'entière substance grise*). — *Atrophie musculaire, dissociation dite syringomyélique des sensibilités et troubles vaso-moteurs.*

On le rencontre dans les *syringomyélies avec atrophie* et dans les *amyotrophies avec troubles vaso-moteurs*

VIII. Le syndrome d'une moitié latérale de la moelle. — *Hémiplégie croisée.*

Dès 1849, *Brown-Séquard,* expérimentalement, après section ou lésion d'une moitié de moelle, *constate la paralysie motrice et l'hyperesthésie du côté de la lésion, l'anesthésie du côté opposé.*

---

(1) Grasset. — *Loco citato,* page 53.

On le rencontre: dans les *lésions traumatiques* (fractures, luxations, hémorragies, balles de revolver ou instruments tranchants), les *arthrites vertébrales*, les *méningites rachidiennes*, les *foyers hémorragiques*, les *myélites diffuses*, la *syringomyélie*, les *tumeurs*, la *syphilis médullaire.*

Il se différencie, toujours médullaire, de la *double lésion* (extra-médullaire, radiculaire ou névritique) ; cette double lésion présente des troubles qui suivent le territoire des nerfs, au lieu d'être segmentaires ; de plus, les deux lésions ont, en général, apparu à des dates différentes, et chacune d'elles aura sa symptomatologie propre et indépendante.

Diagnostic en hauteur du siège des lésions médullaires.—
SIGNES EXTÉRIEURS DE LA LÉSION. — Fracture, luxation, déviation, gibbosité. «Chez l'adulte, à la *région cervicale*, il faut ajouter le chiffre *un* au numéro d'une apophyse déterminée pour avoir le numéro des racines qui naissent à son niveau ; à la *région dorsale supérieure*, il faut ajouter le chiffre *deux ; à partir de la 6e apophyse dorsale jusqu'à la 11e*, il faut ajouter le. chiffre *trois ;* la partie inférieure de la 11e et l'espace intcrépineux sous-jacent répondent aux troisièmes paires lombaires ; la 12e apophyse dorsale et l'espace sous-jacent aux paires sacrées». (Chipault).

Syndrome radiculo-segmentaire du cône médullaire.

	Fonctions motrices	Sensibilité
3e segment sacré.........	Centre de l'éjaculation : ischio et bulbo-caverneux.	Peau du pénis et de la partie moyenne du scrotum ; muqueuse uréthrale.
4e segment sacré.	Centres vésicaux (detrusor vésicæ).	Peau du périnée et du sacrum.
5e segment sacré et segment coccygien	Sphincter externe de l'anus, releveur de l'anus.	Peau du coccyx et de l'anus.

SYMPTÔMES. — Troubles de la miction et de la défécation (constipation opiniâtre ou relâchement, rétention ou incontinence d'urine), l'absence d'érections et l'anesthésie du pénis, de l'urèthre, du scrotum, du périnée, de l'anus, du coccyx et du sacrum.

Causes : traumatisme (chute sur le siège, coup de feu déterminant une fracture, une hémorragie), les tumeurs (Raymond nomme les lipomes myxomateux, les sarcomes, les gliomes, les lymphangiomes caverneux, les cancers médullaires), la syphilis, la tuberculose, les hémorragies méningées.

Syndrome radiculo-segmentaire de la moelle sacrée.

	Motilité.	Sensibilité
5ᵉ segment *lombaire*	*Abducteurs:* moyen et petit fessier ; tenseur du fascia lata ; semi-tendineux, semi-membraneux ; biceps fémoral.	Partie externe de la cuisse.
1ᵉʳ segment *sacré*	*Rotateurs en dehors:* pyriforme, obturateur interne, jumeaux. Grands fessiers.	Partie postérieure de la cuisse et de la jambe.
2ᵉ segment *sacré*	Gros muscles du mollet : gastro-cnémien et soléaire; tibial antérieur ; muscles péroniers. Centre de l'érection.	Partie externe de la jambe et du pied. Sensibilité de la vessie et des parties supérieures du gros intestin.

SYMPTÔMES DE SENSIBILITÉ. — L'*anesthésie* comprend, en avant, le dessus du pied et la partie externe de la jambe; en arrière, tout, sauf la partie interne de la jambe et de la moitié inférieure de la cuisse.

Les *douleurs,* quand il y en a, seront dans le domaine du sciatique, mais le siège d'une douleur indique souvent un point voisin de la région lésée plutôt que le point altéré lui-même.

SYMPTÔMES DE MOTILITÉ.— Les diverses paralysies partielles sont : le pied plat valgus (long péronier latéral), pied plat varus (court péronier latéral), impossibilité de fléchir le pied en adduction (jambier antérieur), impossibilité de fléchir le pied en abduction (long extenseur des orteils); pied pendant, tombant ; steppage (totalité du sciatique poplité externe); impossibilité d'étendre le pied, de fléchir et de dévier latéralement les orteils (poplité interne); impossibilité de fléchir les jambes sur la cuisse (demi-tendineux, demi-membraneux, biceps); abduction de la cuisse impossible, rotation difficile, gêne pour monter un escalier (fessiers).

RÉFLEXES.— Les *réflexes sphinctériens* ou *vésicaux* et les *réflexes génitaux* seront exagérés (rétention, priapisme), diminués ou abolis (incontinence, impuissance).

Le RÉFLEXE PLANTAIRE (flexion de la cuisse sur le bassin, de la jambe sur la cuisse et des orteils sur le métatarse) sera aboli dans les lésions destructives et celles-ci siègeront aux 2ᵉ et 3ᵉ racines sacrées si la paralysie est limitée aux orteils, au 5ᵉ segment lombaire si le fascia lata est atteint, dans l'ensemble de la moelle sacrée quand l'excitation plantaire n'entraînera plus tout le réflexe fléchisseur du membre inférieur.

Le RÉFLEXE DU TENDON D'ACHILLE sera aboli dans les lésions destructives (centre dans le premier segment sacré).

Syndrome radiculaire de la moelle lombaire.

	Motilité	Sensibilité
1er segment lombaire.....	Partie inférieure des muscles du ventre.	Peau de la moitié inférieure de l'abdomen.
2e. segment lombaire	Psoas iliaque interne, crémaster.	Testicule et cordon spermatique. Partie externe de la hanche. Mont de Vénus.
3e segment lombaire	Couturier, pectiné, adducteurs.	Partie antéro-interne de la hanche.
4e segment lombaire......	Quadriceps fémoral, droit interne, obturateur externe	Partie antéro-interne de la cuisse. Bande étroite de la jambe jusqu'au bord interne du pied.

SYMPTÔMES. — C'est la paraplégie complète, avec anesthésie remontant à la partie inférieure du ventre, troubles sphinctériens et souvent escharre au sacrum. Abolition du réflexe rotulien, du réflexe crémastérien.

Syndrome radiculaire de la moelle dorsale. — Chaque paire dorsale innerve, au POINT DE VUE SENSITIF, une bande du tronc. La bande supérieure (2e dorsale) s'étend à la partie supérieure de la face interne du bras. De D_3 à D_4, les zones sont au-dessus du mamelon qui est compris dans la zone de D_5, de même que le nombril est compris dans la zone de D_{10}. La zone de D_{12} confine à la zone supérieure de la moelle lombaire ; chacune de ces zones est innervée par la paire correspondante (principale) et aussi (accessoirement) par les paires immédiatement supérieure et inférieure. Aussi, dans une anesthésie donnée, il faut chercher à 4 pouces au-dessus de la ligne d'anesthésie (Horsley).

Au POINT DE VUE MOTEUR, les 2e, 3e et 4e paires dorsales innervent les muscles intercostaux et surcostaux, le petit dentelé postéro-supérieur, les 5e, 6e, 7e et 8e, les intercostaux et les surcostaux, le triangulaire du sternum, le grand oblique de l'abdomen, le grand droit (9e, 10e, 11e et 12e paires), le petit oblique de l'abdomen, le transverse de l'abdomen, les 9e, 10e et 11e paires innervent les intercostaux et les surcostaux, le petit dentelé postéro-inférieur et, avec la 12e paire, les muscles larges de l'abdomen, le pyramidal de l'abdomen.

SYNDROME SENSITIVO-MOTEUR. — La paralysie et l'anesthésie porteront sur le domaine entier, moteur et sensitif, situé au-dessous de la lésion, eschares en plus et zona.

Syndrome radiculaire de la moelle brachiale.

	Motilité	Sensibilité
5e paire cervicale (circonflexe, sus-scapulaire, radial et musculo-cutané).	Long du cou : scalènes ; angulaire de l'omoplate ; rhomboïde ; grand dentelé, sous-clavier, sous-épineux, sus-épineux, petit rond, sous-scapulaire ; deltoïde, biceps brachial, brachial antérieur.	Longue bande qui correspond au côté externe ou radial du membre supérieur ; région deltoïdienne, face externe du bras et face externe de l'avant-bras (éminence thénar, en dehors).
6e paire cervicale (circonflexe, sus-scapulaire, radial et musculo-cutané).	Long du cou ; scalènes ; grand dentelé : sous-scapulaire ; deltoïde ; grand pectoral, triceps brachial ; brachial antérieur ; rond pronateur ; grand palmaire ; long et court supinateurs, radiaux externes ; abducteur ; opposant et court fléchisseur du pouce.	Partie moyenne de la face antérieure et partie moyenne de la face postérieure du bras et de l'avant-bras. Eminence thénar et pouce.
7e paire cervicale, radial.	Long du cou ; scalène postérieur ; grand et petit pectoral ; grand dorsal ; coraco-brachial ; triceps brachial ; anconé ; fléchisseurs superficiels des doigts ; radiaux externes ; extenseurs des doigts ; cubital postérieur.	Reste de la main (sauf l'éminence hypothénar et les 3 doigts du milieu).
8e paire cervicale.	Long du cou ; grand et petit pectoral ; grand dorsal ; triceps brachial ; anconé ; fléchisseurs des doigts ; cubital antérieur ; carré pronateur ; adducteur. court fléchisseur et opposant du petit doigt.	Longue bande qui longe le côté interne ou cubital du membre supérieur. soit : 1. face inférieure du bras, sauf petite région avoisinant l'aisselle (2e dorsale) ; 2. face interne de l'avant-bras ; 3. éminence hypothénar et doigt auriculaire.
1re paire dorsale (médian et cubital).	Grand et petit pectoral ; fléchisseurs des doigts ; cubital antérieur ; carré pronateur ; intercostaux ; sur-costaux, petit dentelé postéro-superieur.	

La *distribution sensitive* se distribue en bandes parallèles occupant chacune la longueur entière du membre, au nombre de 3, l'antérieure innervée par une partie de la 5e et de la 6e cervicale, la moyenne par une partie de la 6e et de la 7e, la postérieure par la 3e cervicale et la 1re dorsale.

Le centre réflexe *cilio-spinal* est dans le noyau de la 3e cervicale et de la 1re dorsale ; la mydriase indique l'excitation de ce centre cilio-spinal, le myosis, le rétrécissment de la fente palpébrale et la rétention du globe oculaire, la lésion destructive de cette même région.

Syndrome de la moelle cervicale. — En mettant le sujet à 4 pattes, la tête pendante, la nuque et l'occiput en avant, le plexus cervical donne deux bandes, l'une antérieure (région occipitale et nuque), l'autre postérieure (oreille, partie antérieure du cou).

Pour la *motilité*, la moelle cervicale préside : 1° aux divers mouvements de la tête sur le tronc (flexion, rotation, extension); 2° à la motilité du diaphragme par le phrénique.

Ces divers syndromes *sont d'origine névritique (racines nerveuses) et ganglionnaire ;* il en est qui *sont d'origine centrale, exclusivement médullaires ;* ils traduisent la lésion des noyaux cellulaires centro-médullaires (*métamères*) et, symptomatiquement, sont *segmentaires* ou *métamériques,* c'est-à-dire qu'ils correspondent à un segment de membre, sont perpendiculaires à l'axe du membre ou du corps.

TRAITEMENT

Les indications sont d'ordre étiologique, pathogénique, symptomatique, anatomique et tirées du malade et de l'évolution du syndrome.

Elles sont distinctes, mais de valeur et d'ordre hiérarchique variable, suivant la nature de l'agent causal, les formes cliniques, aiguës ou chroniques, l'état des forces. C'est donc le clinicien qui, au lit du malade pourra, tenant compte des éléments indiqués, dégager les indications pressantes et les remplir.

Indications étiologiques. — Nous savons que les facteurs de myélite sont INFECTIEUX (microbiens), TOXIQUES, DYSCRASIQUES, ou constitués par des TRAUMATISMES. Les plus fréquents, les plus importants sont sans conteste les *facteurs microbiens;* ils donnent la *forme clinique aiguë, myélite aiguë, poliomyélite aiguë....* Le traitement causal, curateur, par action directe sur l'agent infectieux, sera toujours tenté et immédiatement.

La *myélite syphilitique* relèvera du traitement que remplissent le mercure, sous forme de frictions, et l'iodure de sodium, de 0,50 centigr. à 4 gr. à l'intérieur.

La *myélite rhumatismale* se jugera par le salicylate de soude à l'intérieur ; la *myélite paludéenne* par le sulfate de quinine ; la *myélite diphtéritique* par le sérum de Behring-Roux.

Lors donc qu'un traitement causal sera connu, on l'instituera.

Mais le plus souvent l'agent est inconnu, ou bien il n'agit que symbiosé à beaucoup d'autres : il ne sera plus possible, en ces cas qui sont l'immense fréquence, de faire un traitement spécifique curateur, par les médicaments spécifiques ou une sérothérapie curatrice.

La notion causale n'est plus capitale : elle conserve néanmoins une valeur, parce qu'elle joue quand même un grand rôle dans la scène clinique. C'est alors la *thérapeutique anti-infectieuse générale* que j'ai précédemment exposée, au chapitre des *Epilepsies*, des *Méningites*, etc., qu'il importera de mettre en œuvre.

Un principe de clinique pratique qu'il ne faut jamais perdre de vue est le suivant : le grand traitement mixte par le mercure et l'iodure doit toujours être institué en présence d'une myélite, même s'il n'y a aucune présomption de syphilisation antérieure.

Quand les myélites surviennent durant la convalescence, parfois même après la guérison des maladies aiguës infectieuses, elles relèvent d'elles ou de germes nouveaux, développés à l'occasion de la première invasion microbienne. Accident accessoire, purement contingent de l'infection première, la myélite ne reconnaît plus que le grand traitement des maladies infectieuses.

Les facteurs d'*ordre toxique*, l'*arsenic*, le *plomb*, le *mercure* font exceptionnellement la myélite aiguë, plus couramment la myélite chronique.

L'indication étiologique sera de soustraire l'organisme et la moelle à l'influence du poison par la suppression de celui-ci ; dans les intoxications d'ordre professionnel, l'hygiène, la propreté du corps, une médication interne pour éliminer le poison ou, dans des cas exceptionnels, pour le fixer et l'immobiliser. (Voir : *Epilepsie toxique*).

Il ne parait pas bien démontré que le *mal de Bright*, l'*uricémie*, l'*auto-intoxication* puissent eux seuls faire la myélite ; sans nul conteste, si l'*auto-intoxication*, la *dyscrasie*, le *diabète*, par exemple, ne la créent pas de toute pièce, ils constituent une cause prédisposante de premier ordre ; l'étiologie donnera une indication causale tendant à combattre l'auto-intoxication, l'urémie (au sens large de rétention de tous les produits excrémentitiels), le diabète, l'arthritisme, la goutte..., et surtout à en prévenir le retour et en diminuer ainsi le rôle et l'importance par la prophylaxie et l'hygiène alimentaire, spéciales à chacune d'elles.

Les *traumatismes* agissent par action directe : mais ils agissent surtout parce qu'ils font pénétrer dans la moelle les germes infectieux microbiens ; de là la nécessité de faire une asepsie et une antisepsie rigoureuses de tous les traumatismes rachidiens, d'empêcher leur véhiculation par les lymphatiques ; de là encore l'obligation stricte de l'asepsie la plus minutieuse, au cours des opérations au voisinage de la moelle, des injections intrarachidiennes.

Indications pathogéniques. — C'est sous l'influence de la *toxi-infection*, c'est-à-dire des microbes eux-mêmes et de leurs produits solubles, que se font les réactions médullaires; il y a indication à combattre la toxi-infection par l'antisepsie interne, par l'élimination des produits solubles. On remplira l'indication par la *médication antiseptique* (salol, benzonaphtol, charbon), par la *médication éliminatrice* et *stimulante*, *action stimulatrice* sur les divers émonctoires, le foie par le calomel et la rhubarbe, le rein par les lavements froids, la théobromine et le régime lacté absolu, la peau par le massage, les frictions, les bains.

Ce sont, comme on le voit, les grandes médications anti-infectieuse générale, anti-toxique générale, anti-dyscrasique générale qui formeront le substratum de l'intervention et auxquelles toujours il sera utile et même indispensable de recourir.

Les indications anatomiques sont tirées des réactions de la moelle vis-à-vis des agents étiologiques. La moelle devient le siège d'une *inflammation*, réaction active, actuelle, et celle-ci laisse à sa suite le *ramollissement* ou la *sclérose*.

Il y a lieu de dire en quelques mots le traitement de ces trois stades de défense médullaire.

a) L'inflammation est un processus actif, aigu. On lui opposera la médication *antiphlogistique*, que rempliront des moyens *dérivatifs et révulsifs*. On n'hésitera pas, si la fièvre est élevée, le pouls tendu, très rapide, à faire des saignées générales ; si l'état général est moins congestif, que la réaction de défense organique soit moins violente, on prescrira des émissions sanguines locales, on appliquera des sangsues en grand nombre ou des ventouses scarifiées sur la région dorsale. On mettra des sachets de glace sur la colonne vertébrale et on n'hésitera pas à mettre le malade dans un bain. Ce bain, pris dans une baignoire ordinaire à 24° ou 25° au maximum, de 10 à 15 minutes de durée, sera répété le plus souvent possible, s'il est supporté par le malade.

A l'intérieur, on retirera quelque utilité de *l'ergot de seigle*, de *l'ergotine*, de la *belladone*.

> Extrait de belladone............ 2 centigr.
> Ergotine...................... 5 centigr.
> Poudre de cannelle......... Q. S.

Pour une pilule, de 2 à 6 par jour.

Ergotine...................... 2 gr. 50

Eau distillée........... Q. S. p. 10 cent. cubes.

Injecter 1 seringue par jour pendant plusieurs jours en plein tissu.

On fera de la *dérivation* sur le tube digestif par les purgatifs salins, les drastiques (séné, jalap, eau-de-vie allemande, scamonnée), les cholalogues (rhubarbe, calomel, 0,05 centigr. toutes les heures).

L'inflammation est le premier stade de défense; elle est suivie du *ramollissement et de la sclérose.*

b) Contre le *ramollissement,* la destruction du tissu lui-même, nous n'avons aucune action médicale ; l'action s'exerçant sur les processus inflammatoires en constitue le meilleur traitement.

c) La *sclérose,* en plus de la médication antiphlogistique, nécessite la médication *résolutive* et l'emploi des *eaux thermales ordinaires* et *thermales minéralisées.*

La médication antiphlogistique sera plus active et essentiellement révulsive; dans le processus aigu, elle doit être plutôt dérivative. La fluxion est fixée : il importe de la combattre par des révulsifs locaux. On promènera sur la colonne rachidienne des *vésicatoires volants,* des *pointes de feu,* des *frictions excitantes* au croton et à la teinture d'iode, au tartre stibié.

Nos pères, dans les lésions chroniques, appliquaient des sétons, des moxas, des cautères, dont ils entretenaient la suppuration, en l'excitant plus ou moins à l'aide de quelques pommades irritantes, suivant les progrès de la maladie ; ces cautères doivent être larges et profonds.

Les *dérivatifs,* sous forme de purgatifs répétés, de massages excitants, de bains également excitants, produisent les plus heureux effets.

On donnera des douches générales salées de 30 à 40°, des bains chauds ordinaires, des bains salés chauds.

L'électrisation cutanée sera encore un moyen de dérivation.

La *médication résolutive* comprend l'usage externe des frictions mercurielles, interne de l'iodure de potassium à haute dose.

Cette médication devra être constante, coupée d'intervalles de repos, extrêmement courts. Répondant à une lésion chronique, la médication doit forcément être chronique.

Quand tout processus inflammatoire aigu est éteint, il y a lieu de recourir aux eaux thermales. Rennes-les-Bains, station qui présente des eaux simplement chaudes et salées, me paraît indiqué. Lamalou rentre également dans ce groupe : mon collègue d'internat, le docteur Ménard (1), a bien montré l'action indéniable de ses eaux sur le processus régressif.

Une contre-indication absolue, formelle, c'est le temps trop rapproché des accidents aigus ; en d'autres termes, il faut envoyer à Rennes, comme à Lamalou, les malades, lorsque tout processus aigu est éteint, complètement et définitivement éteint, et qu'il y a un processus scléreux, envahissant, chronique.

Les *tumeurs médullaires* sont des éléments anatomiques, et, à ce titre, rentrent dans ce paragraphe. On sait qu'elles nécessitent le plus souvent un traitement médico-chirurgical, constituées qu'elles sont par les abcès rachidiens, la carie vertébrale, les kystes hydatiques médullaires.

Indications symptomatiques. — Les symptômes sont fonction du siège de la lésion, du neurone lésé.

----

(1) *Contribution à l'étude des paralysies consécutives aux infections aiguës. Leur traitement par les eaux de Lamalou,* 1894. Thèse de Montpellier.

Les syndromes sensitifs qui se traduisent par des douleurs, des hyperesthésies, seront combattus par les dépresseurs de la sensibilité, les analgésiques, le sulfate de quinine, l'antipyrine, l'acétanilide, l'exalgine, l'opium et ses sels et surtout la morphine qu'on donnera en injections hypodermiques. *Loco dolenti*, on peut mettre des sels de morphine (15 à 25 milligr. de chlorhydrate de morphine), faire des pulvérisations d'éther, de chlorure de méthyle...

Je signalerai ici les procédés nouveaux d'analgésie médullaire par rachicocaïnisation lombaire et épidurale.

Les syndromes sensitifs qui se traduisent par des hypesthésies, des anesthésies, seront combattus par les rubéfiants, les frictions sèches ou aromatiques, les bains excitants, les vésicatoires et surtout l'électricité.

Les syndromes moteurs qui se marquent par des perversions en excès, contractures, exagération des réflexes, seront redevables des médications dépressives de la motilité, solanées et leurs principes, belladone, jusquiame ; opium et ses alcaloïdes ; massage ; tractions et mouvements ; rééducation des mouvements ; gymnastique régulière ; douches d'éther.

Les syndromes qui se marquent par des perversions par défaut, parésies, paralysies, seront redevables des médications stimulatrices de la motilité.

Les stimulants musculaires locaux sont : l'électrisation qui donne les résultats les meilleurs, le massage avec toutes les manœuvres qu'il comporte, pétrissage, malaxation, froissement, sciage, percussion, la gymnastique par muscles séparés, puis par groupements musculaires, l'hydrothérapie, l'injection hypodermique de strychnine, de 20 à 30 centigr. de sulfate de strychnine pour 30 gr. d'eau distillée dont on injecte 10 à 20 gouttes chez l'adulte, 5 à 10 gouttes chez l'enfant, les douches, les frictions sèches ou aromatiques, douches de vapeurs, bains sulfureux, artificiels, salés, aromatiques, bains de sable chaud, de boues minéralisées chaudes (Balaruc).

Les stimulants généraux de l'action musculaire sont : les strychniques et la noix vomique, granules de 1 milligr. d'arséniate de strychnine, de 3 à 6 par jour.

Strychnine....................... 2 centigr.
Alcool à 40°..................... 40 cent. cubes
Eau............................. 60 gr.

Prendre une cuillerée à café au repas de midi pendant 3 jours. Augmenter tous les jours jusqu'à ce qu'on arrive à 4 cuillerées par jour.

Si les paralysies motrices sont suivies de rétractions tendineuses, de déformations, il y aura lieu d'en appeler à la thérapeutique chirurgicale (1) et de faire appel à l'orthopédie; le port d'appareils de contention sera quelquefois suffisant.

Les TROUBLES TROPHIQUES ET SPHINCTÉRIENS nécessitent un traitement. Si le malade doit garder le lit, il faut faire la plus grande attention à son couchage, entretenir la plus grande propreté des régions génitale et anale ; on lave et on frictionne souvent les régions du décubitus, on les saupoudre avec de la poudre de quinquina, de la poudre de Lucas-Championnière. Le malade sera assis dans son lit sur un coussin d'eau; les eschares déclarées, on les détergera, on les nettoiera avec des antiseptiques très légers, on les pansera au salol, à l'iodoforme, au phénosalyl, à l'eau oxygénée. On se trouvera bien des pansements humides antiseptiques.

Les fonctions vésicales seront l'objet d'une attentive surveillance : on sonde le malade s'il y a rétention d'urine; on place à demeure une sonde fermée ou un urinal, s'il y a émission continuelle et involontaire d'urine. Les sondes

---

(1) Voir le rapport du professeur FORGUE au Congrès de chirurgie de 1896 sur le *Traitement des pieds bots paralytiques*.

seront minutieusement désinfectées à l'eau bouillante carbonatée. S'il y a cystite, on fera des lavages de la vessie à l'eau boriquée, au phénosalyl étendu, à l'acétate de plomb 1/1000.

Nous avons complètement abandonné la *teinture de cantharide* à l'intérieur.

On préviendra la constipation si fréquente par des purgatifs et des lavements.

Indications tirées du malade et de l'évolution de la maladie. — Le malade, quand il fera une myélite aiguë, sera mis au repos complet ; on lui évitera tout mouvement, tout déplacement, la plus légère fatigue ; en quelques cas même, l'immobilisation dans la gouttière de Bonnet sera nécessaire.

S'il y a eu antérieurement une action nocive, toxi-infectieuse sur la moelle (paralysie infantile), il importe que le malade ne se fatigue pas à la marche, que sa profession soit sédentaire, qu'il évite les excès physiques et psychiques.

Prédisposé de par cette infection, il faut le tonifier au point de vue général, relever ses forces par l'huile de foie de morue, une alimentation très carnée, des massages et des frictions généraux ; on lui interdira l'alcool.

Du malade encore, et quel que soit l'état de sa myélite, se dégage l'indication tirée de l'*état des forces :* à la diète sévère de nos pères, nous préférons aujourd'hui la médication tonique par le quinquina, les phosphates, les glycérophosphates, les ferrugineux, l'huile de foie de morue, l'arsenic, la coca et la kola.

On peut donner 10 à 12 gouttes de Fowler, soit seul, soit associé à une solution égale de tartrate de fer ou de potasse ; des glycérophosphates de chaux, de fer (1 à 3 gr. par jour); associer l'extrait alcoolique de kola (10 gr.) à l'arséniate de soude (5 centigr.), à l'extrait alcoolique de quinquina (6 gr.) pour 300 gr. de sirop d'écorces d'oranges amères.

On alimentera le malade par la viande crue, le lait, le jus de viande, quelques grogs, des vins rouges généreux.

Tenant compte des étapes de la maladie, on appliquera la médication antiphlogistique et la grande médication anti-infectieuse, comme dans les formes aiguës, surtout relevant de la *dérivation*.

On complétera les méthodes révulsives, les médications symptomatiques, la diététique générale par une hygiène alimentaire rigoureuse.

MYXŒDÈME (1)

*Le myxœdème est un syndrome anatomo-clinique. Anato-
miquement, il est caractérisé par des lésions de la glande
thyroïde qui atteignent les cellules sécrétantes de cette
glande, cliniquement par l'infiltration mucoïde de la
peau et des muqueuses, l'asthénie et l'affaiblissement de
toutes les fonctions organiques, à des degrés divers, et
surtout la déchéance et l'apathie extrême des fonctions
de la nutrition.*

Clinique et diagnose générale. — Disparition et atrophie de
la glande thyroïde; infiltration des téguments; apathie des sujets;
lenteur des mouvements, de la parole et de la pensée; amélioration
produite par la médication thyroïdienne qui excite les échanges
organiques et rend plus rapide la nutrition.

Se distingue de l'*éléphantiasis* qui est limité à un membre et
réalise des altérations très profondes du derme et de l'épiderme;
de l'*adéno-fibromatose* qui présente des masses adipeuses ou
fibreuses, quelquefois douloureuses, avec, toujours, des intervalles
de peau saine, non infiltrée; de la *sclérodermie* qui a des téguments secs et indurés, des traits anémiés, des extrémités effilées;
de l'*acromégalie* qui présente une peau molle et flasque avec un
squelette démesurément développé et exclusivement aux extrémités; de l'*œdème brightique* ou *cardiaque* qui est depressible, blanc,
lisse, et laisse des godets aux points pressés; des *ostéopathies* par
l'intégrité du système osseux (importance diagnostique des rayons
de Rœntgen) (2).

---

(1) Voyez notre leçon sur le myxœdème, in *Leçons de clinique
médicale*, par J. Vires. — Masson et Coulet, éditeurs, 1900; et la
thèse très remarquable de notre ami, M. le Dr Jacquemet : *Du
myxœdème, ses formes frustes, son association au goitre exophtalmique.* Thèse de Montpellier, 1900.

(2) Dr Cauvy. — *Des arthropathies tabétiques. Valeur diagnos
tique de la radiographie.* Montpellier, 1900.

Formes cliniques. — Chez l'adulte : *Myxœdème spontané et myxœdème opératoire.*

Chez l'enfant : *Myxœdème congénital ; myxœdème infantile ; crétinisme.*

Etiologie et pathogénie. — 1º Maladies infectieuses aigues : érysipèle, rhumatisme articulaire aigu (cas personnel), bacillose, infection éberthienne, infections fébriles gastro-intestinales, infections innominées que traduisent les réactions lymphatiques et ganglionnaires ; la syphilis ; l'actinomycose.

2º Auto-intoxications réalisées du fait de perturbations humorales, acquises ou héréditaires.

Le syndrome myxœdème traduit un trouble, une perturbation de la nutrition. Ce n'est donc que d'une façon très latérale, indirecte et contingente qu'il est reconnu comme une maladie du système nerveux.

Il me paraît plus rationnel et plus scientifique de le considérer comme un syndrome manifestateur d'une perturbation humorale par insuffisance de la sécrétion thyroïdienne.

Le myxœdème est parent des affections générales, telles que l'alcoolisme, la goutte, les diathèses (1).

TRAITEMENT

La première indication est l'**indication pathogénique.** Il faut remplacer la sécrétion thyroïdienne disparue, soudainement et précocement, ou d'une façon lente et tardive, suivant les formes cliniques. Elle est remplie par la *médication thyroïdienne.*

Je donne ici les excellentes considérations du Dʳ Jacquemet.

Médication thyroïdienne dans les diverses formes du myxœdème. — Malgré l'opinion de certains auteurs, *Virchow,* par exemple, qui pensent que l'organothérapie

_____

(1) Vires. — In *Leçons de clinique médicale.*

repose sur une base trop peu solide pour qu'on puisse
fonder sur elle de grandes espérances , l'amélioration
produite par la *médication thyroïdienne* est reconnue
par le plus grand nombre et s'est vue qualifiée par *Dieulafoy* «d'une des plus belles conquêtes de la médecine
contemporaine» et par *Raymond* «d'une des plus belles
acquisitions de la médecine de ces dix dernières années».
On doit de plus lui reconnaître, au point de vue thérapeutique, le mérite d'être établie sur une base scientifique, puisque c'est à la physiologie (Schiff) que nous devons cette application de la théorie des sécrétions internes (Brown-Séquard).

GREFFE THYROIDIENNE. — L'expérimentateur genévois
pratique impunément la thyroïdectomie à un chien sur
lequel il a, au préalable, greffé un corps thyroïde : la
même année (1884), *Kocher* (d'après Horsley) aurait
tenté la même opération chez une myxœdémateuse ; cependant c'est à *Bircher* d'Aarau que l'on s'accorde généralement à attribuer le premier essai de ce mode de traitement thyroïdien, par la *greffe de la thyroïde* : ce chi-
rurgien aurait, en effet (le 16 janvier 1889), fixé une
portion de thyroïde dans le péritoine d'une malade
atteinte de myxœdème opératoire et par ce moyen atténué les symptômes; mais il devait aussi constater le principal défaut de la méthode (origine, du reste, de l'amélioration) qui est la résorption de la greffe et la reprise
consécutive des accidents strumiprives; un nouvel essai
devait, quatre mois après, confirmer ces résultats.

Les travaux de Bircher avaient eu peu d'écho : l'année
suivante, *Horsley* à Londres après des expériences sur le
chien, *von Eiselsberg* à Vienne après des expériences sur le
chat, proposent à nouveau l'opération, qui est réalisée par
Kocher (1889), *Lannelongue* et *Legroux*, *Bircher* encore,
Serrano et *Bettencourt*, *Merklen* et *Walther*: les résultats
étaient bons mais temporaires, n'agissant que pendant et
par la résorption de la glande greffée, — de plus, ils expo-

saient le malade aux chances d'opérations chirurgicales
graves et renouvelées ; la méthode fut donc abandonnée,
malgré l'avis de *Cristiani*, qui croit que l'atrophie du fragment greffé n'est pas fatale et peut être évitée, malgré
des résultats durables comme celui de *Gibson*. — Un cas
d'intoxication a forcé *Jaboulay* à y renoncer et *M. Mossé*
indique la greffe d'un fragment comme préférable à celle
d'un lobe entier.

INJECTIONS HYPODERMIQUES DU SUC THYROIDIEN. — Une
nouvelle méthode avait déjà pris naissance de l'expérimentation : *Ewald*, de Strasbourg, avait fait des injections sous-cutanées du suc thyroïdien que *Pisenti* proposa de réaliser dans un but thérapeutique : *Vasale* et
Gley font alors presque en même des expériences dans
le but de remédier aux effets de la thyroïdectomie : ils
emploient de préférence la voie intra-veineuse, n'obtiennent pas que des succès, mais arrivent à supprimer dans
tous les cas les accidents convulsifs.

Gley fait même trois essais, malheureusement interrompus, sur des malades.

La première guérison obtenue chez l'homme par la
méthode des injections sous-cutanées est celle de *Mur-*
ray, qui se sert d'un mélange à parties égales de suc thyroïdien et de glycérine additionné de 0,50 o/o d'acide
phénique.

Vermehren préfère à l'extrait glycériné un extrait alcoolique.

Ewald, un extrait aqueux. *Bouchard* obtient lui aussi
une amélioration très nette par cette méthode.

Elle est vite réglementée : on admet qu'il y a lieu
d'instituer un «traitement curatif», qui comprenait deux
à trois injections de 1 cent. cube 5 de la solution précé-
dente par semaine, ce qui correspond à un corps thyroïde ou un corps thyroïde et demi : c'est là une dose
énergique, aussi devait-on surveiller le malade pour diminuer la dose à la moindre accélération cardiaque et

pour cesser dans le cas de fièvre accompagnée de rachialgie ou de congestion de la face ; à ce traitement curatif devait succéder un «traitement d'entretien» ; mais ici survient une difficulté : quelle est à ce moment la dose nécessaire et suffisante? Combe propose comme critérium la température, et la «ration d'entretien» devient celle qui suffit pour maintenir la chaleur animale à son degré physiologique.

Cette méthode produit de si bons effets qu'elle fait rapidement délaisser la méthode des greffes, dont elle devait cependant, au bout de quelque temps, partager l'abandon : les liquides extraits de la thyroïde étaient difficiles à préparer et difficiles à conserver ; leur stérilisation par une vive chaleur ou par un antiseptique un peu énergique n'allait pas sans atténuer le principe actif, quelques accidents septiques et la douleur ressentie par le malade devaient la faire oublier.

LAVEMENTS DE SUBSTANCE THYROIDIENNE. — Une méthode intermédiaire, pour ainsi dire, est celle des *lavements de substance thyroïdienne* que *Brown-Séquard* avait prévue (Société de biologie, 1889), mais que *Herzen* (1893) appliqua le premier ; la crainte de voir la porte d'entrée altérer le principe actif et par suite la rapidité du succès fait délaisser ce mode d'administration ; cependant, c'est encore le meilleur procédé pour traiter les idiots myxœdémateux et les myxœdémateux congénitaux (Combe), à moins que l'on ne préfère la méthode employée par *Bang* et par *Mossé* et *Cathala*, qui ont amélioré l'état athrepsique d'un nourrisson goitreux en traitant par l'opothérapie la mère (goitreuse elle-même). Les lavements pourront être employés aussi chez les malades dont la déglutition est entravée ou dont la répulsion pour l'ingestion ne peut être vaincue. Il importe donc de noter ce procédé.

INGESTION DE LA GLANDE. — Actuellement, la méthode de choix est l'*ingestion de la glande* : elle a été appliquée en même temps par *Howitz*, de Copenhague (mars 1892), qui obtint l'amélioration d'une cachexie pachydermique par l'emploi de thyroïdes de veau à peine cuites, et par *Mackenzie* et *Fox* (octobre 1892), qui firent ingérer, l'un une thyroïde de mouton fraîche et crue, l'autre l'extrait de la glande. — La méthode était créée, malgré quelques contradicteurs (Schwartz, von Eiselsberg, Godart-Danhieux); *Vasale* pouvait, dès 1892, citer 25 succès.

On peut l'employer sous trois formes, suivant que l'on s'adresse à la glande fraîche, sèche ou préparée.

a) La première forme, INGESTION DE GLANDES FRAICHES EN NATURE, est scientifiquement la meilleure à l'heure actuelle, puisqu'on n'est pas encore absolument fixé sur le principe actif de la sécrétion thyroïdienne ; la pathogénie nous indique dans le myxœdème une hypothyroïdie, nous redonnons à l'organisme, qui saura mieux que nous distribuer à chacun sa tâche, tous les principes élaborés normalement par la glande. Nous choisirons des animaux de *grande taille* — on connaît, en effet, de plus en plus, les relations de la thyroïde avec le développement, — *jeunes*, car leurs glandes doivent avoir un pouvoir antitoxique plus énergique, — dont la thyroïde se rapproche par certains caractères de celle de l'homme, sa richesse en thyroïodine (Baumann) a fait choisir celle du mouton, animal qu'on peut aussi se procurer facilement et qui est réfractaire dans une certaine mesure à la tuberculose : ce sont à peu près là les seules données du laboratoire utilisables en pratique, car on ne connaît guère les périodes d'activité et de repos de la thyroïde, la préparation physiologique des animaux, dont les grandes lignes fondamentales sont exposées par *Gilbert* et *Carnot*, ne serait pas possible, du moins dans nos boucheries, et l'on ne peut guère demander aux éleveurs de créer des espèces sélectionnées en vue d'une glande thyroïde plus active pour traiter une maladie relativement rare comme le myxœdème.

La glande étant bien reconnue et enlevée, il faudra lui éviter toute cause de détérioration qui pourrait soit atténuer ses principes actifs, soit produire des propriétés nocives qui pourraient déterminer, par exemple, des accidents de botulisme : ces deux conditions opposées créent une voie assez étroite ; les antiseptiques trop forts ou trop faibles doivent être écartés, il nous semble que la dessiccation, après adjonction d'une petite quantité de formol, à une température ne dépassant pas 50°, suivie du maintien dans le vide (Lépinois), est encore le procédé le plus simple, qui risque le moins d'altérer les propriétés de la glande, tout en nécessitant le contrôle par un laboratoire de l'organe fourni par le boucher.

Notons aussi le procédé ingénieux de Gilbert et Carnot, qui acidulent la glande avec de l'HCl qu'ils neutralisent ensuite par de la lessive de soude ; le reliquat d'HCl est transformé en NaCl qui, étant en petite quantité, sera même utile soit pour la filtration, soit pour l'absorption.

On a proposé de donner ces glandes crues, dépouillées de leurs parties conjonctives et adipeuses, simplement hachées (Mackenzie), étendues sur du pain en sandwichs (Vermehren), triturées dans du bouillon tiède (Schrœtter) ou du lait, en boulettes dans du pain azyme (Brissaud et Souques), incorporées dans des ovules ou des cachets, etc., etc. ; les circonstances indiqueront, du reste, les moyens à employer.

La dose sera indiquée en poids de glandes, car, pour les lobes, le poids varie de 0,80 à 4 grammes environ, et la teneur en iode de 0 mgr 26 à 1 mgr 55 (Baumann).

M. Mossé propose la pratique suivante : «On commence à prescrire 1 à 2 grammes de glande fraîche ; suivant l'effet, cette dose est conservée ou portée à 3 et 4 grammes ou diminuée et même supprimée si l'on voit survenir des symptômes de thyroïdisme».

Combe commence aussi par de petites doses pour arriver à 3 grammes par jour, qu'il maintient pendant une période de cinq à huit jours, suivie de cinq jours de repos.

La méthode de Combe et de M. Mossé a plusieurs avantages, notamment celui de permettre de tâter le terrain; la chose n'est pas inutile, alors surtout qu'on s'adresse à des vieillards, à des enfants et à des femmes, âge et sexe susceptibles, et à des malades chez lesquels les réactions de l'organisme sont très lentes, l'estomac vite fatigué et les voies d'élimination (peau, rein) souvent altérées.

Mais on ne doit pas oublier que le traitement, destiné à remplacer une sécrétion physiologique, doit être continué toute la vie.

Ces doses *curatrices* sont donc remplacées et continuées par des *doses d'entretien* : 2 grammes (un lobe environ) tous les deux, trois, quatre ou cinq jours.

Marie et *Guerlain* ont conseillé de réduire le traitement thyroïdien dès que se manifeste la «réaction thyroïdienne» marquée par de la céphalalgie, de l'anorexie, de la polyurie, une élévation de température et une accélération du pouls, de l'insomnie, des douleurs dans les membres, — et d'instituer le traitement d'entretien quand les modifications d'aspect de la face, la diminution du poids, la repousse des poils et l'amélioration mentale sont devenues suffisantes.

On évitera ainsi aux myxœdémateux, bien qu'ils soient assez indifférents à la guérison et ne se jettent pas sur le remède avec l'avidité de telle jeune femme qui désire maigrir, des accidents d'intoxication thyroïdienne.

On devra néanmoins surveiller les malades pour voir, d'une part, si ces phénomènes d'intolérance ne se manifestent pas et, par contre, s'il ne se produit pas des phénomènes d'accoutumance à la médication, marqués par la reprise des symptômes myxœdémateux.

b) Si la glande fraîche est plus active que toutes les autres préparations, il est aussi plus difficile de se la procurer et surtout de la conserver. Aussi, a-t-on pensé à l'employer sous une autre forme : INGESTION DE GLANDES SÈCHES. On obtient une poudre totale en desséchant la pulpe glandulaire dans le vide à une température voisine de 45°, mais ne dépassant pas 50° (Lépinois), puis en pulvérisant ; on peut y ajouter de l'acide borique par précaution antiseptique et du sucre de lait pour favoriser la conservation et la pulvérisation.

Cette poudre totale est, la plupart du temps, comprimée en tablettes; elle a, comme la glande fraîche, l'avantage de faire absorber toutes les parties de la thyroïde : les parties actives y sont donc forcément contenues.

Le promoteur de ces poudres sèches est *Withe* (1893), dont le «thyroïdinum siccatum» fut employé à différentes reprises avec succès par Daviès à la dose de 0,90 centigr. ; — la plus connue est celle de Merck (de Darmstadt), dont 0,60 centigr. correspondent à une glande de mouton ; citons celles de Bentzon, Vermehren, Burrough et Velcome, dont chaque tablette correspond à 0,10 centigr. de principe actif, — de Castillon, de Chaix et Rémy (0,25), — d'Yvon et Berlioz (0,35), — de Bouty (0,70).

On peut se procurer ces préparations très facilement, trop facilement même, et c'est principalement à l'égard de ces produits qu'on a vu F. Franck, Lancereaux, Potain, Huchard demander que la vente n'en soit permise que sur l'ordonnance d'un médecin. On pourra éviter ainsi des accidents de thyroïdisme, quoique ce que nous avons surtout à craindre de la part de ces préparations sèches, qui s'altèrent vite, et qui sont souvent destinées à vieillir dans les bocaux d'un pharmacien, sont des accidents comparables à ceux du botulisme, et dont *Lanz* et *M. Mossé* ont bien déterminé l'origine spéciale aux tablettes sèches.

M. Bréard propose, pour parer à cet inconvénient, un bouchage spécial antiseptique du bocal, qui permettra d'y volatiliser quelques gouttes de formol, toutes les fois qu'on aura à l'ouvrir. — *M. Vigier* avait proposé d'enfermer dans des capsules ses préparations intimement mélangées avec du biborate de soude et de la poudre de charbon, — *M. Denaeyer* ses albumoses et *M. Maurange* ses peptones de corps thyroïde.

Mais ces derniers produits appartiennent déjà à la troisième forme de préparations thyroïdiennes, les GLANDES THYROÏDIENNES PRÉPARÉES que nous allons rapidement examiner.

Les premiers produits consistaient en thyroïdes simplement débarrassées des parties inutiles, comme les graisses qui auraient rendu les préparations désagréables et facilité leur décomposition ; elles portent, en général, le nom de *thyradènes* ; la plus connue est la thyradène Knoll, dont 1 gr. correspond à 2 gr. de glande et à 0,72 centigr. d'iode environ.

Par un procédé un peu différent, en précipitant par l'alcool un extrait glycériné de thyroïde, *Vermehren* obtient sa *thyréoïdine* aujourd'hui peu employée ; — *Frœnkel*, sa *thyréoantitoxine*, qui n'a guère été employée que chez l'animal, mais a donné de bons résultats, soit dans les accidents convulsifs de la cachexie thyroïprive aiguë, soit dans le goitre exophtalmique ; — *Notken*, sa *thyroprotéide* ; mais, d'après la théorie de l'auteur et de son interprétateur *Revilliod*, nous verrions dans ce corps un agent thérapeutique contre le goitre exophtalmique plutôt que contre le myxœdème (si l'on admet leur antagonisme) et nous comprendrions mieux dans le myxœdème l'emploi de sa thyréoïdine ; — *Drechsel*, une base cristallisée semblable à celle de Frœnkel ; — et, plus tard, *Lanz*, son *aïodine*, correspondant au $1/10^e$ du corps frais et renfermant 0,4 o/o d'iode.

Mais déjà une autre combinaison organique iodée, l'*iodothyrine* de *Baumann*, avait été employée

Certains auteurs (Treupel, P. Marie et Jolly, Gley, Ewald, Magnus Lévy, Hofmeister, Hildenbrand ; cités par M. Mossé) pensent que l'*iodothyrine* est la substance spécifique ou la contient intégralement.

Cette opinion a contre elle plusieurs arguments, ce sont la grande variabilité de l'iode dans les diverses glandes thyroïdes, l'absence de l'iode dans la thyroïde de certaines espèces animales, et ce sera peut-être la présence démontrée dans la glande de quelque élément aussi important que l'iode, c'est la guérison des cas de myxœdème par un extrait aqueux de l'organe, alors que l'iodothyrine est à peu près insoluble (Combe), ce sont surtout quelques échecs cliniques de la thyroïdine (A. Schiff, Stabel) : aussi, certains auteurs ne veulent pas reconnaître à l'iodothyrine les propriétés totales de la glande.

Cependant, en général, dans le myxœdème, l'action de l'iodothyrine est assez semblable à celle de la glande entière : *Gilbert* et *Carnot* croient que c'est par une action sur la nutrition et que les phénomènes dus à la thyroïdectomie seraient secondairement influencés. Malgré tous les arguments que nous avons accumulés contre l'iodothyrine, et cela simplement pour marquer que son identification à l'extrait total n'est pas encore définitive, nous conclurons que, si l'iodothyrine n'est pas principe actif de la glande, elle en constitue tout au moins «le principe le plus actif» (*Manquat*) (elle représente de 0,20 à 0,50 o/o de la glande fraîche). Aussi l'emploiera-ton à juste titre dans le myxœdème.

On a aussi proposé d'autres préparations obtenues par macération ou *extraits*, qui sont *aqueux, alcooliques, salés ou alcalins, mais surtout glycérinés :* ces derniers ont été préférés parce qu'ils sont mieux absorbés et plus faciles à antiseptiser. On les a longtemps donnés en injections sous-cutanées, cependant on a eu l'idée de les donner *par ingestion* dès le début (Fox).

La stérilisation en a entravé l'emploi : l'adjonction d'antiseptiques les rendant toxiques, la filtration à la bougie de d'Arsonval leur faisant perdre certaines propriétés, M. *Bazin* (*in* thèse Bréard) prépare des *extraits glycérinés simplement filtrés* sur papier stérilisé et titré au 1/3, au 1/5, au 1/10, que l'on peut stériliser légèrement avec 0/0 une goutte de thymol et conserver dans des ampoules correspondant à une prise, ce qui nous paraît être pour ces extraits le mode le plus antiseptique de faire.

En plus de ces trois formes de traitement, on a proposé des FORMES MIXTES, notamment celle qui consisterait à faire un *traitement curatif par ingestion* et, *comme seul traitement consécutif*, la *greffe d'une glande thyroïde dans le péritoine.*

Dans cette méthode, proposée par Horsley, le traitement thyroïdien placerait le malade dans de bonnes conditions de nutrition générale, ce qui faciliterait le développement de la thyroïde greffée ; mais jusqu'ici on n'a pas obtenu de résultat clinique positif.

Nous ne saurions terminer l'étude de la médication thyroïdienne sans rappeler certains essais de traitement par les glandules parathyroïdiennes. M. Moussu n'a guère arrêté par ce moyen que des accidents tétaniques thyréoïprives, mais le myxœdème proprement dit a plutôt été aggravé, et c'est le goitre exophtalmique qui aurait bénéficié de ce qu'on a appelé peut-être un peu emphatiquement encore la «*médication parathyroïdienne*».

Ces résultats seraient conformes à l'idée que se fait Moussu des glandes parathyroïdes, mais contraires à l'idée de Gley : remarquons qu'il serait fort difficile d'expérimenter «l'*accouplement fonctionnel*» des deux parties de l'appareil thyroïdien (indiqué par Gilbert et Carnot pour le pancréas et le foie) ; on comprend du reste que l'exiguïté des glandules, en rendant difficile leur recherche et leur accumulation en quantité suffisante, s'oppose à la propagation rapide de la méthode ; et le peu de temps qui nous sépare des premiers essais ne permet guère de la juger.

Mais si les parathyroïdes n'ont pas encore fourni leurs preuves, l'extrait thyroïdien, auquel est mélangée une petite quantité de suc parathyroïdien dans la plupart des cas, surtout si on l'associe à *une hygiène* bien comprise et notamment à la *suppression* dans l'alimentation du *bouillon*, de la *viande* et de l'*alcool*, a donné d'excellents résultats dans les différentes formes de myxœdème.

RÉSULTATS SUIVANT LES VARIÉTÉS. — Les cas les plus nets sont assurément ceux de *myxœdème spontané des adultes:* on assiste à une véritable métamorphose du malade qui se *démyxœdémise* très rapidement, le corps reprenant progressivement sa forme habituelle, l'intelligence redevenant vive, la nutrition s'accélérant dans toutes les manifestations ; — les résultats acquis par le traitement intensif seront maintenus par une ration d'entretien.

Dans le *myxœdème opératoire*, Kocher à observé dès le début d'excellents résultats ; mais ce que l'on doit surtout à la chirurgie, c'est d'avoir créé pour ainsi dire *un traitement prophylactique*, qui consiste à ne jamais extirper la glande entièrement ; néanmoins, si cette ablation complète est nécessaire ou si l'atrophie de la partie laissée en place survient, on doit s'empresser d'instituer le traitement thyroïdien, sans même attendre le début des accidents strumiprives (Combe).

Dans le *myxœdème infantile*, l'amélioration est manifeste surtout du côté de la croissance et de l'infiltration des tissus, mais le réveil de l'intelligence sera quelquefois impossible chez les myxœdémateux congénitaux (il existe peut-être alors des lésions nerveuses) et on aura d'autant plus de chances de guérison qu'on s'éloignera de la naissance ; ajoutons qu'on devra se méfier chez les enfants d'une grande susceptibilité à la médication, qui dans quelques cas a rapidement amené la mort ; chez les très jeunes, le traitement indirect par l'intermédiaire d'une nourrice ou d'un animal soumis au traitement thyroïdien nous paraît bien préférable pour éviter les accidents, et cependant *Byron Bramwell* a pu observer même dans ces conditions du thyroïdisme.

Dans le *crétinisme*, la prophylaxie a fait déjà beaucoup en dépaysant dans la mesure du possible les habitants des pays contaminés ou en purifiant leur eau de boisson: il est probable que l'on supprime ainsi des agents inconnus nocifs pour la glande thyroïde ; — mais plus grande et plus directe sera l'action de l'opothérapie : il a été donné à *Régis* et à *Gaide* d'assister à des améliorations certainement moins rapides que pour le myxœdème vrai, mais cependant réelles : modification des téguments, retour de l'intelligence, accélération nutritive, amoindrissement du goitre ; une reprise des symptômes coïncidait toujours avec la suppression du traitement; les succès étaient d'autant plus nets que les sujets étaient plus jeunes.

MM. Mossé et *Cathala* ont pu observer aussi certaines améliorations qui semblent faire prévoir de bons effets de la médication thyroïdienne dans le *myxœdème endémique*, et ce ne sera pas un des moindres succès de l'opothérapie que de pouvoir traiter ces malades «dans leur milieu ordinaire et sous l'influence de toutes les conditions de ce milieu» (Gaide) et peut-être à la longue de relever le niveau intellectuel et physique de populations où les crétins sont si nombreux que les anthropologistes et les géographes ont décrit certains symptômes du crétinisme atténué comme des caractères de race.

Les préparations thyroïdiennes ont donc une action positive sur le myxœdème.

Il serait plus difficile de dire comment elles agissent ; probablement, de même que les sécrétions internes qu'elles ont pour mission de remplacer, *par un processus complexe* (Mossé), *un pouvoir anti-toxique* leur est attribué depuis Schiff, — elles ont aussi une *action sur la nutrition,* qu'elle accélèrent (amaigrissement, augmentation des urines et de l'urée), — d'où leur emploi dans l'*obésité et l'arthritisme* (Lancereaux), — elles influent aussi *sur le système nerveux*, soit *périphérique*, soit *central*, qui agit alors par voie réflexe sur les organes, — elles portent leur action sur les mêmes organes directement, amenées par la voie sanguine, par modifications chimiques; — on leur a de plus attribué récemment une influence vaso-motrice et vue action anti-coagulante.

A côté de cette médication de fond, **médication pathogénique**, il est des indications **étiologiques** : un traitement antisyphilitique a guéri un cas de myxœdème ; on les remplira en s'adressant aux maladies générales diverses, goutte, rhumatisme chronique, diathèse...

L'état des forces commandera le plus souvent une médication tonique par le fer, les reconstituants, l'arsenic, le quinquina, l'huile de foie de morue. Si la cachexie survient, on surveillera attentivement les fonctions rénales : c'est généralement en effet par la néphrite et l'albuminurie que se dénouent et se terminent les syndromes myxœdémateux.

NERVOSISME

Dénomination donnée à un ensemble de phénomènes très variables, tous d'ordre nerveux, se rencontrant isolément ou dans une foule de maladies.

Synonymie : *Cachexie nerveuse, vapeurs, fièvre nerveuse, marasme nerveux, mobilité nerveuse, névropathie générale ou protéiforme.*

Clinique. — Bouchut (1860) a voulu ériger le nervosisme en un état pathologique primitif et indépendant de toute autre maladie. Il lui attribue comme caractères :

a) A L'ÉTAT NERVEUX AIGU. — Une dyspepsie, suite d'impressions morales vives ou d'un affaiblissement profond, puis de la fièvre, des nausées, des vomissements, constipation, abattement, hyperesthésies diverses, illusions sensorielles, dépérissement croissant ; surviendraient ensuite des accidents névralgiques et cérébraux très graves (délire, hallucinations, coma, convulsions) et enfin la mort après 1 ou 2 mois de souffrance, si un traitement convenable ne venait pas enrayer les accidents.

b) A L'ÉTAT NERVEUX CHRONIQUE. — Troubles de la sensibilité, de la motilité.

Aujourd'hui, le nervosisme s'est dissocié dans la neurasthénie, l'hystérie (voir ces mots). Voir aussi : *Délires, Coma, Convulsions.*

TRAITEMENT

1° Nécessité d'un traitement hygiénique et moral.

2° Indication de combattre les états morbides ayant donné naissance au nervosisme et comprenant la chlorose, l'anémie, la pléthore, la syphilis, les maladies organiques, etc.

3° Indication d'un traitement tonique destiné à fortifier l'organisme primitivement ou secondairement affaibli par les maladies du système nerveux.

4° Combattre les complications organiques qui peuvent se développer.

NEURASTHÉNIE

*La neurasthénie est un syndrome mental, chronique, ou
survenant par accès, caractérisé symptomatiquement par
des troubles cénesthésiques, à la faveur desquels l'énergie
nerveuse, insuffisante et affaiblie, réagit mal et douloureusement par l'excitation irritable et la dépression
inquiète.*

Esquisse clinique et diagnose générale. — Je justifierai
cette définition par l'exposé des accidents mentaux qui se déroulent
au cours de la neurasthénie et qui en sont l'armature.

Je suivrai le développement même de ces accidents et ainsi, en
même temps que se fixera l'aspect clinique habituel de ce syndrome,
s'en dégagera la *physiologie pathologique.*

A) **Neurone mental.** — *a*) TROUBLES CÉNESTHÉSIQUES. — Il y a
d'abord des troubles de la sensibilité interne. Or, tous les éléments
cellulaires ont leur représentation corticale : la corticalité et les
neurones supérieurs (voies d'association) sont donc, toujours, d'une
façon constante, soumis à des incitations nées de cette sensibilité
interne.

Normalement, chez l'individu sain, la sensibilité interne n'atteint
pas les neurones supérieurs et la corticalité ; chez le malade par
lésion organique, la sensibilité suractivée dépasse les neurones inférieurs, réflexes et automatiques, et atteint les voies supérieures et
conscientes d'association. Ces sensations nouvelles l'impressionnent
péniblement, parce qu'elles sont l'expression d'une algie véritable :
aussi, les étudie-t-il, les compare-t-il, les dissèque-t-il, les analyse-
t-il minutieusement.

C'est un observateur attentif et douloureux qui exagère sa douleur à l'étude minutieuse de son mal. Son énergie nerveuse n'est
plus la même, elle est insuffisante, elle est affaiblie et alors il n'oppose plus au flot toujours montant des sensations internes anormales
qu'un raisonnement vicié, qu'un contrôle imprécis, qu'une conscience
troublée par ces mêmes incitations exagérées et erronées.

b) RÉACTION INSUFFISANTE ET DOULOUREUSE. — Il n'offre plus à
l'exaltation maladive de cette cénesthésie les suggestions solides

des acquisitions sensitives et sensorielles antérieures; troublé, inquiet, toujours à la recherche d'une suggestion nouvelle, il ne compte plus sur lui-même. il n'a plus confiance en lui; son être voulant ne veut plus, son être sentant sent encore, mais mal, ici, d'une façon excessive, là, d'une façon insuffisante, toujours. avec une douleur inévitable ; son être intelligent n'a plus d'intelligence, il est désemparé ; *ce ne sont que les sensations cénesthésiques et les idées qu'elles évoquent qui, exclusivement, occupent le champ de la conscience.*

Hors d'elles, il n'y a rien. Des préoccupations tristes et douloureuses naissent, envahissantes, progressives, progressant à la façon d'une onde qui étend son cercle d'action. Elles naissent spontanément (c'est l'exception), elles naissent le plus souvent de causes occasionnelles, définies, une maladie soignée activement, une lecture d'un livre médical, un accident insignifiant, une contagion, une infection. C'est alors l'*idée fixe*, l'*obsession* qui grandit et prend, avec le *caractère de tristesse* qui lui *est inhérent*, puisqu'elle exprime une souffrance, le caractère *douloureux, angoissant.*

Absorbé par la crainte d'une maladie rare, connue ou inconnue, d'une lésion incurable, triste et abattu, le neurasthénique s'angoisse et s'obsède pour lui-même et pour les autres. Il a peur que le microbe en général, qu'un microbe en particulier, n'élise en son organisme domicile et n'y détermine la maladie. Ou bien l'obsession, la crainte est pour les autres, et ce sont alors des soins minutieux de propreté et des exagérations maladives d'asepsie interne et externe ; et c'est la peur du monde souillé et contaminé, la peur de la foule, la peur de la rue où grouillent les impuretés, la peur du vide, la manie des recherches subtiles, la folie du doute, le délire du toucher.

c) Cette RÉACTION DOULOUREUSE ET A CONTRE-SENS se traduit alors par deux syndromes le plus souvent alternatifs et égaux, quelquefois différents dans le temps et dans la qualité.

C'est d'abord syndrome de l'*exaltation,* du *mouvement physique et psychique,* de la *suractivité sensible, motrice et intellectuelle.*

Le neurasthénique voit à des distances énormes, possède des organes des sens anormaux, travaille sans fatigue et longtemps, conçoit les choses ardues avec limpidité, se tire avec aisance des grandes difficultés, mais il s'irrite aisément, déroule de longs développements qu'il croit toujours insuffisants, se fâche si on l'interrompt, ne souffre pas la discussion et l'opinion contraire.

Il vit intensément — et brusquement — ou après une période d'affaissement progressif — ou encore après un retour à la normale plus ou moins prolongé — à l'exaltation de tout le système sensitivo-cortical, succède la *dépression, dépression consciente, excessive, exagérée*; les sens, incités, ne répondent plus à l'incitation. La vue se trouble et devient défectueuse..., le travail est fatigant, pénible, il devient impossible.

C'est alors le *syndrome de la dépression*. Le neurasthénique se ramasse sur lui-même, déprimé et inquiet, toujours souffrant, parce que toujours sa sensibilité interne lui envoie sur les aires de projection corticale et les voies d'association conscientes et supérieures des impressions anormales, pénibles et douloureuses.

Il ne sait plus lire, il ne sait plus écrire; il ne peut plus penser. C'est le vide dans son cerveau, c'est le voile, la chape lourde et pesante, devant ses sens et sur son intelligence.

C'est la faiblesse des jambes qui refusent de le porter, rendent la marche impossible, et le neurasthénique, abattu, irrité, languissant dans tous ses rapports avec le monde extérieur, ne veut plus bouger pour ruminer à plaisir et intensément sa cause d'abattement. A l'exubérante joie succède la mortelle tristesse.

Sur ce fonds naît de temps à autre l'*idée de suicide*, ou bien elle arrive, spontanée, dans la conscience, ou bien elle est la conséquence logique et l'aboutissant naturel des préoccupations et des souffrances du malade ; ou encore, elle se manifeste, brusque et angoissante, à l'occasion d'une phobie, d'une obsession, d'une crainte de chute, de précipitation dans le vide, lorsque le neurasthénique se hisse sur un endroit élevé.

Une autre conséquence des incitations cénesthésiques constantes arrivant aux voies d'association est le *manque de repos de celles-ci qui se traduit par l'insomnie.*

Le malade ne dort pas, constamment excité psychiquement. Tantôt le sommeil ne vient pas et le patient, étendu, les yeux ouverts, ne peut fermer les yeux ; tantôt il arrive assez vite, mais, court, hâtif, rapide, il est interrompu par des douleurs gastro-intestinales, des malaises, des rêves troublants, des perturbations cardiaques, sous forme de palpitations et d'étreintes angineuses. Ou bien encore le sommeil n'arrive qu'au matin, après une nuit de fatigue extrême, de mouvements désordonnés.

Ces sommeils sont toujours, au réveil, accompagnés d'une extrême lassitude, d'une sensation de brisement général, d'abattement; sensation qui s'atténue et disparaît à mesure qu'arrivent le soir et les heures tardives de la journée.

De telle sorte que le neurasthénique est bien plus fatigué quand il se lève que lorsqu'il se couche.

Je dirai plus tard quels *troubles physiques* accompagnent ces deux périodes contraires et opposées : j'avance dès maintenant que des manifestations somatiques *par excès*, excès de tension artérielle, nées des toxi-infections alimentaires, de l'usure excessive des éléments nerveux surmenés, d'une diathèse en activité, d'une infection, d'une lésion du rein, du cœur, du foie, sont parallèles et superposables aux phases d'action ; que des manifestations somati-ques *par défaut*, dépression de la tension artérielle, née de l'insuffisance de l'apport nutritif, de la torpeur des cellules nerveuses, d'une diathèse en activité, d'une infection, d'une lésion du rein, du cœur, du foie, sont parallèles et superposables aux phases de dépression et d'asthénie.

d) Quelle est la place, en nosologie, de la neurasthénie ? C'est un SYNDROME MENTAL de la même famille que la lypémanie. Il n'y a entre la lypémanie et la neurasthénie que des différences de degré, de quantité, non de fond, d'essence, de qualité. Si l'on veut, dans cette chaîne qui va des syndromes frontières de la folie à la vésanie la plus confirmée, il y a deux chaînons voisins, placés côte à côte, le chaînon de la neurasthénie, qui précède immédiatement celui de la lypémanie ; il n'y a que des différences quantitatives entre ces deux états morbides psychiques.

Ils ont mêmes symptômes, mêmes causes de fonds, mêmes facteurs occasionnels. Souvent la neurasthénie précède la lypémanie : parfois chaque chaînon reste en contact de contiguïté, non de continuité.

Ainsi apparaît de plus en plus irrationnelle et antiscientifique la séparation brutale du moral et du physique. « L'aliénation, dit Guislain, est avant tout une lésion de la sensibilité... elle est, à bien considérer, une *douleur* ; elle est primitivement une *phrénalgie,* une douleur du sens qui est le point de départ des affections, des émotions...».

« Cette définition, dit Ritti, est surtout applicable aux *affections mélancoliques,* dans lesquelles s'observe, non seulement à leur origine, mais dans tout le cours de leur évolution, ce trouble cénesthésique plus ou moins profond, caractérisé par une sensation consciente ou inconsciente de malaise, d'inquiétude, d'impuissance, de douleur vague intérieure ».

N'est-ce pas, je le demande, toute la neurasthénie ?

« Il existe, dit-il, encore des cas nombreux où la maladie consiste uniquement en cette cénesthésie douloureuse ; mais le plus souvent on voit se développer des symptômes intellectuels, des perturbations de la volonté, même des troubles sensoriels, qui, augmentant le sentiment pénible primitif, peuvent conduire le malade au désespoir le plus violent ou à la résignation silencieuse et même à la complète stupeur.

« Le trouble initial, le fond même des affections mélancoliques, leur principal symptôme est la *dépression douloureuse.* C'est d'abord une douleur vague, indéterminée, dont le malade a parfaitement conscience, dont il cherche l'explication qu'il s'applique à rattacher, soit à une idée, soit à un fait antérieur de son existence.... S'il souffre, c'est parce qu'il ne se sent plus le même, qu'il ne peut plus ce qu'il veut, qu'il est impuissant à secouer le joug ».

Les *idées de suicide* sont plus fréquentes encore.

Nous avons vu le neurasthénique exalté et inquiet, et déprimé, et irritable. Nous trouvons les mêmes oppositions chez le lypémaniaque.

Je cite toujours Ritti: «Ces états cénesthésiques douloureux peuvent avoir sur les manifestations externes des malades des résultats très opposés; chez les uns, se produit une véritable concentration de tout l'être, allant depuis la simple apathie jusqu'à la plus complète stupeur; chez les autres, au contraire, c'est une sorte d'expansion avec activité désordonnée, cris, gémissements, anxiété, parfois même angoisse des plus violentes».

N'est-ce pas là le neurasthénique renforcé, avigouré en quelque sorte, le neurasthénique ayant franchi un échelon de l'échelle des vésanies ?

Même absence de volonté, même impuissance à agir, même angoisse pour chercher l'explication du sentiment douloureux intérieur, même obsession constante, même retour inévitable de l'explication trouvée ; et, de même qu'aux deux phases mentales correspond un état somatique particulier, chez le neurasthénique, de même chez le lypémaniaque, à l'asthénie artérielle, fonction de la dépression et adéquat à celle-ci, asthénie, née des intoxications, des maladies infectieuses, des émotions morales déprimantes, des diathèses, succède l'hypersthénie, l'hypertension artérielle, d'autant plus intense que le délire est plus aigu, plus anxieux, plus hallucinatoire — hypertension née sous les mêmes influences et des mêmes causes.

Donc, même symptomatologie, sauf qu'il y a dans la lypémanie des hallucinations et du délire, même cycle évolutif, mêmes causes.

Donc, et sans insister davantage, puisque la neurasthénie est un syndrome mental que caractérise la cénesthésie douloureuse ; qu'à la faveur de cette cénesthésie, le neurasthénique réagit mal, réagit douloureusement, tantôt avec énergie et tantôt sans initiative, mais toujours inquiet et irritable; puisque la lypémanie est un syndrome mental identique avec quelques traits en plus ajoutés au tableau clinique, qu'il n'y a entre eux que des différences de quantité, je crois qu'il est légitime d'admettre que le syndrome neurasthénique est une manifestation vésanique, qu'il est parent de la mélancolie, qu'il peut se confondre avec elle et qu'il n'est qu'une *lypémanie atténuée.*

B) **Neurone sensitif.** — La SENSIBILITÉ INTERNE est exagérée, pervertie, constamment en action.

Il y a aussi des troubles multiples de la SENSIBILITÉ GÉNÉRALE, des alternatives de sensation de chaud et de froid ; des hyperesthésies, des douleurs, des maux de tête, *céphalée* en casque, à la nuque, paroxystique, aux extrémités, *acroparesthésie*, à l'épigastre, dans la région lombaire, *rachialgie* ; les douleurs sont spontanées ou provoquées par le froid, le chaud, les changements de température, de pression atmosphérique ; elles sont vagues ou localisées aux nerfs, aux viscères, à la peau.

La SENSIBILITÉ SENSORIELLE est atteinte, tantôt par excès : un rien impressionne les neurasthéniques, le moindre bruit les fatigue, les irrite, les exalte, les fait fuir, les odeurs les incommodent ; tantôt, par défaut, il y a une sorte de reploiement des neurones sensoriels.

La sensibilité interne de FAIM et de SOIF et d'APPÉTIT GÉNITAL présente aussi toutes les modalités de perversion par *excès* et surtout par *insuffisance* : pertes séminales nocturnes, pertes séminales en déféquant ; incapacité d'arriver au coït ; coït rapide et incomplet, amenant une extrême fatigue, une lassitude générale.

Les *idées d'impuissance*, nettement psychiques, amènent l'impuissance sexuelle totale ; elles naissent de l'idée d'impuissance simple, de l'idée de maladie qu'on peut contracter par le coït, d'obsessions antérieures visuelles.

A ces sensations externes, internes et sensorielles, viciées, se rattachent des SYNDROMES VERTIGINEUX, par renseignements inexacts apportés aux centres de l'équilibration et de l'orientation (voie ponto-cérébello-corticale, centres bulbo-protubérantiels et cérebelleux) ; ils arrivent spontanément ou à l'occasion d'une marche, d'une ascension, de l'action de se pencher du haut d'un lieu très élevé.

C) **Neurone moteur.** — La MOTILITÉ est fatalement atteinte, puisque toute atteinte de sensibilité entraîne une action parallèle de la motilité.

Elle se traduira par des *tremblements*, des *contractions anormales*, le plus souvent de la myosthénie, le besoin de rester immobile, une *fatigue musculaire* et *motrice facile*, le *dérobement des jambes*, l'*effondrement*.

De l'état fondamental psychique de dépression ou d'asthénie dépend le degré et la quantité de l'innervation motrice. Ce qu'on observe le plus fréquemment est l'extrême lassitude.

J'ai dit quel rôle joue la *sensation cénesthésique* : est-elle le *primum movens* de la neurasthénie ? Perturbé et absorbé par elle, le neurone de contrôle, de réflexion, de conscience, de comparaison n'agit plus et l'auto-suggestion maladive, les phobies, la crainte des maladies organiques éveillent les sensations subjectives qui leur correspondent. Innombrables seront donc, correspondant à chaque organe en tant qu'organe ou en tant que groupement fonctionnel, les syndromes neurasthéniques : *neurasthénie spinale; neurasthénie gastrique ; neurasthénie cardiaque; neurasthénie sexuelle ; neurasthénie cérébrale.*

D) **Symptômes somatiques en général.**— L'habitude extérieure change suivant l'excitation ou la dépression. A la contraction douloureuse des traits, aux sourcils froncés, aux regards fixes et exprimant la crainte, à l'attitude générale affaissée, traînante, paresseuse, à la voix faible et pleurarde, monotone et indistincte, succèdent l'épanouissement des traits, la physionomie gaie et ouverte, la vivacité du regard, l'intelligence et la sérénité de l'expression, l'attitude vive, alerte, empressée, la voix claire, forte, bien timbrée.

Déprimé, le neurasthénique se refroidit facilement; les mains, les pieds sont froids, livides, dépourvus de toute sudation ; la peau devient rugueuse et sèche ; les cheveux et les ongles deviennent secs, cassants, se rayent de stries multiples qui arrêtent leur développement.

Déprimé, il est en hypotension ; le cœur lui-même se ralentit ; les mouvements respiratoires sont plus paresseux, soulèvent moins bien et moins souvent qu'il ne convient les parois thoraciques ; les fonctions digestives se troublent, tantôt l'appétit est nul, tantôt il est maintenu, quelquefois plus aiguisé qu'à l'ordinaire : les repas sont suivis de digestions pénibles, ralenties, avec des stases alimentaires, facilitant les fermentations anormales et les dégagements de gaz putrides par des éructations incessantes ; les deux *types gastriques* pathologiques sont le *type hyperchlorhydrique* et le *type hypochlorhydrique* ; entre les deux, les types de transition ; l'estomac, *souvent dilaté* est frappé d'asthénie comme tout l'ensemble organique, il devient le «laboratoire et le réceptacle» de multiples poisons; la langue est sale, épaisse, enduite d'une saburre nauséabonde ; l'intestin, atone et paralysé, se laisse distendre ; peut-être ne sécrète-t-il plus de sécrétions normales ; alors apparaissent la constipation opiniâtre, les douleurs intestinales, les fermentations gazeuses avec des crises de diarrhée fétide, liquide, mousseuse, tenant en suspension des boules dures scyballiques ; l'urine est rare, sédimenteuse ; chez l'un, elle contient des phosphates terreux en excès ; chez l'autre, elle est albumineuse, phosphorurique, déminéralisée ; chez d'autres encore, les chlorures y sont toujours en excès ; les digestions gastro-intestinales troublées ne permettent plus le cycle régulier des processus d'assimilation, et l'amaigrissement apparaît rapide, progressif, atteignant plusieurs kilogrammes en quelques jours.

Surexcité, le neurasthénique est en hypertension, le cœur bat, rapide, tumultueux, les mouvements respiratoires se font plus fréquents et plus amples ; les fonctions digestives se régularisent, la langue se dépouille, redevient nette, l'appétit réapparaît quelquefois intensif ; la sensation de faim et de soif devient plus fréquente et plus impérieuse ; les selles normales en qualité et en quantité sont émises aux heures cycliques habituelles, l'urine devient abondante, claire, et se rapproche de la teneur en matières extractives et de la toxicité des urines physiologiques.

Les fonctions étant comme surexcitées et suractivées, l'engraissement et le remontement général sont rapides et en quelques jours sont récupérés le grand nombre de kilogrammes perdus.

L'habitude extérieure reçoit le contre-coup de cette suractivité nutritive, de ces échanges plus rapides, des mutations plus régularisées, les sueurs se produisent plus abondantes, plus faciles, la peau est moite, vivante, les phanères se développent normalement.

Tel est le tableau d'ensemble et pris aux deux pôles opposés. On comprendra que les variétés de la clinique atténuent certains traits, en mettent d'autres en relief, qu'elles créent tous les termes de transition et de passage insensibles et graduels.

Etiologie. — La neurasthénie est *acquise* ou *héréditaire.*

HÉRÉDITAIRE, elle est fonction de la *prédisposition,* c'est-à-dire d'un état latent de meionexie portant sur le système nerveux. L'ascendant neurasthénique transmettra directement et la prédisposition, la lésion du système nerveux et la *neurasthénie elle-même* (10 o/o des cas) ; 15 à 20 o/o des héréditaires ont dans leur hérédité, collatérale ou directe, des *mentaux purs* et surtout des *lypémania-ques,* des *maniaques* ; les autres, soit 75 à 80 o/o, retrouvent dans leurs ascendants des *diathésiques,* des *rhumatisants,* des *arthriti-ques,* des *herpétiques,* des *lithiasiques* ; associée aux *troubles de perversions nutritives* et parfois aux *grandes toxi-infections,* comme la *bacillose,* se rencontre assez fréquemment l'*hystérie* (15 à 10 o/o des cas).

Dans le très grand nombre des cas, c'est dans l'*hérédité* que la neurasthénie trouve son origine.

ACQUISE, elle est fonction de tout *ce qui épuise* et de tout *ce qui exaspère* ; cela même ne joue-t-il pas un rôle purement occasionnel ? N'y a-t-il pas toujours une *prédisposition, latente ou méconnue?* Car de deux systèmes nerveux accablés du même poids, l'un fléchit et est accablé, l'autre résiste et n'est pas incommodé. On ne saurait le dire.

Infections : on rencontre seulement la syphilis et la tuberculose ; en quelques cas, c'est à la suite d'une toxi-infection aiguë, comme la grippe, la dothiénentérie, qu'apparaît la neurasthénie.

Intoxications : elles sont exceptionnellement notées ; ce n'est pas par la neurasthénie que l'alcoolisme, le tabagisme, les excès de thé, les narcotiques atteignent le système nerveux.

Auto-intoxications : elles sont rencontrées avec leur polymorphisme excessif dans la moitié des cas de neurasthénie dite acquise. Tous les grands processus morbides par ralentissement nutritif et déviation nutritive, la goutte, le diabète, les lithiases, les bradytrophies de Bouchard y jouent le principal rôle.

A côté, sont les *auto-intoxications* par mauvais fonctionnement *gastro-intestinal, hépatique, rénal.* Les produits des digestions toujours défectueuses chez le neurasthénique deviennent cause d'auto-intoxication. Les favorisent encore les stases, les ptoses, les dilatations multiples.

La médecine actuelle fait facilement du neurasthénique un *auto-intoxiqué* permanent.

Hayem, Bouchard.... font jouer le rôle capital aux fermentations gastriques, aux rétentions d'aliments partiellement digérés, transformés en substances toxiques, nocives aux neurones, dans des estomacs dilatés par sténose pylorique ou spontanément.

Haig soutient que la *neurasthénie* est due à l'accumulation de l'*acide urique* dans les tissus, consécutive à la diminution de l'excrétion par suite de l'acidité plus considérable du sang.

Cette acidité reconnaît pour cause la présence dans le sang d'un excès de sels acides.

Bardet incrimine l'*exagération de l'alimentation azotée.* Cet excès provoque et *entretient un état d'hyperchlorhydrie.* Or, l'exagération de la chlorhydrie amène dans le sang la mise en liberté d'un excès considérable de soude ; aussi quand le foie est devenu insuffisant, cette soude libre alcalinise les humeurs parce que base.

De là l'*hypoacidité* si fréquente sur laquelle se basent Joulie et ses imitateurs pour admettre une *diathèse hypoacide. Ce n'est pas là une diathèse :* c'est un fait secondaire, consécutif à un trouble fonctionnel de l'estomac.

Sur 100 prétendus neurasthéniques, dit Bardet, il y en a plus de 95 qui ne sont pas autre chose que des *dyspeptiques.*

La maladie fonctionnelle de l'estomac est la cause immédiate, mais très souvent méconnue de la neurasthénie.

L'étude chimique de l'urine n'est pas venue fixer les idées.

Pour les uns, elle se montre hyperacide, pour les autres hypo-acide, et, oubliant que le plus souvent les modifications urinaires *sont effet et non cause*, Cautru, Bardet, Joulie, s'efforcent, par des théories chimiques nouvelles, des méthodes d'acidimétrie inédites, de trouver enfin la formule de l'acidité urinaire (1).

C'est là une question à l'étude.

Nul doute que, résolue, elle n'apporte des indications utiles au traitement et une thérapeutique fondée sur la physiologie patholo-gique.

Ce qui manque, c'est une bonne méthode d'acidimétrie et la connaissance des oxydations, des décompositions, des mutations nombreuses au sein de l'organisme.

Les *émotions morales*, vives et subites, faibles et continues, ont pris rang et rang important dans l'étiologie de la neurasthénie.

Elles produisent des modifications dans la composition chimique du milieu intérieur, parce qu'elles troublent les échanges, reten-tissent sur le système circulatoire, l'appareil respiratoire, le tube digestif, les sécrétions qu'elles perturbent, les fonctions anti-toxiques et éliminatrices du foie, de l'intestin, du rein, de la peau, en entraînant après elles des superproductions de toxines, alors que les procédés d'élimination sont réduits... Or, toute modification du milieu intérieur entraîne l'auto-intoxication (2).

La neurasthénie, *aussi ancienne que la notion même des souf-frances de l'humanité* (Strümpell), s'exaspère encore sous l'influence des incessants *surmenages* de l'esprit, des *excitations intellectuelles constantes*, des *spéculations hardies, alliées aux transes alterna-tives de la crainte et de l'espoir*, des *visées ambitieuses des poli-tiques*, tour à tour portés au Capitole et précipités de la Roche tarpéienne par les passions rivales des partis, des emportements excessifs des savants et des artistes courant après le chef-d'œuvre ou la découverte.

Mais il faut tenir grand compte et n'oublier jamais que ces causes n'agissent pas *uniformément*. Tout dépend de l'individu, de

---

(1) Voir, sur ce sujet et la méthode de Joulie, les travaux de M. Astruc, de l'Ecole de Pharmacie, et ceux de M. Ricome, dans sa thèse sur *la Persodine*, 1901.

(2) Voyez, sur ce sujet, l'*Emotion-Toxhémie*, thèse de Chiffre, 10 mai 1899, Montpellier.

sa préparation antérieure héréditaire et acquise, physiologique et pathologique. Né le plus souvent avec une tare dégénérative, son système nerveux n'acquiert jamais l'énergie suffisante et la préparation adéquate aux graves responsabilités de la vie, aux obligations strictes et lourdes de l'existence actuelle, à la lutte ardente vers le mieux et le progrès.

Acquise, la neurasthénie se présentera de même avec une incapacité de maintenir l'équilibre entre la production et la dépense nerveuse. Mais, toujours, c'est plus loin que le symptôme actuel qu'il faut chercher l'explication ; elle gît dans le système nerveux, elle gît dans cette cénesthésie primitivement originellement, atteinte, et qui est le moteur essentiel de tout le syndrome mental.

Sans ces troubles cénesthésiques, il n'y a pas de neurasthénie : celui-ci est donc bien une lésion de la sensibilité ; les syndromes multiples de dépression et d'excitation, et les maladies de l'estomac, et les dyspepsies, et les troubles cardio-vasculaires, et les modifications des échanges avec toutes leurs conséquences mécaniques ou toxiques, sortent d'elle et sont engendrées par elle, mais à leur tour ils l'entretiennent, l'aggravent et la prolongent.

TRAITEMENT

Les indications thérapeutiques s'adressent aux éléments étiologiques, aux éléments fonctionnels (symptômes), aux éléments pathogéniques, aux facteurs tirés du sujet lui-même (âge).

On mettra en tête de ce traitement cette notion qu'il y a des *neurasthéniques* et non pas une neurasthénie, entité morbide, répondant à une thérapeutique unique et toujours la même; il importe donc d'individualiser les traitements.

Sans doute, l'hydrothérapie, le massage, l'électricité, le repos, la régularisation de la nutrition, l'isolement ou tout au moins le changement de milieu et de climat, sont des moyens applicables à tous les neurasthéniques et utiles en tous les cas. Mais leur application varie suivant l'indication tirée du malade, or, deux neurasthéniques ne se ressemblent pas.

Indications étiologiques. — *a*) FACTEURS HÉRÉDITAI-
RES. — Ils comportent un traitement *prophylactique*.
Les héréditaires nerveux, vésaniques, diathésiques, doivent être fortifiés, avigourés, en vue de la lutte pour la
vie, devenue plus rude et plus âpre, en vue des attaques
dont va être l'objectif leur système nerveux prédisposé.

L'individu, s'il veut accepter le combat, doit prendre
des mesures pour remonter son énergie, rendre normale sa sensibilité, établir l'équilibre harmonieux de
toutes ses fonctions. Dès le développement, il s'astrein-
dra aux règles d'hygiène. Pour le côté mental, chez l'héréditaire mental, elles ne diffèrent pas essentiellement
de celles que j'ai étudiées plus haut en parlant de l'hystérie.

Chez l'héréditaire par trouble de la nutrition, l'hygiène
comportera des indications un peu spéciales.

L'enfant sera soumis à une surveillance très attentive, au point de vue de l'alimentation. On réglera ses
repas ; on fera consister ceux-ci en aliments de digestion
facile ; on insistera jusqu'à un âge avancé sur le lait et
les purées.

Les aliments indigestes et lourds, les boissons alcooliques, tout ce qui peut surexciter et impressionner vivement la sensibilité de ces êtres, toujours en éveil et
très attentifs, sera sévèrement écarté.

Par les prescriptions hygiéniques que j'ai énumérées
plus haut, on évitera les sommeils mauvais, coupés d'insomnies ; on surveillera avec soin les étapes de l'évolution qui marquent l'instauration d'une fonction nouvelle :
des troubles profonds humoraux se montrent à cette occasion et qui peuvent transformer les prédispositions en
la neurasthénie confirmée.

Le choix d'une carrière sera minutieusement étudié :
si le système nerveux est resté débile, si les grands états
généraux marquent encore de stigmates puissants,
l'héréditaire, on conseillera une profession où ne ris-

quera pas de sombrer sa sensibilité et de se parachever la diathèse.

Chacun des grands états généraux fondamentaux nécessitera une hygiène et un traitement modificateur approprié qui ne diffère que par l'intensité de l'intervention de celui qu'on prescrira chez l'adulte déjà atteint.

b) Les FACTEURS ACQUIS D'ORDRE INFECTIEUX nécessitent un traitement qui s'adresse à chacun d'eux.

Chez *un syphilitique*, il y a indication à faire le traitement curatif par l'iodure et le mercure, suivant l'époque de l'infection (voir: *Syphilis cérébro-spinale*); chez *le tuberculeux et le scrofuleux*, on établira un régime approprié, hydrothérapie, thalassothérapie, gymnastique, modération dans l'usage des boissons, emploi fréquent des purgatifs, excitation de la sécrétion sudorale, régime réparateur, tonique et stimulant, viandes rouges, vins généreux, et des médications par les iodiques, les chloruro-sodiques, les arsenicaux, l'huile de foie de morue, le phosphore et les hypophosphites, la zomothérapie, la chloruration interne...

Huchard a bien précisé le traitement de la neurasthénie *d'origine grippale*.

S'il y a dépression physique, intellectuelle et morale, il importe de combattre de bonne heure cet *état asthénique*, non pas en prescrivant les arsenicaux et les ferrugineux, qui n'agissent que lentement, mais en imposant au système nerveux cérébro-spinal une médication tonique:

1° Les préparations de *strychnine*, sous forme de *sulfate* de 2 à 3 milligr. par jour; ou *d'arséniate*, de 3 à 4 granules d'un demi-milligramme.

Dans les cas graves, injections sous cutanées de sulfate de strychnine, d'après cette formule :

Eau distillée...................... ...... 10 gr.
Sulfate de strychnine.............. 1 centigr.

Faire 2 à 4 injections par jour.

2° Les préparations de caféine, employées à l'intérieur d'après cette formule :

Benzoate de soude..............⎱ ââ 2 gr.
Caféine.......................⎰

Pour huit cachets ; quatre cachets par jour.

Il est préférable de recourir aux injections sous-cutanées de caféine :

Caféine............................ 4 gr.
Salicylate de soude................. 3 —
Eau distillée....................... 6 —

Chaque seringue de Pravaz contient 40 centigr. de caféine. Injecter 6 à 8 seringues par jour; dans les cas graves, ajouter les injections d'éther.

3° Les préparations au phosphore, les phosphates de 4 à 6 gr. par jour, et le phosphure de zinc, de 2 à 3 granules de 1 milligr. par jour.

c) Les *toxiques, alcool, tabac*, sont l'exception dans cette étiologie. S'ils existent, ils comportent le traitement anti-toxique par les médications, stimulatrices, évacuatrices...

d) Les *auto-intoxications* et les *troubles nutritifs multiples* sont les plus fréquemment rencontrés. Ils entraînent des indications qui, on peut le dire, s'adressent à la très grande majorité des neurasthéniques.

Aux *rhumatisants*, on prescrira les modificateurs du rhumatisme, les médicaments quiniques et salicylés, les colchiques, les sels de lithine, l'exercice, les eaux sulfureuses.

Aux *goutteux*, la lithine et la sobriété alimentaire, l'exercice ; aux deux, la surveillance des fonctions de la peau par les stimulants de tout ordre.

Aux *herpétiques*, on donnera, intus et extra, des sulfureux, des mercuriaux, des antimoniaux, des arsenicaux ; on interdira les viandes de porc et de charcuterie, les alcooliques, les condiments âcres, les champignons, le poisson et les viandes fumées, les œufs de poisson, les coquillages, les crabes, les homards, les écrevisses, les moules, les aliments hasardeux et de haut goût.

Aux *bradytrophiques*, aux *lithiasiques*, aux *oxaluriques*, s'adresseront les règles générales que j'ai déjà formulées, lorsque j'ai posé les grandes indications de la thérapeutique à opposer à l'auto-intoxication chronique (épilepsies auto-toxiques), suivant les travaux du professeur Bouchard.

Il est des *neurasthéniques hyperchlorhydriques* (par hyperchlorhydrie simple, par fermentations anormales, par stase et atonie gastrique), il en est d'*hypochlorhydriques* par anachlorhydrie, insuffisance alimentaire.

On suivra le précepte de Bouchard, qui recherche à obtenir une distension gastrique *faible, rare* et *courte*; on donnera une alimentation suffisante sous le plus petit volume possible, — on modèrera l'usage de l'eau, — on fera les repas très rares, — on donnera des aliments solides, faciles à digérer et très finement divisés pour que la surface de la digestion soit plus étendue.

On exclura les aliments facilement transformables en acide acétique ; on réduira l'alcool au minimum, on supprimera le pain, on ne le tolèrera que transformé en croûte grillée.

Ceci s'adressera surtout aux hyperchlorhydriques et aux dilatés.

Dujardin-Beaumetz a recours aux *antiseptiques pharmaceutiques (laxatifs, lavages de l'estomac et de l'intestin);* au *régime ;* au *traitement hydrothérapique ;* au *massage ;* à l'*électricité.*

I. — MOYENS MÉDICAMENTEUX. — *a)* Comme *antiseptiques*, il prescrit :

Salicylate de bismuth...........
Magnésie anglaise.............. } àà 10 gr.
Bicarbonate de soude...........

En 30 cachets. Prendre 1 cachet à chaque repas.

Ou encore :

Salicylate de bismuth...........
Naphtol α ....
Magnésie anglaise.............. } àà 10 gr.
Bicarbonate de soude...........

En 40 cachets. Un cachet à chaque repas.

b) Laxatifs. — Prendre le soir, en se couchant, dans un demi-verre d'eau, une cuillerée à dessert de la poudre suivante :

Follicules de séné, passés à l'alcool,
   en poudre .... } àà 5 gr.
Soufre sublimé.................
Fenouil en poudre............... } àà 3 gr.
Anis étoilé en poudre.............
Crème de tartre pulvérisée.........   2 gr.
Réglisse en poudre...............   8 gr.
Sucre en poudre................. 25 gr.

c) Lavages stomacal et intestinal. — Faire ces lavages avec de l'eau boriquée à 10 pour 1000, ou avec du naphtol à 1 pour 1000. Pour le lavage intestinal, le siphon est préférable à l'irrigateur.

II. — RÉGIME. — Réduire à son minimum la quantité de liquide de l'alimentation.

Pour boisson, ne prendre qu'un verre et demi (300 gr.) d'un mélange de vin blanc léger avec de l'eau ordinaire; pas de boissons gazeuses, pas de vin pur, pas de liqueurs.

N'introduire des aliments dans l'estomac que lorsque ce dernier s'est débarrassé du bol alimentaire.

Suivre avec rigueur l'hygiène alimentaire suivante : mettre, s'il est possible, 7 heures entre les repas. Si le malade fait 3 repas par jour, le premier aura lieu à

7 heures et demie, le deuxième à 11 heures et demie, le troisième à 6 heures du soir. S'il n'en est fait que 2, le premier aura lieu entre 10 et 11 heures, et le deuxième à 7 heures. Ne jamais manger ni boire entre les repas.

Réduire à son minimum la quantité de ptomaïnes introduites par l'alimentation ; faire prédominer les œufs, les féculents, les légumes verts et les fruits.

Les œufs seront très peu cuits (crème).

Les féculents seront en purées (purées de pommes de terre, de haricots, de lentilles, panades, riz, pâtes alimentaires, nouilles, macaroni).

Les légumes verts seront très cuits (purées de carottes, de petits pois, salades cuites, épinards).

Les fruits seront en compotes, sauf les fraises et les raisins.

Si le régime carnivore est nécessaire, recommander les viandes très cuites (viande braisées, bœuf à la mode, poulet au riz, volailles en daube).

Défendre le gibier, les poissons, les mollusques, les crustacés et les fromages faits, ainsi que les aliments trop liquides.

Prendre des soupes épaisses, sous forme de bouillies, au gruau de blé, de riz, de maïs, d'orge et d'avoine.

Comme pain, le pain grillé.

Promenades en plein air, exercices musculaires (gymnastique, escrime, etc.).

III.— TRAITEMENT HYDROTHÉRAPIQUE.— Pour diminuer l'excitabilité du système nerveux, employer tous les procédés hydrothérapiques, en particulier, les douches froides, prises tous les jours en jet le long de la colonne vertébrale, et très courtes. Leur durée ne dépassera pas quinze secondes.

S'il s'agit d'une dame, doucher les pieds avec de l'eau chaude.

Après la douche, frictions sèches énergiques, avec un gant de crin.

Il faut être très prudent à l'égard de l'usage des eaux minérales.

Cependant, chez les dilatés qui ont de la congestion du foie (ce qui est très fréquent) et dont les gardes robes sont très acides, les eaux de Vichy sont favorables ; mais le plus ordinairement, l'hydrothérapie bien appliquée peut suffire.

IV. — MASSAGE. — Le massage doit comprendre deux parties : le massage des muscles de l'abdomen et le massage de l'estomac. Pour le premier, faire d'abord un effleurage des muscles obliques, suivi de quelques malaxations lentes et surperficielles et de quelques hachures ; ensuite procéder au massage de l'estomac. Pour cela, après avoir délimité l'estomac, produire, avec la paume d'une main ou des deux mains, des pressions légères, puis de plus en plus fortes, qui vont de la grosse tubérosité de l'estomac vers le pylore ; puis s'efforcer de saisir l'estomac et de le malaxer en poussant toujours la masse alimentaire dans le pylore ; enfin terminer la séance, qui ne doit pas durer plus d'une demi-heure, par un massage de l'intestin et surtout du côlon.

V. — ÉLECTRICITÉ. — Nous croyons moins à l'efficacité du traitement par l'électricité ; cette méthode agit très peu contre la dilatation et pas du tout contre les troubles qui en sont la conséquence.

La neurasthénie qui s'accompagne d'une *surproduction d'acide urique* ou d'une élimination *insuffisante* de ce produit nécessite un traitement adéquat, celui de la *diathèse urique*. Or, celle-ci comporte un régime *altérant par insuffisance alimentaire ;* il est à craindre que la nutrition du neurasthénique n'en souffre, car celle-ci fait indication majeure.

Ce qui me paraît dominer cette thérapeutique étiologique des perversions nutritives, ce sont les grandes indications générales et non pas les systèmes, les formules sacramentelles, les méthodes toutes faites, à barrières élevées et qui s'appliquent à tous et à chacun.

Il n'y a pas un traitement de la neurasthénie, il y a des indications à remplir, et celles-ci varient suivant les cas, suivant les sujets, suivant la prédominance de tel ou tel symptôme, suivant que l'hyperchlorhydrie l'emporte ou les stases avec fermentations, ou l'entérite muco-membraneuse... et ces indications variables dans l'ensemble le sont plus encore dans chaque cas particulier, car le chimisme d'un neurasthénique n'a rien de fixe, de permanent, et la thérapeutique qu'on lui applique un jour n'est plus valable déjà le lendemain. C'est donc toujours et encore affaire d'indications.

Je reprendrai ces variétés quand j'exposerai les indications symptomatiques. Me plaçant à un point de vue plus général, je dirai un mot des procédés de *régularisation de la nutrition*.

Les MODIFICATEURS DE LA NUTRITION sont *internes* ou *externes*.

INTERNES, ils comprennent les *toniques alimentaires*, avec les analeptiques protéiques, gras, féculents, géla-tino-gommeux, et les *toniques médicamenteux*, avec les amers, l'arsenic, les phosphites et les hypophosphites, les phosphates, les glycérophosphates, le chlorure de sodium.

EXTERNES, ils comprennent l'*hydrothérapie*, le *massage*, la *climathérapie* (repos, altitudes, distractions, voyages).

a) On recherchera avec soin les aliments qui sont désagréables au malade ou que l'expérience lui a appris être difficilement digérés : on les proscrira.

Les *protéiques* comprennent tous les aliments empruntés aux viandes. Ils n'imposent pas à l'estomac une digestion trop laborieuse, sous forme de viandes de bœuf, de veau, de mouton, de volailles grillées ou rôties. On utilisera la pulpe de viande crue, sous forme de boulettes de viande et on la préfèrera aux bouillons, au thé de bœuf des Anglais (1)...

Les *analeptiques gras* comprennent le *lait*, la *crème*, les *œufs*, le *beurre*, les *huiles végétales*, les *huiles de poisson*.

Chez certains hyperchlorhydriques, chez ceux qui ont des fermentations anormales, chez les grands intoxiqués, on établira la diète lactée absolue.

Le malade prendra d'heure en heure 250 à 300 gr. de lait bouilli, soit seul, froid ou chaud, soit additionné d'alcalins (bicarbonate de soude ou d'antiseptiques intestinaux, naphtol, benzonaphtol).

Cette diète sera prolongée jusqu'à disparition des accidents toxiques.

La constipation, qui est la compagne fréquente, sera combattue par les lavements glycérinés et huileux, les purgatifs huileux, la magnésie calcinée.

Les œufs et le beurre seront très fréquemment indiqués, plus souvent que les huiles diverses, de digestion difficile, donnant vite la satiété et faisant naître des troubles dyspeptiques.

---

(1) *Bouillon fortifiant de Liebig :* Prendre 250 gr. de viande fraîche de bœuf ; hacher, délayer dans 500 gr. d'eau distillée, additionnée de 4 gouttes d'acide chlorhydrique et de 3 gr. de chlorure de sodium ; laisser macérer pendant une heure ; verser ensuite sur un tamis de crin ou sur un *linge*.

Beef-tea : Prendre une livre de bœuf, entièrement maigre et sans mélange d'os ; ajouter son poids d'eau froide, faire chauffer jusqu'à ébullition ; au bout d'une ou deux minutes de coction, on passe avec expression, puis on ajoute du sel, des assaisonnements, du caramel.

Pulpe de viande : Choisir viande de bœuf, de mouton ou de cheval, bien débarrassée de fibres et de graisses, hacher menu, piler dans un mortier, et exprimer cette pâte de viande à travers une passoire à trous fins en la comprimant avec le pilon ; on recueille la pulpe au-dessous de la passoire. On l'administre en nature, mélangée avec du sucre ; on peut l'introduire dans le bouillon gras, le tapioca au gras (Fonssagrives).

Les *analeptiques féculents* (chocolat au salep, racahout, semoule) seront prescrits plus rarement.

Les *gélatino-gommeux* avec les gelées de viande ne valent pas les sucs et les viandes elles-mêmes.

Les *cures de raisin* donneront des résultats excellents et conviendront à tous les neurasthéniques.

On combinera ces moyens, car il ne peut être fixé de traitement précis; on s'inspirera des goûts, des habitudes et des aptitudes digestives des malades. On établira le régime à la phase d'asthénie, de dépression psychique et physique.

Les *toniques médicamenteux* seront bien rarement indiqués et on ne les donnera qu'autant que les fonctions digestives sont en état de parfait fonctionnement. Il sera prudent de se servir de la voie rectale, de préférence à la voie stomacale.

Parmi les MODIFICATEURS EXTERNES DE LA NUTRITION, j'étudierai d'abord :

L'hydrothérapie. — La valeur de l'hydrothérapie, pour si exagérée qu'on l'ait faite, reste très grande ; c'est, de l'avis unanime, le meilleur de tous nos moyens physiques. Mais il faut entendre par hydrothérapie, non pas la *douche froide banale*, en jet sur tout le corps, jet brisé, ou à plein jet.

Ainsi comprise, l'application de l'eau froide a fait plus de mal que de bien : cette application est dominée par les cas spéciaux et le but que l'on se propose d'atteindre. On ne soumettra pas à la même hydrothérapie le neurasthénique excité et le neurasthénique déprimé ; mais à tous deux, il importe de n'apporter qu'une pratique modérée, d'une très courte durée. Il faut tenir compte également du coefficient réactionnel de chaque malade, du stade de son syndrome. Il n'y a donc pas ici de règles fixes. C'est affaire de tact, de pondération.

On peut envoyer le malade dans une station, ou un sanatorium, ou un établissement spécial; l'appareil hydrothérapique y est présenté avec un certain luxe et un apparat qui impressionnent très heureusement le malade. On peut aussi faire le traitement à domicile, et un outillage très rudimentaire est suffisant.

On peut employer les *ablutions froides*, l'*enveloppement humide*, la *douche*, le *bain*.

a) Les *ablutions froides* s'adressent aux deux types de neurasthéniques ; elles consistent à verser de l'eau sur le patient ; on le frictionne légèrement pendant qu'il se tient debout, les pieds dans l'eau chaude et la tête entourée d'une compresse froide ; l'eau a de 17 à 19°.

Les ablutions froides précèdent la *douche* et le *bain*. Si, en effet, le malade réagit bien à l'ablution, soit après avoir pris un peu d'exercice en plein air, soit après s'être couché, on pourra commencer les douches froides ; si le malade réagit mal, on attendra et on le mettra dans le bain tiède.

b) L'*enveloppement humide* est très pratique, convient à de nombreux cas et peut se faire à domicile. On l'applique de deux façons : on trempe un drap dans de l'eau qui a de 18 à 24° ; on le tord ; on le jette sur le patient, debout sur une surface chaude, ou les pieds plongés dans l'eau chaude. On fait quelques frictions de quelques minutes à travers le drap, qu'on enlève immédiatement et qu'on remplace par un drap sec. On continue alors les frictions jusqu'à la réaction franche.

Dans la seconde méthode, on ablutionne le malade et le drap étant plongé dans de l'eau à la même température que celle de l'ablution, on l'applique sans le tordre sur le patient, dont les extrémités inférieures sont toujours à une haute température. On laisse le drap de 30 à 60 secondes, et pendant ce temps on frictionne sur le drap, on l'enlève et le remplace par un drap sec. On continue de même les frictions jusqu'à la réaction franche.

c) La *douche* est le moyen le plus important. Nous

avons dit plus haut quelle était la pratique de Dujardin-Beaumetz.

Si le malade a bien réagi aux ablutions, on le met dans son lit et on l'entoure de draps secs, bien chauds, pendant quelques minutes; il transpire, on n'attend pas une transpiration bien abondante et on donne la douche sur tout le corps vers 25-30°, avec une pression modérée, en jet brisé ou en pluie. La douche dure 1 ou 2 minutes, puis le patient est rapidement séché et invité à se coucher ou à marcher pour faire sa réaction.

Du degré de cette réaction dépend l'indication pour la séance suivante. Si la réaction est satisfaisante, la température de l'eau sera, les jours suivants, abaissée progressivement.

La douche froide est stimulante, la douche tiède sédative.

d) Le *bain* est donné tiède, ou froid, ou chaud ; tiède, il est sédatif; froid, excitant (alors très court et suivi de frictions et d'enveloppement chaud) ; chaud, débilitant et anti-douloureux.

Ces divers moyens peuvent être combinés ; on peut aussi prescrire des douches locales, douches abdominales dans l'atonie intestinale, douche périnéale dans les troubles génito-urinaires, des demi-bains, des emmaillottements partiels.

Chez les *uricémiques*, les grands *intoxiqués*, à tension excessive, le drap mouillé donnera de bons résultats en suractivant les fonctions sudorales ; pour obtenir le maximum d'effet, on mettra, après application du drap sur tout le corps, le patient dans un lit, qu'on entourera de bouillottes et de couvertures de laine. On le laissera faire sa réaction sous forme d'une crise sudorale intense qui pourra durer plusieurs heures.

Ce même procédé convient aux neurasthéniques inquiets, angoissés, surexcités ; au contraire, l'eau froide stimulera les déprimés, hypotendus ; l'eau tiède, bains et douches, conviendra aux douloureux.

L'hydrothérapie, intelligemment et prudemment conduite, suivant les cas, les résistances individuelles, l'époque de la maladie, l'hyper ou l'hypotension, donnera toujours d'excellents effets.

Elle a une action sur le corps et sur l'esprit, qui sont incités suivant les cas.

Elle excite et repose tour à tour les sensibilités périphériques ; elle donne un sentiment, quelquefois passager, quelquefois durable, de bien-être et d'euphorie ; elle donne confiance au malade; elle excite les fonctions nutritives, facilite la digestion et provoque le sommeil.

Le massage peut être général ou partiel.

Nous avons vu la pratique du massage local de Dujardin-Beaumetz.

Trop vanté par les uns, trop décrié par les autres, c'est un excellent moyen, si on lui demande de stimuler les sensibilités cutanées, d'activer la circulation périphérique, d'assouplir les téguments et les muscles, de favoriser les échanges et le métabolisme au sein des tissus, de frapper l'esprit du patient.

On ne saurait donner des règles fixes : il dépend et du syndrome et du malade.

Il est indiqué chez les obèses, les lithiasiques, les ralentis de la nutrition, les déprimés, les hypotendus ; il est indiqué chez les constipés, les neurasthéniques à manifestations articulaires douloureuses ; l'insomnie peut être guérie à la suite d'un massage de tout le corps et surtout des parties occipito-lombaires, 1 ou 2 heures avant le coucher.

La climatothérapie n'a pas une bien grande influence. Cependant, les climats excessifs, trop humides et trop chauds, trop froids et trop secs, ne conviennent nullement par le retentissement qu'ils ont sur la nutrition.

On ne doit pas laisser le neurasthénique en dépression absolument immobilisé : il faut l'encourager, lui conseiller la marche, d'abord prudente, courte, en terrain plat, l'escrime, la gymnastique active ou passive.

On leur conseillera aussi de ne pas fuir les distractions, de les chercher même, s'ils sont angoissés et phobiques, dans les incidents multiples des voyages, de se tirer de leurs incitations toujours énervantes parties des organes internes, par l'attention qu'ils porteront à des sujets nouveaux et à des séjours inédits ; les travaux matériels, les préoccupations habituelles seront repris avec modération et mesure.

Le changement de vie, de milieu sera utile quelquefois chez les inquiets, nuisible chez les grands intoxiqués, les dyspeptiques qui ne s'accommoderont pas des alimentations suspectes et hasardeuses de la vie errante et aventureuse.

Indications symptomatiques. — Devant un neurasthénique en activité, on recherchera l'état de la tension artérielle. Deux cas se présentent : a) *Neurasthénie à hypertension ;* b) *neurasthénie à hypotension.*

a) NEURASTHÉNIE A HYPERTENSION. — L'indication fondamentale est le lavage du sang, l'élimination de l'acide urique en excès, le nettoyage du rein qui, filtrant une urine extrêmement chargée, menace de s'altérer anatomiquement, le soulagement du cœur, habituellement contraint à lutter contre une vaso-constriction périphérique à peu près constante, et l'apaisement de l'estomac le plus souvent hyperpeptique.

Pour la remplir, nous avons à notre disposition toute une série de moyens importants, au premier rang desquels le *régime lacté.* On ne peut le continuer longtemps à l'état intégral. Il faut le remplacer bientôt par le *régime lacto-végétarien,* que l'on pourra, sans trop tarder, corser d'un plat de viande grillée ou rôtie, très cuite, au repas du matin. Le mieux est de prescrire des repas secs, de supprimer tout breuvage au cours de la digestion stomacale, et de donner le lait d'heure en heure dans les moments où l'estomac est vide. Il est souvent utile de le couper d'un tiers d'eau bicarbonatée et d'ajouter à chaque verre une cuillerée à café d'eau de chaux médicinale.

A ce régime fondamental, il est ordinairement bon d'ajouter soit du *massage*, soit des *douches chaudes*, soit des *bains statiques sans étincelles*, soit des *bains carbonigènes* (Bourbon-Lancy, Manheim, source César de Royat).

Aux personnes qui supportent mal le lavage du sang par la voie stomacale, les *grandes injections hypodermiques de solution saline* à 7 pour 1000 rendent de grands services ; il m'est arrivé d'avoir recours, non sans succès, aux bains de vapeur, à la pilocarpine, aux différents moyens d'élimination par la peau.

b) NEURASTHÉNIE A HYPOTENSION. — Ici, l'indication est essentiellement d'avigourer les forces, de restaurer l'énergie vitale amoindrie, d'accélérer la nutrition, de redonner aux muscles du tonus, aux glandes le pouvoir sécrétoire, de rehausser la pression sanguine, d'activer la réduction de l'oxyhémoglobine, de relever le coefficient des oxydations, de rétrécir le seuil de la sensibilité, de ramener à la normale la motricité des parois gastriques et le chimisme stomacal, de combattre l'asthénie générale ou la ptose utéro-gastrique, etc., etc. Or, tout cela peut se faire au moyen d'un petit nombre d'agents thérapeutiques, purement dynamiques, comme le mal lui-même, et ne faisant point par conséquent dans les centres nerveux cette obscure chimie qu'il faut toujours chercher à épargner aux nerveux.

Ici encore le *régime alimentaire* est de première utilité. Habituellement hypopeptique, le vrai neurasthénique déprimé, à hypotension, ne trouve dans l'alcool, dans les vins de table, dans les élixirs médicamenteux, dans les liqueurs, qu'un excitant qui l'énerve et le surmène, qui l'irrite ou qui lui communique des somnolences quelquefois invincibles.

Pas plus que le neurasthénique à hypertension, le névropathe franchement asthénique ne doit boire du vin...

Ici encore, le mieux est de conseiller le régime sec, en faisant boire de l'eau facile à digérer, à 9 heures, 10 heures, 11 heures du matin ; 4 heures, 5 heures et 6 heures de l'après-midi.

Donner de la viande assez abondamment au repas de midi, un peu moins au repas du soir, des œufs, des poissons de digestion facile, du maigre de jambon, et les légumes qui ne fermentent pas trop dans l'estomac et l'intestin, savoir : les artichauts à la sauce blanche, les haricots verts très tendres, les pommes de terre au beurre ou en purée, les purées soigneusement tamisées de petits pois, de lentilles ou de pois secs, des purées de salades cuites, des crèmes cuites, des fruits cuits....
Les malades doivent faire chaque jours 4 petits repas.

Alors que tout à l'heure nous étions amené à conseiller l'exercice physique progressif, nous sommes logiquement conduit à mettre nos asthéniques au *repos*. Ce repos ne doit pas être absolu.

Il est imprudent de donner à ces malades l'habitude de l'inactivité complète vers laquelle ils inclinent déjà trop aisément.

Mélanger de longues heures de repos dans la position couchée, au grand air, avec de courtes promenades qui commenceront par ne pas dépasser un quart d'heure, matin et soir, et qui chaque jour s'accroîtront de 2 ou 3 minutes.

Chez ces grands déprimés, 1 heure de sommeil dans le milieu du jour ne pourra que les entraîner à mieux dormir la nuit.

Médication tonique : stimulations méthodiques fréquemment réitérées, progressives, du système nerveux central par l'intermédiaire des nerfs de sensibilité.

Redonner du tonus en mettant en vibration modérée l'une des grandes périphéries sensitives : la surface cutanée, par les bains de lumière, les douches chaudes froides, les bains salés ou sulfureux ; les surfaces musculaires articulaires, tendineuses et aponévrotiques, par le massage profond; la surface pulmonaire, par des inhalations d'oxygène, d'ozone, de vapeurs doucement irritantes, d air comprimé; la surface digestive, par telle substance alimentaire, médicamenteuse, dont l'action est toute mécanique; la surface circulatoire, au moyen des injections de substances non toxiques et notamment de solutions salines.

De tout cet ensemble de moyens, les deux plus puissants sont, à coup sûr, d'une part *l'injection saline*, de *l'autre* la *cure d'air* (1).

Certains grands symptômes nécessitent un traitement médical. Il faut se convaincre qu'il faut réduire au minimum les médicaments chez les neurasthéniques. Ce sont de grands intoxiqués et il faut se garder de leur apporter en plus l'intoxication médicamenteuse.

a) Aux *algies*, aux *phénomènes céphaliques*, on opposera l'antipyrine, la phénacétine, les antispasmodiques, les analgésiques, en général, l'arsenic en injections hypodermiques, sous forme de liqueur de Fowler, ou la solution phospho-arsenicale suivant :

Arséniate de soude...........	0 gr. 20
Phosphate de soude.........	1 gr.
Sulfate de soude............	2 gr.
Eau stérilisée...............	20 gr.

Injectes X gouttes par jour; augmenter progressiment jusqu'à 30 gouttes en 2 fois.

---

(1) Maurice DE FLEURY. — Principes de traitement de la neurasthénie. *Journal des praticiens*, 6 juillet 1901.

On donnera les pilules suivantes :

Arséniate de strychnine......	0 gr. 001
Extrait de belladone.........	0 gr. 01
Valérianate de quinine.......	0 gr. 05
Valérianate de zinc.........	0 gr. 10
Extrait de gentiane.........	Q. S.

Pour une pilule. 3 à 5 par jour, en 3 fois (Legendre).

b) Aux *vertiges* on opposera la strychnine sous toutes ses formes.

c) Aux *insomnies* on opposera les hypnotiques, sulfonal, trional, hédonal, l'hydrate de chloral, la paraldéhyde, le Bromidia.

d) On combattra l'*amyosthénie* par les injections souscutanées de sérum artificiel :

Phosphate de soude pur......	10 gr.
Sulfate de soude pur........	5 gr.
Chlorure de sodium pur......	2 gr.
Acide phénique neigeux......	0 gr. 50
Eau distillée...............	100 gr.

Injecter 2 fois par semaine, 5 à 10 gr. (Huchard).

e) On combattra les *palpitations*, les *syndromes d'éréthisme cardio-vasculaire* par les bromures, de 3 à 5 gr. *pro die*, la valériane, l'oxyde de zinc, le valérianate d'ammoniaque, des compresses froides, un sac de glace sur la région précordiale ; à l'intérieur, une cuillerée à soupe 3 fois par jour de :

Sirop thébaïque............	30 gr.
Teinture de lobélie.........	X gouttes.
Eau.......................	100 gr.

f) On s'adressera à la *dyspepsie hyperchlorhydrique* par le régime azoté, alcalinisé. Proscrire les mets épicés, les fruits peu mûrs, l'alcool sous toutes ses formes. Boire des eaux alcalinisées de Vals, de Vichy, de Boulou aux repas.

α) Contre l'hyperchlorhydrie, on donnera 2 ou 3 heures après le repas :

Bicarbonate de soude............ ⎫
Craie préparée.................. ⎬ ââ 10 gr.
Magnésie calcinée............... ⎭

Pour 30 paquets — 1 à 2 paquets.

β) Contre la douleur et la gastralgie.

Gouttes noires anglaises.... II à V gouttes.
(2 à 5 gouttes).

γ) Le matin au réveil et le soir au moment du coucher, un lavement tiède d'eau alcaline de 1 à 2 litres gardé pendant 25 à 30 minutes.

δ) Au réveil, boire un grand verre d'eau de Vals ou d'Alet tiède.

q) Dans l'*hypochlorhydrie*, la diététique de la dilatation de l'estomac que j'ai indiquée plus haut, d'après Ch. Bouchard, est parfaitement indiquée ; mais ici le vin rouge est recommandé ; il agit par le tannin et l'alcool et excite l'estomac. Les amers, les toniques, les eupeptiques (peptones, pepsine, maltine), l'acide chlorhydrique, soit seul, soit associé, la strychnine en granules de 1 milligr. (2 à 5 par jour) combattent activement et l'hypoacidité et la non contractilité de l'estomac.

Les fermentations anormales sont arrêtées par l'acide chlorhydrique à 4/1000, ou l'acide sulfonitrique rabelisé.

Acide sufurique pur.......... 2 gr. 80.
Acide nitrique. .... 0,80 centigr.
Alcool de vin à 80°.......... 10 grammes.

Laisser en contact 48 heures et ajouter :

Sirop de limons............. 100 grammes.
Eau........................ 150   —

Une cuillerée à bouche après le repas, dans 1/2 verre d'eau.

VIRES ; *Maladies nerveuses.*   28

Chatel-Guyon ; hydrothérapie froide et massage de l'estomac.

h) Par le charbon, la naphtaline, le bismuth, le salol, le benzonaphtol, on fixera les gaz, on arrêtera les *fermentations intestinales.*

Par la magnésie calcinée, la crème de tartre, la fleur de soufre, la rhubarbe, les purgatifs salins ou doux, alternativement, on combattra la *constipation* et l'*entérocolite muco-membraneuse.*

On trouvera un adjuvant puissant dans les grands lavements avec entéroclyse de 1/2 à 2 litres d'eau alcaline, d'eau antiseptique, donnés au malade dans le décubitus latéral pour réveiller l'atonie intestinale :

> Teinture de badiane . . . . ⎫
>   — de noix vomique . . ⎬ ââ 3 grammes.
> Liqueur d'Hoffmann . . . . 1 grammé.

Prendre VI à VIII gouttes avant chaque repas.

Massages ; douches locales ; Chatel-Guyon ; Lamalou.

i) La *médication acide* rétablirait l'acidité normale, supprimerait la phosphaturie, remplacerait dans les cellules le phosphore éliminé.

On donne l'acide phosphorique anhydre dissous dans de l'eau de façon à ce qu'il marque 37°5 au pèse-acide Baumé et contenant 35,4 o/o en poids et 49,14 o/o en volume d'acide anhydre.

Cautru l'emploie, soit en gouttes — et 25 gouttes font 1 gramme d'acide anhydre, — soit en solution à 65 gr. par litre d'eau, 8 cuillerées à café faisant ainsi 1 gr. d'acide anhydre. On peut le mettre dans toutes les boissons, sauf dans le lait. A cause de l'acidité, il est difficile de mettre plus de 10 gouttes (soit 3 cuillerées à café) dans un verre d'eau sucrée.

On peut le remplacer, s'il est mal supporté, par la formule suivante de Joulie :

Acide phosphorique officinal.   17 grammes.
Phosphate de soude.........   34   —
Eau distillée...............   250   —

dont on prend de 3 à 12 cuillerées à café par jour dans
de l'eau sucrée; par le *phosphate acide de chaux* en solution à une dose quotidienne de 2 à 10 gr. par jour; enfin,
par l'injection hypodermique de phosphate de soude à
5 o/o ou d'huile phosphorée (1 à 4 milligr. de phosphore
par jour).

Voici quelques formules :

1. Limonade de Bardet.

Acide phosphorique officinal.   28 grammes.
Alcoolature d'oranges. ....,   20   —
Sirop de sucre.   250   —
Eau distillée...............   Q. S. pour faire 1 litre.

100 cent. cubes contiennent 1 gr. d'acide anhydre.
Faire prendre au malade 1 à 6 demi-verres ordinaires à
boire (200 cent. cubes par verre).

2. Adrian et Bardet.

Blanc d'œuf.............. ...   60 grammes.
Acide phosphorique officinal.   58   —
Eau distillée....... Q. S. pour faire 400 cent. cubes.

Laisser en coction au bain marie jusqu'à complète dissolution, filtrer, puis ajouter lentement et en agitant le
mélange suivant :

Alcoolature d'oranges........   200 grammes.
Sirop de sucre.............   400   —

Compléter 1 litre avec de l'eau distillée.

Faire prendre au malade, au cours du repas, 10 à 15
cuillerées à café étendue d'eau pour remplacer la boisson usuelle.

Tous les traitements symptomatiques ont leurs indications précises et leur opportunité.

On peut les résumer ainsi :

1° *Suppression aussi complète que possible de tous les*

excitants du système nerveux : veilles, excès de travail, intempéries des saisons ; *l'hygiène thérapeutique suffit à faire à un neurasthénique tout le bien dont il est susceptible ;*

2° *Bon régime alimentaire :* Supprimer l'alcool et toutes sortes de boissons fermentées, tous les aliments aisément putrescibles et fermentescibles, toutes les choses lourdes et de digestion pénible ; l'empêcher, au moment du repos, de diluer son suc gastrique, déjà pauvre, dans des flots de liquide ; le faire boire abondamment, en revanche, aux heures où l'estomac est vide, de façon à laver son rein et son foie.

Le régime améliore l'état mental neurasthénique ; il supprime presque à lui seul l'ensemble des phénomènes d'excitation psychique, les bouffées de colère, l'énervement, les larmes, et même les crises d'angoisse, les phobies ;

3° *Redonner lentement, progressivement, sans relâche, de la force, de l'énergie et de la trempe aux cellules de l'écorce grise, et par leur intermédiaire, à toutes les fonctions de mouvement, de sécrétion, de nutrition.*

La caféine, la kola, simples expédients, sont utiles dans un moment de dépression.

Séjour sur les hauts plateaux. Stimulations mécaniques des périphéries sensitives, bains, douches, gant de crin, étincelles électriques, massage des muscles, du tube digestif, phosphates de soude, de chaux, eaux salines ; des nerfs sensitifs, des parois des vaisseaux, injections de sérum artificiel salé, de suc orchitique, de suc nerveux.

C'est à l'injection hypodermique de sérum artificiel complétée par le bain statique que de Fleury doit les résultats vraiment très heureux qu'il obtient ;

4° Quand le malade est plus atteint, le *consentement à guérir est le premier signe du mieux.*

Régler la vie du malade, le contraindre à travailler physiquement et intellectuellement.

Indications pathogéniques. — La neurasthénie est un syndrome mental ; pour lui opposer des moyens empruntés au mécanisme de sa production, il faut instituer un traitement mental. Celui-ci, cette psychothérapie, n'atteint le moral qu'à travers le physique, imitant en cela la nature du mal et suivant pas à pas sa trace.

Le traitement psychique comprend la *psychothérapie proprement* dite, avec un de ses procédés les plus utiles, l'*isolement*, et les moyens qui frappent surtout l'imagination et agissent par déviation de l'attention maladivement arrêtée sur la cénesthésie douloureuse et par une sorte de suggestion divergente, à savoir la *transfusion nerveuse* et l'*électrothérapie*.

1. Traitement psychique. — Nul ne saurait nier l'importance prépondérante du médecin dans le traitement de la neurasthénie.

La guérison est relation directe de la confiance qu'il aura su inspirer à son malade, de son habileté, de sa persévérance, de sa franchise.

Il exposera simplement quels moyens il veut mettre en œuvre, il en donnera sobrement les raisons ; il ne perdra jamais confiance, prêtera une minutieuse attention aux plus insignifiants détails.

Si par l'emploi des moyens psychiques, il arrive par suggestion, autant et plus que par action réelle de ceux-ci, à calmer les troubles nerveux multiples, anxiété, crainte indéfinissable, sentiment d'impuissance en dépit du besoin pressant d'agir, dépression mentale avec son cortège de pensées morbides — combien plus sûrement et plus radicalement il peut atteindre le même but par l'emploi combiné d'un traitement psychique approprié ! Il ne cherchera pas à faire le thaumaturge et à faire croire qu'il a à sa disposition des moyens surnaturels ;

il soignera, armé de ses connaissances physio-psychologiques, de la confiance de son malade, de l'autorité incontestée qu'il doit exercer sur lui, mais il n'hésitera pas à se servir des moyens physiques, les plus puissants moyens de suggestion...

«Le traitement psychique peut jouer, dit Charcot, s'il est bien dirigé, un rôle important dans la cure de la neurasthénie.

»Celle-ci étant une psychose-névrose, dont la cause déterminante est d'ordre moral, il paraît tout indiqué de chercher à supprimer cette cause ; et la première chose que le médecin aura à faire, sera de chercher à capter la confiance de son malade dès ses premières visites et de lui faire entrevoir de suite que son mal est curable ; ne jamais oublier l'expression du poète anglais: «The best inspire of hope is the best physician».

»La confiance du malade dans son médecin et la confiance du médecin lui-même dans la guérison de son malade sont les plus importantes conditions à remplir...

»Le médecin devra d'abord relever le courage abattu de son malade, ne pas traiter sa maladie d'imaginaire, et, par persuasion morale, l'entretenir dans cet état permanent d'esprit qui lui fait espérer une guérison plus ou moins prochaine... Eloigner du malade l'idée qu'il est atteint d'une lésion organique, car, par analogie avec certaines paralysies psychiques, l'idée longtemps entretenue serait susceptible d'augmenter, par une auto-suggestion continuelle, le trouble fonctionnel ; substituer à l'état mental causal ayant déterminé les accidents primitifs d'hypochondrie et autres, un état mental différent ; conseiller les distractions, le travail intellectuel à petite dose quel qu'il soit ; celui-ci peut, en effet, en chassant l'obsession morale primitive, être un adjuvant, souvent plus énergique qu'on ne le pense généralement, dans le traitement psychique de la neurasthénie».

Isolement. — Il importe pour obtenir *cette distraction*

du neurasthénique, toujours incité par sa sensibilité interne, constamment en vibration douloureuse, de l'éloigner de tout ce qui a pu servir de point de départ à cette excitation anormale ; changement d'habitude, changement de milieu ; on l'isole dans sa propre maison, dans une chambre d'hôtel, dans une villa, dans une maison spéciale.

Il faut arracher le neurasthénique à l'entourage des parents, des amis, qui toujours est nuisible. Ne pas s'arrêter à cette objection que l'isolement conduira le neurasthénique à la folie : il le conduira au contraire au repos, au calme, à la paix, à une conscience plus avertie et moins absorbée. Il est des neurasthéniques qui n'ont nullement besoin de l'isolement claustral. Quelques heures de repos et de calme dans leur chambre dans la journée leur suffisent. Il importe donc de rechercher l'isolement. C'est au médecin qu'il appartient de le graduer ; mais séparer le malade de l'entourage matériel et moral qui est devenu partie intégrante de sa vie de valétudinaire.

«Insistez sans hésitation pour obtenir ce changement, car non seulement vous agissez dans le plus grand intérêt du malade, mais encore dans l'intérêt de son entourage». (Weir-Mitchell).

2. La TRANSFUSION NERVEUSE de Const. Paul est un bon moyen psychothérapique. Elle consiste à injecter dans le tissu cellulaire sous-cutané une solution glycéroaqueuse au 1/10 de substance grise de cerveau de mouton, stérilisée par l'acide carbonique sous pression dans l'appareil de d'Arsonval.

On injecte 5 cent. cubes. Sous son influence, le sommeil revient, la sensation de force et de bien-être augmente ou reparaît, l'amyosthénie et l'impotence musculaire diminuent rapidement, la nutrition s'améliore.

On a dans l'injection sous-cutanée de substance grise cérébrale un véritable tonique névrosthénique.

On peut la suppléer par l'injection de *suc testiculaire*, de *glycérine pure*, d'*extraits d'organes*, d'*eau salée à 7 pour 1000*, de *phosphate de soude neutre à 2 pour 100*.

3. Électricité. — «C'est, dit Brissaud, la méthode de traitement la plus répandue, la plus en faveur auprès des profanes, on pourrait dire la plus populaire. Cela tient à ce qu'elle a son mystère, celui du fluide et des effluves. Mais elle est infiniment moins sûre, moins constante que l'hydrothérapie. Un électrothérapeute de profession a déclaré qu'elle agissait, dans les quatre cinquièmes de cas, par auto-suggestion, et il est permis de trouver qu'il n'a pas fait à la suggestion la part encore assez belle».

Partant de là — et c'est l'opinion générale — et sans tenir compte de la suggestion des spécialistes, on n'a pas à rechercher comment agit l'électricité, sur quoi elle agit, de déterminer non plus sous quelle forme plutôt que sous telle autre elle sera employée. On se servira de celle qui étonnera et frappera le plus le malade, dont l'emploi exigera l'appareil le plus compliqué et le plus bizarre. Cependant, dans quelques cas d'atonie intestinale, de myalgie, le bain électrique, l'électricité faradique paraissent avoir une action spéciale à côté d'une suggestion psychique.

Les courants alternatifs de haute fréquence de d'Arsonval auraient peut-être une action plus sûre et plus régulatrice sur la nutrition et la régulation des échanges.

A la Salpêtrière, le *casque vibrant* réalisa longtemps, sous l'immense et prodigieuse autorité de Charcot, des guérisons psychiques. Voici ce qu'en dit Charcot lui-même :

«Le casque vibrant est un casque du modèle du heaume des vieux temps et fort analogue, pour sa structure, au conformateur des chapeliers. Il est, en effet, formé de lames d'acier qui, à l'aide d'un artifice simple, permettent d'emboîter la tête d'une façon parfaite. Sur ce casque, en guise de cimier, est un petit moteur à courants alternatifs de construction particulière, faisant environ 600 tours à la minute, tous très réguliers. Il va sans dire que le moteur électrique est isolé et que le courant ne passe pas dans le casque.

»Tout l'appareil est facile à manœuvrer, très portatif, et ses rouages peuvent marcher, pour ainsi dire, sans interruption, sans crainte de dérangements.

»A chaque tour, une vibration uniforme se propage aux lamelles métalliques et se transmet au crâne qu'elles enserrent. Les parois crâniennes vibrent ainsi dans leur ensemble, et ces vibrations, naturellement, se transmettent à tout l'appareil cérébral. La sensation n'est pas désagréable ; on peut du reste varier, suivant la tolérance du sujet, le nombre et l'intensité des vibrations.

» La machine produit un ronron, un bourdonnement doux, qu'il n'est peut-être pas indifférent de noter au point de vue de la pathogénie des résultats obtenus. On peut à volonté augmenter ou diminuer le nombre et l'amplitude des vibrations par un procédé de réglage fort simple.

»Au bout de quelques minutes, on éprouve une sorte de lassitude générale, de tendance au sommeil, qui amène chez les détraqués nerveux, chez les malades affligés d'insomnie, une détente des plus salutaires.

»Une séance de dix minutes, faite vers six heures du soir, procure un sommeil calme dans la nuit correspondante.

»Huit à dix séances triomphent de l'insomnie, quand celle-ci n'est pas liée à une affection organique de l'encéphale.

»Au moment où le casque est placé sur la tête, on le sent peser assez lourdement ; les lames-ressorts compriment assez fortement le cuir chevelu, mais dès que les vibrations transmises par le trembleur se font sentir, le casque cesse de peser ; il semble que les lamelles s'écartent et toute pression disparaît. Le casque lui-même est comme détaché de la tête et soulevé ; on a la tentation d'y porter les mains pour l'empêcher de tomber.

»En même temps, les vibrations sont transmises au crâne, et si fortement que les doigts appliqués sur les apophyses mastoïdes les perçoivent nettement.

»Elles provoquent, d'abord au niveau des lames, puis dans leur intervalle, un frémissement qui n'a rien de désagréable. Au bout d'une minute environ, ce frémissement s'étend progressivement, il envahit la partie supérieure de la face, les pommettes et peu à peu la région de la mâchoire inférieure et même le cou jusqu'à la fourchette sternale. A la partie postérieure de la tête, les vibrations gagnent la nuque et peuvent descendre jusqu'à la région inter-scapulaire.

»En résumé, les vibrations dues au casque peuvent s'étendre à toute la tête, au cou, et même gagner la partie supérieure du thorax.

»Ajoutons qu'en général, au bout de cinq à six minutes, il y a une tendance marquée au sommeil, mais le sommeil ne se produit pas.

»Si alors on suspend les mouvements du trembleur, les vibrations perçues cessent tout à coup, sans laisser aucune sensation. Après qu'on a enlevé le casque, on éprouve une grande légèreté de la tête.

»Chez quelques sujets, il se produit au début des vibrations une légère sensation de vertige. Ce vertige très léger est essentiellement passager.

»Un autre phénomène, dont il importe de tenir compte, c'est la perception d'un bruit continu, dû au trembleur et qui peut-être joue un rôle dans l'action curatrice exercée par le casque.

»Enfin, pendant tout le temps que le casque vibre, le sujet en expérience n'éprouve aucun trouble psychique et il peut s'entretenir librement avec les personnes qui l'entourent.

»Le casque vibrant appliqué aux neurasthéniques a

toujours donné de très bons résultats. L'insomnie et tous les autres phénomènes de dépression peuvent disparaître sous l'influence des vibrations. Les vibrations paraissent agir particulièrement sur l'encéphale.

»La vibration ainsi pratiquée doit être considérée comme un puissant sédatif du système nerveux et la *médication vibratoire* a droit de prendre rang parmi les médications ayant fait leurs preuves».

Indications tirées de l'âge. — Neurasthénie infantile.

Faire des onctions avec :

Nº 1   Teinture de noix vomique.......   5 gr.
      Huile camphrée............... .   15 —

Nº 2   Strychnine.....................   0,50 centigr.
      Axonge ....   30 gr.

Prescrire :

      Strychnine......... ....   1 milligr.
      Eau distillée... ....   20 gr.

Au début, donner II gouttes ; aller jusqu'à XX gouttes.

NÉVRALGIES

Les névralgies sont des douleurs *plus ou moins violentes que l'on observe sur le trajet d'un nerf sensitif ou mixte; disséminées par points circonscrits, ces douleurs constituent, en ces points, de véritables foyers d'où partent, par intervalles variables, des élancements, points sur lesquels la pression détermine un paroxysme.*

Clinique et diagnose générale. — *La douleur est le grand caractère distinctif.* Elle est spontanée ou provoquée.

A) Spontanée, elle est *continue* ou *intermittente ; continue*, elle est incommode, peu violente, comparée à une sensation de contusion, de tension, de pesanteur; *intermittente*, elle est constituée par des élancements, des déchirements, des brûlures, des piqûres très aiguës, en éclair ou paroxystiques, siégeant au niveau des points fixes ou irradiant en des points variables du trajet du nerf.

B) Provoquée, la douleur apparaît sous l'influence des mouvements et surtout par la pression des *foyers ou points douloureux de Valleix*. Cette pression est le meilleur moyen de reconnaître l'existence, l'étendue et le degré de sensibilité des foyers de douleur.

Ces foyers, tantôt nombreux et rapprochés, tantôt rares et éloignés, sont toujours *très limités, très circonscrits*.

La condition capitale, pour le diagnostic, est que les points douloureux ont, pour chaque espèce de névralgie, *un siège anatomique* à peu près constant que l'on trouve :

1° Au point d'émergence du tronc nerveux ;

2° Dans les points où un filet nerveux du tronc traverse les muscles pour se rapprocher de la peau sur qui il vient se jeter ;

3° Dans les points où les rameaux terminaux d'un nerf viennent s'épuiser dans les téguments ;

4° Aux endroits où les troncs nerveux deviennent très superficiels.

Les névralgies ne s'accompagnent généralement pas de fièvre ; les troubles fonctionnels sont localisés au niveau des nerfs affectés ou des organes voisins ; les paroxysmes sont constants ; les accès périodiques bien tranchés ; le siège unilatéral ou hémilatéral.

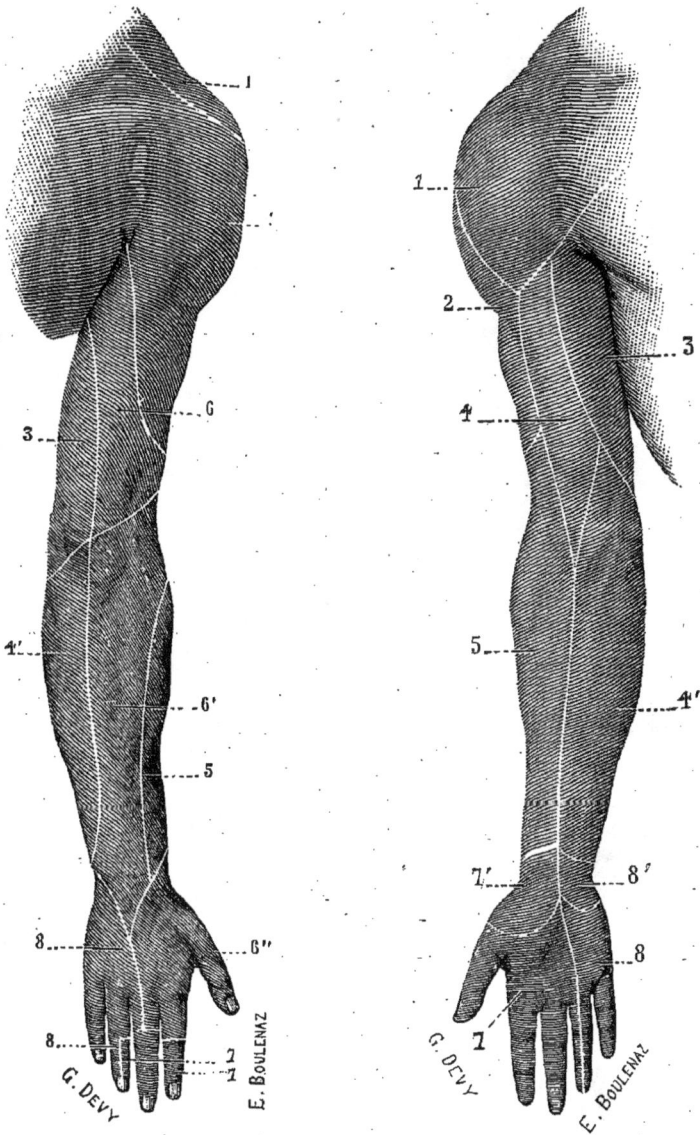

FIG. 4. — Territoires des nerfs cutanés du membre supérieur.

1. Rameau du plexus cervical. — 2. Nerf circonflexe ou axillaire. —
3. Nerf accessoire du brachial cutané interne. — 4, 4'. Brachial
cutané interne. 5. Musculo-cutané. — 6, 6'. 6'', Radial, — 7.
Médian, avec 7', son rameau cutané palmaire. — 8. Cubital, avec
8', son rameau cutané palmaire (d'après Testut).

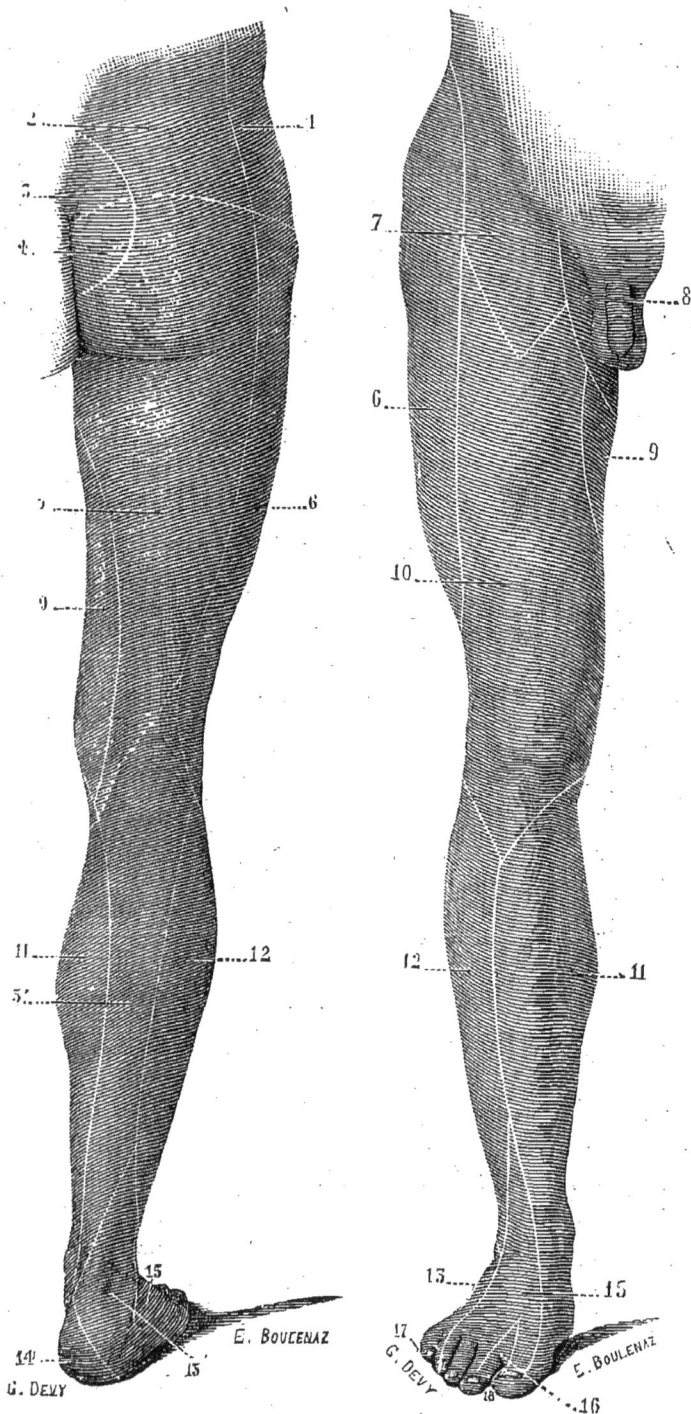

Fig. 5. — Territoires des nerfs cutanés du membre inférieur.

1. Rameau fessier du grand abdomino-génital. — 2. Branches postérieures des nerfs sacrés. — 4. Branches cutanées du plexus coccygien. — 5, 5'. Petit sciatique. — 6. Fémoro-cutané. — 7. Rameau crural du génito-crural. — 8. Rameaux génitaux du plexus lombaire. — 9. Obturateur. — 10. Crural. — 11. Saphène interne. — 12. Cutané péronier. — 13. Saphène externe. — 14. Rameau calcanéen et rameau plantaire du tibial postérieur. — 15. Musculo-cutané du sciatique poplité externe. — 16. Tibial antérieur. — 17. Plantaire externe (d'après TESTUT).

Etiologie. Pathogénie. — 1° *Age* moyen de la vie entre 20 et 50 ans ; 2° *sexe :* la femme est plus sujette aux névralgies dorso-intercostales, l'homme à la scia-tique ; la névralgie est favorisée chez la femme par la puberté, la grossesse, la puerpéralité, la ménopause, la sédentarité et les maladies par ralentissement de la nutrition ; 3° la *prédisposition héréditaire* s'explique par l'héré-dité diathésique, arthritique, bra-dytrophique ; 4° le *refroidisse-ment prolongé,* le *traumatisme* jouent un grand rôle ; 5° *Infec-tions :* syphilis, herpès, malaria, typhus, variole, tuberculose ; 6° *intoxications :* mercure, oxyde de carbone, plomb, tabac, alcool, arsenic ; 7° *toxi-infections cons-titutionnelles :* chlorose, goutte, diabète, rhumatisme chronique.

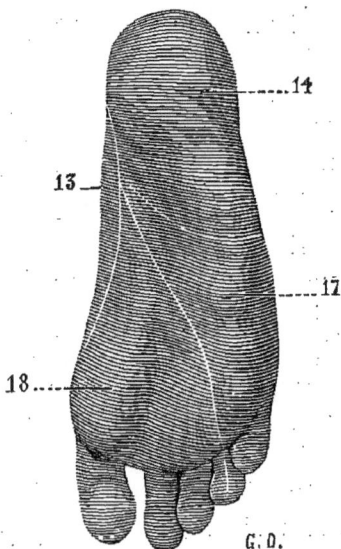

G. D.

FIG. 6. — Territoires des nerfs cutanés du pied.

13. Saphène externe. — 14. Ra-meau calcanéen et rameau plantaire du tibial postérieur. — 17. Plantaire externe. — 18. Plantaire interne.

TRAITEMENT

Les indications sont ti-rées du symptôme *douleur* qui est l'élément fonctionnel capital ; de l'*élément anatomique* quand la douleur est sous le coup d'une compression, d'une néoformation englobant et irritant le nerf ; des *facteurs étiologiques*.

Indications étiologiques. — Le TRAITEMENT PRÉVEN-TIF ET PROPHYLACTIQUE est indiqué quand les névralgies sont causées par des intoxications exogènes, profession-nelles ou accidentelles. Ainsi, on supprimera l'alcool, la nicotine ; on prendra des mesures pour rendre plus facile et plus hygiénique la vie dans les grands ateliers où l'on manie le plomb, le mercure. (Voir : *Encéphalo-pathie saturnine*).

On évitera les refroidissements et on luttera contre les

perversions nutritives constitutionnelles qui favorisent l'éclosion de la névralgie ; à la chlorose, à la goutte, au diabète, au rhumatisme chronique, on opposera un traitement approprié.

Le traitement préventif sera plus rigoureux encore quand il s'agira d'éviter ou d'empêcher le retour d'une névralgie coutumière ou qui a frappé à un moment telle partie de l'organisme.

Il importe ensuite de rechercher si le facteur causal ne relève pas d'une action thérapeutique directe. Ainsi l'indication causale sera remplie par l'intervention médico-chirurgicale, dans les cas où la névralgie dépend de *causes mécaniques.*

Il faut extirper des tumeurs, exciser des cicatrices, enlever des corps étrangers ; médicalement, la médication révulsive et résolutive, par l'iodure de potassium, les vésicatoires, les pointes de feu, l'iode à l'intérieur, s'adressera aux anévrysmes de l'aorte, aux adénopathies trachéo-bronchiques, aux compressions inflammatoires.

Le traitement causal est indiqué dans la chlorose, la syphilis, l'herpès, la malaria.

A la *chlorose,* on opposera le régime lacté, les préparations ferrugineuses.

Les ferrugineux réussissent chez les femmes mal réglées ; le carbonate de fer a été prescrit aux doses de 4 à 5 gr. par jour.

A la *syphilis,* on opposera le mercure et l'iodure de potassium ; les applications mercurielles locales (frictions, bandelettes de Vigo sur le trajet du nerf) paraissent parfois plus efficaces que le mercure à l'intérieur.

Trousseau attachait une valeur spéciale au calomel donné *fracta dosi,* à la liqueur de Van Swieten, et enfin à l'iodure.

A l'*herpès,* on opposera le traitement antiherpétique par l'arsenic, les alcalins intus et extra, les bains sulfu-

reux; quelquefois un exutoire permanent fera disparaître une névralgie herpétique.

A la *malaria*, on opposera le sulfate de quinine, le
quinquina; le plus loin possible de l'accès, on donnera
50 centigr., 1 gr., 1 gr. 50 de sulfate de quinine.

On peut s'adresser encore à la voie rectale et à la voie
hypodermique et, dans ce dernier cas, injecter en plein
tissu cellulaire sous-cutané une seringue de Pravaz ou
deux de la solution suivante (Laveran) :

> Chlorhydrate basique de quinine. 3 grammes.
> Antipyrine...................... 2   —
> Eau distillée............... Q. S. pour 10 cent. cubes.

Chez les vieux paludéens, l'arsenic, sous forme de liqueur de Boudin ou de Fowler, l'arséniate de fer réussiront mieux que la quinine.

Au *diabète*, on opposera le régime antidiabétique,
mais il paraît démontré qu'il n'a pas grande utilité pour
la sédation des névralgies diabétiques.

A la *goutte* et au *rhumatisme chronique,* on opposera
le salicylate de soude, le salophène, l'un et l'autre par
cachets de 1 gr., dont on en donnera 4 par jour.

Le colchique se donnera sous forme de teinture (20
gouttes), de vin de colchique à la dose de 2 cuillerées à
café par jour; Dujardin-Beaumetz conseille 30 gouttes,
trois fois par jour dans un peu de tisane de feuilles de
frêne du mélange suivant :

> Teinture de colchique............)
> Alcoolature de racines d'aconit.. |
> Teinture de jalap composée...... } àà 10 gr.
> Teinture de quinine.............)

L'indication causale peut-elle être remplie dans les névralgies infectieuses? L'idéal serait le sérum anti-infec-
tieux curatif. Il manque pour la plupart des infections, et
la névralgie des tuberculeux comme celle des typhiques

relève exclusivement d'un traitement symptomatique.
A la lèpre seule, on peut opposer l'huile de chaulmoogra
donnée à hautes doses (1).

Il ne faut jamais négliger en ce cas le traitement général.

«De ce qu'une névrite, dit excellemment le professeur
Raymond, s'est développée sous l'influence d'une cause
spécifique, de ce que vous lui avez reconnu une origine
syphilitique, paludéenne, diabétique, n'allez par conclure que vous en viendrez à bout, à l'aide d'un traitement
antisyphilitique, antipaludéen, antidiabétique.

»J'ai dit, à propos de la polynévrite paludéenne, qu'un
pareil essai n'aboutirait qu'à un échec.

»Il serait tout aussi erroné de croire qu'une polynévrite syphilitique soit justiciable du seul traitement
iodo-mercuriel.

»*En aucun cas, le traitement causal ne saurait suffire*,
toujours il y aura lieu de lui adjoindre un certain nombre de moyens thérapeutiques».

Ces moyens sont : une *bonne hygiène physique et morale*, éviter le surmenage physique, la contention d'esprit et surtout les fatigues sexuelles; mener une vie simple et tranquille; comme alimentation, les œufs, les
cervelles, le lait, le poisson, la moelle osseuse, l'huile de
foie de morue seront prescrits.

Je n'ai pas mentionné les névralgies de *cause hystérique* et relevant de ce syndrome mental et celles qui se
rencontrent au cours de la *neurasthénie*. C'est qu'il est
exceptionnel que la neurasthénie et l'hystérie réalisent des
syndromes rentrant dans notre définition ; ce sont le plus
souvent des troubles de sensibilité, des hyperesthésies en

---

(1) BROUSSE ET VIRES. — *Sur un cas de lèpre tuberculeuse*, Lepra.
Bibliotheca Internationalis, vol. 1. — Leipsick, 1900

rapport avec les organes internes, ou sans superposition avec le trajet des nerfs.

Cependant, si par exclusion et par diagnostic d'élimination successive, les stigmates de l'hystérie reconnus, il paraissait bien qu'une névralgie donnée est sous la dépendance causale de l'hystérie, on lui opposerait les moyens de traitement que j'ai indiqués à propos de ce syndrome.

Pour la neurasthénie, j'ai fait mention de ces douleurs.

Indications anatomiques. — Nous avons vu quelques-unes des interventions amener la disparition des névralgies. Elles se poseront surtout dans les névralgies faciales par irritation infectieuse des nerfs sous l'influence de dents cariées.

Indications symptomatiques. — Deux éléments fonctionnels font indication : l'élément *congestion* ou *fluxion* et l'élément *douleur*.

A) L'ÉLÉMENT INFLAMMATOIRE relève du traitement général des fluxions et sera combattu par les médications *révulsive* et *dérivative*. .

La *dérivation* est secondaire et ne sera réalisée que s'il existe des troubles gastro-intestinaux, de l'embarras gastrique, de la constipation..., par des purgatifs, salins ou drastiques.

Les *moyens révulsifs* l'emportent en efficacité. Ils comprennent les *ventouses sèches et scarifiées*, les *rubéfiants*, les *vésicatoires*, la *cautérisation chimique et ignée*, l'*électricité*, les *liquides rubéfiants et glacés*, le *massage* et la *percussion...* .

a) VENTOUSES SÈCHES ET SCARIFIÉES. — Les *ventouses sèches* ont une efficacité médiocre. Les *ventouses scarifiées* donnent de meilleurs résultats.

b) Rubéfiants. — Lorsque la névralgie est récente et peu violente, il suffit souvent d'un ou de plusieurs *sina- pismes* sur les principaux points douloureux pour la faire cesser promptement.

Dans les névralgies de longue durée et d'intensité considérable, les sinapismes ne produisent qu'une amé- lioration passagère. La *pommade stibiée* d'Autenrieht provoque une pustulation très intense : elle est indiquée chez les herpétiques et les dartreux; l'*urtication*, des *fric- tions rudes* avec des tissus hispides, des badigeonnages à l'*huile de moutarde* ou à l'*huile de croton*, l'*emplâtre thap- sia* sont des moyens révulsifs qui ne sont pas à rejeter.

c) Vésicatoires. — Les vésicatoires sont une des armes les plus habituelles et les plus efficaces. On peut les placer au niveau des principaux foyers de la névralgie (méthode de Cotugno) et les laisser à demeure, les ame- ner même à suppuration; le plus souvent, on utilisera les vésicatoires volants multipliés.

d) Cautérisation chimique et ignée. — C'est à cette cau- térisation qu'on a le plus souvent recours pour le traite- ment perturbateur des névralgies.

1° Cautérisation chimique. — Mayor et Legroux ont préconisé la *cautérisation sulfurique* dans les névralgies anciennes. Elle se pratique au moyen d'un pinceau fait avec de la ouate enroulée sur l'extrémité d'une baguette.

On imprègne ce pinceau d'acide sulfurique concentré et on trace rapidement sur la peau douloureusement affectée une traînée simplement humide et d'une largeur de 2 ou 3 millim. à 1 centimètre. C'est un procédé horri- blement douloureux.

La *cautérisation avec le nitrate d'argent fondu* a donné quelques succès : il suffit de passer le crayon de nitrate préalablement mouillé sur le lieu de la névralgie.

L'*acide nitrique monohydraté* a été employé par

Hamon qui se sert à cet effet d'un tube de verre ; on peut également employer une tige de verre, un pinceau d'amiante.

L'application de l'acide est d'une demi-seconde pour les cautérisations superficielles, et de 2 à 3 secondes pour les cautérisations plus profondes; on la pratique à une distance de 1 cent. à 1 cent. et demi.

La *teinture d'iode* en badigeonnages rentre dans cette cautérisation chimique.

Les divers liniments au chloroforme, à la térébenthine ont une action perturbatrice et calmante.

2° CAUTÉRISATION IGNÉE. — Déja appliquée par les Arabes, la *cautérisation par le fer rouge* a procuré de nombreux succès. On peut employer la *cautérisation transcurrente*. Le fer rouge est promené légèrement le long du trajet du nerf, comme *s'il ne faisait qu'effleurer une surface liquide*.

Valleix a formulé deux règles principales, pour l'emploi de la cautérisation : *action très superficielle du feu dépassant à peine l'épiderme ; dissémination des raies de feu sur tous les points occupés par la névralgie.*

Il faut autant que possible que le cautère passe par le plus grand nombre de foyers douloureux.

La cautérisation est linéaire ou punctiforme. Qu'elle soit faite avec le cautère actuel ou le Paquelin, elle ne doit pas trop rapprocher les raies ou les pointes de feu et ne pas les entre-croiser.

L'application en est douloureuse : il faut, après l'opération, mettre des compresses froides sur la surface rougie. Dans les cas intenses et rebelles, il faut revenir, deux, trois, quatre fois, et plus, à la cautérisation.

Si les malades étaient trop pusillanimes, on pourrait recourir à la chloroformisation.

e) L'ÉLECTRICITÉ FARADIQUE était pour Duchenne un instrument de contre-fluxion douloureuse, et, conséquent avec cette idée, Duchenne arrive jusqu'à la production d'une douleur vive. «Une douleur vive et instantanée, dit-il, produite artificiellement sur un point quelconque de l'enveloppe cutanée, peut modifier profondément et même guérir les névralgies.

»Je ne connais pas d'agent qui réponde mieux à cette indication spéciale que la faradisation appliquée à l'excitation de la peau.

»La cautérisation cutanée par le fer rouge approche un peu de ce moyen thérapeutique par l'instantanéité de son action, mais elle désorganise les tissus, et la douleur qu'elle produit ne peut être graduée, comme la faradisation, selon le degré d'excitabilité du sujet ou de l'organe soumis à son influence.

»De plus, cette cautérisation doit être appliquée rapidement, sous peine d'étendre profondément son action désorganisatrice, et la vive douleur qu'elle produit cesse à l'instant où l'eschare est formée.

»La faradisation cutanée, au contraire, respectant les tissus, peut être fréquemment renouvelée et pratiquée indifféremment à toutes les régions, même à la face ; enfin, elle peut être prolongée longtemps, sans que son intensité diminue» (1).

Une règle généralement admise est qu'il faut toujours commencer doucement et très prudemment, et ne passer que graduellement à des moyens plus puissants.

«Le traitement électrique des névralgies est l'un des plus favorables pour le praticien bien outillé.

»Cette méthode thérapeutique réussit d'autant mieux que la névralgie est plus récente ; dans les névralgies anciennes, en effet, il faut un nombre de séances bien plus grand.

---

(1) DUCHENNE.— *De l'électrisation localisée et de son application à la pathologie et à la thérapeutique*, 2° édition, 1861, p. 950.

»Les diverses formes de l'énergie électrique ont été utilisées dans les névralgies : il y a donc, non pas une seule méthode électrothérapique pour cette maladie, mais un assez grand nombre ; nous nous bornerons à faire connaître celle que nous recommandons spécialement parce qu'elle nous donne journellement de beaux succès.

»On s'adressera au courant galvanique et on emploiera le pôle positif comme électrode active, avec une intensité suffisamment grande. Il faudra donc que les électrodes soient faites avec le plus grand soin, si l'on veut pouvoir appliquer cette méthode.

»L'électrode indifférente sera très grande, 250 à 500 centimètres carrés, et bien recouverte avec du feutre ou avec des couches superposées de gaze. On l'appliquera en un point quelconque, soit dans le dos, soit sous la cuisse, soit sur le ventre.

»Mais c'est surtout l'électrode active qui demande la plus grande attention : comme ici la surface est plus petite et, par conséquent, la densité électrique plus grande, la production d'eschares serait très facile, si l'on n'était pas averti. Cette électrode, qui aura, suivant le genre et le siège des névralgies, de 40 à 150 centimètres carrés, devra être faite avec un tissu spongieux très épais, par exemple deux ou trois couches de feutre superposées et bien humectées. Il faudra aussi veiller à ce que la distance cutanée et le métal de l'électrode soit partout la même, c'est-à-dire que le métal soit parallèle à la peau.

»Il est encore nécessaire d'éviter que l'eau qui imbibe l'électrode ne se ramasse, en vertu de la pesanteur, dans les parties les plus déclives de l'électrode ; car, alors, dans les régions correspondantes, la résistance électrique est plus faible qu'ailleurs, ce qui produit une augmentation de la densité en ce point et, par suite, la formation d'une eschare.

»Aussi est-il indiqué de faire placer le malade dans une position telle que l'électrode active soit située dans un plan horizontal : pour la névralgie faciale, par exemple, on fera coucher le malade sur une chaise longue, la tête appuyée sur un coussin, de manière à ce que le côté atteint soit placé horizontalement.

»Un point encore très important dans la pratique électrothérapique, c'est le choix du métal qui doit constituer l'électrode active positive : comme les intensités doivent être très fortes, la durée des séances très longues et répétées, il faut exclure le cuivre, le laiton, l'étain, le plomb, le nickel pour cet usage ; avec ces métaux, en effet, il se fait une couche de carbonate et d'oxyde par suite des actions électrolytiques qui se passent au sein de l'eau retenue par imbibition dans la substance spongieuse ; or, cette couche de décomposés métalliques est très mauvaise conductrice du courant. Si bien que quand de telles électrodes ont servi pendant quelque temps, le courant ne passe plus que par quelques points du métal, les moins résistants, et que la distribution des lignes de flux est très irrégulière. Il en résulte qu'en certains points la densité électrique sera très grande et en d'autre points très faible. Il se forme, en effet, des eschares très facilement avec ces électrodes.

»Le métal à employer est, d'après nos propres expériences (1), l'aluminium ou le cuivre platiné. Le mieux serait d'employer le platine, mais le prix de ce métal et sa densité énorme empêchent son emploi comme métal d'électrodes. Avec l'aluminium, il se forme très peu de carbonate et d'oxyde, comme cela résulte de nos recherches, si bien que le métal pourra servir pendant longtemps avant qu'une couche mauvaise conductrice se soit formée sur la face interne de l'électrode.

»Mais il est encore préférable d'employer du cuivre ou du laiton platiné, c'est-à-dire recouvert d'une couche

---

(1) Association française pour l'avancement des sciences. Congrès d'Ajaccio, 1901.

de platine. Nous possédons de telles électrodes qui nous donnent une satisfaction absolue et qui sont inaltérables.

»L'action du courant, appliqué comme il vient d'être expliqué, est due, certainement, aux modifications électrolytiques dont les filets nerveux sont le siège, d'une part, et aux phénomènes vaso-moteurs qui se produisent autour de ces nerfs, sous l'influence du courant, d'autre part. Il en résulte des échanges interstitiels plus complets et, par conséquent, une nutrition meilleure, puisque celle-ci n'est, en somme, qu'un échange d'ions entre les cellules.

»Cette meilleure nutrition, provoquée par le passage des lignes de flux du courant, amène une amélioration sensible dans l'état de la névralgie, et une guérison si le traitement a été bien appliqué, et les séances faites régulièrement.

»La durée des séances dans les névralgies extrêmement douloureuses, comme celle du trijumeau, doit être d'une heure à une heure et quart, avec 60 à 80 milliampères. Il est d'une bonne pratique de laisser reposer le malade pendant 20 à 30 jours après qu'on est arrivé à obtenir une grande amélioration : les séances, reprises dans ces conditions, aboutissent presque toujours à une guérison qui se maintient définitivement» (1).

f) LE FROID est un révulsif, soit qu'il soit appliqué sous forme de glace, soit qu'il associe son action à l'action stupéfiante qu'il produit.

Pour produire la réfrigération locale, on peut appliquer un tampon d'ouate et de bourre de soie trempé dans du *chlorure de méthyle*; on peut aussi se servir d'un pinceau.

Les *pulvérisations de chlorure de méthyle* exigent un

---

(1) H. BORDIER. — *Traitement électrique des névralgies et en particulier de celle du trijumeau*, in *Journal des Praticiens*, novembre 1901.

appareil instrumental spécial. La pulvérisation doit être
faite sur une large étendue et comprendre le trajet du
tronc nerveux principal. Le jet sera dirigé obliquement
par rapport à la peau et non perpendiculairement. On
règlera l'appareil pour obtenir un jet filiforme et en
éventail. Dès que la peau blanchit et se couvre d'un
léger givre, il faut déplacer le jet.

Le *stypage*, dû à M. Bailly (de Chambles), exige aussi
une instrumentation particulière. On peut à la rigueur se
servir, à la place du stypeur ordinaire, d'un tampon
d'ouate hydrophile peu serré, entouré d'une seule couche de tarlatane fixée par une pince hémostatique. Ce tampon est, au moyen d'un siphon, chargé de chlorure de méthyle, jusqu'à ce qu'il laisse suinter de fines gouttelettes
liquides. Il est doucement promené sur tout le territoire
douloureux, en insistant sur les points particulièrement
sensibles. Le contact doit être ici assez prolongé pour
que la peau devienne à ce niveau franchement blanche (1).

g) Les topiques sont généralement à double fin, révulsifs et calmants, ainsi qu'en témoignent les formules suivantes :

> Alcool camphré.............. ⎰
> Alcoolat de genièvre.......... ⎱ ǎǎ 80 gr.
> Alcoolat de lavande.......... 60 gr.
> Chloroforme .... ⎰
> Teinture thébaïque........... ⎱ ǎǎ 15 gr.

Friction donnée matin et soir (Huchard).

> Menthol .... ⎰
> Gaïacol.................... ⎱ ǎǎ 1 gr.
> Alcool absolu................ 18 gr.

Frictions matin et soir (Sabbatani).

_____

(1) Plicque. — *Le traitement des névralgies et des névrites :
Les Actualités médicales*, 1901.

Camphre .... 3 gr.

Acide acétique................ $\Big\}$ ââ 15 gr.

Essence de térébenthine.......

h) Le massage et la percussion des parties affectées de névralgie peuvent rentrer dans les moyens qu'emploie la médication perturbatrice. Ils sont difficiles à supporter à cause de la douleur qu'ils occasionnent, mais produisent un soulagement très marqué.

i) L'acupuncture a joui longtemps d'une grande faveur. Elle consiste à enfoncer des aiguilles d'acier ou de platine dans les points douloureux et à les laisser en place pendant 8 ou 10 minutes.

L'*électropuncture* est plus douloureuse et plus efficace que l'acupuncture. On met l'anneau des aiguilles en contact avec la pile. Ces moyens sont peut-être trop abandonnés.

B) L'élément douleur peut être atteint de deux façons. Il est des moyens qui calment la douleur par *action locale ;* il en est d'autres qui ne lui arrivent que par le *détour circulatoire*.

1. Moyens d'analgésie locale. — Ces agents doivent être appliqués aussi près que possible du nerf, du plexus ou du tissu hyperesthésié, sur lesquels ils doivent agir ; ils doivent toujours être préférés, parce que leurs effets sont plus prompts, plus sûrs, et qu'ils n'amènent pas de perturbation générale. On peut les appliquer sur la peau, les injecter au-dessus de celle-ci et dans celle-ci (méthode endermique), les injecter dans les profondeurs du tissu cellulaire sous-cutané ou dans les muscles d'où ils diffusent (méthode hypodermique).

A l'exemple de Fonssagrives, je décrirai les plus usuels et les plus pratiques, à savoir : 1° les *opiacés* ; 2° les *solaniques* ; 3° les *cicutiques* ; 4° le *chloroforme et l'éther ;* 5° les *cyaniques;* 6° les *essences* ; 7° les *anesthésiques empruntés au froid et à l'électricité.*

1. OPIACÉS. — L'opium peut être employé en nature *loco dolenti* ou sous forme de laudanum (1), ou associé à d'autres stupéfiants, tels que la belladone et le datura.

La *morphine* a été préconisée en badigeonnages associée à la teinture d'iode. On l'utilise mieux par la voie endermique et hypodermique. La méthode endermique consiste à appliquer un médicament sur le derme lui-même, soit à l'aide de la vésication, soit par inoculation sous-épidermique.

On se sert du vésicatoire ammoniacal, du crayon de nitrate d'argent, du marteau de Mayor, des cantharides, pour enlever l'épiderme et mettra le derme à nu.

On emplit aux trois quarts un dé à coudre avec du coton hygroscopique bien sec, par dessus on place un bourdonnet imprégné d'ammoniaque. On renverse le petit appareil sur la peau. Au bout de cinq minutes, on l'enlève, l'épiderme, blanc et ridé, est détaché en frottant doucement avec un linge. On dépose alors sur le derme mis à nu de 5 à 15 milligr. de sel de morphine, qu'on recouvre de coton (procédé de Trousseau).

On peut arriver, à l'exemple de Rougier, jusqu'à 25, 30, 40 centigr. par jour de chlorhydrate de morphine, et même 60, si la douleur résiste.

Le troisième jour, la surface dénudée n'absorbe plus,

---

(1) Le laudanum est un vin d'opium composé :

1° Le *laudanum de Sydenham* est préparé avec l'opium de Smyrne, le safran, la cannelle, les clous de girofle et le malaga. 35 gouttes de ce laudanum représentent 62 milligr. d'extrait gommeux d'opium et pèsent 1 gramme.

2° Le *laudanum de Rousseau* est préparé par fermentation avec l'opium de Smyrne, de miel blanc, de la levure de bière, de l'eau chaude et de l'alcool. 32 gouttes de ce laudanum représentent 125 milligr. d'extrait gommeux d'opium et pèsent 1 gramme.

il faut appliquer un nouveau vésicatoire. On peut continuer ainsi pendant 8, 10, 15 jours.

Lafargue, de Saint-Emilion (1), inocule la morphine sous la peau, à l'aide de la lancette à vacciner ou de la lancette ordinaire et sur le trajet des nerfs douloureux ; 1 à 2 centigr. de sulfate de morphine peuvent servir à pratiquer 20 ou 30 piqûres.

Il faut pratiquer les inoculations tous les jours et même matin et soir, jusqu'à ce que la douleur soit dissipée.

Trousseau et Lafargue ont eu l'idée de porter dans le tissu cellulaire lui-même, au niveau des nerfs malades, des pois ou trochisques stupéfiants, préparés avec : extrait gommeux d'opium, extrait de belladone, 2 gr. ; poudre de gayac, 4 gr., pour 20 pois que l'on sèche à l'étuve. On fait un tunnel avec le trocart, ou une incision avec le bistouri.

C'est la méthode hypodermique qui aujourd'hui est le plus généralement adoptée.

L'action anesthésique est sûre, énergique, rapide. On pratique l'injection au voisinage du point douloureux. Seulement, l'accoutumance se fait assez rapide et il faut alors augmenter les doses. On se sert d'une solution contenant 30 centigr. de chlorhydrate de morphine pour 30 grammes d'eau, et on en injecte de 50 centigr. à 1 gr. On doit user de la morphine avec une réserve prudente ; on ne laissera pas la seringue de Pravaz et la solution de morphine aux mains du malade. La *morphinomanie* est toujours à redouter.

2. SOLANÉES VIREUSES (belladone, jusquiame, datura, tabac).— Trousseau a bien étudié la belladone et a tracé de son emploi iatraleptique les règles suivantes : «Le mode d'application auquel nous avons recours le plus

---

(1) *Bulletin général de thérapeutique*, 1847.

souvent est le suivant : nous avons fait préparer de l'extrait de belladone à consistance demi liquide, en y ajoutant quelques gouttes d'eau, et nous en faisons frictionner la peau, au point où la douleur se fait le plus vivement sentir, avec 10, 12 et jusqu'à 36 grains (50 centigrammes à 2 gr.). Dès que l'*extrait* se sèche par la chaleur de la peau, on l'humecte avec quelques gouttes d'eau. Cette friction est continuée pendant 20 minutes ou un quart d'heure. Cela fait, nous recouvrons la partie d'une compresse humide sans enlever l'extrait. Nous recommençons cette opération toutes les heures, jusqu'à ce que les douleurs soient calmées ; puis, nous laissons 4, 5 et jusqu'à 12 heures d'intervalle, dès que les paroxysmes ont entièrement cédé. Il est important de faire deux fois par jour des frictions de ce genre pour prévenir sûrement toute récidive.

« On réussit souvent enfin en appliquant des compresses imbibées de teinture alcoolique de belladone » (1).

En injection hypodermique, on s'est beaucoup servi (Béhier, Courty) de l'alcaloïde de la belladone, l'*atropine*. Or, cet alcaloïde est très toxique, dangereux et difficile à manier. On ne peut dépasser quelques milligrammes.

Bouchardat l'a employée à l'intérieur.

> Valérianate de zinc.............. 5 centigr.
> Atropine....................... 1/2 milligr.
> Miel...................... Q. S. pour une pilule.

La *jusquiame* fut préconisée par Méglin et donnée à l'intérieur en pilules, dont voici la formule :

> Extrait de jusquiame noire....... $\Big\}$
> Extrait de valériane............ $\Big\}$ àà 5 centigr.
> Oxyde de zinc sublimé.......... $\Big\}$

---

(1) TROUSSEAU ET PIDOUX. — *Traité de thérapeutique et de matière médicale*, 6ᵉ édition, 1858, t. II, p. 59.

Pour une pilule, suivie d'une tasse d'infusion de tilleul ou d'oranger. On débute par une pilule matin et soir, jusqu'à atteindre progressivement 20 et 30 pilules. On ne cessera pas brusquement le médicament.

L'*hyocyamine* s'emploie en granules de 1 milligr. pour l'hyocyamine amorphe, de 1/2 milligr. pour l'hyocyamine cristallisée. On ne dépassera jamais 4 à 5 granules.

On a tenté de faire des solutions pour injections hypodermiques, elles sont d'une énorme toxicité et on ne dépassera pas 1/5 de milligramme par injection ; on n'en fera pas plus de deux.

Le *datura* était utilisé en frictions, en pommades, associé au cérat ; en compresses, imbibées d'une décoction de 30 gr. d'extrait alcoolique de datura pour 500 gr. d'eau; à l'intérieur, sous forme de pilules renfermant 2 à 3 centigrammes d'extrait.

Les feuilles de datura, de jusquiame, de belladone, sont fréquemment employées à la campagne et réussissent très fréquemment. On fait bouillir une bonne poignée de feuilles dans un récipient couvert. Après ébullition, le couvercle est enlevé et le malade expose la partie hyperesthésiée aux vapeurs qui se dégagent ; à la tête par exemple, il se couvre d'un fichu, ou il concentre la vapeur à l'aide d'un entonnoir qui coiffe le récipient. Une sudation abondante s'établit et généralement les douleurs cèdent.

3. La CIGUË et la CICUTINE ont été autrefois préconisées contre les douleurs cancéreuses. Ce sont des analgésiques. On emploie l'*emplâtre de ciguë*, qui se prépare avec l'huile de ciguë (feuilles fraîches de ciguë, 1 partie ; huile d'olives, 2 parties), les feuilles fraîches de ciguë, la poix résine, la poix blanche, la cire jaune et la gomme ammoniaque.

4. ANESTHÉSIQUES (éther sulfurique, chloroforme, éther chlorhydrique chloré, iodoforme, bromoforme).

Nous avons déjà vu que l'*éther* pulvérisé était un excellent anesthésique local.

Le *chloroforme*, comme agent d'anesthésie locale, s'emploie à l'état pur, à l'état liquide, pur ou mélangé d'autres substances ; à l'état de vapeurs, en inhalations ; ou sous forme molle, en le gélatinisant à l'aide de l'albumine.

C'est un anesthésique qui a aussi des propriétés révulsives. On en imbibe un morceau de linge ou de ouate ; on l'applique sur le siège de la douleur et l'on recouvre soit avec la main, soit avec un morceau de taffetas ciré : il faut quelquefois plusieurs applications.

On peut recourir aux formules suivantes :

Liniment :

Baume tranquille(1)	30 grammes.
Chloroforme.................	4 à 6 —

On peut associer au chloroforme la même quantité d'huile d'amandes douces, d'huile camphrée...

Chloroforme.................	4	grammes.
Extrait d'opium.............	1	—
Alcoolat de Fioraventi......	1	—
Baume tranquille...........	40	—
Extrait de belladone........	6	—
— de jusquiame........	2	—
— d'opium	2	—

Pour 50 gr. d'axonge (G. de Mussy).

Le chloroforme a été employé en injections hypodermiques au voisinage du nerf malade ; on injecte de 25 à 50 gouttes. L'opération est suivie d'élancements et de douleurs vives qui, disparues, amènent la guérison de la névralgie.

---

(1) C'est le *Baume du Père Tranquille* qu'il faudrait écrire.

L'*éther chlorhydrique chloré* sera un énergitique analgésique local. Un bon mode d'application de cet agent consiste, suivant la pratique employée pour la vésication par l'ammoniaque, à recouvrir une pièce de monnaie d'une rondelle de flanelle, à y verser 10 à 20 gouttes d'éther chlorhydrique chloré et à maintenir ce petit appareil pendant quelques minutes au niveau des points d'émergence des nerfs douloureux.

5. Les CYANIQUES (cyanure de potassium, eau distillée de laurier-cerise) ont des propriétés stupéfiantes. Le cyanure de potassium, pour l'usage externe, est utilisé dans une solution contenant de 50 centigr. à 2 gr. de ce sel dans 30 gr. d'eau alcoolisée. On trempe des compresses que l'on place ensuite sur la partie algésiée.

Cazenave (de Bordeaux) a donné la formule suivante très efficace dans le traitement des migraines et des névralgies.

Chloroforme pur.............. 12 grammes.
Cyanure de potassium....... 10 —
Axonge récente............. 60 —
Cire........ Q. S. pour consistance de pommade.

Trousseau a conseillé pour fomentations antinévralgiques une solution de cyanure de potassium au 100e.

L'*eau distillée* de *laurier-cerise* a une action sédative locale qu'on peut utiliser en collyre.

Eau distillée de laurier-cerise. 30 grammes.
Eau de laitue................ 30 —

pour instillations dans l'œil.

6. ESSENCES ET CAMPHRES — Les essences des Labiées, des Ombellifères, des Aurantiacées, des Conifères..., exercent sur les animaux, quand elles sont absorbées par inhalation, des symptômes tout à fait analogues à ceux de l'intoxication chloroformique.

L'*essence de térébenthine* jouit de propriétés anesthésiques incontestables : on l'emploie, seule ou associée, à l'extérieur, dans des liniments.

Le *camphre* produit une sorte d'anesthésie incomplète qui explique son efficacité contre les douleurs névralgiques, rhumatismales, goutteuses, la migraine, l'odontalgie, et qui justifie l'emploi, devenu banal à force d'être répandu, des dissolutions alcooliques et huileuses de cette substance contre les douleurs externes, quelles qu'en soient, d'ailleurs, la nature et l'origine.

L'*eau-de-vie camphrée* du Codex se prépare avec 100 gr. de camphre pour 3900 gr. d'alcool à 60°. Elle contient donc 1 gr. de camphre pour 40 gr. d'eau-de-vie approximativement.

L'*alcool camphré* est à 1 gr. de camphre pour 7 gr. d'alcool à 90°.

7. ÉLECTRISATION LOCALISÉE. — L'électrisation localisée est aussi un moyen d'anesthésie locale qui peut fournir de bons résultats dans une foule de cas. On peut l'employer, sous forme révulsive, par l'emploi du balai faradique, comme nous l'avons indiqué plus haut; sous forme anesthésique directe, en électrisant, sans action locale vive, la peau et les muscles au niveau desquels siège la douleur; enfin, par action indirecte, en faisant passer des courants continus descendant du nerf au muscle douloureux.

Le *froid* a été utilisé pour l'anesthésie chirurgicale à fin d'opérations légères qui ne justifient pas la chloroformisation. Le mélange réfrigérant, formé à parties égales de sel de cuisine et de glace pilée, et placé dans une vessie, une enveloppe de toile ou de fil légère, doit être promené sur la peau à anesthésier qui blanchit et perd sa sensibilité. Les névralgies superficielles se trouveront bien combattues par ce moyen.

Enfin M. le Professeur Dieulafoy a injecté de l'*eau pure* à côté du nerf endolori et a obtenu des succès.

2. Moyens d'analgésie générale. — Ces agents doivent être pris à l'intérieur et comprennent: les *stupéfiants diffusibles (chloroforme, anesthésiques divers, chloral et croton-chloral)*, les *antispasmodiques;* les *stupéfiants fixés (opium* et *morphine; belladone, datura, jusquiame, quinine, café, aconit* et *aconitine, antipyrine...).*

A) Stupéfiants diffusibles. — Le *chloroforme*, dans des cas d'exceptionnelle gravité, quand les douleurs seront intolérables, pourra être donné en inhalations. On ne s'écartera en rien des règles de prudence qui sont observées lorsqu'il s'agit de l'anesthésie chirurgicale, et on n'y recourra que tout autant qu'il n'y aura ni cardiopathie, ni pneumopathie, ni alcoolisme chez le sujet.

On ne laissera inhaler que 2 ou 3 grammes, et on ne renouvellera cette dose qu'à de longs intervalles et quand la réapparition des douleurs indique que l'influence de la première est éteinte.

On pourra faire en même temps, précédant l'inhalation chloroformique, ou la suivant, une injection de morphine, qui est un adjuvant précieux de l'action anesthésique du chloroforme.

Les *anesthésiques divers* qu'utilise l'anesthésie chirurgicale peuvent être mis à contribution. Mais ici encore on ne poussera jamais jusqu'au degré que doit atteindre le sommeil pour permettre l'opération.

Le *croton-chloral* se donne en pilules de 0.20 centigr. toutes les trois heures, jusqu'à soulagement. On peut aller de 2 à 4 grammes.

B) Les antispasmodiques, à l'intérieur, donnent quelquefois la sédation des douleurs névralgiques.

On peut prescrire l'*essence de térébenthine.*

> Essence de térébenthine.............. 12 gr.
> Hydrolat de menthe................. 60 —
> Sirop de fleurs d'oranger............ 30 —
> Laudanum......................... 2 —

3 cuillerées à bouche par jour, en 12 heures (Martinet).

L'*oxyde de zinc* s'emploie en pilules ou en poudre, et associé avec une substance inerte, le sucre de lait, par exemple, à des doses variant de 1 ou 2 grammes.

Le *valérianate de zinc* s'administre à la dose quotidienne de une ou deux pilules de 5 centigr. Il est nécessaire de continuer le traitement pendant un mois et plus, et de le recommencer si de nouveaux accès se manifestent.

Le *cyanure de zinc* fut conseillé par Luton (de Reims) contre la prosopalgie de nature rhumatismale. Il recommande la formule suivante :

> Cyanure de zinc................... 0,25 centigr.
> Eau distillée de laurier-cerise...... 0,25 gr.
> Potion gommeuse................. 100 —

Une cuillerée à bouche toutes les heures. Agiter la fiole.

C) STUPÉFIANTS FIXES. — J'ai déjà indiqué les résultats que donnent l'*opium* et la *morphine*. A l'intérieur, administrés à des doses assez élevées, ils ont pu amener la cessation des douleurs. C'est au prix d'une perturbation de l'état général si profonde qu'elle les a fait abandonner.

Les extraits alcooliques de *belladone*, de *datura*, de *jusquiame* sont très usités, soit seuls, soit associés les uns aux autres.

Seuls, on donne ces extraits aux doses de 2 à 20 centigr. Trousseau a formulé des pilules qui contiennent chacune 12 milligr. d'extrait de stramoine, 12 milligr. d'extrait d'opium et 20 centigr. d'oxyde de zinc. On en donne de 1 à 8 par jour. J'ai donné plus haut la formule des *pilules de Méglin*.

La *quinine* est un des agents les plus précieux du traitement des névralgies. Son application, comme je l'ai dit, est spécialement indiquée quand on soupçonne aux algies une origine ou un fond paludéens; elle est indiquée toutes les fois qu'il y a *périodicité*.

On peut donner des pilules contenant 10 centigr. de sulfate de quinine : le malade en prendra de 2 à 6 par jour. On peut mettre la quinine en cachets de 0.25, 0,50 centigrammes et qu'on donnera plusieurs heures avant l'apparition de l'accès. Les sels de quinine, autres que le sulfate, et qui rendent les mêmes services, sont le *valérianate de quinine* à des doses journalières de 20 à 40 centigr., le *bromhydrate de quinine*, le *sulfovinate de quinine*, aux mêmes doses. On peut associer ces sels à l'*antipyrine*.

La *méthode hypodermique* a subi, ces derniers temps, des améliorations : aux formules primitives qui, à côté du sel de quinine insoluble, plaçaient de l'eau de Rabel ou de l'acide tartrique, ce qui créait des douleurs et des abcès, on oppose heureusement les formules suivantes :

> Chlorhydrate basique de quinine..... 3 gr.
> Analgésine......................... 2 —
> Eau distillée bouillie et refroidie.. Q. S. (environ 6 gr.)

Un centimètre cube de cette solution renferme 30 centigrammes de chlorhydrate basique de quinine.

> Chlorhydrate neutre de quinine. 5 gr.
> Eau distillée bouillie et refroidie. Q. S. (environ 6 gr.).

Un centimètre cube renferme 50 centigr. de chlorhydrate neutre de quinine.

Le professeur Bacelli indique pour les injections intraveineuses la formule suivante qu'on peut, par la voie hypodermique, utiliser dans les névralgies :

> Chlorhydrate neutre de quinine.   5 à 10 gr.
> Chlorure de sodium.............   0 gr. 75
> Eau distillée stérilisée.......... 100 gr.

On injecte 10 à 40 cent. cubes de cette solution dans le tissu cellulaire sous-cutané au moyen d'une seringue de 10 cent. cubes. Il est indispensable de chauffer la solution avant de s'en servir et d'aller jusqu'à l'ébullition pour stériliser à nouveau le liquide chaque fois qu'on y a recours.

L'*antipyrine*, comme analgésique antithermique, a eu une popularité considérable. On la donne à la dose de 50 centigr. à 2 gr. *pro die* en cachets.

G. Sée injectait une seringue entière de la solution suivante :

> Antipyrine... ....   10 gr.
> Chlorhydrate de cocaïne......... 0 gr. 15
> Eau distillée...................   10 gr.

Le *café ;* la *caféine*, à des doses quotidiennes de 20 à 50 centigr. par pilules de 5 à 10 centigr., le *citrate de caféine*, à la dose de 10 à 26 centigr., en augmentant s'il y a lieu cette dose, sont indiqués dans les douleurs névralgiques rhumatismales, dans l'hémicrânie, dans la céphalée quasi périodique, héréditaire.

Boileau de Castelnau a obtenu la sédation et la disparition de migraines atroces par l'association de la morphine et du café. Il administrait, 6 à 8 heures après le repas, 1 centigr. de chlorhydrate de morphine dans une tasse de café noir. On ne dépasse pas 2 centigr. de morphine (1).

Aconit et aconitine. — L'aconitine a été très préconisée par Gubler. Il conseillait de donner le *nitrate d'aconitine* en solution et à la dose de 1/2 milligr. de ce sel, contenant 1/4 de milligr. d'aconitine.

_____

(1) On peut se demander s'il ne se forme pas du *tannate de morphine*, et si la solubilité de ce sel est parfaite.

Nitrate d'aconitine............... 0 gr. 01
Eau distillée................... 20 gr.

On peut donner progressivement 3, 4 et même 6 milligr. d'aconitine amorphe. On emploie les granules d'aconitine à 1/10 de milligr. Il faut distinguer l'aconitine amorphe de l'aconitine cristallisée : de la première, on peut donner 4 et 7 milligr. ; de la seconde, on ne dépassera pas 1 milligr. par jour. C'est un médicament extrêmement toxique, difficile et dangereux à manier.

Laborde associe l'aconitine au sulfate de quinine :

Aconitine cristallisée........... 1/5 de milligr.
Sulfate de quinine.............. 10 centigr.
Extrait mou de quinquina....... Q. S.

Pour 1 pilule. 4 à 5 par jour.

Je dois dire un mot de quelques moyens thérapeutiques, trop récents pour être recommandés, ou suscités par une vogue éphémère.

Le GELSEMIUM SEMPERVIRENS, vers 1875, eut la prétention de détrôner tous les antinévralgiques connus. Or, c'est un médicament toxique, dangereux et dont on ne doit pas donner plus de 20 gouttes chaque jour. Il est peu stable et mal défini.

L'ACÉTANILIDE se donne par cachets de 0,25 centigr., sans dépasser 2 gr. par jour.

L'EXALGINE, toxique, avec des accidents gastriques immédiats, se donne par cachets de 0 gr. 20 à 1 gramme, ou encore :

Exalgine..................... 0 gr. 50
Alcool à 90°............... Q. S. pour dissoudre
Sirop diacode................... 10 gr.
Eau distillée................... 90 gr.

Par cuillerées à bouche, en espaçant et surveillant les effets.

La PHÉNACÉTINE s'emploie seule ou associée, sans aller au delà de 1 gr. 50 *pro die*, ou encore :

Phénacétine.....................	} āā 2 gr.
Salol............................	
Caféine.........................	0 gr. 40

Diviser en 10 cachets. 2 à 4 par jour.

3. Les indications tirées de l'état général sont importantes.

Je reviens encore sur ce que j'ai dit en commençant, à savoir qu'un traitement général s'imposait, même aux cas où l'on pouvait opposer une médication spécifique, curative, aux névralgies.

Les grands états généraux font indication thérapeutique et il importe de les dégager et de leur opposer un traitement actif et une hygiène appropriée.

Je rappelle qu'aux états chlorotiques et anémiques, on opposera les médicaments ferrugineux, la quinine ; aux affections diathésiques et constitutionnelles, l'arsenic.

L'*arsenic* constituera même le meilleur des moyens qui s'adressent à l'état général. On le prescrira sous forme de liqueur de Fowler (15 à 20 gouttes par jour), d'acide arsénieux, 2 milligr. à 2 centigr. par jour.

La *notion de périodicité* implique toujours l'emploi de la quinine ; si elle se lie à la périodicité menstruelle, elle entraîne l'emploi des emménagogues et de l'apiol.

L'*hydrothérapie* et les *eaux thermales* restent à préciser. Leur utilité est hors de conteste.

Pour ce qui est de l'hydrothérapie, Fleury conseillait de combiner l'action de la sudation en étuve sèche avec celle des douches froides en pluie, avec ou sans douches locales.

Béni-Barde conseille la *douche écossaise*.

Elle consiste à projeter un jet d'eau chaude sur le point douloureux et à en prolonger assez l'action pour que la température s'élève ; ce résultat atteint, on fait succéder à la douche chaude une douche froide très courte.

Les stations thermales sont nombreuses qui prétendent guérir les névralgies. Elles sont très différentes de composition et par suite nécessitent des indications très disparates.

Néris, la station thermale la plus nettement spécialisée contre les névralgies, convient surtout en cas d'hystérie, de nervosisme.

Bagnères-de-Bigorre convient en cas d'excitation nerveuse.

Luxeuil est indiqué en cas de chlorose et d'anémie.

Plombières s'adresse aux paludéens et aux rhumatisants.

Les Eaux-Chaudes s'adressent aux rhumatisants chroniques, aux syphilis anciennes, aux intoxiqués par le plomb...

Aix est la station classique des goutteux.

Luchon convient aux goutteux, aux vieux syphilitiques, aux herpétiques.

Lamalou est le rendez-vous des tabétiques.

Bourbonne a son indication spéciale contre toutes les névralgies et névrites traumatiques, suites de contusion, de fracture ou de plaie par armes à feu (1).

Dans notre pays, Rennes-les-Bains convient aux névralgie des rhumatisants, des herpétiques, des arthritiques (Bain Fort, hautement thermalisé), et aux névralgies des anémiques (source ferrugineuse du Cercle).

---

(1) PLICQUE. — *Le traitement des névralgies et des névrites* 1901: *Actualités médicales*.

NÉVRALGIE TRIFACIALE

Tic douloureux, névralgie faciale, prosopalgie.

FOYERS DOULOUREUX : sièges de la douleur spontanée ou provoquée:

a) *Point sus-orbitaire, à la sortie du nerf frontal ou un peu au-dessus ;* b) *point palpébral,* sur la paupière supérieure ; c) *point nasal,* à la partie supérieure et latérale du nez ; d) *point sous-orbitaire,* à la sortie du nerf de ce nom ; e) *point malaire,* au bord inférieur de cet os ; f) *point temporal,* un des plus fréquents, *points mentonnier, pariétal, alvéolaire, labial, palatin* et *lingual.*

LÉSIONS FONCTIONNELLES. — Ophtalmie sympathique avec rougeur, larmoiement et photophobie ; affaiblissement de la vue du côté affecté, amaurose par paralysie de la rétine ou par dilatation de la pupille (mydriase) qui surviennent quelquefois subitement dans le cours de la névralgie et qui disparaissent avec elle ; mydriase ; myosis ; strabisme ; coryza ; salivation ; perversions du goût ; sueur partielle: gonflement convulsif musculaire; tics douloureux; hyperesthésie et anesthésie. Sifflements, bourdonnements d'oreilles, douleurs vagues dans les bulbes des cheveux, rougeur de la face avec ou sans tuméfaction et chaleur au moment des accès.

La périodicité y est très fréquente, les paroxysmes sont répétés, nocturnes ou diurnes; ils sont extrêmement douloureux.

La paralysie de la 3e paire peut survenir à titre de complication ; de même, altération des cheveux (deviennent plus gros, plus durs, perte de coloration, chute complète).

Étiologie. Pathogénie. — CAUSES PRÉDISPOSANTES : de 20 à 40 ans.

CAUSES OCCASIONNELLES: refroidissement, suppression des règles subite; troubles variés de la menstruation; disparition brusque d'une éruption cutanée.

CAUSES EFFICIENTES : infections, paludisme, syphilis, bacillose ; très rarement, intoxications ; diathèses ; arthritisme ; goutte ; infections de voisinage pouvant agir par compression ; carie den-

laire, ostéite du maxillaire, des os du crâne, de l'orbite ; anévrysme
de la carotide interne (Romberg, Strümpell) ; tumeur comprimant
le nerf, de nature variable, épithéliomateuse, syphilitique, ou tuberculeuse ; traumatisme direct.

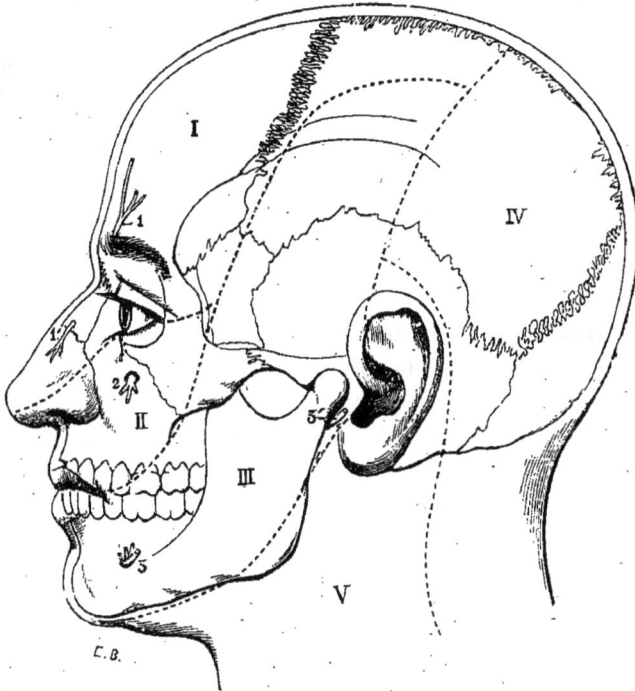

FIG. 7. — Territoires sensitifs de la tête, pour montrer la distribution générale des trois branches du trijumeau (d'après TESTUT).
I. Territoire de l'ophtalmique. — II. Territoire du maxillaire supérieur.—III. Territoire du maxillaire inférieur.—IV. Branches postérieures des nerfs cervicaux, nerf sous-occipital. — V. Plexus
cervical superficiel. — 1. Nerf sus-orbitaire. — 1' Nerf naso-lobaire.
— 2. Nerf sous-orbitaire. — 3. Nerf mentonnier. — 3'. Nerf auri-
culo-temporal.

TRAITEMENT

Indications étiologiques. — *Prophylaxie* : ne pas
s'exposer aux vents froids, aux brusques changements
de température, aux écarts de régime chez les goutteux,
les arthritiques

a) Indications remplies par une MÉDICATION SPÉCIFIQUE: syphilis : iodure, mercure; paludisme, sulfate de quinine, arsenic ; médications causales de l'arthritisme, du diabète, de la goutte; thérapie anti-bacillaire par suralimentation.

b) Indications remplies par une INTERVENTION CHIRURGICALE, au cas de traumatismes avec compression du nerf, d'ablation de tumeurs, d'esquilles, de nettoyages aseptiques et de résections de foyers orbitaires, crâniens, infectés et purulents.

c) Indications remplies par la MÉDICATION CONTRE-FLUXIONNAIRE si congestion, suppression d'un flux.

Indications symptomatiques. — 1° MÉDICATION EXTERNE: *émissions sanguines*, la saignée générale utilement remplacée par la saignée au moyen de sangsues aux mastoïdes ou à l'anus, surtout si elle coincide avec la disparition des hémorroïdes ou la suppression des règles.

Vésicatoires multiples tout petits et placés sur les principaux points douloureux, saupoudrés de chlorhydrate de morphine.

Cautérisation transcurrente.

Narcotiques à l'extérieur.

Injections de morphine sur le cuir chevelu, le front, la face, sur toutes les parties atteintes par la douleur.

Topiques divers : froid, eau froide, compressions, lotions, glace, *chaleur; collodion; électricité*, très douloureuse et incertaine.

Cautérisation profonde. Incision. Excision du nerf malade.

2° MÉDICATION INTERNE. Pilules de Méglin.

> Extrait de jusquiame noire ....⎫
> Racine de valériane sauvage...⎬ ââ 1 gr.
> Oxyde de zinc................⎭

Faire 20 pilules.

D'abord une pilule matin et soir ; puis on double la dose tous les jours jusqu'à amélioration sensible, ou accidents du côté des voies gastro-intestinales et du cerveau. Après l'administration des pilules, prendre immédiatement une infusion de tilleul ou de feuilles d'oranger.

Si amélioration, ne pas suspendre brusquement, mais continuer à doses décroissantes, et suivre, en sens inverse, l'ordre indiqué pour les doses croissantes.

Valérianate de zinc. Pilules :

Valérianate de zinc...	0,60 centigr.
Gomme adragante...	2 gr.

Faites 12 pilules. Une matin et soir. On peut augmenter la dose sans danger.

Poudre :

Valérianate de zinc...	1 gr.
Sucre pulvérisé..	5 gr.

Mêlez et divisez en 20 paquets. 1 à 4 par jour.

Potion. — 10 centigr. dans 120 gr. de véhicule, une cuillerée toutes les demi-heures.

On peut lui associer la jusquiame et l'opium.

Valérianate de zinc ....:.....	0,30 centigr.
Extrait de jusquiame	0,15 centigr.
Extrait d'opium...............	0,08 centigr.
Conserve de rose	Q. S.

Faites 6 pilules.

Le premier jour, 2 ou 3 pilules, à trois heures d'intervalle l'une de l'autre. Si pas d'amélioration, renouveler, le second jour, la même dose que celle du premier jour.

Narcotiques à l'intérieur. — Ils sont peu efficaces ; l'aconitine, l'aconit, la première par 1/10 ou 1/20 de milligr., le second, sous forme d'extrait en pilules de 5 centigr., ont donné quelques succès.

Deux à 3 pilules dans les 24 heures.

Nitrate d'aconitine cristallisé.	0 gr. 0002 (1/5 de mill.).
Sulfate de quinine	0 — 20 centigr.
Extrait de quinquina........	Q. S. pour une pilule.

Ne pas dépasser cette dose (Laborde).

Antispasmodiques. — Efficacité peu démontrée, musc, castoréum, camphre, assa fœtida.

Acide arsénieux. —15 milligr. en solution dans l'eau distillée.

Prendre chaque jour, dans de l'eau sucrée, un paquet:

Extrait de cannabis .... 0 gr. 10 centigr.
Acide salicylique. .... 0 — 25   —

Pour un paquet. N° 3. Trois paquets par jour (Hinch-kron).

Pilules antinévralgiques de Trousseau.

Extrait de stramoine...........⎫
Extrait aqueux d'opium.........⎬ ââ 50 centigr.
Oxyde de zinc.................⎭

Faites 40 pilules. Administrez de 1 à 8 dans les 24 heures.

S'arrêter juste aux hallucinations, aux troubles de la vue.

Continuer au moins 15 jours, après cessation totale des douleurs.

Pilules de Marchal de Calvi.

Sulfate de quinine.............. 0,80 centigr.
Extrait de valériane............. 1 gr.
Extrait aqueux d'opium .... 0,20 centigr.
Poudre de feuilles d'oranger.... ⎫
Poudre de cannelle......... ... ⎬ ââ 1 gr.
Sirop de belladone.. .. .. Q. S.

Faites 30 pilules. Dose: une pilule toutes les heures.

Vomitifs. — La plupart des auteurs ont admis l'opportunité d'un vomitif ou d'un éméto-cathartique aux cas où la névralgie était liée à un embarras gastrique ou s'accompagnait d'un état saburral des premières voies.

NÉVRALGIE PÉRIODIQUE. — Les plus nombreux succès

sont obtenus par le quinquina, la résine de quinquina, le sulfate de quinine.

Le sulfate de quinine, le bromhydrate, se donnent à la dose de 40, 50 centigr., 1 gr.

Le valérianate de quinine paraît être supérieur à la dose de 30 à 40 centigr.

RÉSUMÉ. — Traitements qui ont la sanction de l'expérience : 1° *Vésicatoires volants multiples.* — 2° *Cautérisation transcurrente.* — 3° *Cautérisation profonde.* — 4° *Pilules de Méglin et valérianate de zinc.* — 5° *Noix vomique.* — 6° *Acide arsénieux, sulfate et valérianate de quinine.*

NÉVRITES ET POLYNÉVRITES

Les névrites sont les inflammations des nerfs spontanées, primitives, indépendantes en apparence des lésions du système nerveux central.

Esquisse clinique et diagnose générale. — Les névrites sont *localisées* ou *généralisées*.

Localisées, elles succèdent à une névralgie, atteignent un seul nerf, ou les nerfs d'un groupement musculaire fonctionnel. Quelquefois ne se manifestent par aucun symptôme. Le nerf est atteint, mais des suppléances s'établissent ou bien toutes les fibres ne sont pas détruites.

Il en est du nerf comme du rein, du foie : une partie peut être perdue, sans symptôme révélateur de la lésion ; il y a donc des *névrites latentes*.

1° Type moyen. — *a)* Malade éprouve vers les membres inférieurs fourmillements, douleurs, élancements, crampes ; en même temps ceux-ci se *paralysent* et s'*atrophient* progressivement.

b) Paralysie et *atrophie* marchent de pair et prédominent aux extenseurs ou aux muscles synergiques.

La marche dès lors devient pénible (*steppage*) ; le malade couché, le pied est tombant.

c) Plus tard, atteinte des *membres supérieurs* (mêmes phénomènes, fourmillements, douleurs, élancements, atrophie, attitudes spéciales, par localisation prédominante à tel ou tel groupement musculaire physiologique).

C'est donc une atteinte primitive du neurone moteur.

d) Le *neurone sensitif*, dans les points atteints, donne des hyperesthésies musculaires et des anesthésies cutanées.

e) Les réflexes tendineux sont abolis.

f) Contractilité électrique altérée (réaction de dégénérescence).

g) État général bon, fonctions viscérales intactes.

Après une durée de quelques semaines ou de quelques mois, amélioration et guérison.

Ce tableau *symptomatique* a son explication et sa raison d'être dans la lésion bien définie du système nerveux périphérique. Or, ce nerf est un organe complexe, moteur, sensitif, trophique, vaso-moteur. De là, *variabilité des symptômes ;* la *notion de siège domine celle des symptômes ;* celle du *poison est élective :* la névrite alcoolique est sensitive, la névrite saturnine est motrice.

GÉNÉRALISÉES. — *Polynévrites aiguës, subaiguës, chroniques.*

α) **Aiguës.** — DÉBUT : 1° en pleine santé, brusquement ; 2° par celui d'une infection (surmenage physique, refroidissement, fièvre, anorexie, sueurs profuses) ; 3° au cours d'intoxications (plomb, alcool).

Faiblesse symétrique des pieds et des jambes ; quelquefois des mains. Fièvre élevée.

ÉTAT. — En 2 à 4 jours, muscles *paralysés* et *flasques*, bientôt *atrophiés ; vives douleurs*, paroxystiques descendantes, radiculaires, fulgurantes ; *hyperesthésies* à la pression ; *paresthésies* (fourmillements, engourdissements, froid) ; réflectivité diminuée, réaction de dégénérescence.

DURÉE. MARCHE. — *Mort* en quelques jours, quelques semaines, par invasion des noyaux bulbo-protubérantiels (arrêt du cœur, arrêt du poumon).

β) **Subaiguës.** — DÉBUT : 1° d'emblée, sans cause ; 2° cortège infectieux vague et impersonnel ; 3° infection très nette (typhoïde, pneumococcie) ; 4° intoxications (plomb, alcool).

Faiblesse symétrique des pieds et des mains ascendante, plus lente, moins bruyante, moins fébrile.

ETAT. — *Motilité :* paralysie et atrophie ; *sensibilité :* quelques douleurs, réflexes abolis, réaction de dégénérescence.

DURÉE. MARCHE. — a) *Guérison* peut survenir ; b) le malade semble guéri : c'est un temps d'arrêt, puis reprise du syndrome ; c) conduit à la forme chronique.

γ) **Chroniques.** — La polynévrite peut rester *stationnaire ;* la période d'état, avec l'amyotrophie et la paralysie musculaire, peut indéfiniment persister ou *devenir progressive ;* les accidents s'installent peu à peu, s'étendent, progressent ; sur ce fonds monotone arrivent des poussées aiguës, des paroxysmes qui viennent aggraver la situation. Elle conduit à la guérison ou à la mort par extension du processus aux masses grises centrales.

Le **diagnostic** est d'abord *symptomatique* et se fait par les

VIRES ; *Maladies nerveuses.* 31

douleurs, la *paralysie et l'atrophie*, les *troubles trophiques ;* il remonte à la *lésion* exclusivement névritique ou médullaire et se préoccupe de la *nature*, traumatisme, infection, intoxication.

Etiologie. — *A)* Intoxications exogènes. — *Alcoolisme, saturnisme, arsenicisme ; cuivre, mercure, argent, zinc, sulfure de carbone, oxyde de carbone, essence de térébenthine, aniline, tabac.*

B) Auto intoxications. — a) *Rétention des produits normaux de désassimilation* ; b) *troubles des mutations nutritives et production de substances toxiques nouvelles. Diabète; rhumatisme articulaire chronique ; cancer; auto-intoxications d'origine digestive.*

C) Infections. — *Bacillose, impaludisme, diphtérie, fièvre typhoïde, lèpre, syphilis, tétanos, fièvres éruptives* (rougeole, coqueluche, érysipèle, typhus exanthématique, choléra), *infection puerpérale, pneumonie, blennorragie, endocardites septiques*; *grippe.*

A, B, C n'interviendraient pour d'aucuns (Raymond) que comme causes occasionnelles ; la prédisposition congénitale ou acquise placerait ensuite le système nerveux périphérique en état de locus minoris resistentiæ, la prédisposition congénitale étant l'expression d'une tare héréditaire neuropathique, de même que la prédisposition acquise est la résultante des influences multiples qui engendrent la misère physiologique.

TRAITEMENT (d'après le Professeur Raymond)

A. **Traitement prophylactique.** — Tendance aux rechutes fréquente : soustraire le malade aux circonstances connues pour être des causes occasionnelles ; atténuer l'influence de la prédisposition héréditaire ou acquise ; le plus souvent, le médecin est réduit à l'impuissance ; au sortir d'une infection : régler et surveiller la manière de vivre du convalescent ; le soustraire aux émotions dépressives, aux fatigues nerveuses, au surmenage. Réveiller la nutrition des nerfs et des muscles par le massage, les bains, les frictions, l'électrisation, la gymnastique graduée.

B. **Traitement causal.** — Si l'intoxication est tangible (alcoolisme, saturnisme), intoxication paludéenne, arsenicale, oxycarbonée, ou l'infection spécifiquement curable (syphilis, septicémie) : supprimer la cause.

Or, le plus souvent la polynévrite est le résidu d'une intoxication, d'une infection, d'une auto-intoxication antécédente : dans ces cas, le traitement causal est impérieux. Néanmoins les bains chauds, le lait, les diurétiques, viendront en aide aux traitements spécifiques et à la suppression des causes.

C. **Traitement symptomatique.**— Les indications sont les suivantes : *a*) les souffrances physiques endurées par les malades; *b*) l'insomnie; *c*) les troubles vésico-rectaux; *d*) les complications bulbaires.

a) MANIFESTATIONS DOULOUREUSES. — Laisser les malades au repos absolu dans l'attitude qui procure le plus de soulagement ; se méfier des attitudes vicieuses ; à l'hôpital et en ville, usage du matelas d'eau de Buzzard.

Analgésiques : morphine, antipyrine, salicylate de soude, salophène, exalgine, phénacétine, bleu de méthylène, acide phénique (en lotions ou compresses imbibées de solution à 4, à 5 o/o, en injections sous-cutanées à 2 o/o), seul ou associé à la morphine.

> Acide phénique.................. 2 p. 100
> Morphine....................... 1 p. 100

1 cent. cube par injection.

Il faut donner la préférence à la morphine, administrée avec circonspection par voie hypodermique.

Hydrothérapie : applications alternatives du froid et du chaud.

b) INSOMNIE. — Elle est le plus souvent due aux douleurs. Celles-ci calmées, l'insomnie peut disparaître. Pour la combattre, associer la morphine au bromure de potassium, chloralose, sulfonal, trional, paraldéhyde.

c) TROUBLES VÉSICO-RECTAUX. — Laxatifs, lavements, cathétérismes aseptiques.

d) PARALYSIE DES CENTRES CRANIO-BULBAIRES. — a) *Défaillance cardiaque :* Ether et caféine en injections sous-cutanées ; camphre en potion ou en injections hypodermiques, musc et castoréum, excitation faradique du nerf vague le long du cou, *injections d'éther.*

b) *Défaillance pulmonaire :* excitants cutanés, cataplasmes sinapisés, battage du tronc avec des linges froids, faradisation superficielle et profonde, inhalations d'oxygène.

Les injections de strychnine ont la prétention justifiée de stimuler les centres bulbaires.

Si paralysie de la déglutition : sonde œsophagienne, gavage, lait et œufs, lavements alimentaires.

Si attitudes vicieuses : gouttières immobilisant les membres.

Telle est la conduite à tenir dans la première période des polynévrites aiguës.

Dans la seconde période de la polynévrite aiguë, ou quand celle-ci est chronique et subaiguë, d'emblée une double indication se pose :

a) RESTAURATION ANATOMIQUE DES MUSCLES ET DES NERFS ALTÉRÉS.

b) RESTAURATION FONCTIONNELLE DE CES MÊMES ORGANES.

a) Pour remplir la première indication, s'adresser d'abord à l'*état général* (alimentation reconstituante : viandes faciles à digérer, lait, œufs, vins généreux, cervelles, jaunes d'œuf, poissons de mer, lentilles en purée, graisse ; glycérophosphates, hypophosphites, huile de foie de morue) ; ensuite à l'*état local*, relever la circulation des muscles atrophiés et des nerfs altérés par des frictions excitantes, les lotions tièdes, les bains chauds de courte durée, la galvanisation et la faradisation des

nerfs et des muscles (ceci avec ménagement), la gymnastique méthodique, le massage ; aux *centres bulbo-médul-
laires*, enfin, galvanisation de la moelle, bains chauds
simples, bains salins, surtout *injections de strychnine*.

C'est pendant des semaines et des mois qu'il faut continuer la strychnine, ne pas dépasser 1 milligr. par injection, ne jamais faire plus de 2 injections par 24 heures.
Généralement, une injection tous les 2 jours.

Si strychnisme — spasme des muscles de la déglutition et de la respiration, hyperesthésie rétinienne (photophobie, phosphènes), surexcitation du pouvoir excito-
moteur, qui fait que les malades tressautent au moindre
attouchement et que leurs membres sont comme tra-
versés par des secousses électriques, — espacer et supprimer.

b) La seconde indication s'adresse à la *restauration
fonctionnelle :* rééducation des muscles et gymnastique
passive ; plus tard, gymnastique active allant des mouvements simples à des mouvements de plus en plus
compliqués. Rôle considérable du médecin. Prescriptions
hygiéniques.

Se rapporter à ce que nous avons dit au sujet du
traitement des *Myélites*.

NÉVROSES CARDIAQUES

Désordres, les uns fonctionnels, les autres organiques, qui se rattachent aux perturbations nerveuses subies par le pneumogastrique et le grand sympathique, le premier étant un nerf frénateur, le second un nerf excito-moteur ou accélérateur du cœur.

Clinique. — Ralentissement du pouls ; état syncopal ; angine de poitrine.

1. **Etiologie.** — Tumeurs développées sur le trajet des nerfs, les comprimant, les enflammant; tumeurs bulbaires ; anévrysmes des carotides et de l'aorte ; adénopathies bronchiques, thoraciques ; néoplasies thyroïdiennes.

2. Troubles dynamiques d'ordre réflexe : dyspepsies, cancer de l'estomac, acides de fermentation, indigestions, ingestion brusque du liquide froid.

3. Pleurésies, pneumothorax.

En somme, les nerfs cardiaques sont atteints — dans leur trajet, — aux centres, — aux expansions terminales.

TRAITEMENT

Indications étiologiques. — Combattre le processus phlegmasique qui tend à s'étendre jusqu'aux cordons nerveux; s'opposer par l'antisepsie et l'asepsie intestinale, l'intervention chirurgicale aux actes réflexes.

L'indication, dans le premier cas, est remplie par l'*iodure de potassium* et les *révulsifs* ; dans le second groupe, par les *antiseptiques gastriques* et les *sédatifs* (bromures, chloral, morphine, l'hydrothérapie).

Mêmes indications dans la névrite du plexus cardiaque qui peut causer quelquefois l'angor vrai.

Le professeur Hayem s'adresse à la cause gastrique, et calme l'état douloureux de l'estomac par l'opium, seul, ou associé à la cocaïne.

Germain Sée a préconisé le *cannabis indica*. C'est, pour lui, le véritable sédatif de l'estomac.

Il n'a pas les inconvénients des narcotiques (opium et chloral), des absorbants (bismuth), des antispasmodiques (bromure de potassium), des analgésiques (antipyrine), des amers, qui ont, tous, des effets défavorables sur le tube digestif.

Le *cannabis indica* favorise là digestion stomacale ralentie par l'*hyperchlorhydrie*. Il n'amène par de sédation chez les *anachlorhydriques*. Il agit bien sur les phénomènes éloignés, tels que *vertiges, migraines, insomnies, palpitations* et même *dyspnées*. Il annihile ces pénibles accidents.

On prescrit 10 gouttes, plusieurs fois par jour, de la solution suivante :

> Teinture de chanvre indien. ⎱ ấấ 5 grammes.
> Liqueur d'Hoffmann .... ⎰

Ou encore :

> Valérianate d'ammoniaque... 1 gramme.
> Sirop d'éther............. ⎱ ấấ 20 grammes.
> Sirop de menthe.......... ⎰
> Teinture de chanvre indien.. X gouttes.
> Eau de tilleul.............. 120 grammes.

Par cuillerées à soupe.

On remplit les indications tirées de l'état des digestions par les alcalins à hautes doses, les antiseptiques, le régime lacté, dans les hyperchlorhydries; les acides, dans les hypo et les anachlorhydries.

PARALYSIE INFANTILE

C'est un syndrome anatomo-clinique caractérisé cliniquement par le syndrome des cornes antérieures de la moelle, anatomiquement par l'inflammation, avec foyers plus ou moins étendus, suivie de régression conjonctivo-vasculaire et scléreuse de ces mêmes éléments médullaires ; elle est l'expression d'une atrophie du neurone moteur périphérique spinal, résultant d'un processus infectieux aigu des cornes antérieures. (Voir : Myélites).

Esquisse clinique et diagnose générale. — Le syndrome est aigu, généralement fébrile, caractérisé par une *paralysie à début subit*, diffuse d'emblée et généralisée, mais se limitant et se localisant ensuite. Cette paralysie s'accompagne de troubles trophiques, d'atrophies musculaires, sans qu'il y ait jamais de lésion de la sensibilité et de l'intelligence.

Quatre périodes assez distinctes :

I. Phase d'envahissement, début des pyrexies infectieuses aiguës.

II. Phase de paralysie généralisée totale.

III. Période de régression et de fixation.

IV. Période de déformations.

1. Invasion et début. — Période fébrile. — Début instantané, sans prodromes ; malaises, anorexie, plaintes, convulsions ; fièvre constante : 39°, 40° ; troubles gastro-intestinaux...

2. Période paralytique plus ou moins complète et généralisée. — Dès l'invasion, la paralysie du mouvement se montre à son plus haut degré en étendue et en intensité. Elle se modifie.

3. Rémission et localisation des phénomènes paralytiques. — La rémission se fait des parties supérieures aux inférieures ; a) *membre inférieur*, se localise avec prédilection au groupe antéro-externe des muscles de la jambe (long extenseur commun des

orteils, extenseur propre du gros orteil, jambier antérieur, long et court péronier latéraux ; b) *membre supérieur*, du deltoïde au bras.

4. ATROPHIE ET DÉGÉNÉRESCENCE MUSCULAIRES. — DÉFORMATIONS. — L'atrophie des muscles où s'est circonscrite la paralysie est un fait constant et fatal. Des déformations en résultent, soit par la mise en jeu des muscles restés sains, soit par prédominance d'action des muscles moins malades sur celle des muscles plus profondément atteints. *Pieds bots*, pied bot varus équin.

Étiologie et pathogénie. — Maladie du premier âge entre 1 à 4 ans, surtout entre 12 à 18 mois. *Infections* : rôle exclusif (rougeole, variole, scarlatine, oreillons, furonculose, soit pendant la période intra-infectieuse, soit pendant la convalescence, ou encore séquelle d'infection innominée (grippale, gastro-intestinale).

TRAITEMENT

Indications étiologiques. — PROPHYLAXIE ET HYGIÈNE. — Eloigner l'enfant de tout milieu épidémique, contagieux. Si obligé de vivre dans ce milieu, prendre les mesures les plus rigoureuses d'asepsie, de lavages, de bains.

Revenir, à fin prophylactique, aux purgatifs fréquents, aux laxatifs qui assurent l'antisepsie interne.

Indications suivant les périodes de la maladie. — *A*) INVASION ET DÉBUT. PÉRIODE FÉBRILE.— Trois éléments font indication :

a) La fièvre.
b) La congestion ou phlegmasie médullaire.
c) Le syndrome nerveux.

a) **Contre la fièvre**, il est prudent de manier très modérément les antithermiques seuls, ou les antithermiques analgésiques. On peut donner sulfate de quinine, 15 à 25 centigr. par jour ; antipyrine, 0,20 centigr. répétés plusieurs fois; salicylate de soude, 1 gr.

b) **L'élément phlegmasique** fait indication. On la remplira en s'inspirant du traitement général des fluxions, suivant Barthez, exposé à l'article *Apoplexie*.

Dérivatifs. — Émissions sanguines locales à l'aide de sangsues, ou mieux de ventouses scarifiées le long et de chaque côté du rachis ; frictions mercurielles sur la colonne vertébrale; application de compresses froides ; vésicatoires en lanière d'une durée d'application de quelques heures. Pointes de feu locales, sacs de glace.

Révulsifs. — Révulser sur l'intestin au moyen de purgatifs appropriés. Le calomel est généralement employé ; révulser sur les membres, en les enveloppant de ouate saupoudrée de farine de moutarde qu'on change matin et soir; sur tout le corps par les bains d'air chaud, de 3 à 5 minutes.

Hammond préconise comme vaso-constricteur l'*ergot de seigle*. Il emploie l'extrait liquide à la dose de 10 gouttes, 3 fois par jour, chez les enfants de 6 mois. La dose est élevée à 2 gr. chez les enfants de 1 à 2 ans.

L'ergot peut être remplacé par l'ergotine, l'ergotinine aux mêmes doses, l'hydrastis canadensis, ou l'hydrastinine à des doses 10 fois moindres.

c) **L'élément nerveux** (excitations, convulsions) indique les sédatifs, bromure de sodium, chloral en potion ; inhalations d'éther, de chloroforme ; bains tièdes, drap mouillé, glace sur la tête.

B) PÉRIODE DE PARALYSIE. — Les indications sont les suivantes :

a) Combattre la paralysie et s'efforcer de prévenir les accidents d'atrophie et de déformations qui en sont la suite.

b) Combattre les déformations confirmées.

α) **Combattre la paralysie et s'efforcer de prévenir les phénomènes d'atrophie et de déformations.**

a) **Dérivatifs locaux.** — Le long et sur les côtés du rachis, vésicatoires volants peu étendus et renouvelés particulièrement aux régions dorsale et lombaire ; badigeonnages à la teinture d'iode iodurée :

Teinture d'iode du Codex........	30 gr.
Iode pure......................	2 gr. 50
Iodure de potassium	1 gr. 50
	(Bouvier).

b) **Moyens de stimulation et de tonification locales.** — Frictions stimulantes aromatiques au quinquina, au gros vin ou à la lie de vin, très recommandée par les Anciens autant par sa vulgarité que par son efficacité réelle ; en dehors de la substance employée, l'*action de frictionner*, de masser, a une importance réelle ; bains excitants, toniques, salés, sulfureux, ferrugineux, de mer ; douches locales de vapeur ; hydrothérapie ; électrisation.

c) **Médicaments spéciaux internes.** — *Noix vomique et strychnine.* — West, Heine, J. Simon, Barwell préconisent cette médication. Beaucoup de cliniciens mettent en garde contre les dangers de son emploi, chez les enfants, dangers que ne contre-balancent pas certainement les résultats qu'il est permis d'en espérer.

Hammond en fait une cure systématique. Il donne :

Sulfate de strychnine..........	0 gr. 05
Pyrophosphate de fer...........	2 gr.
Acide phosphorique............	16 gr.
Sirop de gingembre............	80 gr.

On donne une 1/2 cuillerée de ce mélange, 3 fois par jour, de 3 à 5 ans.

Au-dessous d'un an, on ne peut dépasser 1/2 milligr. de strychnine par jour.

Au-dessous de 6 mois, il est imprudent d'en donner.

J. Simon prescrit une potion renfermant 1/2 milligr. à 1 milligr. de sulfate de strychnine par jour, à prendre 8 jours de suite et à suspendre les 8 jours suivants.

Barwell pratique des injections intra-musculaires de sulfate de strychnine en solution à 1 o/o et même à 1 pour 50. Il atteint rapidement les doses de 2 milligr., de 5 milligr., et prétend n'avoir jamais observé d'accidents graves. L'injection est renouvelée tous les jours ou tous les 2 jours.

c) **Gymnastique active et surtout passive,** dirigée avec parfaite connaissance des localisations des phénomènes de paralysie et d'atrophie; varier les mouvements. Faire contracter les muscles isolés, les groupements musculaires, antagonistes et synergiques.

e) **Chaussures et appareils mécaniques.** — Duchenne, avant lui Rigal, de Gaillac, s'efforce de prévenir la déformation et d'en atténuer la marche.

Duchenne construit une guêtre à muscles artificiels.

C'est aux appareils rigides, amovibles qu'il faut retourner. Les bandages solidifiés, les appareils plâtrés sont d'application difficile dans la pratique, masquent l'atrophie.

f) **Électricité.**— On peut l'utiliser, à titre *révulsif*, sur la moelle : dans ce cas, attendre *plusieurs mois* après la poussée fébrile, quand tout est définitivement rentré dans l'ordre et le calme.

On l'utilise surtout à titre curatif, pour l'*atrophie musculaire*; dans ces cas, on doit commencer de bonne heure, après quelques semaines, avant la période de sclérose médullaire et de dégénération musculaire.

Il doit être persévérant, sans interruption, avec des séances journalières de 6 à 10 minutes. L'électricité échoue le plus souvent dans les muscles atteints de réaction de dégénérescence. Galvanisation ou faradisation.

β) **Combattre les déformations confirmées.** — Si la déviation permanente est peu avancée, si la résistance des antagonistes en voie de rétraction n'est pas encore telle qu'elle puisse être vaincue par une force modérée, l'*application d'un appareil* peut suffire au redressement et au maintien du pied dans sa direction normale.

Si déviation avancée, si rétraction invincible, faire appel à la *section tendineuse. Ténotomie dans les pieds bots paralytiques et application d'appareils.*

Voici comment il nous paraît possible de résumer très synthétiquement les données précédentes de thérapeutique pratique :

Indications étiologiques et pathogéniques. — Elles sont prophylactiques et ont pour objet d'opérer l'antisepsie de l'intestin ; fuir les milieux infectés, contagionnés : assurer la thérapeutique antifectieuse générale au cours des syndromes infectieux et pendant la convalescence.

Indications tirées de l'élément symptomatique. — a) *Fièvre :* antithermiques.

b) *Douleurs, convulsions* : analgésiques, antithermiques, sédatifs par les bains frais, l'action locale du froid ; hypnotiques.

c) *Paralysies et atrophies* : massages, frictions sèches ; révulsifs et dérivatifs ; gymnastique appropriée ; orthopédie ; électricité. *Strychnine.*

Indications tirées de l'élément anatomique. — Il y a des scléroses conjonctivo-vasculaires. Or, à la période initiale, la seule médication est *révulsive* (sachets de glace sur la colonne vertébrale, vésicatoires, pointes de feu) et *dérivative* (purgatifs, lavements salés).

S'abstenir, après cette période, de toute médication bruyante et perturbatrice. Attendre plusieurs mois de calme.

La période de *régression,* de cicatrisation médullaire obtenue : révulsifs par ventouses sèches, cautérisations, pointes de feu ; onguent mercuriel, vésicatoires volants. A l'intérieur, iodure et mercure.

Indications tirées de l'état des forces. — Régime tonique, reconstituant à la période d'atrophie et de paralysie.
Remonter l'état général par les reconstituants, le régime,
les quinquinas, l'huile de foie de morue, les glycérophosphates, peut-être l'arsenic.

Hydrothérapie sous forme de bains stimulants, salés,
sulfureux, de douches, de lotions. Stations salines, Salies-
de-Béarn, Salies-du-Salat, Salins, Balaruc, Aix, Luchon.

———

RAMOLLISSEMENT CÉRÉBRAL

*C'est la nécrose que subit la substance cérébrale privée de
sang artériel, toujours secondaire à une obstruction vasculaire par thrombose ou par embolie artérielle.*

Etiologie et pathogénie.— Le tissu cérébral, privé de sang artériel, meurt, se désagrège et se transforme en une masse uniför-
mément molle.

La nécrose se fait sur place par *thrombose*.·

La *thrombose* est fonction d'*artérite cérébrale*. Or, les facteurs
étiologiques les plus fréquents sont l'*âge*, les *infections* et surtout
la *syphilis* (endartérites oblitérantes symétriques), les *toxi-infections* (alcoolisme, poli-intoxications par le tabac, la profession, l'alcool), les *auto-intoxications* (brightisme, goutte, rhumatisme chronique).

Ces facteurs étiologiques sont dominés par une *prédisposition
héréditaire* qui rend plus facile et plus précoce la localisation de
la cause sur les artères cérébrales.

La nécrose est causée par un élément migrateur, né hors des
artères cérébrales : l'*embolie*.

L'*embolie* prend son origine au niveau des *capillaires pulmonaires,* au *niveau du cœur gauche*, à *l'origine de l'aorte et des
carotides* (sénilité), au *niveau des phlébites* (bacillose, carcinose).

Toutes les *maladies pulmonaires* avec stase la faciliteront et lui
seront des causes occasionnelles : brightisme, asystolie, cachexie
cancéreuse.

C'est surtout la *cardiopathie mitrale*, soit l'*endocardite aiguë*,
née d'infections polymorphes (rhumatisme aigu, puerpérisme, érysipèle, colibacillose), soit la *maladie mitrale*.

Esquisse clinique et diagnose générale. — Le syndrome
varie suivant le territoire coupé de son artère habituelle. Or, les
artères, branches de la sylvienne (ganglions gris centraux, capsule
interne), sont terminales. Or, ce sont elles et la sylvienne qui sont
le siège de prédilection des embolies artérielles, et plus spécialement la sylvienne gauche et ses branches. Nous aurons donc le
plus souvent le syndrome dü cerveau antérieur et de la capsule
interne : si le territoire *moteur* est privé de sang : apoplexie, convul-

sions, paralysies, monoplégies, hémiplégies, aphasie motrice, agraphique ; si le territoire *sensitif* : surdité verbale, cécité verbale, troubles de la sensibilité kinesthésique ; si *neurones d'association* : amnésies, délire.

DÉBUT. — Tantôt l'invasion est brusque, subite, *apoplectiforme*, avec ou sans prodromes, tantôt *graduelle*, tantôt enfin *ataxique*.

J'ai retrouvé ces 3 formes de Durand-Fardel dans mon service de l'Hôpital-Général.

a) L'*apoplectiforme* ressemble à l'hémorragie cérébrale; viennent bientôt après les signes du ramollissement graduel.

b) Le *ramollissement graduel* s'annonce de bonne heure par une sorte d'*étonnement*, de *stupeur*, avec pâleur ou congestion de la face ; par une parésie du facial inférieur.

La céphalalgie s'installe avec des troubles de l'intelligence, perte de mémoire, difficulté de s'exprimer, émotivité excessive, larmes faciles, ou bien avec une agitation incohérente, une loquacité inaccoutumée, une sorte de délire fréquent, léger, et s'exaspérant la nuit.

Il n'y a pas de paralysie complète, mais de la lourdeur, quelquefois des tremblements et surtout des engourdissements, des fourmillements, des picotements au niveau des mains. J'ai souvent noté des troubles sphinctériens (rétention et émission involontaire des urines et des selles).

c) Le *ramollissement ataxique* de Durand-Fardel m'a paru plus rare que les deux précédents. Il ne me semble pas se distinguer suffisamment du ramollissement graduel.

Théoriquement, il se caractériserait par des maux de tête intenses, de l'agitation inquiète, de l'égarement dans les idées, du délire subit. Durand-Fardel y retrouve l'attaque épileptiforme. Je ne l'y ai pas observée, alors que je l'ai vue dans les pachyméningites et les hémorragies corticales.

Les symptômes, considérés isolément, ne peuvent servir au diagnostic.

On ne peut fonder quelque créance que sur les *maux de tête.*

Je n'ai jamais observé le signe de Rasse, les épistaxis abondantes, prodromiques du ramollissement cérébral.

ÉTAT. — *Neurone moteur.* Hémiplégie, exagération des réflexes, contractures, tonus du pied, réflexe de Babnski, tremblements, crises convulsives, aphasies, paralysies ;

Neurone sensitif. Hémianesthésie sensitivo-sensorielle (capsulaire), hémiparesthésie, hémiopie, cécité verbale, surdité verbale.

Neurone d'association. Perte de la mémoire, délire tranquille ou agité.

Diagnostic. — 1° La forme apoplectique ne se distingue en rien au début de l'hémorragie cérébrale.

2° La forme graduelle est assez caractéristique : on y retrouve les troubles de la sensibilité indiqués, des parésies multiples et disséminées, et surtout de l'affaiblissement intellectuel.

Charcot et Proust pensent que la température ne dépasse jamais 37°7, à moins de complications. Or, dans l'*hémorragie cérébrale*, il y a une chute brusque, puis un relèvement rapide qui, continuant jusqu'à 40°, 41°, conduit à la mort, ou qui, après s'être maintenu aux environs de 37°7, 38°, conduit à la guérison.

Dans le *ramollissement*, il n'y a pas de chute au moment de l'attaque ; s'il y en a une, elle est insignifiante, et la période ascendante est progressive et lente. Ce signe, considéré comme un élément important de diagnostic différentiel, me paraît inconstant ; j'ai vu des hémorragies centrales, capsulaires, qui n'ont jamais atteint 37°7.

On observera plus volontiers des *prodromes* dans l'*hémorragie* que dans le *ramollissement*.

Hémorragie plus souvent héréditaire ; *ramollissement* précédé d'une cardiopathie ou d'une maladie infectieuse récente...

Symptômes d'augmentation brusque de la pression crânienne dans l'*hémorragie* : déviation conjuguée de la tête et des yeux, contractures précoces, Cheyne-Stockes, œdème de la papille.

Thrombose. Fréquente dans le dernier tiers de la vie ; l'*embolie* dans les deux premiers.

Thrombose	Embolie
Athéromateux.	Cardiaques.
Prodromes sont la règle.	Rarement des prodromes.
Début graduel et progressif.	Phénomènes d'excitation.
Délires.	Gangrènes, phlébites.
Lésions vasculaires généralisées.	Aphasie motrice ou sensorielle plus fréquente ; hémianopsie.

TRAITEMENT

Les indications thérapeutiques seront d'ordre **étiologique et pathogénique**, d'ordre **symptomatique**, et enfin déduites de l'**état des forces**.

Indications étiologiques et pathogéniques. — Les moyens d'atteindre la thrombose et l'embolie sont en réalité très restreints; ceux qui s'adressent à la nécrose elle-même sont purement chimériques.

De même que nous assistons, désarmés, aux désorganisations que cause un caillot issu de la sylvienne ou de l'artère lenticulo-optique, de même nous restons impuissants à rendre la vie au fragment de cerveau qui n'est plus irrigué.

La *thrombose* étant due aux infections, aux intoxications, aux auto-intoxications, dominées et dirigées dans leur atteinte localisée au cerveau et à ses artères par l'*hérédité*, on voit qu'il n'est pas inutile de tirer des indications causales des agents infectieux, toxiques, autotoxiques et de l'hérédité prédisposante.

Les moyens de remplir ces indications varieront suivant qu'on voudra atteindre les causes actuellement agissantes au moment précis, ou ayant déjà déterminé des lésions suivies des troubles fonctionnels habituels, ou encore quand on s'efforcera, par une prophylaxie et une hygiène rigoureuse, d'atténuer les effets d'une hérédité congestive, cérébrale ou diathésique.

Il faut, toutes les fois que le ramollissement cérébral retrouve dans son étiologie un facteur infectieux, faire un traitement spécifique, s'il est possible et, dans le cas contraire, recourir aux données de la médication anti-infectieuse générale. Donc, chez un syphilitique, le ramollissement cérébral comportera le traitement mixte par l'iodure et le mercure, voire les injections d'huile grise, et si l'état des forces le permet, le traitement intensif de la syphilis cérébrale. Donc, chez un paludéen, le ramollissement cérébral comportera le traitement par la quinine, soit en cachets, soit en injections.

On n'atteint pas le foyer de cérébromalacie, je le répète, mais on empêche la production de nouveaux foyers et on enraye les accidents ultérieurs.

Les intoxications font indication. Non seulement il faut interdire et d'une façon absolue tout toxique, mais il faut s'efforcer d'en chasser les traces et d'en débarrasser l'organisme. On sait qu'on s'adressera à la médication éliminatrice, spoliatrice, aidée par la médication diurétique.

J'ai indiqué déjà les grands moyens de cette intervention.

Il en sera de même pour les grands états généraux dyscrasiques; à la goutte, aux lithiases multiples, aux brightismes, on opposera le traitement approprié. Je ne puis davantage insister.

Ce qui importe, c'est d'éviter le retour de pareils accidents. C'est alors que la prophylaxie, l'hygiène sévère, le régime conviendront aux prédisposés. Ils ne diffèrent pas de ceux qu'il faut établir dans l'hémorragie cérébrale et l'apoplexie. Je ne puis les répéter ici.

L'*embolie* étant causée par des syndromes complexes agissant tantôt par leurs éléments causaux, infectieux et microbiens, tantôt par des éléments microbiens associés, enfin par les produits anatomiques, les éléments néoformés et purement mécaniques, on comprend qu'il soit plus difficile d'établir un traitement étiologique rationnel.

Ce n'est que d'une façon très contingente, très indirecte, très éloignée qu'on pourra dégager quelques indications. Ainsi, le repos absolu, l'immobilisation seront prescrits dans les phlébites, quelle qu'en soit la nature. Ainsi, on fera le traitement de l'asystolie cardiaque, du mal de Bright, de la maladie mitrale, des endocardites aiguës. Faut-il enfin immobiliser les cardiaques aortiques et mitraux, de peur que, sous l'effort, la fibrine détachée des valvules ne vienne obturer la sylvienne ou une de ses branches? On prendra un juste milieu et l'on se souviendra que condamner un cardiaque au repos, c'est souvent le condamner à mort.

Traitement symptomatique. — 1° L'ATTAQUE : Il s'agit, dans tous les cas, d'une suspension plus ou moins partielle de la circulation ; cet accident constitue essentiellement l'*anémie* cérébrale. Il faut donc *écarter le traitement antiphlogistique*.

On employait jadis des moyens qu'on croyait capables de favoriser la dissolution des coagulations fibrineuses, et de combattre la tendance morbide du sang à ces coagulations. C'étaient l'eau salée, les iodiques, les alcalins, les mercuriaux.

Mais l'action générale des iodiques et des mercuriaux étant plus profonde et plus durable, c'est en réalité aux alcalins que se réduit le traitement préventif des embolies. On donne l'eau de Vichy additionnée de bicarbonate de soude, en même temps que des excitants diffusibles à l'intérieur.

2° APRÈS L'ATTAQUE et à la période réactionnelle, le traitement sera autant que possible approprié à la nature et à l'intensité des phénomènes d'hyperémie et d'irritation secondaire qui caractérisent cette période ; il n'est pas impossible que les moyens antiphlogistiques, mais très modérés, aient alors leur raison d'être.

3° Si l'on a affaire à un RAMOLLISSEMENT GRADUEL, il se peut qu'on rencontre à la période tout à fait initiale des phénomènes congestifs ; dans ces cas, dont il faudra exactement fixer la condition pathogénique, les déplétionssanguines locales réitérées, mais peu abondantes, pourront ajourner l'explosion d'accidents plus graves.

On se trouvera bien de l'application de ventouses scarifiées à la nuque, moyen de révulsion et de déplétion. On recourra avec efficacité à la dérivation sur le tube digestif et sur la peau : sur le tube digestif, par les purgatifs fréquents, salins pris le matin (eau de Cruzy, sulfate de soude, sulfate de magnésie), drastiques pris le soir (0,10 à 15 centigr. d'aloès) ; sur la peau, par les frictions sèches, les sinapismes aux jambes... l'état général sera amélioré par Balaruc, Aulus, Chatel-Guyon.

Je ne puis entrer dans le traitement symptomatique de l'ictus, de l'apoplexie, de l'hémiplégie... Je renvoie aux articles où je me suis spécialement occupé de ces symptômes.

Indications anatomiques. — La LÉSION ARTÉRIELLE, L'ARTÉRITE fait-elle indication en dehors des artérites de nature syphilitique et paludéenne ? La question est discutée. S'il s'agit réellement d'un processus inflammatoire, le traitement antiphlogistique aura sa raison d'être : on aura recours aux émissions sanguines, soit générales, soit locales, en subordonnant, comme toujours, l'énergie du traitement à l'individualité constitutionnelle du sujet et à l'intensité des phénomènes morbides.

Il s'agit exclusivement de la période aiguë. Il sera possible d'y associer, comme adjuvants, les purgatifs doux (sels neutres, manne, huile de ricin), les applications froides sur le front, les révulsifs cutanés superficiels (sinapisation aux membres inférieurs), les boissons délayantes.

Mais quand le passage à l'état chronique est réalisé, la sclérose confirmée, l'élément anatomique fait-il indication ?

Je crois qu'on se tiendra sur une prudente réserve. Il ne faut pas abuser de l'iodure, même aux faibles doses de 10 pour 300 d'eau, de la teinture d'iode à la dose quotidienne de 10 à 12 gouttes, en deux fois, dans du lait, *pro die*.

Il n'est pas démontré que les iodiques aient une action dissolutive: et s'ils l'ont, ils hâteront encore la rupture du vaisseau et conduiront plus rapidement et plus sûrement aux accidents cérébraux.

Indications tirées de l'état des forces. — C'est surtout à la période confirmée du ramollissement que les conditions d'affaiblissement général des forces, et quelquefois de cachexie, imposent au clinicien le choix de moyens d'une autre nature. Les préparations *toniques, stimulantes* ont une importance capitale. Aussi faut-il préciser avec soin les cas où il faut faire appel aux moyens de révulsion ou de débilitation momentanée : on n'usera qu'avec une extrême modération de la médication antiphlogistique.

On relèvera les forces à l'aide des arsenicaux, du quinquina, des gycérophospates, même des ferrugineux, des solutions salines en injections ; par une alimentation choisie, d'où l'on exclura les mets lourds et indigestes, les boissons trop alcooliques. On se rappellera que chez les vieillards il faut donner le moins de drogues possible et que leur administration, si elle est décidée, doit être précédée de l'examen précis des appareils d'élimination et de l'état cardio-vasculaire.

Hygiène générale. — Je renvoie à ce que j'ai dit aux articles cités. J'insiste sur les deux points suivants : *repos absolu du cerveau.* C'est un organe blessé : il faut lui laisser le temps de réparer sa blessure et ne pas le mettre dans les conditions de réalisation de lésions nouvelles — *précautions hygiéniques alimentaires*, pour ne pas intoxiquer les vieillards, augmenter leur tension sanguine, surmener les fonctions anti-toxiques, encrasser les organes dépurateurs. L'hygiène par l'exercice, le massage, les frictions sèches, les bains fréquents seront de très précieux adjuvants.

SCIATIQUE (1)

*La sciatique est un syndrome douloureux survenant dans
tout ou partie du nerf sciatique ; elle traduit aussi bien
les atteintes dynamiques ou fonctionnelles que les atteintes organiques de cette importante branche terminale du
plexus sacré.*

Clinique et diagnose générale. — Trois grands groupes de
symptômes : 1° Douleur ; 2° Troubles de la motilité ; 3° Attitudes
vicieuses.

1° DOULEUR. — Douleur continue siégeant sur le trajet du nerf.
Tantôt peu intense (simple endolorissement, fourmillements, engourdissement), tantôt très vive, insupportable. La douleur présente
de temps à autre des exacerbations qui constituent des crises névralgiques et sont réveillées par la moindre tentative de marche,
les efforts (toux, défécation), le frôlement de la peau de la
région.

Cette douleur spontanée suit mathématiquement le trajet du nerf
ou de ses branches ; le malade dessine du doigt ce trajet : région
lombaire, échancrure sciatique, fesse, partie postérieure de la
cuisse, mollet, dos du pied.

Elle peut être réveillée ou aiguisée par certaines manœuvres : la
palpation du nerf ; la flexion du membre inférieur sur le tronc, la
jambe étant étendue sur la cuisse (*signe de Lasègue*) ; l'adduction
forcée avec flexion du membre inférieur, la jambe étant fléchie sur la
cuisse (*signe de Bondet*). Enfin, surtout dans l'intervalle des crises,
la douleur se cantonne en des sièges d'élection où elle se révèle
spontanément ou par la plus légère palpation. Ce sont les *points de
Valleix* : point lombaire ; point sacro-iliaque (le plus fréquent pour
Valleix) ; point iliaque ; point fessier ou ischiatique (le plus commun
pour Erb) ; point rétro-trochantérien ; points fémoraux, supérieur,
moyen et inférieur ; point poplité ; point rotulien ; point péronier ;

---

(1) Ce chapitre est dû à la collaboration de M. le docteur ARDIN-
DELTEIL, chef de clinique des maladies mentales et nerveuses à
l'Université de Montpellier.

point malléolaire externe ; point dorsal du pied ; point plantaire externe.

A noter des *irradiations* possibles dans d'autres branches du plexus sacré (périnée et scrotum, sciatique du côté opposé) ou du plexus lombaire.

2º TROUBLES DE LA MOTILITÉ. — La douleur s'oppose aux mouvements du membre inférieur, surtout aux mouvements de flexion. Dans les formes très douloureuses, le pied ne peut reposer sur le sol. D'où impotence fonctionnelle et *claudication*.

La démarche est caractéristique : le malade porte le haut du corps en avant ; il met sa jambe en demi-flexion et en abduction, la pointe du pied en dehors (pieds en équerre) : il marche *en saluant* du côté malade. Signalons en passant l'abaissement du pli fessier du côté atteint.

A noter, dans les cas très aigus, en dehors d'une impotence absolue, des contractions fibrillaires, des crampes, des contractures, de véritables secousses convulsives douloureuses.

3º ATTITUDES VICIEUSES. — La flexion du tronc du côté malade entraîne des déviations vertébrales constituant la *scoliose sciatique*.

C'est, dans la règle, une *scoliose croisée :* la colonne vertébrale présente une courbure à concavité dirigée vers le côté sain ; au-dessus de celle-ci, peuvent se faire des *courbures de compensation*, créant des attitudes complexes.

On a aussi décrit une *scoliose homologue*, spéciale à la sciatique spasmodique (Brissaud).

A coté de ces symptômes fondamentaux, prennent place des manifestations moins constantes, qui même peuvent servir à caractériser certaines formes. Ce sont :

a) *Les troubles de la sensibilité.*

b) *Les troubles trophiques.*

c) *Les modifications des réactions électriques.*

a) *Troubles de la sensibilité.* — Ce sont des *hyperesthésies* ou des *anesthésies*. Ces dernières sont les plus intéressantes, et se présentent soit sous forme d'*ilots d'anesthésie* au niveau des points douloureux, soit de *plaques d'anesthésie* se rencontrant dans les cas anciens, et en relation avec une altération profonde du nerf.

b) *Troubles trophiques.* — A côté de troubles *vaso-moteurs* (érythèmes, cyanose) et *sécrétoires* (augmentation ou suppression de la sécrétion sudorale), des *troubles trophiques proprement dits* (épaississement de la peau, développement exagéré du système pilaire, herpès, zona, mal perforant plantaire, etc...).

Enfin, l'*atrophie musculaire*, tantôt tardive, fonction du repos forcé et prolongé du membre, tantôt précoce et rapide, dans le cas de lésion organique du nerf.

c) *Modifications des réactions électriques*. — Ne se rencontrent guère que dans les sciatiques anciennes en rapport avec une altération du tronc nerveux. On observe alors, plus ou moins complète, la réaction de dégénérescence : diminution ou abolition de l'excitabilité faradique du nerf et des muscles ; conservation de l'excitabilité galvanique du nerf avec hyper ou hypo-excitabilité, et, dans les cas graves, inversion de la formule normale des secousses, pôle positif prenant une action prédominante sur le pôle négatif, contraction lente et vermiculaire.

Comme on le voit, la sciatique répond tantôt à un trouble purement dynamique dans les fonctions du nerf (formes franchement aiguës), tantôt à des altérations plus ou moins profondes du parenchyme nerveux lui-même (certaines formes chroniques tendant à devenir invétérées).

D'où la division proposée par certains auteurs (Landouzy) en *sciatique-névralgie* et *sciatique-névrite*.

Les caractères qui précèdent rendront difficile la confusion de la névralgie sciatique avec le *rhumatisme*, à douleurs vagues et diffuses, avec la *coxalgie*, l'*arthrite sèche coxo-fémorale*, où manque le signe de Lasègue, avec la *coxalgie hystérique*, où dominent les contractures et les troubles de la sensibilité, avec les *pseudo-sciatiques* dues à une irritation intra-rachidienne des nerfs de la queue de cheval, amenant la production d'un syndrome spécial.

Étiologie et pathogénie. — *a*) CAUSES PRÉDISPOSANTES. — *Sexe*, masculin ; *âge*, de 30 à 50 ans, et surtout de 40 à 50 ; tempérament arthritique.

b) CAUSES OCCASIONNELLES ET DÉTERMINANTES. — Elles peuvent se diviser en *causes locales* et *causes générales*.

Causes locales. — *Indirectes* : le froid, l'humidité.
Directes : les traumatismes du nerf (fractures esquilleuses, cal vicieux englobant les troncs nerveux) ; les compressions (tumeurs abdominales, grossesse, déviations utérines) ; les varices des veines du nerf sciatique (Quénu) ; les tumeurs du nerf (névromes, etc.).

Causes générales. — Ce sont :
Des infections : rhumatisme, paludisme, blennorragie, syphilis, tuberculose.

Des intoxications : hétéro-intoxications (alcool, plomb) ou auto-intoxications (goutte, diabète).

Des états dyscrasiques (chlorose, anémie).

Des états névropathiques (hystérie, épilepsie).

Toutes ces causes sont capables, suivant le degré d'intensité et la durée de leur application, de se borner à créer la simple variation fonctionnelle ou l'altération organique du nerf.

La *pathogénie* est facile à interpréter pour les causes générales telles que les infections ou les intoxications qui agissent par l'intermédiaire d'une imprégnation plus ou moins profonde du nerf par des substances toxiques. Elle l'est moins pour les états dyscrasiques et pour l'action du froid qui paraît agir à la faveur d'un terrain arthritique jouant le rôle important de cause prédisposante.

Diagnostic. — Le diagnostic général étant posé, il importe de le compléter par un diagnostic étiologique aussi précis que possible. Les anamnestiques seront d'un grand secours pour établir celui-ci qui devra aussi se baser sur un examen complet du sujet.

Examen direct du nerf, de l'abdomen du malade, toucher rectal et vaginal, renseigneront sur la possibilité de *causes pathogènes locales.*

Un retour périodique de phénomènes douloureux, d'allures franchement intermittentes, éveillera l'idée d'accidents d'*origine palustre.*

Une sciatique apparue en concomitance plus ou moins rapprochée avec les *douleurs rhumatismales* chez un *blennorragien* éclaireront la nature du syndrome névralgique.

Une *sciatique double* peu retentissante et torpide, ne faisant pas sa preuve par des attaches étiologiques certaines, aura bien des chances d'être fonction d'*infection tuberculeuse latente* qui ne tardera pas à évoluer au grand jour (Landouzy).

La *sciatique hystérique* (Achard et Soupault) siège plus souvent à gauche, s'accompagne de polyurie, est très douloureuse quoique siégeant du côté de l'hémianesthésie, succède souvent à une attaque nerveuse, est susceptible de guérir par suggestion.

Enfin, il importe d'établir si le syndrome est lié à une *altération organique* du nerf ou de ses enveloppes, ou s'il résulte simplement d'un *trouble dynamique ou fonctionnel* du nerf.

La *sciatique-névralgie* répond plutôt aux formes franchement aiguës, à début brusque ; la *sciatique-névrite* a un début lent et insidieux ; la douleur est lente et sans paroxysmes marqués ; la

palpation du nerf serait plus douloureuse et révèlerait une augmentation de volume ; ici, enfin, l'on rencontrerait les modifications
importantes de la sensibilité (anesthésies), les troubles trophiques
et les modifications des réactions électriques précédemment indiquées. L'électro-diagnostic tranchera donc en définitive les difficultés.

TRAITEMENT

Si les indications fondamentales à remplir sont, ici,
plus qu'ailleurs, les **indications étiologiques et pathogéniques,** il faut faire aussi une large place aux indications tirées des éléments **fonctionnels** et des éléments
anatomiques.

Nous discuterons sucessivement les unes et les autres,
synthétisant les dernières en un seul paragraphe, pour
ne pas éparpiller les données.

Indications étiologiques et pathogéniques. — Les indications formées par la *nature locale* des causes pathogènes sont très précises, et souvent seront faciles à remplir. L'intervention relèvera, suivant les cas, de la chirurgie (traumatismes, esquilles, fractures, cals vicieux,
tumeurs, varices du nerf sciatique), de l'obstétrique
(grossesse), de la gynécologie (tumeurs abdomino-pel-
viennes, déviations utérines, affections des organes
génito-urinaires), de la médecine (constipation, etc...).

Plus vastes, mais tout aussi précises dans certains
cas, où la nature spécifique de la sciatique s'accommodera à merveille d'un traitement approprié véritablement
curatif, parce que pathogénétique, sont les indications
fournies par les *causes générales.*

La *sciatique rhumatismale* cèdera sans effort à l'intervention des composés salicylés, et, soit à l'intérieur le
salicylate de soude, l'aspirine, soit à l'extérieur les
applications topiques de salicylate de méthyle, fourni-
ront d'heureux résultats.

A la *nature palustre* de la névralgie s'appliqueront à merveille les sels de quinine, ou leurs succédanés. On sait que, tout récemment, Armand Gauthier a vanté l'emploi d'un nouveau composé arsenical, le méthylarsénate disodique, qu'il désigne encore sous les noms de sel arsenical B ou d'arrhénal, qui se montre particulièrement actif dans les cas de paludisme rebelle, invétéré, et dans les formes larvées de celui-ci. Ce nouveau sel aura son emploi tout indiqué dans les sciatiques palustres rebelles à la quinine (injections hypodermiques de 5 à 10 centigr.).

Tout aussi précises sont les indications tirées de la *nature syphilitique* de la sciatique, et nous ne pouvons insister ici sur la manière de les remplir.

Moins accessibles à la thérapeutique sont déjà les formes se rattachant à la *blennorragie*, à la *tuberculose*, dont nous ignorons encore les médications spécifiques générales ; mais les indications causales ne sont pas moins formelles à remplir, et on le fera en se conformant aux données généralement admises concernant le traitement de ces deux dernières causes.

En ce qui concerne notamment la blennorragie, le rappel d'un flux uréthral tari ou simplement ralenti pourra être d'un heureux effet sur les phénomènes douloureux.

Nous ne reprendrons pas non plus les moyens de remplir les indications tirées d'une imprégnation par l'*alcool* (opium, iodures, régime lacté, bains de vapeur) ou par le plomb (iodures, sulfureux).

Les états *diathésiques*, les *auto-intoxications*, la *goutte*, le *diabète*, seront une source précieuse d'indications en matière de troubles nutritifs. La sagacité du thérapeute pourra se multiplier et s'ingénier à les remplir suivant la variété des terrains en présence desquels elle se trouvera et toute la gamme des moyens, depuis le régime diététique, depuis les modificateurs élémentaires de la nutrition, jusqu'au traitement hydro-minéral (Bagnères-de-Luchon, Bagnères-de-Bigorre, Lamalou, Plombières, les Eaux-Chaudes, Néris, Bourbon-l'Archambault, Bourbonne, Aix-les-Bains, etc.)... pourra être parcourue.

On n'oubliera point la manière heureuse dont sont influencés les troubles nutritifs par les courants de haute fréquence qui seront appliqués au moyen du grand solenoïde de d'Arsonval ; de même, les bains hydro-électriques à courants sinusoïdaux seront employés avec succès, comme accélérateurs des échanges.

Les états *dyscrasiques* (chlorose, anémie) seront justiciables des moyens toniques et reconstituants ordinaires ; la médication ferrugineuse, les glycérophosphates, les préparations cacodyliques, les bains de lumière électrique, l'ozonisation seront donc tour à tour mis en œuvre.

L'hydrothérapie froide, les bains et douches électrostatiques, les toniques généraux, les antispasmodiques, la suggestion répondront aux indications tirées d'un *état névropathique* (hystérie, neurasthénie, épilepsie)...

Indications tirées des éléments fonctionnels et anatomiques. — Elles sont tout aussi capitales à remplir que les précédentes ; mais ici les éléments fonctionnels sont si variables dans leur modalité, dans leur intensité, dans leur durée, que l'on ne peut formuler une règle unique applicable à l'ensemble des cas.

Aussi, pour ne pas compliquer outre mesure la question, nous bornerons-nous à envisager successivement les règles générales à observer pour remplir les indications tirées des *éléments fonctionnels* (impotence, douleur), et la conduite à tenir suivant l'*état anatomique* présumé du nerf.

A) INDICATIONS TIRÉES DES ÉLÉMENTS FONCTIONNELS (*impotence,—douleur*).—Exiger que le malade garde le lit dans un *repos absolu*. La jambe malade, instinctivement

placée en demi-flexion pour relâcher le nerf, sera maintenue dans cette position et calée au moyen de coussins
et d'oreillers. Elle sera placée bien au chaud et entourée
d'une épaisse couche d'ouate maintenue avec des
bandes.

On veillera à la régularité des selles.

L'*élément douleur*, par son importance capitale, prime
tous les autres, et c'est lui qui est devenu la source des
multiples méthodes, tour à tour préconisées contre la
sciatique.

Mentionnons tout d'abord la *médication calmante par
la voie interne*, qui comporte toute la liste des hypnotiques, des analgésiques, des antispasmodiques, depuis
l'opium et ses dérivés, depuis la belladone et la jusquiame, jusqu'à l'exalgine, l'antipyrine, etc.

Abordons ensuite la liste des *médications topiques*
destinées à modifier la circulation et la nutrition du nerf
endolori, et à amener de la sorte la sédation, ou à endormir directement sa sensibilité, et signalons d'emblée
l'importance prise dans cette partie de la thérapeutique
de la sciatique par les *agents physiques* dont l'application
persévérante amène parfois rapidement des résultats
inespérés.

a) L'application locale de la *chaleur* (bouillottes, sacs
de sable chaud) ou du *froid* (compresses glacées, circulation d'eau dans un tube maintenu en contact avec le
trajet du nerf) a été tour à tour préconisée, et son emploi
est courant en Amérique ; la chaleur trouve son indication plus spéciale dans la sciatique a frigore ; la réfrigération s'adresse aux formes sthéniques et inflammatoires.

b) Les *huiles*, *liniments calmants* et pommades à base
d'opium, de belladone, de chloroforme, ne sont que pré-
textes à frictions et à massage déguisés. Leur action est
en tous cas incertaine et problématique ; et c'est à de

plus énergiques moyens qu'il faut avoir généralement recours.

c) Les révulsifs comprennent : les sinapismes, les frictions térébenthinées, les ventouses sèches ou scarifiées, les vésicatoires, les pointes de feu, les raies de feu, les badigeonnages à l'huile de croton, à l'acide chlorhydrique dilué, le vésicatoire.

Le procédé généralement adopté aujourd'hui et qui par ses heureux résultats mérite une place prépondérante est celui du *stypage au chlorure de méthyle,* préconisé par Debove.

C'est le meilleur moyen de faire une révulsion intense et rapide sur une large surface cutanée, car les pulvérisations de chlorure de méthyle atteignent le nerf moins dans le trajet anatomique de son tronc que dans ses terminaisons périphériques.

L'évaporation de ce liquide produit un froid pouvant aller jusqu'à — 52°. On promène lentement sur les téguments, en ayant soin d'atteindre ceux-ci obliquement, et de n'insister sur aucun point, le jet fourni par les réservoirs métalliques contenant le chlorure de méthyle à l'état liquide.

L'effet est immédiat ; un soulagement considérable se produit, et persiste parfois ; mais le plus souvent on est obligé de pratiquer plusieurs séances de pulvérisations.

d) On a cherché aussi à modifier l'état inflammatoire du nerf au moyen de l'*acupuncture* (Gibson), consistant à traverser le nerf au moyen de longues aiguilles stérilisées.

A côté de ce procédé il faut ranger ceux plus simples des *injections hypodermiques* d'eau distillée, de nitrate d'argent au 1/10 (Luton), de teinture d'iode, de chloroforme, d'atropine, de morphine, de bleu de méthylène.

e) Tout récemment, Massega, Pullé, Marie et Guillain, Courtois, Suffit, Guinon, ont obtenu des résultats satisfaisants en pratiquant des injections intra-arachnoïdiennes de chlorhydrate de cocaïne (0 gr. 005 à 0 gr. 015).

Souques, adoptant la méthode épidurale, infiniment moins dangereuse, a obtenu aussi des effets anesthésiques appréciables.

Mais ce sont là encore des méthodes d'exception qui ne sont pas accessibles au commun des praticiens et n'ont pas acquis définitivement droit de cité dans l'arsenal thérapeutique, leurs résultats n'ayant pas été de beaucoup supérieurs à ceux des autres méthodes plus banales.

f) Le *massage* agit comme modificateur des circulations locales et de la nutrition plus que comme révulsif. Il exerce néanmoins une action sédative considérable, et peut être considéré, dans certains cas, comme la méthode de choix.

Suivant les circonstances, on aura recours à l'effleurage, aux frictions, au pétrissage, aux vibrations.

La *gymnastique* agit de la même manière et on peut rechercher, soit des *mouvements actifs* de flexion de la jambe sur la cuisse, avec ou sans résistance, soit des *mouvements passifs* de flexion forcée du bassin sur la cuisse.

g) L'*hydrothérapie* froide est dangereuse ou impuissante, hormis les cas spécifiés dans l'étude des indications pathogéniques.

En général, il vaudra mieux s'adresser à la *chaleur* et adopter, soit les douches chaudes, soit les douches écossaises, soit l'étuve sèche, ou encore le bain ou la douche de vapeur.

Dans le même esprit, les bains de *chaleur radiante lumineuse* administrés au moyen des appareils de Dowsing, pouvant faire supporter sans inconvénients des températures de 150° ou 200°, donneront de bons résultats.

L'*hydrothérapie froide* est formellement contre-indiquée chez les arthritiques ; l'étuve sèche l'est aussi pour les asthmatiques et les cardiaques.

h) L'*électricité* nous met en mains des procédés divers appartenant les uns à la catégorie révulsive, les autres à une thérapeutique modificatrice et simplement sédative.

Les courants induits appliqués au moyen d'un pinceau faradique, les étincelles frankliniennes et les frictions électriques, le courant statique induit (décharge oscillante de deux bouteilles de Leyde), les courants de haute fréquence et de haute tension appliqués, au moyen du dispositif de d'Arsonval muni d'un résonateur Oudin, avec un pinceau métallique, sont autant d'excellents moyens révulsifs énergiques et rapides.

Les courants galvaniques stables, appliqués sous forme de bain de pied galvanique de faible intensité, 10-12 milliampères, et de longue durée, 30-40 minutes, dans le cas de douleurs vives, d'intensité plus forte, 20-25 milliampères, et de moindre durée, 15-20 minutes, dans les cas subaigus, les courants alternatifs sinusoïdaux, les courants galvaniques avec interruptions lentes, répondront à la seconde des catégories indiquées tout à l'heure.

B) INDICATIONS TIRÉES DES ÉLÉMENTS ANATOMIQUES. — C'est ici qu'il faut, le diagnostic pathogénique et le diagnostic anatomique étant sûrement établis, faire un choix rationnel des moyens à employer, les uns étant tout à fait impropres à s'appliquer à certaines formes, les autres s'y rapportant parfaitement. C'est là la partie importante des décisions thérapeutiques, si l'on ne veut pas intervenir à contre-sens.

Nous adopterons *trois types*, le premier répondant à la *sciatique névralgie*, le second à un type intermédiaire *subaigu* ou *chronique*, dans lequel la lésion organique du nerf n'est pas irrémédiablement établie ; le troisième répondant à la *sciatique névrite*, et nous établirons pour chacun la liste des moyens de choix.

1er type.— C'est celui réalisé par la sciatique franche, aiguë, simple, provoquée par le froid humide.

Repos absolu. — Chaleur.

Alterner le massage et la révulsion.

Massage : effleurage, vibrations.

Révulsion : pulvérisations de chlorure de méthyle, électricité sous l'une des formes révulsives indiquées plus haut.

2e type. — Sciatique chronique sans modifications de la sensibilité objective, sans troubles des réactions électriques, mais avec un état trophique peu satisfaisant.

Repos au lit.

Alterner *massage* (pétrissage), *gymnastique* surtout *passive*, soit avec l'action de la chaleur (douche chaude, étuve sèche, bains de vapeur, douches écossaises), soit avec celle de l'électricité ; ici on donnera la préférence, non à l'électricité révulsive, mais au courant galvanique stable (bain de pied galvanisé).

On emploiera avec succès : vésicatoires, pointes de feu, térébenthine, rachicocaïnisation.

3e type. — Sciatique-névrite. Troubles trophiques marqués ; troubles objectifs de la sensibilité, anomalies qualitatives de l'excitabilité galvanique.

Mouvement — massage — gymnastique active et passive — électricité (courant galvanique stable, courant alternatif sinusoïdal, exerçant une action rapide sur la nutrition des muscles).

Les deux premiers types doivent céder à ce traitement approprié, le premier en quelques jours, le second en quelques semaines. Le troisième est parfois invétéré et la sciatique persiste, incurable, à titre d'infirmité définitive.

SYPHILIS CÉRÉBRO-SPINALE

1. Syphilis cérébrale. Esquisse clinique. — MODE DE DÉBUT :
Par la céphalée et des troubles généraux.

La *céphalée* se montre presque toujours pendant la nuit ou pendant le repos au lit. Elle persiste pendant des semaines et des mois, elle est de siège profond, intracrânienne, méningitique ; elle est circonscrite, térébrante, ou plus étendue, constrictive, gravative et plonge le malade dans l'immobilité et la tristesse ; elle survient par accès.

TROUBLES GÉNÉRAUX : Dépression psychique, affaiblissement des forces physiques, insomnie, faiblesse générale, anémie.

Symptômes et formes cliniques des artérites syphilitiques.

a) *Forme apoplectique*, presque toujours mortelle.

b) *Forme hémiplégique*, fugace, transitoire et curable.

c) *Forme légère, transitoire, aphasique et parétique*, s'accompagnant de syndromes convulsifs ou paralytiques, l'aphasie procède par attaque, dure quelques minutes, quelques heures, quelques jours, pour disparaître ensuite. Associée, elle se complique de monoplégies, d'hémiplégies.

Symptômes et formes cliniques des méningopathies syphilitiques.

a) MÉNINGITES SYPHILITIQUES AIGUES. — Phénomènes d'excitation caractérisés par un délire du type infectieux, et parfois des symptômes ataxo-adynamiques suivis de dépression, d'hébétude, de torpeur, de demi-sommeil entrecoupé de rêvasseries, enfin coma complet. Excitation et dépression se succèdent. Fièvre.

b) MÉNINGITE DE LA CONVEXITÉ. EPILEPSIE PARTIELLE. — Elle ne se distingue en rien du syndrome convulsif jacksonien ordinaire au point de vue symptomatique ; mais, précédée de céphalalgie, elle présente des paroxysmes qui se rapprochent de plus en plus et se complique bientôt d'hémiplégie, de monoplégie, d'aphasie, de troubles psychiques, d'affaiblissement intellectuel.

c) MÉNINGITE BASILAIRE. NÉVRITE DES NERFS CRANIENS. — Tantôt un seul tronc nerveux, tantôt plusieurs sont englobés dans la masse scléro-gommeuse, tantôt la lésion est bilatérale, tantôt unilatérale.

L'*atteinte des nerfs olfactifs* se traduit par de l'ANOSMIE ; des *nerfs oculo-moteurs* par le ptosis, le strabisme externe, des troubles de l'accommodation; des *nerfs optiques* par l'amblyopie, la cécité, le rétrécissement concentrique du champ visuel, l'hémianopsie temporale, plus rarement l'hémianopsie homonyme; des *trijumeaux* par les névralgies de la face, le tic douloureux, des paresthésies, de l'analgésie, de l'hyperesthésie; du *nerf facial* par une paralysie complète avec paralysie du voile du palais ; du *glosso-pharyngien*, du *pneumo*, du *spinal*, du *grand hypoglosse* par le syndrome glosso-labio-laryngé.

L'*atteinte du mésocéphale* entraîne le *syndrome de Weber* (paralysie alterne de l'oculo-moteur commun et des membres), les paralysies alternes de la face et des membres.

Symptômes et formes cliniques des encéphalopathies syphilitiques. — 1º TUMEURS SYPHILITIQUES DE L'ENCÉPHALE avec le syndrome complet des tumeurs cérébrales.

2º PARALYSIES MULTIPLES, PARALYSIES DISSÉMINÉES.

3º PARALYSIE GÉNÉRALE ASSOCIÉE A LA SYPHILIS CÉRÉBRALE ; ENCÉPHALITE SECONDAIRE.

4º ALIÉNATION MENTALE SYPHILITIQUE.

2. Syphilis médullaire. Esquisse clinique (1).

Symptômes et formes cliniques des méningopathies syphilitiques. — a) MÉNINGITE SYPHILITIQUE AIGUE. — Elle entraîne la paralysie des quatre membres ou des membres supérieurs, si elle est cervicale, sous forme de *pachyméningite cervicale hypertrophique* ou celle des membres inférieurs, soit alors la *paraplégie flasque et molle*, soit la *paraplégie rigide et spasmodique*. Elle se traduit par de la rachialgie intense, surtout la nuit, de la parésie, des troubles trophiques.

Symptômes et formes cliniques des myélopathies syphilitiques. — On observe deux formes : a) l'une *aiguë, curable;* b) l'autre

---

(1) Voyez J. VIRES. — *Leçons de clinique médicale* faites à l'Hôpital-Général de Montpellier : *Des myélopathies syphilitiques;* et la thèse de mon élève le Dr POUGET sur le même sujet.

chronique, dans laquelle la restitution *ad integrum* ne se réalise jamais.

a) FORME AIGUE CURABLE. MYÉLITE SYPHILITIQUE AIGUE. — Ne se distingue en rien des autres myélites aiguës (voir ce mot). Les prodromes peuvent manquer ou être très courts. Ils consistent seulement en douleurs lombaires.

La période d'ÉTAT est marquée par une paraplégie rapide installée en 2 ou 3 jours ; simultanément s'installent la paralysie des sphincters, l'abolition complète de la sensibilité, des troubles trophiques, le décubitus acutus, de la fièvre. La mort peut s'observer par décubitus aigu, paralysie bulbaire, dans le marasme et le délire. La myélite peut se transformer en myélite chronique, en paraplégie spasmodique.

b) FORME CHRONIQUE. MYÉLITE SYPHILITIQUE CHRONIQUE ; PARAPLÉGIE SPINALE SYPHILITIQUE ; MYÉLITE TRANSVERSE SYPHILITIQUE. — Les PRODROMES sont les suivants : fourmillements, engourdissements, sensation douloureuse dans la région lombaire, sensation de glissement alternatif d'eau chaude et d'eau froide sur les téguments, sensation de grossissement démesuré des pieds ; prodromes fort longs, coupés par quelques troubles recto-vésicaux, par l'abolition progressive de la puissance sexuelle.

ÉTAT. — *Neurone moteur:* pas d'atrophie musculaire ; force musculaire intacte, impotence motrice considérable ; pas de Romberg : réflexe rotulien, exagéré d'abord, absent plus tard ; paralysie inégale des deux côtés ; trépidation épileptoïde spinale.

Dans la marche, les membres sont lourds et deviennent semblables à des bâtons rigides. La démarche est raide, les genoux sont serrés, les pieds frottent le sol : démarche en canard, démarche de gallinacés.

Neurone sensitif: quelques plaques d'hyperesthésie, dissociation de la sensibilité, retard de la perception.

Marche longue, rétrocession, trêves, jamais de restitution *ad integrum*.

Les myélopathies syphilitiques sont caractérisées par la diffusion des symptômes due à la dissémination des lésions.

TRAITEMENT

Trois mots résument la thérapeutique : *indication, méthode, agent*.

L'*indication*, c'est le but curatif, palliatif ou prophylactique.

La *méthode analytique, empirique* ou *naturelle* est le chemin ver : ce but.

L'*agent thérapeutique* ou *hygiénique* est le moyen qui permet de l'atteindre.

Indications prophylactiques. — Il est une prophylaxie hygiénique de la syphilis cérébro-spinale. Il faudra traiter les prédispositions générales en modifiant le système nerveux du malade, en le mettant au repos, à l'abri des causes nouvelles de réaction violente ; il faudra combattre les prédispositions locales par le repos ou l'exercice, empêcher enfin les causes localisatrices sur l'axe cérébro-spinal par éloignement de tout ce qui entraîne sa suractivité, éloignement des travaux intellectuels, des soucis physiques et moraux, de la fatigue matérielle.

C'est encore faire de la thérapeutique prophylactique que d'administrer de l'iodure et du mercure à un syphilitique qui ne se plaint encore que de parésies et de fourmillements, qui n'accuse qu'une céphalée persistante et nocturne : on empêche ainsi l'éclosion d'une maladie imminente.

Indications curatives. — Devant un malade porteur d'une cérébro-myélo-syphilose, surgissent *trois indications majeures*. Il faut traiter :

1° L'ÉTAT MORBIDE, l'infection syphilitique.

2° LES ACTES MORBIDES, c'est-à-dire les lésions et les symptômes.

3° L'ÉCONOMIE, l'ÉTAT GÉNÉRAL, l'ORGANISME, qui réalise l'affection et la maladie.

I. — **Indications tirées de l'état morbide** (moyens qui s'adressent à l'infection syphilitique).— C'était la grande préoccupation de la médecine ancienne d'émanciper la lésion locale du joug de la diathèse ; c'était l'indication maîtresse.

Aujourd'hui, l'indication reste la même et de même

importance : c'est une indication majeure de combattre l'infection générale, universelle, constitutionnelle qu'est la syphilis.

Or, ici, il est deux remèdes héroïques, spécifiques, empiriques, qui, pour employer l'expression de Galien, prennent l'ennemi corps à corps et le terrassent: le *mercure* et l'*iodure de potassium*.

L'Ecole, longtemps, disserta sur la question de savoir si le médicament spécifique était *spécifique d'organe ou de tissu*, ou *spécifique d'affection ;* s'il agissait sur les manifestations de la syphilis ou sur la syphilis, affection virulente et contagieuse à germe transmissible et vivant; s'il étendait son action aux *forces radicales, in posse,* ou aux *forces agissantes, in actu.*

Le mercure agit sur la cause même des lésions, sur leur spécificité, sur les propriétés virulentes qu'ont acquises les éléments de l'organisme (Hallopeau).

Dès qu'on a porté le diagnostic de syphilis, et à toutes les périodes de la syphilis cérébro-spinale, il faut donner le mercure.

Le mercure sera associé, soit immédiatement, soit par attaques successives, de mercure d'abord seul, d'iodure ensuite, et comme médicament unique à ce moment.

Il faut toujours faire le traitement mixte.

Combal a toujours vu le sirop de biiodure d'hydrargyre et de potassium avoir plus d'effet thérapeutique que l'iodure de potassium livré à ses seules forces.

Courty administrait les pilules de Dupuytren, en même temps que l'iodure.

Ce traitement mixte peut se faire en alternant les deux remèdes à d'assez longs intervalles, comme le voulait Chomel ; en commençant par le mercure, ainsi que le recommande Gubler, en donnant simultanément iodure et mercure, suivant la méthode actuelle.

On peut les faire absorber tous les deux par la muqueuse digestive, comme dans les sirops de Puche, de Boutigny, de Gibert.

Le sirop de Boutigny contient, par cuillerée, 1 centigr. de deuto-iodure de mercure et 50 centigr. d'iodure de potassium.

Le sirop de Puche est préparé avec l'iodhydrargyrate de potasse. Il contient, par cuillerée à bouche, 5 centigr. de ce sel.

Le sirop de Gibert contient 20 centigr. de biiodure d'hydrargyre, 10 gr. d'iodure de potassium pour 500 gr. de sirop simple. Une cuillerée à bouche de ce sirop contient donc 8 milligr. de biiodure et 40 centigr. d'iodure de potassium. 2 à 3 cuillerées par jour.

Fournier conseille d'y porter l'iodure à la dose de 20 gr. ou de combiner les frictions mercurielles à l'usage interne de l'iodure à doses élevées.

Charcot, Buzzard, débutent par de hautes doses d'iodure et arrivent rapidement à 10 gr., qu'ils ne dépassent pas.

Voici le traitement de Fournier :

1. Prescrire l'iodure de potassium à la dose de 5 gr. par jour.

2. Chaque jour, faire une friction, pendant 15 minutes, avec 5, 8 et 10 gr. d'onguent napolitain, laissé à demeure pour la nuit.

3. Ce traitement est prolongé pendant toute la durée des accidents cérébraux ; seulement, au bout de 6 à 8 semaines, on le suspend pendant quelques jours ; puis on ne fait que des frictions pendant 20 jours environ.

4. On cesse les frictions pour administrer exclusivement l'iodure de potassium à l'intérieur.

Ainsi de suite, en alternant les deux modes de traitement, afin d'empêcher l'accoutumance qui en diminuerait l'efficacité.

5. Après la disparition des manifestations cérébrales et médullaires, on reprend plusieurs fois le traitement, pour prévenir les récidives.

On pourra s'adresser aux *pilules de Sédillot*, qui contiennent chacune 10 centigr. d'onguent napolitain du Codex, 66 milligr. de savon médicinal pulvérisé et 32 milligr. de poudre de réglisse. On en donne de 2 à 3 ; aux *pilules de Dupuytren*, qui contiennent chacune 1 centigr. de deuto-chlorure de mercure, 2 centigr. d'extrait gommeux d'opium et 4 centigr. d'extrait de gayac. On en donne 1 à 2 par jour ; à la *liqueur de Van Swieten*, qui a pour formule :

> Deuto-chlorure de Hg........ 1 gramme.
> Eau distillée................ 900 grammes.
> Alcool à 80°................. 100 —

Chaque 10 gr. de solution contient 1 centigr. de bichlorure de mercure. La dose est de 1 à 2 cuillerées à bouche, qu'on fait prendre dans une tasse de lait sucré; à la formule suivante :

> Liqueur de Van Swieten..... 200 grammes.
> Iodure de potassium......... 50 —
> Eau distillée................ 800 —

Une cuillerée à bouche au commencement des deux principaux repas.

Les bains de sublimé seront indiqués dans certains cas d'intolérance gastrique : c'est la *méthode endermique*.

La méthode *hypodermique* (injections de calomel, d'huile grise, d'oxyde jaune de mercure, 1 gr. pour 30 gr. d'eau distillée pour quatre injections. E. Besnier) rendra des services dans les syphilis aiguës et malignes.

Je rappelle qu'en 1811, Chrestien, de Montpellier (1), publia ses premiers travaux sur le traitement de la syphilis par les *sels d'or*.

_____

(1) *De la méthode iatraleptique et d'un nouveau remède dans le traitement des maladies vénériennes et lymphatiques*, 2ᵉ édition. — Paris, 1811.

Avec Trousseau et Pidoux, Fonssagrives croit que les sels d'or, auxquels on n'a accordé qu'une attention un peu sceptique, méritent un meilleur sort et que leur emploi doit être réservé pour les cas assez nombreux où le mercure accuse son insuffisance.

Le *chlorure d'or et de sodium*, étendu de poudre d'iris, s'emploie en frictions sur la langue et la face interne de la joue, à des doses qui varient de 2 à 25 milligr.

Le *sulfocyanure d'or*, introduit dans la thérapeutique par Lutrand et d'Amador, de Montpellier, a l'avantage d'être plus stable que les autres préparations.

Le docteur Mondot, au dire de Fonssagrives, s'en est servi souvent avec succès dans des cas de syphilis rebelle. Voici les formules qu'il emploie :

> Sulfocyanure d'or...........   5 centigr.
> Poudre d'iris...............   5   —

Faites d'abord 16, puis 14, puis 10 paquets. 1 paquet en frictions buccales.

> Sulfocyanure d'or...........   10 à 20 centigr.
> Axonge ....   30 grammes.

Faites une pommade.

Mercure et iodure resteront les remèdes essentiels pour la syphilis cérébro-spinale avec les règles suivantes:

1° *La syphilis cérébro-spinale doit être traitée dès que le diagnostic en est posé ; quelle que soit l'époque de la syphilis, quelles que soient les réactions symptomatiques, par le traitement mixte ;*

2° *Le traitement ioduro-mercuriel doit être longuement et patiemment poursuivi; tous les ans, même quand il n'y aura plus de manifestations, un traitement de un mois s'impose, à l'automne et au printemps.*

Donnés à des doses élevées ou sous des influences inconnues, idiosyncrasiques, peut être en relation avec l'insuffisance hépato-rénale, mercure et iodure déterminent des accidents, des éruptions, de la salivation, du coryza, des troubles gastro-intestinaux.

On doit alors :

1° Faciliter l'absorption de l'iodure et du mercure par le régime et l'exercice ;

2° Les évacuer parfois si la dose a été trop forte et la saturation trop grande par les diurétiques, les purgatifs, les sudorifiques ;

3° Les suspendre par intervalles pour remédier à l'accoutumance et à la déglobulisation ;

4° Combattre, enfin, ce que Jaumes appelle la maladie du remède, la stomatite mercurielle par exemple :

Le Dʳ Lanz, professeur à Moscou, utilise contre la stomatite mercurielle, à titre prophylactique :

1. L'emploi d'un savon dentifrice tel que le suivant :

Thymol...................... 0 gr. 25
Extrait de ratanhia........... 1 gr.

Faites dissoudre dans :

Glycérine chaude............. 6 gr.

Ajoutez :

Magnésie calcinée............. 0 gr. 50
Biborate de soude............. 4 gr.
Savon médicinal.............. 30 gr.
Essence de menthe poivrée... 1 gr.

Le savon suivant a l'avantage de contenir une certaine quantité de chlorate de potasse :

Chlorate de potasse........... 20 gr.
Savon médicinal .... 10 gr.
Carbonate de chaux........... 20 gr.
Essence de menthe poivrée.... XV gouttes.
Essence de giroflée........... IV gouttes.
Glycérine.................... Q. S.

Faites une pâte.

2. Il faut en outre recommander au malade de se gargariser plusieurs fois par jour avec une solution antisep-

tique. On peut prescrire pour gargarisme la liqueur d'acétate d'alumine (1 à 2 cuillerées à thé pour un verre d'eau) ou :

Menthol........................ 1 gr.
Teinture de ratanhia......... } ââ 50 gr.
Alcool rectifié................ }

Une 1/2 cuillerée à thé pour un verre d'eau.

3. Puis on fait badigeonner les gencives deux fois par jour avec :

Teinture de noix de galle..... } ââ 12 gr.
Teinture de ratanhia .... }
Résorcine........................ 3 gr.
Menthol........................ 0 gr. 25

4. Une fois la stomatite déclarée, le meilleur procédé, selon M. Lanz, est l'emploi du peroxyde d'hydrogène en gargarisme, c'est-à-dire de l'eau oxygénée en gargarisme. Il n'est nullement toxique et c'est en cela que consiste sa grande supériorité sur le sublimé (lequel peut être employé utilement à 1/400).

En solution de 2 p. 100 et davantage, le peroxyde d'hydrogène n'est pas irritant pour la muqueuse ; il détruit très rapidement l'haleine fétide propre à l'inflammation mercurielle de la cavité buccale, débarrasse les bords des gencives des produits de décomposition qui les recouvrent et en amène en peu de temps la guérison.

5. Si des ulcérations trop douloureuses empêchent le malade de se gargariser suffisamment, il faut introduire dans la cavité buccale une solution désinfectante à l'aide de l'irrigateur ou de la seringue.

Dans les cas d'ulcérations très nombreuses, on emploiera avec avantage l'iodoforme en poudre ou une solution éthérée. On peut aussi mettre dans la bouche des bandes de gaze iodoformée, de façon à séparer les surfaces ulcérées et accélérer la cicatrisation.

II. — Indications tirées de la maladie (*moyens qui s'adressent aux éléments fonctionnels (symptômes) et aux éléments anatomiques (lésions)*.

Toute manifestation d'un état morbide se compose:

1° D'un élément nerveux.

2° D'un élément fluxionnaire.

3° D'une altération de la nutrition.

1° L'ÉLÉMENT NERVEUX varie suivant l'âge, le tempérament, la profession du malade, suivant l'état aigu ou chronique de la syphilose, suivant l'étendue et la localisation des lésions aux divers systèmes de neurones médullo-cérébraux.

Il se dissocie en *symptômes*, en *troubles, sensitifs, moteurs, trophiques, intellectuels*.

a) La *douleur* nécessite l'emploi des moyens que j'ai indiqués quand j'ai étudié les névralgies; elle cèdera aux analgésiques simples, aux analgésiques antithermiques (antipyrine, sulfate de quinine, aux anesthésiques locaux, aux narcotiques...).

L'*anesthésie* sera traitée par les courants continus ou interrompus.

b) Le *neurone moteur perturbé par excès* indiquera les anti-convulsifs, les antispasmodiques, les anesthésiques locaux et généraux, les narcotiques, les stupéfiants...

Perturbé par défaut, et donnant le symptôme *paralysie*, il sera excité, soutenu par le massage, la gymnastique, les frictions simples ou aromatiques, l'électricité. La brucine, l'ergotine, la noix vomique, la strychnine seront prudemment administrées.

L'électricité, la strychnine sont formellement contre-indiquées s'il y a des phénomènes d'excitation motrice.

c) L'*asepsie interne et externe* préviendra les troubles *vaso-moteurs;* les eschares seront pansées à la poudre de quinquina, lavées au permanganate de potasse, à l'eau oxygénée ; l'acide benzoïque préviendra, en ingestion, la décomposition vésicale prématurée de l'urine ; de même le salol, le salicylate de soude, le benzonaphtol.

d) *Sidéré*, le *neurome psychique* se trouvera bien du quinquina, du sulfate de quinine, d'une médication tonique et reconstituante par les injections de suc testiculaire, de substance nerveuse, d'eau salée à 7 pour 1000 (10 à 20 cent. cubes *pro die*), d'hydrothérapie froide ou tiède, de massages périphériques.

En état d'éréthisme, le neurone psychique sera soumis aux antispasmodiques, aux hypnotiques (sulfonal, paraldéhyde).

2° L'ÉLÉMENT FLUXIONNAIRE, si admirablement dégagé par Barthez, fera indication. Quand le sang s'accumule sur le névraxe dans les productions syphilitiques variées, il produit – en vertu d'un trouble de l'équilibre qui est la fluxion – la congestion de ce névraxe — qui est un symptôme. La fluxion sera détournée vers le système tégumentaire, vers la région anale ou lombaire. Au début on la portera loin du lieu, par les purgatifs intestinaux, les drastiques, les excitations cutanées.

Quand l'acuité des phénomènes sera diminuée, ayez recours à la *dérivation* par les saignées locales, les vésicatoires, les moxas, les pointes de feu. Nos pères allaient plus loin encore. A une maladie chronique, ils opposaient un remède chronique. Ils ne craignaient pas d'appliquer des cautères produisant ainsi, dans les cérébro-myélo-syphiloses, cette dérivation lente, soutenue, constante que Potain réclamait pour les cardiopathies, Combal pour les pneumopathies bacillaires.

3° La NUTRITION GÉNÉRALE est altérée par l'infection, la NUTRITION LOCALE par les lésions artérielles scléreuses, gommeuses, les néoformations syphilitiques.

Des produits toxiques, anormaux, sont fabriqués au sein de l'organisme infecté ; les sudorifiques, les diurétiques, les purgatifs salins, l'eau de Balaruc en ingestion seront les agents qui désobstrueront l'organisme.

Il y a hypoglobulie, diminution du rapport des globules rouges quant à celui des blancs, la médication martiale, arsenicale, glycérophosphatée, peut-être l'opothérapie cérébrale, y remédieront dans le plus grand nombre des cas.

Contre les *artérites*, les *gommes*, les *scléroses*, il faut faire *un traitement d'assaut* (Fournier).

TRAITEMENT MIXTE. — C'est par l'association du mercure et de l'iodure de potassium qu'on arrivera à la guérison. Seul, l'un des agents amènera bien quelque bon résultat, mais l'un de ces remèdes n'exclut pas l'autre, au contraire, et l'action propre de chacun s'ajoute à celle de son congènère. L'un favorise l'autre.

Le *mercure* peut s'administrer de bien des manières. Si on l'administre par la bouche, on aura affaire au proto-iodure d'hydrargyre, au biiodure, au bichlorure, au sublimé.

Le premier s'administre aux doses de 10 à 20 centigr.; le second, ainsi que le sublimé, à la dose de 2 à 5 centigr., soit en pilules, soit en potions.

La préférence doit être donnée au *sublimé*, parce qu'il est mieux toléré à fortes doses par les gencives, et parce que ses effets thérapeutiques sont plus immédiats et plus puissants.

Mais la méthode qui devrait être préférée à toute autre consiste en des frictions à l'onguent napolitain ou pommade mercurielle double,

Ces frictions quotidiennes doivent être faites avec au moins 5 gr. d'onguent. Il est même des cas où la dose doit être portée à 20 gr.

Cependant, autant que possible, il faut prévenir les fâcheux effets qui peuvent résulter de ce traitement. D'une part, la stomatite, l'irritation mercurielle de la

peau ; d'autre part, la cachexie mercurielle. La première
sera combattue par le chlorate de potasse, tant en gargarismes qu'à l'intérieur. Contre l'irritation cutanée, on
pourra employer, tous les 3 jours, les bains sulfureux.
Contre la cachexie, on emploiera les fortifiants.

L'*iodure de potassium* sera administré par la bouche,
à moins qu'on ne soit conduit par nécessité à l'administrer par la voie rectale. Les doses doivent être fortes,
tout en ayant égard à la tolérance du malade. De fortes
doses d'iodure sont en général mieux tolérées que de
faibles doses.

Il faut donner, pour produire une action dont dépend
le succès du traitement, au moins 3 gr. d'iodure de potassium par jour, qu'on ait affaire à un homme ou à une
femme. Peu à peu et progressivement, cette dose s'élèvera jusqu'à 6 et 8 gr.

Il ne faut pas que le traitement soit prolongé pendant
la durée seule des manifestations ; il faudra qu'il soit
continué pendant plus longtemps encore, et cela de façon
à conserver, malgré l'accoutumance, l'intensité d'action
originelle.

*Savoir prolonger le traitement, c'est savoir éviter dans
la suite une rechute souvent plus grave.*

TRAITEMENTS SUCCESSIFS. — Pour conserver, en dépit
des effets atténuants de l'accoutumance, l'intensité du
traitement, il faut agir par la méthode des traitements
successifs. On traite le malade en lui laissant de temps
en temps un peu de repos ; on alterne l'usage de l'iodure
et du mercure. Pendant ce stade du traitement mercuriel, le corps se déshabitue de l'influence de l'iodure,
et réciproquement.

RÉGIME. — Prescrire une vie exempte de tout ce qui
peut congestionner et faire travailler le système cérébro-
spinal ; éviter les excès vénériens, la fatigue intellectuelle, les excès alcooliques (Fournier).

III. — **Indications tirées du malade.** — « L'on n'a pas, dit Dumas, des maladies à traiter, mais des malades ».

L'indication sera tirée de l'état de la force vitale. Cette force se traduit par des *énergies agissantes* et *radicales*. D'où deux règles à suivre :

1° Augmenter les forces radicales.

2° Utiliser les forces agissantes.

Une syphilis traitée sans toniques, dit Courty, a beaucoup de chances de résister et de lasser la patience du médecin.

Les indications seront remplies par les agents stimulants et toniques (vins généreux, de Bordeaux, alcool), par le régime, le séjour à la campagne, l'hygiène la mieux entendue, une vie calme, des voyages dans des climats relativement chauds, l'absence absolue d'excitation et de suractivité fonctionnelle des neurones sensitif, moteur et physique.

Aux syphilitiques convient bien le précepte de Massa : Lœtentur et sint jucundi, fugiant plorentes et loca tristia (*De morbo gallico tractatus,* cap XV).

Eaux minérales. — Elles agissent : 1° en perturbant la syphilis et en la localisant vers la peau ; 2° sur le fond même de la maladie qu'elles combattent ; 3° sur la lésion ; 4° sur l'état général et la lésion organique.

1° La propriété de forcer la syphilis latente à se manifester paraît générale à la médication hydrothermale : on l'a, en effet, constatée dans les eaux les plus diverses. Or, il est fréquent que la syphilis cérébro-spinale n'a pas de manifestations cutanées.

Comme celles-ci sont infiniment moins graves que les manifestations nerveuses, on s'efforcera d'y faire porter tout l'effort de la syphilis.

Les eaux sulfureuses, les chloruro-sodiques, les eaux alcalines (Vichy, Le Boulou, Vals), les eaux sulfatées sodiques (celles de Louesche en particulier), seront utili-

sées pour pousser à la peau les manifestations syphilitiques.

2° Les eaux sulfureuses et le traitement mixte combattent le fond même de l'infection.

Dupré a constaté souvent à Luchon et à Cauterets que
l'association de la cure hydrominérale au traitement de
la syphilis en augmentait la tolérance et lui permettait
d'agir avec plus d'efficacité.

Les docteurs Mouly à Aulus, Teulon et Jourdanet à
Uriage, ont fait des constatations analogues.

Il importe du surveiller l'administration de ces eaux,
d'en graduer les effets, de choisir avec le talent qui n'appartient qu'aux médecins de ces stations.

Pour faciliter leur absorption, Combal les coupait avec
du lait et avait soin de faire marcher après l'ingestion.
Il associait à leur usage des cures de raisin et de petit-
lait.

3° La lésion n'est pas indifférente devant les eaux
thermales.

*Si elle est récente, s'il y a des phénomènes d'acuité, des
symptômes d'irritation, les eaux sulfureuses sont contre-
indiquées, de même les chlorurées faibles.*

Quand la lésion est ancienne, elle peut subir une action
atrophiante et résolutive par l'effet des *eaux chlorurées
sulfureuses*, comme Uriage, Gréaulx, Aix-la-Chapelle ;
des *eaux chlorurée faibles*, comme Néris, Luxeuil; *fortes*, comme Wiesbaden, Bourbon-l'Archambault, Balaruc.

4° Quant à l'action des eaux minérales pour réparer les
dommages de la syphilis, les eaux reconstituantes, *eaux
chloruro-sodiques, eaux ferrugineuses*, interviennent. *Lamalou* est alors indiqué.

*Se préoccuper toujours de sauvegarder l'avenir : on y
réussira par l'emploi des spécifiques, iodure et mercure,
et par une lutte constante contre les poussées congestives*

qui surviennent autour des régions vasculaires, méningiti-
ques ou nerveuses, altérées ou détruites.

IV. — **Indications palliatives.** — 1º Prolonger la vie
générale en prévenant les complications et la cachexie.

2º Remédier aux désordres de la vie locale.

3º Soulager le malade physiquement et moralement.

TABES

*Le tabes est un syndrome anatomo-clinique traduisant la
réaction inflammatoire du neurone sensitif (protoneurone
centripète) en son entier (sensibilité générale, sensorielle,
interne), sous l'influence d'agents infectieux, toxiques,
dyscrasiques et traumatiques..Anatomiquement, il est lié
à la dégénérescence du protoneurone centripète ; cliniquement, il s'accompagne de troubles sensitifs par
perversion, exagération ou diminution, qui sont fondamentaux, et de troubles moteurs et intellectuels, qui sont
secondaires et sous la dépendance des précédents.*

Clinique et diagnose générale. — Le tabes est le syndrome
sensitif complet. Il rentre donc dans l'étude générale, déjà faite,
des myélites. Son importance clinique est telle qu'une description
personnelle s'impose.

A) Neurone sensitif. — Les troubles de la sensibilité sont généraux,
c'est-à-dire que la sensibilité générale, la sensibilité interne, la
sensibilité sensorielle sont atteintes, soit simultanément, soit alternativement, et de façon également très inégale quant à l'intensité
des lésions.

a) SENSIBILITÉ GÉNÉRALE. — Les troubles de la sensibilité générale
sont purement *subjectifs* ou justiciables d'un *contrôle objectif.*

1° *Subjectifs*, ils comprennent les *douleurs tabétiques*, des
sensations anormales de fourmillements.
Les douleurs siègent au tronc, aux membres, à la face ; fulgurantes, lancinantes, térébrantes, ardentes, isolées, ou se manifestant
en plusieurs points en «*salves de mousqueterie*», elles surviennent
le plus souvent *par crises*, c'est-à-dire qu'elles sont coupées par
des intervalles interparoxystiques de durée variable ; *cénesthésiques*, elles se présentent sous forme de crises anales, testiculaires,

ovariennes, clitoridiennes, uréthrales, vésicales, gastriques (1), intestinales ; les douleurs s'accompagnent de courbature, de lassitude musculaire. (Pitres, 1884).

Quand elles sont *permanentes*, elles sont *segmentaires* (douleurs en ceinture, en gant, en bracelet), en *plaques,* au thorax et aux membres.

Les *sensations anormales* de fourmillement, d'engourdissement, siègent au niveau du bord interne cubital de la main et de l'avant-bras; à la face, au pénis, sensation de voile, de toile d'araignée.

2° *Objectifs,* ils se traduisent par des *anesthésies,* des *hyperesthésies,* des *paresthésies.*

L'*anesthésie* est superficielle et profonde ; incommodant le malade ; symétrique ou asymétrique, le plus souvent segmentaire.

L'*hyperesthésie* a les mêmes caractères ; elle suit l'anesthésie, variable d'intensité depuis le souffle léger jusqu'à véritable torture ; le froid, le chaud, le contact, déterminent des souffrances atroces.

Les *paresthésies* comprennent le *retard des sensations* qui s'opère en bloc ou qui divise les sensibilités, la *métamorphose des sensations* (le froid succède à la piqûre, le chaud au froid, le pincement à la brûlure), le *défaut de localisation,* la *dissociation des anesthésies,* le *rappel des sensations* (tétanos sensitif), la *polyesthésie.*

b) SENS MUSCULAIRE (de la notion de position du corps par rapport à l'espace, des segments du corps par rapport à l'ensemble). Le tabétique perd la *notion de la différence des poids,* la *notion du poids,* la *notion de position par le sens musculaire seul* (signe de Romberg : le malade s'effondre les yeux fermés). De là vient la *démarche ataxique,* incoordonnée, difficile à maintenir l'équilibre, les jambes follement jetées, la pointe haute, la *maladresse* et l'*incoordination* des mouvements des membres supérieurs, dans la préhension surtout.

c) SENSIBILITÉ INTERNE. — La sensibilité des organes gastro-intestinaux, cardio-vasculaires, pharyngo-laryngé, urinaire, génital, présente des modifications.

1. APPAREIL DIGESTIF. — Les *crises gastriques* (2) avec douleurs

---

(1) VIRES. — *Du syndrome crises gastriques,* in *Leçons de clinique médicale* faites à l'Hôpital-Général de Montpellier. — Masson et Coulet, éditeurs. Paris, 1900.

(2) VIRES. — *Leçons de clinique médicale* et thèse sur l'*Hystéro-tabes,* 1896.

et vomissements incoercibles, dépression nerveuse et asthénie, sont périodiques ; d'évolution variable, transitoires et fugaces avec des formes anormales, telles que les types douloureux, algide, crampoïde, vomiturique ; *anorexie tabétique.*

Les *crises intestinales* présentent du ténesme impérieux fréquent sans cause de la région ano-rectale, des diarrhées peu abondantes et sans motif précis, intermittentes et passagères, avec des rémissions et des exacerbations.

2. APPAREIL CARDIO-VASCULAIRE. — Les cardiopathies sont fréquentes, parce qu'elles reconnaissent des causes identiques à celles qui font le tabes : celui-ci est une localisation de la sclérose multiple disséminée sur le neurone sensitif ; la sclérose, maladie générale, peut faire des localisations pareilles sur le cœur, les vaisseaux, les organes. Il n'y a donc pas de rapport de cause à effet, mais juxtaposition sur un même sujet de plusieurs processus scléreux, justiciables d'une même étiologie. *Angine de poitrine tabétique. Basedowisme tabétique.*

3. APPAREIL PHARYNGO-LARYNGÉ. — *Crises pharyngées*, en série de mouvements de déglutition.

Crises laryngées constituant le laryngisme tabétique de Charcot avec la *forme aiguë, ictus laryngé* (brusque sensation de brûlure au larynx, puis toux sèche, chute, perte de connaissance avec résolution complète et quelques secousses épileptiformes ; au bout de quelques secondes, le patient se relève, reprend immédiatement ses sens, sans obnubilation, sans stertor, sans coma), et la *forme chronique, paralysie laryngée* (cornage, voix bitonale, dyspnée intermittente, toux sourde, fausse, éructante, gêne et picotement au larynx).

4. APPAREIL URINAIRE. — Il comprend des troubles de *sécrétion* et d'*excrétion*. La *sécrétion* est *qualitativement* atteinte (glycosurie fréquente, urée diminuée, acide phosphorique total diminué, acidité en acide chlorhydrique exagérée) et *quantitativement* (crises urinaires avec hypersécrétion très abondante).

Les troubles de l'*excrétion* sont fréquents, précoces (faux urinaires de Guyon). La sensation vésicale perdue, le patient ne se sert plus d'elle avec la délicatesse nécessaire, il ne lâche pas l'eau, est obligé de pousser, d'attendre, il pisse en plusieurs actes ; on observe ainsi la rétention, l'incontinence absolue ou relative, la pollakiurie, l'anurie même. Des douleurs vésicales et uréthrales peuvent venir assombrir le tableau.

5. APPAREIL GÉNITAL. — La perversion s'y traduit par l'*impuissance* et l'*excitation génitale.* Cette dernière survient par pous-

sées, par paroxysmes. Des sensations bizarres de chaleur, de brûlure, de corps étrangers peuvent s'observer et dans les deux sexes.

d) SENSIBILITÉ SENSORIELLE. ORGANES DES SENS. VISION. — *Le neurone sensoriel optique* est atteint d'une façon souvent très précoce.

La *névrite optique* donne naissance à la diminution de *l'acuité visuelle* (brouillards, voile, difficulté de lire à distance), à la *dyschromatopsie* (le jaune et le bleu seuls persistent, les autres couleurs disparaissent), au *rétrécissement du champ visuel* sous toutes ses formes : concentrique, périphérique, nasal, temporal ; à l'apparition des *scotomes* (qui ne permettent dans le champ visuel qu'une section éclairée, ronde ou allongée).

Au début, la papille est grisâtre, légèrement bleutée, gris perle, plus tard elle devient blanche, nacrée, resplendissante. *Cécité. Phosphènes, photophobies.*

AUDITION. — Les troubles sont *subjectifs* (bourdonnements, sifflements, bruits musicaux divers), *objectifs* (vertiges). L'acuité est diminuée et peut aller jusqu'à la surdité. Hyperacousie.

Des symptômes de même ordre de perversion et d'excitation ou de dépression sensorielle, des hallucinations, s'observent pour la *gustation* et l'*olfaction*, mais ils sont plus rares.

e) RÉFLEXES. — Le RÉFLEXE ROTULIEN fait défaut dès le début ; il peut être simplement diminué d'intensité ; il est inégal ; il est plus apparent et peut même n'apparaître que dans le Jendrassick (le patient tirant fortement sur les mains en crochet).

Le RÉFLEXE PUPILLAIRE est toujours modifié. Les pupilles sont inégales, tantôt myosiques, tantôt mydriatiques, le plus souvent déformées, allongées, festonnées.

Le RÉFLEXE A LA LUMIÈRE est à peine marqué ou absent. Le réflexe à L'ACCOMMODATION existe pendant un certain temps et disparaît ensuite, mais très tard. Cette dissociation est le signe d'Argyll-Robertson. Le pincement de la peau de la joue laisse la pupille insensible : elle ne réagit pas à la douleur (signe d'Erb).

Les réflexes CRÉMASTÉRIEN et BULBO-CAVERNEUX sont abolis.

B) Neurone moteur. — On observe souvent des symptômes d'ordre moteur dans le tabes, des *mouvements athétosiformes*, des *secousses musculaires*, des *paralysies* (hémiplégie, monoplégie, paraplégie), surtout marquées du côté de l'appareil moteur de la vision (muscles extrinsèques).

Le grand caractère des troubles moteurs, c'est qu'ils sont *bénins*, *disséminés,* de courte durée, survenant rapidement et s'éteignant de même ; les muscles externes de l'œil offrent des paralysies dissociées, partielles, parcellaires, fugaces, éphémères, instantanées, guérissant toujours d'elles-mêmes.

Ces caractères les ont fait considérer comme étant de nature hystérique. Il est plus rationnel de penser qu'elles sont conditionnées par les vicissitudes que subit l'incitation de la sensibilité. Ne recevant pas par intervalles des incitations sensorielles, sensitives ou cénesthésiques, les centres moteurs ne transmettent pas de mouvements : des paralysies en résultent.

L'atteinte du neurone moteur peut se traduire enfin par l'*atrophie musculaire,* atrophie vraie et non pas simple émaciation commune à toutes les cachexies.

Elle est généralement bilatérale, plus marquée aux muscles des membres qu'à ceux de la tête, et prend tous les caractères des amyotrophies symptomatiques.

Elle s'explique par ce fait que les actes d'irritation venant des racines postérieures peuvent inhiber la cellule antérieure, de telle sorte que l'action trophique et excitatrice de cette dernière sur les masses musculaires soit diminuée ou supprimée.

Les troubles trophiques sont nombreux : eux aussi, comme les paralysies, sont dépendants des *modifications* de la sensibilité.

a) *Nutrition générale* mal connue biologiquement, souvent *tabide* (tabes vient de consomption).

b) *Fractures spontanées* caractérisées par : *absence de toute douleur due à la fracture ; la région fracturée est déformée, empâtée, élargie ; tendance à la consolidation spontanée ou à la pseudo-arthrose ; l'énorme volume du cal et la production d'exostoses voisines ; pas de causes, pas de traumatismes en rapport avec les lésions.*

c) *Arthropathies tabétiques* (1) caractérisées par : *début subit,* brusque, suivi d'un gonflement énorme et permettant les mouvements ; *l'absence complète de douleur.*

d) *Pied bot tabétique.*

Fractures, arthropathies, pied bot tabétique, constituent des trou-

---

(1) Voyez, sur ce sujet, l'excellent travail inaugural de mon élève le Dʳ Cauvy : *Contribution à l'étude des arthropathies tabétiques (valeur diagnostique de la radiographie),* thèse de Montpellier, 1899.

bles trophiques des os, des cartilages, des tissus articulaires et périarticulaires.

Il en est qui intéressent la PEAU sous forme d'*éruptions diverses* : pemphigus, zona, érythèmes, et surtout sous forme de *mal perforant plantaire*, *d'eschares, d'ecchymoses spontanées,* de *chute des ongles, des dents, d'hyperidrose, d'anidrose.*

C) Neurone réflexe supérieur, voie d'association supérieure. — TROUBLES MORAUX : modifications du caractère, apathie, irritabilité, stupeur mélancolique, égoïsme.

TROUBLES INTELLECTUELS : sont comme les précédents, contingents et secondaires, le plus souvent ; à la longue, ils peuvent s'installer et marquer les progrès d'une destruction des neurones d'association. Le délire fondé sur les troubles sensitifs est fréquent.

Evolution et formes cliniques. — 1° TABES SPINAL INFÉRIEUR, signe de Westphal, douleurs fulgurantes, anesthésie plantaire.

2° TABES CERVICAL SUPÉRIEUR.

3° TABES CERVICO-DORSAL.

4° TABES CÉPHALIQUE : troubles oculaires, bulbaires.

L'évolution comprend 3 stades, 3 étapes, le *plus souvent progressivement parcourues*, sans arrêt, ni trêves.

A) PRŒTABES. — PÉRIODE PRÉATAXIQUE. — Le polymorphisme symptomatique est grand. On trouve toujours :

a) Le *signe de Westphal.*

b) L'*abolition du réflexe pupillaire avec ou sans myosis.*

c) L'*anesthésie* distribuée par plaques, au cubital et au plantaire.

d) La *parésie de la vessie.*

e) Les *douleurs fulgurantes.*

f) Les *troubles viscéraux.*

Le prœtabes peut durer longtemps et le malade peut s'y immobiliser.

B) PÉRIODE ATAXIQUE OU D'INCOORDINATION MOTRICE. — Romberg : effondrement par passage de la lumière à l'obscurité ; *incoordination.*

C) PÉRIODE DE CACHEXIE ET D'IMPOTENCE. — Marasme et atrophie musculaire, c'est le grabatisme, le confinement au lit. Proie facile aux infections ; frappé à la tête et aux jambes, l'infortuné tabétique est entièrement déchu. Pour lui, la mort n'est plus qu'une formalité.

Il est des tabétiques qui s'arrêtent dans l'évolution, tels ceux qui font leur début par l'atteinte du *neurone optique ;* d'autres qui brûlent les étapes et arrivent vite à la consomption et à la cachexie.

Cette marche rapide ou brève, ou coupée de trêves, est fonction du malade, de son tempérament, de sa constitution, de son hérédité. Plus il sera chargé héréditairement, plus il ira vite ; plus il accumulera les causes nocives acquises, plus rapidement il atteindra la terminaison.

Diagnostic. — *A*) A LA PÉRIODE PRŒATAXIQUE, le diagnostic se fera avec les névralgies, les névrites des rhumatisants, des syphilitiques, des alcooliques, que les *douleurs fulgurantes* périphériques peuvent simuler.

Les *douleurs viscérales* se distingueront des *sténoses pyloriques* et *sus-pyloriques*, des *gastropathies*, ulcéreuses, cancéreuses, du syndrome de Reichmann, pour les *crises gastriques*.

Le *tabes laryngo-pharyngé* ne se confondra pas avec la dyspnée paroxystique de nature cardiaque, pulmonaire ou rénale, avec les crises d'épilepsie ou d'apoplexie.

Le *tabes cardio-vasculaire* est rarement seul, les autres symptômes tabétiques éclaireront le diagnostic.

Les *troubles oculaires tabétiques* se diagnostiqueront de ceux que donnent les tumeurs cérébrales.

Les *troubles urinaires* nécessiteront, pour être rapportés à leur nature, une enquête sur le passé génital des malades et l'exploration de l'urèthre et de la vessie.

Les *arthropathies* seront à différencier de celles du rhumatisme chronique, du tuberculeux osseux, du syphilitique, des arthropathies de la syringomyélie.

B) A LA PÉRIODE D'INCOORDINATION MOTRICE, on éliminera d'abord les *pseudo-scléroses*, syndrome de nature hystérique.

Restent alors les *pseudo-tabes*, qui sont des syndromes simulant le tabes, les uns parce qu'ils sont créés par l'hystérie, les autres par la neurasthénie, d'autres par des polynévrites périphériques, infectieuses et toxiques ou dyscrasiques.

Les stigmates hystériques, les troubles psychiques du neurasthénique, la démarche spéciale (steppage) des toxi-infectés rendent le diagnostic plus facile.

Restent, à cette période, des syndromes associés médullaires et médullo-cérébelleux, qui peuvent faire errer le diagnostic : *tabes combiné, tabes de Frieidrech, syndrome cérébelleux,syringomyélie.*

C) A LA PÉRIODE DE CACHEXIE, on distinguera le tabes du rhumatisme chronique, de la syphilis cérébro-spinale et spinale, de la paralysie générale progressive, des myélites chroniques.

Etiologie et pathogénie. — L'étiologie est dominée le plus souvent par la PRÉDISPOSITION HÉRÉDITAIRE, en vertu de quoi le neurone sensitif porterait une sorte d'insuffisance fonctionnelle ou organique qui, facilitant l'application des causes, lui permettrait de réaliser l'état morbide plus aisément que ne le réaliserait un neurone centripète, héréditairement sain.

Le tabes n'apparaît sur ce *fonds héréditaire* qu'à l'occasion d'impressions extérieures de l'*ordre vital,* et surtout de l'*ordre matériel,* pour me servir des termes très compréhensifs d'Alquier.

C'est donc qu'il n'est pas une étiologie-univoque du tabes, mais des facteurs étiologiques multiples, à la faveur desquels se localise sur tel ou tel neurone un grand état constitutionnel d'ordre toxique, infectieux ou diathésique.

1. L'HÉRÉDITÉ, état de l'organisme transmissible de génération en génération, qui fait que le système nerveux est particulièrement vulnérable, joue un rôle certain.

C'est l'*hérédité directe,* c'est-à-dire la transmission d'un système centripète lésé (cas de Trousseau et de Carre) ; c'est le plus souvent l'*hérédité dissemblable.* Or celle-ci est de nature multiple, infectieuse, toxi-infectieuse, voire diathésique, et l'agent nocif qui imprègne l'ascendant peut modifier le protoplasme sensitif du descendant et le prédisposer à l'action destructive des causes nouvelles, celles-ci acquises, exogènes ou endogènes.

Elle fait, cette hérédité, des tabétiques en puissance et souvent même des tabétiques avérés, si elle est très profonde, si elle trouble, vicie considérablement les terrains transmis. C'est le cas pour la *syphilis héréditaire.*

2. L'AGE ne joue qu'un rôle contingent. Plus l'hérédité est lourde, plus la prédisposition est objective, plus le tabes est précoce. De même l'accumulation des causes le fait apparaître de bonne heure. Rien à dire du sexe et des professions.

3. INTOXICATIONS. — On retrouve l'ergotisme, la pellagre, le saturnisme, l'alcoolisme, l'absinthisme, le tabagisme, l'arsenicisme.

4. INFECTIONS. — On note le rhumatisme articulaire aigu, le rhumatisme chronique, le puerpérisme, la lèpre, la pellagre, la scarla-

tinc, la diphtérie, le paludisme aigu et chronique, la tuberculose agissant en tant que maladie microbienne, infectieuse, contagieuse, et en tant qu'infection chronique, souvent à longue échéance et créant chez l'individu des dystrophies, des habitudes nutritives vicieuses, un amoindrissement général de la vitalité et de l'énergie réactionnelle de toutes les cellules ; enfin la *syphilis*.

La syphilis n'est pas la cause exclusive ; il est antiscientifique de prétendre que sans syphilis il n'y a pas de tabes, et inversement. La vérole a sa place parmi les facteurs étiologiques, cette place est quelconque, et si je ne vais pas, avec Lancereaux, jusqu'à dire qu'elle est nulle, néanmoins l'anatomie pathologique, l'évolution, les caractères symptomatiques des syphilis cérébro-spinales comparés à ceux du tabes et la pierre de touche qu'est, en l'espèce, la médication antisyphilitique, m'incitent à admettre que la valeur de la syphilis est contingente et nullement exclusive.

5. AUTO-INTOXICATIONS ; DYSCRASIES ; ÉTATS CONSTITUTIONNELS. — On doit faire jouer un rôle indéniable à la *diathèse arthritique*, à l'*herpétisme*, aux rhumatismes chroniques qui sont des syndromes de viciation de la nutrition, au diabète ; aux *auto-intoxications* gastro-intestinales, aux troubles toxi-alimentaires, générateurs de poisons nouveaux ou accélérateurs de poisons habituellement et normalement sécrétés au sein de l'organisme et nés de la vie de celui-ci.

6. LE TRAUMA localisé à la moelle peut faire l'inflammation de celle-ci et consécutivement la sclérose ; on conçoit que celle-ci, systématisée au protoneurone centripète, crée le tabes. C'est encore le cas du malade de Rendu qui se fracture le bassin et immédiatement devient ataxique comme si le tabes latent, évoluant silencieusement, ait fait son apparition sous cette influence

Ailleurs, c'est comme localisateur aux racines sensitives qu'intervient le traumatisme, par surmenage de la moelle, causé par la trépidation des wagons de chemins de fer, des machines à coudre.

6. Tout ce qui SURMÈNE PHYSIQUEMENT ET MORALEMENT, car les deux modes sont connexes et dépendants, le neurone sensitif peut être cause de tabes, cause exceptionnellement exclusive, le plus souvent s'associant à d'autres facteurs étiologiques.

Ce n'est pas en vain que Trousseau avait appelé le tabes *névrose de la sensibilité*. «La sensibilité est trop grande, trop aiguisée chez les futurs tabétiques. Romanciers, artistes, hommes politiques, artisans trop bien doués, ce sont des sensitifs » (Pierret).

Le surmenage lombo-médullaire par les excès vénériens, l'onanisme, le coït trop fréquent, le coït debout, l'abus des exercices physiques, les trépidations des machines peuvent créer pour certains le syndrome, pour d'autres favorisent seulement son apparition. A côté du surmenage local, il faut tenir compte du surmenage général chez les prédisposés.

La notion d'exagération fonctionnelle des éléments sensitifs, de tous les neurones récepteurs, premiers relais où s'élaborent les impressions, est très féconde et juste. C'est bien, en effet, là que se localise le tabes, dans ces conducteurs et ces récepteurs des impressions sensitives et d'autant plus facilement que les individus ont une sensibilité plus vive.

Pour Pierret, le tabes est l'inflammation du système centripète, et c'est l'opinion universellement admise.

Mais comment et pourquoi se fait cette inflammation systématique ?

Fournier déclare que le tabes est toujours syphilitique.

Charcot invoque plus volontiers la prédisposition nerveuse,

Grasset rattache le tabes à une maladie plus générale que l'on peut appeler la sclérose multiple disséminée.

Pour lui, l'étiologie entière est dominée par une notion essentielle, la notion fondamentale de la complexité étiologique ; le tabes est justiciable des causes multiples et complexes de cette maladie.

Je crois avoir démontré ailleurs que le tabes suppose un terrain préparé d'avance, perturbé, amoindri dans ses réactions, vicié, dégénéré en un mot. Cette dégénération est fonction de l'*hérédité* et se traduit par cette *sensibilité excessive, maladive, anormale*, qui *caractérise les prédisposés au tabes*.

Que surviennent chez les porteurs de ce neurone centripète prédisposé, chez les sensitifs, les agents provocateurs, et le tabes se développera. «On s'explique alors assez facilement comment agit chez eux le poison syphilitique. Il s'ajoute à ceux qu'engendre le surmenage et entraîne une inflammation d'origine toxique, qui tout naturellement atteint les neurones les plus fatigués, c'est-à-dire les neurones récepteurs, premiers relais où s'élaborent les impressions; dont, par hérédité, ces prédestinés du tabes sont passionnément avides» (1).

Ainsi donc, tout s'explique : l'influence de l'hérédité, l'influence de la syphilis, comme l'influence de tous les poisons infectieux, toxiques, de tous les produits nocifs, endogènes ou exogènes.

---

(1) Pierret. — *Sur la pathogénie du tabes*. Congrès de Moscou, 1897.

TRAITEMENT

Les indications thérapeutiques devront s'adresser aux *éléments étiologiques,* aux *éléments anatomiques,* aux *éléments fonctionnels,* au *malade,* suivant l'*état des forces vitales* et le *stade* qu'il aura parcouru dans le syndrome progressif.

Indications étiologiques. — Elles sont remplies par les agents modificateurs des causes du tabes. Or, les causes sont de deux ordres. Les unes sont héréditaires et sont constituées par une prédisposition, les autres sont acquises, extérieures ou intérieures, mais n'apportent pas le caractère de fatalité que comporte la transmission héréditaire.

A ces deux ordres de causes, s'opposeront des *moyens prophylactiques* très sévères.

a) Aux héréditaires, on interdira le surmenage sous toutes ses formes, on essaiera d'émousser cette sensibilité maladive qui les pousse à faire travailler au delà des limites permises d'endurance leurs neurones récepteurs ; les fatigues de la vie urbaine, avec le tourbillon des plaisirs, des entraînements, les jouissances artistiques trop vives, les passions non réfrénées et constamment surexcitées dans une atmosphère brillante sont de bons milieux qui favorisent l'éclosion du tabes.

On conseillera le séjour à la campagne, la vie simple et paisible ; on supprimera les sensations fortes d'où qu'elles viennent et surtout les sensations génitales.

On éloignera toutes les autres causes provocatrices, les agents sclérogènes, l'alcoolisme, les dangers de syphilisation.

b) Mais le tabes est déclaré. Que faut-il faire ? Ne pas abandonner la notion causale.

1. Il faut chez le TABÉTIQUE que l'on voit pour la première fois ou plutôt dont on est le premier médecin instituer le traitement *antisyphilitique*, que ce tabétique soit syphilitique ou ne le soit pas.

Le traitement institué sera toujours le traitement mixte, et, sauf intolérance constatée et persistante, devra durer trois mois.

Le mercure sera donné par la bouche. 0,05 à 0,10 centigr. de proto-iodure ou de gallate de mercure, 0,005 à 0,010 milligr. de sublimé

Il vaut mieux encore les frictions à l'onguent napolitain avec massage, alternativement, sous les aisselles, sous les jarrets, sur les flancs.

Les frictions seront faites à 5 reprises pendant 10 jours, suivis de 10 jours de repos. Le malade se gargarisera plusieurs fois dans la journée avec une solution de chlorate de potasse, à 4 pour 120 cent. cubes d'eau.

Après chaque décade, il prendra un bain savonneux et un purgatif salin.

Les pilules de Ricord ou de Dupuytren sont souvent préférées, l'une le matin, une autre le soir.

Dans les cas exceptionnels, il faudra recourir aux injections mercurielles. On ne se servira pour celles-ci que de sels de mercure solubles. A Montpellier, on utilise la formule de Gay :

> Mercure pur...................... 20 gr.
> Lanoline........................ 5 gr.
> Vaseline liquide................ 35 gr.

Pendant les mêmes trois mois, on donnera l'iodure de potassium à la dose quotidienne croissante de 1 à 6 gr. par la bouche ou en lavement, avec une interruption de 6 jours par mois. (Voyez : *Syphilis médullaire*).

Après ce traitement qu'il faut tenter chez tout tabétique, la conduite va varier suivant les effets obtenus.

Si, au bout de trois mois, il n'y a pas de résultat, on cesse tout traitement antisyphilitique.

Si, au bout de ces trois mois, il y a une amélioration, ou reprend le même traitement et suivant le même schéma. La médication spécifique est faite alors deux fois par an, au printemps et à l'automne, trois mois chaque fois.

A ce traitement antisyphilitique se rattache la prescription de certaines eaux minérales, qui peuvent agir par elles-mêmes ou bien facilitent l'emploi et augmentent l'action de la thérapeutique médicamenteuse.

Ce sont les eaux éliminatrices, chlorurées, d'Aulus, de Balaruc, de Brides, de Carslbad, de Badenbaden, de Wiesbaden ; les eaux sulfureuses comme Luchon, Baden-bei-Wien, Aix-en-Savoie ; les eaux chlorurées et sulfureuses comme Uriage, Aix-la-Chapelle.

2. L'ARTHRITISME fait indication thérapeutique. On peut le modifier thérapeutiquement par des moyens précis. Tels sont : les *alcalins* et les *iodures* à dose faible et longtemps continués dans l'arthritisme en général, les salicylates quand les origines sont rhumatismales, la lithine quand elles sont goutteuses, l'arsenic ou le soufre si les manifestations sont plutôt herpétiques...

On peut, par exemple, combiner un traitement de la manière suivante : les dix premiers jours de chaque mois, 0,50 centigr. d'iodure alcalin (en solution) et un cachet de 0,50 centigr. de salol et 0,50 centigr. de bicarbonate de soude à chaque repas principal (deux fois par jour).

Les dix jours suivants, 0,50 centigr. de salicylate de lithine (en solution) à chaque repas, dans un verre à Bordeaux d'eau de Vichy (Hauterive ou Saint-Yorre) ou de Vals (Vivaraise No 5).

Les dix derniers jours de chaque mois, repos, ou 5 gouttes de liqueur de Fowler, ou un cachet de 0,50 centigr. de soufre sublimé, deux par fois jour aux repas.

Chez les tabétiques arthritiques, on instituera aussi une *hygiène* et un *régime* spéciaux.

Ne manger ni charcuterie, ni gibier, ni viande avancée, ni crustacés ; manger beaucoup de légumes verts, légumes secs en purée, viandes bien cuites... Ni tabac, ni alcool. Boire aux repas de l'eau d'Évian additionnée de 0,50 centigr. de benzoate de lithine par bouteille.

On peut, dix jours par mois, boire du lait en mangeant, comme boisson exclusive aux repas, et, deux fois par an, au printemps et à l'automne, prendre 25 bouteilles de Vittel (Grande Source): une bouteille tous les matins, par demi-verre, de demi-heure en demi-heure, entre les deux déjeuners, en promenant dans l'intervalle.

Vie extérieure au plein air, sans préoccupation morale. Pas de sédentarité. Exercices du corps. Assurer une selle quotidienne.

Tous les matins, frictions sèches à la brosse ou massage de tout le corps ; chez certains, lotion froide rapide suivie d'une friction et d'une promenade.

Enfin, les eaux minérales sont un puissant adjuvant de la médication anti-arthritique. M. le professeur Grasset, avec une compétence très éclairée, pense que là est la première indication des eaux de Lamalou dans le tabes.

C'est l'arthritisme qui forme la première indication des eaux de Lamalou.

A côté, il y a Bagnères-de-Bigorre, Néris, Plombières ; à l'étranger, Ragatz, Gastein, Wilbad.

Puis, toujours pour remplir l'indication anti-arthritique, il y a les eaux sulfureuses, comme Aix-en-Savoie, Luchon..., Loèche. Il y a aussi les eaux alcalines, comme Vichy, Vals, Royat, Le Boulou...; les eaux diurétiques ou éliminatrices, comme Euzet, Évian, Le Boulou, Vittel, Contrexeville, La Preste..., ou enfin, les eaux arsenicales comme La Bourboule.

3. Les diverses autres causes du tabes ne changent rien à la thérapeutique générale.

Cependant, dans quelques cas, dit Bouchard, où les

névrites primaires du tabes «m'avaient paru être toxiques et relevaient d'une auto-intoxication gastro-intestinale, j'ai vu des douleurs qui, dans deux cas, allaient jusqu'à produire une certaine impotence et qui, dans un cas, se compliquaient d'accidents cérébraux, céder très rapidement à l'antisepsie du tube digestif».

Aussi l'*hygiène* remplit-elle toute l'*indication causale*, ou mieux *prophylactique*.

Le tabétique doit éviter les excès de tous genres, notamment les excès d'alcool et de tabac. Il doit vivre à la campagne, dans un climat tempéré, en plein air, loin des préoccupations, des affaires, des agitations politiques ou professionnelles des grandes villes, loin des cafés, des cercles et des salles de jeu, ne se permettant qu'un travail intellectuel modéré, pour occuper son esprit et dans un sens différent du sens habituel de ses travaux.

Il ne faut pas immobiliser le tabétique comme certains neurasthéniques. Il faut le faire marcher, mais sans excès, c'est-à-dire que le tabétique ne doit pas se forcer; il ne doit faire que ce qu'il peut sans fatigue; il doit rester en deçà de la lassitude, sauf à renouveler les séances. En d'autres termes, il faut permettre et conseiller l'usage et l'exercice des mouvements encore possibles, mais ne jamais tolérer l'abus, le surmenage,

C'est ce qu'exprime Erb quand il dit aux tabétiques : «Vivez comme des vieux».

En définitive, les médications causales du tabes se résument dans ces trois principales:

a) *La médication antisyphilitique;*
b) *La médication antiarthritique;*
c) *L'hygiène* (1).

Indications anatomiques. — Le processus inflammatoire *irrite* d'abord, puis *détruit* tous les éléments ana-

---

(1) GRASSET. — *Traitement du tabes.* Congrès de Moscou, 1897.

tomiques du système centripète. De là deux indications
s'adressant aux éléments anatomiques : l'une, visant *la
lésion en voie de formation, l'inflammation, l'irritation ;*
l'autre, visant *la lésion formée, constituée, la sclérose.*

a) **Contre l'hyperhémie inflammatoire** on s'adressera
à la dérivation et à la révulsion. Les grandes règles du
traitement des fluxions, toujours en honneur à Montpellier, seront prises pour guide. On dérivera sur les membres
inférieurs à l'aide de sinapismes, de bains de pieds
chauds, simples ou sinapisés, à l'aide de sangsues qui ne
sont qu'un moyen de contre-fluxion douloureuse ; sur
l'intestin, par les purgatifs salins ou les drastiques.

La révulsion se fera le long de la colonne vertébrale
à l'aide de vésicatoires. Le vésicatoire cantharidien sera
toujours remplacé par le vésicatoire à l'ammoniaque ou
au chloral s'il y a de l'insuffisance rénale; on révulsera à
l'aide d'applications fréquentes de teinture d'iode et surtout à l'aide des pointes de feu. On mettra sur la colonne
vertébrale elle-même, ou légèrement en dehors, des
pointes superficielles, rapides, qu'on renouvellera fréquemment.

A l'exemple de Berbez on pourra leur associer les ventouses scarifiées.

Hœnelin réchauffe les membres inférieurs du tabétique dans une couverture ou un bain de vapeur, puis,
immédiatement après, il fait une affusion froide à 20° ou
une immersion dans un bain de pied froid (10° à 20°)
pendant 15 à 60 secondes.

Ce procédé s'adresse à la congestion. A cette même
congestion convient un médicament vaso-constricteur,
de tout temps vanté, *l'ergot de seigle.*

Charcot l'employait volontiers et donnait par exemple,
matin et soir, 0,25 centigr. d'ergot, récemment pulvérisé.

Grasset a montré qu'il faut se garder de doses trop
élevées et surtout trop longtemps continuées sans interruption.

b) **Moyens s'adressant à la sclérose.** — Le traitement de la sclérose est toujours le même, au moins dans ses lignes principales, quel que soit le siège de la maladie. La localisation médullaire ne fait pas exception et ne modifie pas ce principe. Le vrai médicament de la sclérose, médullaire ou autre, reste l'*iode*, sous ses différentes formes.

On peut employer les *iodures alcalins* (potassium ou sodium) à dose antiarthritique : 1 gramme par jour, dissous dans 30 cent. cubes d'eau, pris en deux fois au repas, dans de l'eau vineuse, du lait ou de la bière. Si l'iodure est mal toléré, on le remplacera par la *teinture d'iode*, 5 à 6 gouttes, deux fois par jour dans du lait.

On associe les préparations iodées pour en faciliter la tolérance aux cachets de salol ou de benzonaphtol, ou de salol et de bicarbonate de soude (0,50 centigr. de chaque à tous les repas).

On met parties égales de chloroforme et de teinture d'iode.

Ce traitement sera continué pendant plusieurs mois, à raison de 20 jours par mois avec 10 jours de repos.

Le *nitrate d'argent* a la prétention, au même titre que l'iode, d'être un résolutif général, un altérant capable d'arrêter la production de la sclérose, qu'elle soit syphilitique, arthritique, saturnine, mercurielle, alcoolique.

On emploie surtout le nitrate d'argent cristallisé en pilules de 1 centigr. en prenant pour excipient la mie de pain, qui réduit une portion du sel à l'état métallique ; une portion est transformée en chlorure d'argent.

Bokai enrobe les pilules dans de l'argile blanche et fait ingurgiter immédiatement un peu de lait.

On peut aussi donner directement du *chlorure d'argent* en associant dans la même pilule 0,01 centigr. de nitrate d'argent et 0,04 centigr. de chlorure de sodium. Au début on donnait par jour 2 à 5 pilules contenant 0,01 centigr. de sel d'argent. Aujourd'hui on diminue ces doses et on prescrit le nitrate par milligrammes, au lieu de le prescrire par centigrammes.

Il faut interrompre le traitement 10 jours par mois.

Grasset donne le nitrate d'argent quand il y a une intolérance absolue de l'iode sous toutes ses formes, ou bien il alterne les sels d'argent avec les préparations iodées quand la tolérance pour ce dernier médicament est limitée et courte.

On fera de la révulsion tous les 10 jours le long du rachis.

Les pointes de feu appliquées non plus le long du rachis, mais le long des membres inférieurs, ou très superficielles le long des nerfs périphériques, en commençant par les pieds et en remontant graduellement le long des membres inférieurs, ont donné de bons effets entre les mains de Brown-Séquard et de Robin.

Les cautères, les sétons, jadis très employés, voient le domaine de leurs applications se rétrécir de plus en plus. L'abandon d'un moyen aussi puissant est irrationnel.

Les Anciens les utilisaient en vertu du principe qu'à une lésion chronique, il fallait opposer une médication également chronique; ces moyens entretenaient un point d'irritation et de fluxion locales ; ils étaient assimilables à un organe sécréteur, à action spoliative et à fonctions dépuratives.

Marotte avait posé, en 1855 (1), les principes suivants :

1° Les exutoires constituent une médication chronique qui ne doit être opposée qu'à des affections chroniques ;

2° Leur action physiologique met en jeu les propriétés vitales des tissus sur lesquels ils sont appliqués: elle n'a, par conséquent, rien de spécifique ;

_____

(1) *Bulletin de thérapeutique.*

3º Les exutoires ne peuvent rien sur les éléments spécifiques des maladies, ils ne peuvent que diminuer, enrayer ou anéantir un de leurs éléments communs, et cet élément est la fluxion;

4º Leur action thérapeutique est soumise aux lois générales de la révulsion et de la dérivation;

5º Les exutoires ne peuvent donc guérir et déplacer les fluxions, entretenues par une force plus puissante que la leur et qui en reçoivent un caractère de généralité, telles sont les localisations diathésiques;

6º En leur qualité d'*affluxifs* produisant une fluxion fixe, ils peuvent créer une localisation artificielle et anticipée à certaines diathèses et faire cesser ainsi des troubles qui sont dus à l'imminence morbide;

8º Ils dirigent et fixent souvent avec avantage, sur un point de la peau où la fluxion est sans danger, les localisations de certaines diathèses qui auraient pris pour lieu d'élection des organes importants;

9º L'opportunité et la durée de leur emploi sont subordonnées à l'opportunité et à la durée de l'état pathologique contre lequel ils sont dirigés.

En 1898, je trouvai dans les salles de mon service de la Clinique des maladies des vieillards à l'Hôpital-Général six incurables porteurs de cautères. Deux étaient des ataxiques, respectivement âgés de 68 et 72 ans; le tabes remontait chez l'un à la 28ᵉ année, chez le second à la 36ᵉ année; un seul avait eu des accidents vénériens, mais on ne pouvait préciser qu'il se fût agi de syphilis; l'un et l'autre étaient des herpétiques, héréditaires et personnels, l'un était obèse. Ils ne purent me préciser l'époque à laquelle leur furent placés les cautères, mais ils m'affirmèrent que leur état sous cette influence s'était amélioré d'une manière remarquable, tant au point de vue des douleurs que de la marche. Arrivés à un âge avancé, ces deux tabétiques n'étaient nullement cachectiques, le tabes avait présenté une longue trêve. Faut-il l'attribuer aux exutoires?

Un fait, qui mérite des recherches nouvelles et de nouveaux essais, semble venir répondre par l'affirmative. J'ai trouvé chez tous mes vieillards porteurs de cautères un nombre bien plus considérable de globules blancs que n'en présentent les individus ordinaires. De plus, j'ai pu constater cette hyperleucocytose assez rapide chez un eczémateux qui, par la brusque et subite disparition de son eczéma, réalisa des crises d'asthme terribles. Je rappelai la fluxion à la peau et établis un cautère à demeure. Le malade n'eut plus de dyspnées paroxystiques asthmatiques ; son sang était plus riche en leucocytes qu'avant l'intervention.

Tel est le fait ; il est insuffisant. Je me propose de le reprendre et de l'appuyer sur des expériences objectives.

L'*électrothérapie* à fin révulsive a été employée par Rumpf (pinceau faradique) ; d'autres ont utilisé la galvanisation.

L'*élongation des nerfs* a eu son heure de célébrité. Elle a donné des succès problématiques et surtout des désastres. On ne doit plus y recourir.

L'*élongation de la moelle* se pratique en faisant fléchir fortement le patient, la tête se dirigeant vers les pieds. Chipault et Gilles de La Tourette, dès 1894, démontrent que la flexion du rachis produit un allongement constant des organes nerveux intraduraux de 1 à 2 centimètres ; que cet allongement total se partage entre la moelle et la queue de cheval. C'est la queue de cheval qui varie le plus individuellement ; l'allongement porte davantage vers les premières paires lombaires.

Le 26 avril 1897, ils présentent un appareil constitué par une planche. Le sujet s'assied sur la planche, qui présente un dossier. Il est attaché par le tronc au dossier, par les jambes à la planche ; puis des courroies le forcent à se pencher en avant, à gagner les pieds, à mettre sa colonne vertébrale en convexité externe.

La *suspension* fut, il y a quelques années, accueillie avec un enthousiasme exagéré. Aujourd'hui, elle est tombée en défaveur.

Imaginée, en 1883, par Motschutkowsky (d'Odessa), elle fut importée en France par Raymond et Charcot.

Elle est indiquée à la période d'état de la lésion, à la phase torpide et chronique ; elle s'adresse à l'infirmité, à la cicatrice, mais complètement émancipée de la période congestive et inflammatoire.

Elle est contre-indiquée quand le processus scléreux est actuel, actif, hyperhémique ; quand le tabétique présente des troubles cardio-vasculaires, des troubles congestifs, bulbaires, un état général des forces défectueux.

Je dois indiquer enfin l'efficacité des *eaux minérales* dans le traitement de cette sclérose tabétique. Fonssagrives l'a fort préconisée. Il faisait boire de l'eau de Balaruc, et conseillait loin de la mer, dont l'eau a la même efficacité que l'eau de Balaruc, de faire dissoudre 6 grammes de sel dans une bouteille d'eau de Seltz, et de prendre cette dose dans la journée en trois verrées.

Comment agit l'eau de Balaruc dans l'ataxie ? «Je crois qu'elle agit uniquement par son chlorure de sodium, médicament qui, exerçant sur la nutrition l'influence active que l'on sait, met le tissu de la moelle dans des conditions défavorables à la production de la dégénérescence scléreuse» (Fonssagrives).

Il est à présumer que les autres eaux, chloruro-sodiques, celles de Salins, Kreusnach, Bourbonne-les-Bains, produiraient les mêmes effets que les eaux de Balaruc.

c) **La dégénérescence du tissu nerveux** qui suit l'inflammation et la sclérose fait indication thérapeutique.

C'est à elle qu'il convient d'opposer la médication par le suc testiculaire, les injections de suc glycériné de testicules, des extraits de substance nerveuse, tels que les établissait Const. Paul, les injections de sérum artificiel salé et même de sérum sanguin d'animal sain (1).

On donnera, à titre de médication stimulatrice des cellules nerveuses, le quinquina, sous forme de décoction, d'extrait mou, d'extrait alcoolique, de pilules associées au sulfate de quinine ; les phosphates et les glycérophosphates, les lactophosphates ; la lécithine ; quand tout processus actif sera éteint, la strychnine à l'intérieur, de 1 à 4 milligr., sera indiquée.

Comme stimulants indirects, on s'adressera aux bains aromatiques, à l'hydrothérapie tiède et froide, au massage, à la gymnastique.

d) **L'élément anatomique**, s'il est causé par la localisation sur le proto-neurone centripète des éléments étiologiques complexes qui ont créé sur le neurone prédisposé le tabes, reçoit de temps à autre des irritations et des poussées nouvelles qui lui viennent des toxi-infections endogènes ou des toxi-infections alimentaires et exogènes.

Bouchard a montré quelle mauvaise influence les poisons de l'alimentation exercent sur le tabétique : il leur a opposé, avec le plus grand succès, les antiseptiques intestinaux

Il importe donc que l'alimentation soit la moins riche possible en produits toxiques, parce que la sclérose y puiserait un aliment générateur nouveau et parce que des scléroses nouvelles se créeraient au foie, au rein, qui rendraient plus difficile encore l'exonération des poisons endogènes et porteraient l'auto-intoxication à un coefficient très élevé.

Tous les mois, tous les 15 jours, tous les 8 jours, suivant la perméabilité rénale et le fonctionnement

---

(1) MAIRET ET VIRES. — *Les sérums dans le traitement des maladies mentales et nerveuses.* Congrès de Nancy, 1897.

hépato-intestinal, on donnera au tabétique un purgatif salin, huileux, drastique, suivant indication.

Il sera prudent, une semaine par mois, de le mettre au régime lacté absolu et de lui faire absorber quelques bouteilles de Vittel, ou d'Evian, ou de Contrexeville. Pour si peu que le rein soit insuffisant, on recourra à la théobromine (2 à 3 gr. par jour), au lactose, aux stigmates de feuilles de maïs en infusion, aux sels de lithine et l'on imposera le lait pendant des périodes plus étendues encore.

L'alimentation éloignera les viandes noires, les mets excitants et faisandés, les légumes fermentescibles et lourds, les vins généreux. On la facilitera par les alcalins et les antiseptiques intestinaux (salol, naphtol, 0,50 centigr. de chaque au repas).

Indications symptomatiques. — Le cri de souffrance du neurone sensitif lésé se traduit par des syndromes d'*excès*, de *défaut* ou de *viciation de l'action nerveuse sensible*. De là trois ordres de médications : 1° *médication stimulatrice* de la sensibilité ; 2° *médication dépressive* de la sensibilité ; 3° *médication régulatrice* de la sensibilité.

Physiologiquement et anatomiquement, les connexions sont si étroites entre le neurone moteur et le neurone sensitif, que la lésion de l'un entraîne la lésion de l'autre ; de là une *médication excito-motrice* s'adressant aux paralysies et aux atrophies tabétiques.

Reste enfin le NEURONE INTELLECTUEL, qui, à son tour, la sensibilité étant atteinte, réagit et se prend, car toute son activité lui vient des sensations. Il y a indication à le stimuler, à le déprimer suivant les cas.

J'indiquerai rapidement ces diverses médications.

1. MÉDICATION STIMULATRICE DE LA SENSIBILITÉ. — Les moyens de cette médication sont les frictions sèches ou aromatiques, les rubéfiants, la faradisation cutanée, la métallothérapie ; les stimulants de la sensibilité optique

n'ont pas donné tous d'excellents résultats : l'*élongation du nerf optique* n'est pas encourageante.

Galezowski et Despagnet font des injections quotidiennes dans la région dorsale avec :

Cyanure d'or et de potassium...	0,20 centigr.
Eau bouillie....................	10 gr.

V gouttes d'abord, en augmentant d'une goutte tous les jours jusqu'à XV, puis on redescend à X, on remonte à XV.

Le *cyanure d'argent et de platine* a été essayé.

L'emploi de la *noix vomique* et de la *strychnine* intus et extra, de la *faradisation* et des *révulsifs* a paru donner les meilleurs résultats.

A la dépression de la sensibilité gustative se traduisant par l'anorexie, on opposera l'hydrothérapie, les apéritifs médicamenteux, gentiane, petite centaurée, quassia amara, colombo, les gouttes amères de Baumé, les pilules apéritives de noix vomique.

On stimulera l'appétit génésique par l'opium, le phosphore, le phosphure de zinc en pilules de 1 à 8 milligr., la teinture alcoolique de cantharide de 5 à 20 gouttes, la noix vomique et la strychnine sous forme d'extrait de noix vomique 1 à 10 centigr., la strychnine à la dose de 1 à 4 milligr.

2. MÉDICATION DÉPRESSIVE DE LA SENSIBILITÉ. — La douleur, sous les formes les plus variées, les plus étendues, les plus affreuses, est le symptôme auquel se heurte le plus habituellement le clinicien. On la combattra par les agents d'anesthésie locale et générale dont j'ai parlé à propos du traitement des névralgies et auxquels je renvoie.

Je rappelle que ces agents sont les opiacés, les solaniques, les cicutiques, le chloroforme et les éthers, les cyaniques, les essences, l'électrisation, le froid, le chloroforme, le chloral, l'hydrate de chloral, la belladone, la jusquiame, le datura, le sulfate de quinine, l'antipyrine.

L'opium se donne par la bouche sous forme d'extrait gommeux (de 0,05 centigr. à 0,15 centigr.), de laudanum de Sydenham (X à 30 gouttes), de morphine en potion (0,02 à 0,05 centigr.); en lavement, on mettra 6 à 12 gouttes dans 2 ou 3 cuillerées d'eau ; on injectera de 0,01 à 0,02 de chlorhydrate de morphine associés dans 1 cent. cube d'eau bouillie à un demi-milligr. de sulfate neutre d'atropine. Ne livrez jamais au malade ni la morphine ni la seringue. Pour éviter la constipation, associez 0,02 centigr. d'extrait de belladone aux pilules d'opium.

L'*antipyrine* se donne en cachets (1 à 3 gr.), associée au bicarbonate de soude avant ou pendant le repas (1).

L'*acétanilide* ou *antifébrine* se prescrit en cachets de 0,25 centigr., dont on donne de 1 à 2 gr. ; il en est de même pour la *phénacétine*, l'*exalgine*, la *lactophénine*.

Bouchard donne le *salicylate* et l'*antipyrine*.

Ballet associe par parties égales l'*antipyrine*, la *phénacétine*, l'*antifébrine* (0,10 centigr. de chaque).

L'*aconitine cristallisée* se prescrit à 1/4 de milligramme en granules ; l'*hyocyamine* par 1/2 milligramme ; le *bromure de strontium* à la dose de 2 gr. ; l'*extrait de cannabis indica* à la dose de 4 à 6 centigr. en pilules ; la *cocaïne*, 1 centigr. par cuillerée de solution de *chlorhydrate de cocaïne*, cinq à six cuillerées par jour.

On peut associer ces divers médicaments. Thomas donne :

Chloralose......................	0,05 centigr.
Sulfonal........................	0,50 —

Pour un cachet ; de 1 à 2.

La *quinine*, la *caféine* peuvent être associées à l'*antipyrine* ou à l'opium ; le *bromure au chloral*, à l'*extrait de*

---

(1) PROF. SARDA. — *De l'antipyrine et de l'acétanilide comme médicaments nervins. Comparaison avec la solanine.* (*Bulletin général de Thérapeutique*, 1888).

jusquiame, à l'*extrait de chanvre indien* pour donner le bromidia.

Vanlair et Ferrand ont remis en honneur l'*essence de térébenthine.*

Les révulsifs locaux sont ceux que j'ai étudiés.

Les dépresseurs des sensibilités sensorielles sont limités : l'odoration de l'éther et du chloroforme, l'apport direct d'anesthésiques sur les muqueuses sensorielles accessibles sont les seuls moyens d'action.

Contre l'éréthisme opto-rétinien, la soustraction de l'excitant lumineux et l'emploi de la *belladone,* de la *ciguë,* du *camphre* et du *sulfate de quinine* constituent une série de moyens parfois très utiles.

Contre l'excitation génitale, on donnera le *camphre* en pilules de 20 centigr. à 1 gr., en lavement, sous forme de bromure de camphre ; la *belladone,* le *café* et la *caféine,* la *digitale* et la *digitaline,* le *bromure de potassium* (10 gram. pour 300 cent. cubes).

Extrait alcoolique de belladone.	0,05	centigr.
Lupulin......................	0,30	—
Camphre.....................	0,30	—

F. S. A. 5 pilules : de 1 à 5 pilules le soir.

Lupulin...................	1	gramme.
Camphre...................	0,50	centigr.
Extrait aqueux de digitale...	0,50	—

F. S. A. 10 pilules : 2 à 5 pilules le soir.

Bromure de potassium......	0,50	centigr.
Teinture de digitale.........	20	gouttes.
Eau de laitue..............	120	grammes.
Sirop de nymphœa..........	30	—

Pour une potion : à prendre le soir en 4 fois.

La *sensibilité viscérale* relève de tous les moyens que je viens de dire.

Aux *crises gastriques,* on doit opposer un traitement plus étendu. Il importe de se préoccuper toujours de l'état des fonctions digestives du tabétique, et, si elles sont troublées, il convient de faire le traitement que nécessite l'*hyperchlorhydrie* (bicarbonate de soude en masse après le repas, régime lacté, repos absolu, œufs, purées, croûtes de pain) ou l'*hypochlorhydrie* (acide lactique ou chlorhydrique, mets excitants, épicés, purées, viandes).

On s'enquerra de l'état *fermentatif de l'estomac et de l'intestin*, et on n'hésitera pas à formuler un traitement contre les auto-intoxications par le lavage de l'estomac, les antiseptiques insolubles et solubles, les lavements.

Ceci fait, et toute cause capable d'exagérer les crises gastriques étant éloignée, on arrive à la médication symptomatique.

Aux vomissements, on oppose l'*oxalate de cérium*, aux doses de 5 à 50 centigr. en poudre, suspendue dans du lait, du sirop, soit en pilules; la *potion* de *Rivière* du Codex, N° 1 et N° 2. (La potion N° 1 est alcaline et renferme du bicarbonate de potasse; la potion N° 2 est acide et contient de l'acide citrique. On donne, alternativement, une cuillerée de chacune des deux fioles).

Fonssagrives propose d'ajouter dans chaque potion 30 gr. d'eau-de-vie ou mieux de kirsch; l'*eau de Seltz alcoolisée;* le *colombo* (teinture alcoolique de 5 à 10 gr.); la *créosote* (créosote, 3 gouttes; essence de citron, 2 gouttes; eau, 120 gr.; sirop de fleurs d'oranger, 3 gr. Une cuillerée à bouche toutes les 2 ou 3 heures (Pécholier); l'*assa fœtida* (à la dose de 1 à 2 gr., associé à 50 centigr. de camphre (E. Hamelin); le *bleu de méthylène* en pilules, la *glace*...

Le professeur Grasset prescrit soit l'*eau chloroformée saturée dédoublée* (par verre à liqueur), soit surtout le mélange à parties égales de *chloroforme* et de *teinture d'iode* (3 ou 4 gouttes, 2 à 3 fois par jour).

3. Médication régulatrice de la sensibilité. — Aux sensations anormales, de froid ou de fourmillements,

on opposera les ablutions à la solution de *borax* (50 gr. pour 500 gr. d'eau; 4 cuillerées à bouche dans un litre d'eau); les *bains alcalins* (250 gr. de carbonate de soude pour 300 litres d'eau).

Les perversions de la *sensibilité rétinienne* nécessitent le repos de l'organe, les antiphlogistiques, les révulsifs cutanés ou intestinaux, s'il y a congestion; des stimulants généraux et locaux, s'il y a asthénie.

Contre les *perversions auditives*, on emploiera le sulfate de quinine et on éloignera tous les aliments toxiques, et d'autres, tels que les tomates, qui peuvent les rendre plus fréquents et plus intenses.

Reste à régulariser l'apport des sensations multiples, à synthétiser toutes les acquisitions sensitives pour obtenir des mouvements moteurs réguliers, car l'*ataxie* est fonction de la *sensibilité*.

C'est ce que Frenkel s'est proposé d'atteindre par une *méthode de rééducation des muscles*.

Il s'agit de la rééducation psychique de mouvements perdus ou altérés dans le tabes. La méthode de Frenkel consiste à provoquer un travail de résurrection ou de suppléance médullaire par la mise en œuvre de l'activité cérébrale volontaire du sujet (Grasset).

Pour Hirschberg, les exercices raisonnés et souvent répétés ont pour but de compenser par la vue et par une attention plus grande les troubles de la sensibilité musculo-articulaire.

Chaque ataxie est soigneusement analysée, puis on essaie de refaire le mouvement lentement, régulièrement, d'une façon réfléchie, en y concentrant toute son attention.

Les indications sont les suivantes :

1° La rééducation de Frenkel ne s'adresse qu'à l'ataxie.

2° Elle ne convient qu'aux tabes à développement très

lent, ou dont le processus morbide s'est arrêté temporairement ou définitivement.

3° Elle suppose l'intégrité des neurones sensoriels de la vue et de l'ouie et le fonctionnement intégral du neurone psychique.

Les contre-indications sont :

1° L'existence d'arthropathies, de cardiopathies, l'arthritisme et l'obésité.

2° Les intoxications (morphine, alcool, cocaïne).

3° L'apparition de douleurs fulgurantes au cours du traitement.

4. MÉDICATION EXCITO-MOTRICE. — Tout dans le tabes pivote autour de la sensibilité : les paralysies, l'hypotonie, l'amyosthénie sont la conséquence des altérations de la sensibilité. C'est donc à la sensibilité elle-même qu'il faut s'adresser pour le traitement de ces symptômes.

Ils font cependant indication quand ils sont intenses et prononcés et se traduisent par l'*atrophie musculaire*.

On agit sur les muscles eux-mêmes ou sur la portion de tégument qui les recouvre directement. Localement on utilise l'électrisation, l'acupuncture, l'emploi local de la strychnine, le massage, l'exercice gradué des muscles, les frictions, les bains locaux stimulants ; comme moyens excito-moteurs généraux, on pourra faire appel aux strychniques, aux toniques généraux et spéciaux, aux eaux minérales.

Parmi les toniques, on placera les injections de *liquide testiculaire*, les injections de *substance nerveuse*, les injections de *sérum sanguin* à petites doses, emprunté aux animaux, les *injections d'eau salée* par petite quantité (20 à 40 cent. cubes d'une solution à 7 pour 1000), les *injections de phosphates*.

Phosphate de soude......... 3 grammes.
Sulfate de soude............ 2 —
Chlorure de sodium......... 1 —
Acide phénique neigeux..... 0,50 centigr.
Eau....................... 100 cent. cubes.

les injections de *glycérophosphates* (1 à 3 gr. d'une solution aqueuse de glycérophosphate de soude au 1/4, pendant 20 à 30 jours de suite).

Robin donne en même temps à l'intérieur 2 cuillerées à soupe de :

Glycérophosphate de chaux...... 3 grammes.
— de soude. ... ⎫
— de potasse... ⎪
— de magnésie.. ⎬ àà 1 gramme.
— de fer........ ⎭
Teinture de noix vomique...... ⎫ àà 0,50 centigr.
Maltine. .... ⎭
Pepsine .... 3 grammes.
Extrait de kola................ 3 —
Sirop de cerise................ 200 —

et encore :

Magnésium métallique...... 0.10 centigr.
Magnésie calcinée.......... 0,10 —
Flurorure de calcium........ 0,02 —

Pour 1 cachet. 2 par jour.

On s'adressera à tous les toniques médicamenteux, tels que l'arsenic, le cacodylate de soude, les amers, les hypophosphites, le chlorure de sodium.

Arséniate de soude............ 0,20 centigr.
Teinture de kola............. ⎫ àà 1/2 litre
Sirop simple................. ⎭
Vanilline .... 1 gr.

Un verre à liqueur à chaque repas.

Les eaux stimulatrices, chlorurées sodiques et sulfureuses, remplissent bien l'indication qui veut stimuler les muscles, réveiller leurs aptitudes fonctionnelles et hypersthéniser l'état général.

Balaruc, Salins, Salies, Briscous sont les eaux du premier groupe; Bagnères de Luchon, Uriage, Aix-en-Savoie, celles du second groupe.

5. Les PHÉNOMÈNES D'ORDRE MENTAL peuvent faire indication. Il importe de chercher s'ils sont de nature *hystérique* ou de nature *vésanique*.

S'ils sont hystériques, et l'association est fréquente et parfaitement explicable, comme j'ai essayé de le démontrer dans mon travail sur l'*hystéro-tabes* (1896), la *suggestion hypnotique* sera l'unique moyen de remplir l'indication.

La suggestion à l'état de veille s'exerçant par la parole, les encouragements, les bons conseils, les pieux mensonges, se traduisant par l'électricité, la métallothérapie, les aimants, les eaux minérales, sera d'un utile secours.

Les lotions tièdes et froides à l'éponge constitueront des moyens adjuvants.

S'ils sont vésaniques, ils comporteront des médications afférentes à chaque syndrome vésanique, mais relèveront des grands traitements généraux.

6. Il est quelques symptômes d'ORDRE TROPHIQUE qui comportent quelques indications. Les *fractures spontanées*, les *arthropathies*, le *pied bot tabétique* nécessitent parfois l'intervention chirurgicale, des appareils de contention et de redressement.

Les *eschares*, les *éruptions érythémateuses* seront soignées par les antiseptiques liquides et solides pour éviter les dangers de la lymphangite et de l'infection.

Le massage, les courants électriques, les bains salés, les toniques généraux seront de précieux moyens adjuvants.

7. J'ai dit, au cours de ce traitement, de quelle façon il fallait s'efforcer d'atteindre l'ÉTAT GÉNÉRAL. On mettra

en œuvre tous les moyens que la matière médicale et l'hygiène nous mettent en main. On se guidera sur l'ÉTAT DES FORCES, et sur l'ÉTAPE, actuellement atteinte, du syndrome.

Le prœtabes suppose généralement des indications qui ne sont pas celles de la période d'état ou de la période terminale. D'une façon rapide, c'est la sensibilité qui fera indication par ses perturbations multiples dans le prœtabes ; c'est l'ataxie qui sera l'indication majeure dans la période d'état ; ce sont les troubles cachectiques du grabataire tabétique «desséché et tabide», proie facile pour les agents pathogènes externes, souvent atteint dans son fonctionnement mental, qui guideront l'intervention médicale.

J'ai indiqué précédemment les moyens multiples qui remplissent les diverses indications. Mais nous pouvons malheureusement répéter encore la phrase décourageante de Fonssagrives: «Si l'ataxie locomotrice est une des gloires du diagnostic précis, elle est un des opprobes de la thérapeutique».

TERREURS NOCTURNES DES ENFANTS

Ce sont des accès subits de frayeur survenant chez les enfants pendant leur sommeil.

Esquisse clinique. — Les enfants qui sont sujets à ces accidents peuvent n'avoir que quelques mois ou plusieurs années. L'accès ne revient, dans certains cas, qu'une ou deux fois par semaine : c'est ce qui arrive d'ordinaire pour les enfants grands ; ou bien on peut le voir se répéter chaque nuit. Les cris qui l'accompagnent peuvent durer de quelques secondes à plusieurs heures. Pendant que les enfants crient. ils sont habituellement inconscients de ce qui se passe autour d'eux ; ils ne reconnaissent pas ceux qui les approchent et ne peuvent être consolés. Leur physionomie respire un effroi indicible. D'autres fois on constate quelques-uns des caractères du somnambulisme, qu'il y ait ou qu'il n'y ait pas de convulsions... Quand il y a frayeur et cri, on voit survenir, dans quelques cas, du strabisme qui persiste parfois (Ringer).

«Les terreurs nocturnes sont de deux sortes : il y a d'abord les petits qui *ont peur* dans l'obscurité, qui pleurent pour ne pas demeurer sans lumière, et qui ne s'abandonnent avec confiance au sommeil que si leur chambre est un peu éclairée. Il faut habituer ceux-là à dormir dans l'obscurité. Mais gardons-nous de le faire brutalement et tout d'un coup. Ne décidez pas, par exemple, un beau soir que bébé devra désormais demeurer sans lumière.... Quant aux *terreurs nocturnes* proprement dites, qui constituent une véritable maladie, classée, décrite.... cela prend les enfants entre 2 et 7 ans. L'enfant a dîné à la table paternelle, a bu un peu de vin, s'est bourré de mie de pain, de sauces, de sucreries. de crudités, de fruits indigestes. Puis il s'est endormi d'un sommeil à la fois profond et agité ; il transpire abondamment, se tourne et se retourne dans son lit, murmure des mots confus ou pousse des gémissements. Et tout à coup, il se réveille en sursaut, s'asseoit sur son lit, crie, pleure, parle de bêtes épouvantables ou de méchants hommes venus pour le tuer. Le petit halluciné, qui continue, les yeux ouverts, son rêve, ne reconnaît pas ses parents, qui tâchent vainement à calmer sa terreur. Au bout de quelques minutes, le fantôme s'évanouit, la crainte se dissipe, le pauvre petit se rendort. Rien n'est plus impressionnant» (1).

Étiologie et pathogénie. — 1. Spontanément et par la seule *prédisposition héréditaire*, des enfants peuvent présenter des terreurs nocturnes. Ce sont des descendants d'épileptiques, et les terreurs sont un *équivalent épileptique*.

Celle-ci s'exagère encore sous l'influence de *prédispositions acquises*, telles que les défectuosités d'une hygiène alimentaire mal comprise, l'exaspération nerveuse de la dentition, l'influence de contes effrayants.

2. La grande cause, ce sont les *auto-intoxications digestives*, les troubles gastro-intestinaux si fréquents chez les bébés, les nourrissons et les enfants du premier âge, alimentation trop abondante et trop lourde, boissons alcooliques ou excitantes, alcool, vin, café, thé; alcoolisation des nourrices engendrant la dyspepsie et la gastro-entérite des nourrissons; les dilatations de l'estomac.

Viennent ensuite en bonne place les *intoxications médicamenteuses* (datura stramonium, belladone, sulfate de quinine).

3. Il est des terreurs nocturnes, *réflexes*, équivalant au symptôme moteur convulsif, dues à la présence dans l'intestin ou aux orifices externes de *vers*, ascarides lombricoïdes, oxyures ; même mécanisme à la suite de *végétations adénoïdes du pharynx*.

4. On cherchera enfin un *état constitutionnel organique* ou *névrosique* dont le syndrome serait une manifestation précoce, hystérie, épilepsie, neurasthénie, bacillose méningée, syphilis méningée, sclérose cérébrale.

TRAITEMENT

Les indications seront avant tout **étiologiques:** on s'efforcera donc d'écarter les facteurs multiples qui engendrent les terreurs nocturnes par un traitement actuel et par des mesures prophylactiques appropriées.

1. Si le syndrome est de NATURE ÉPILEPTIQUE, on le

(1) Maurice DE FLEURY. — *Le corps et l'âme de l'enfant.*

combattra par les moyens que j'ai exposés au chapitre des convulsions infantiles et des épilepsies. On donnera le bromure de potassium le soir, à la même heure,, de façon à agir au même moment, et par suite à régler le sommeil. Je crois que les terreurs nocturnes fonction de l'épilepsie sont bien plus fréquentes qu'on ne le suppose.

Ainsi s'expliquent du reste les heureux résultats de la médication bromurée à laquelle tous les cliniciens font appel. «Qu'on s'occupe ou non du dérangement des fonctions digestives, le bromure de potassium amène de la sédation et du repos». (Ringer).

Ch. West lui oppose le bromure de potassium, soit seul, soit associé à la jusquiame.

A prendre en une seule dose au moment du coucher :

Bromure de potassium......... 0 gr. 50
Teinture de jusquiame......... X gouttes.
Sirop simple................. 15 gr.
Eau.......................... 10 gr.

2. LES AUTO-INTOXICATIONS DIGESTIVES, à elles seules, font le syndrome, elles le rendent plus facile chez les nerveux et les épileptiques larvés. Contre elles, doit se dresser tout l'effort du clinicien.

a) On recherche quel est le *syndrome gastrique actuel* et on lui oppose un traitement approprié; aux hypopeptiques on donne de l'acide chlorhydrique, de la pepsine, de la teinture de noix vomique, des gouttes amères de Baumé ; aux hyperpeptiques on recommandera les alcalins, les boissons chaudes amères, l'eau pure, le lait.

b) La *dilatation de l'estomac*, très fréquente, comportera l'interdition absolue de l'usage des boissons excitantes et alcooliques, du vin, du cidre, de la bière, du thé et, dans notre Midi, du café, dont on fait un abus énorme. On donnera du lait ; on réglementera les boissons qu'on donnera en toute petite quantité.

L'enfant aux repas boira très peu; en dehors des repas, pas du tout ; on le déshabituera de boire la nuit.

On lui donnera des aliments de facile digestion, du lait, des purées; on fera le repas du soir très court et peu substantiel.

c) Les *alternatives de constipation et de diarrhée* seront atteintes efficacement par les lavements, les purgatifs huileux et salins, l'antisepsie intestinale.

d) Le bébé et le nourrisson traduisent souvent par les terreurs nocturnes l'*acoolisation* de la nourrice. On surveillera cette cause, plus fréquente en certains pays, mais encore trop répandue.

e) Chez le bébé et l'enfant qui s'alimentent, même bien portants, on prescrira un repas du soir qui ne soit ni trop copieux, ni d'une digestion difficile.

On proscrira le vin pur, on tiendra les enfants loin des excitations, de la conversation, de la musique, de la veille, des feux, de la lumière trop vive.

On s'assurera que le couchage est convenablement installé, la chambre bien aérée.

f) On recherchera les signes d'une *intoxication médicamenteuse* ou *accidentelle*, et dans ces cas, un vomitif, un purgatif, des lavements salés chauds, des stimulants diffusibles, des sédatifs comme le bromure quand toute manifestation aiguë est terminée, donneront d'appréciables résultats.

Il importe de ne pas oublier cette féconde notion que les terreurs nocturnes, l'épilepsie larvée mise à part, sont presque toujours causées par des *troubles digestifs*.

De là, l'**indication prophylactique majeure** qui veille sur l'*alimentation* des enfants.

En règle générale, les enfants sont suralimentés, soumis trop jeunes à un travail gastro-intestinal excessif, et par nous, et en dehors de nous, intoxiqués et empoisonnés par des boissons nombreuses cachant sous des étiquettes trompeuses leur toxicité élevée, des sucreries et des douceurs, des gâteaux et des poudres alimentaires de composition complexe et nocives.

Le lait, le lait seul, le lait additionné d'alcalins ou d'infusions aromatiques, restera longtemps la seule nourriture du bébé. Ce n'est que progressivement, lentement, par étapes successives et très surveillées, qu'on le conduira à l'alimentation solide.

Dès qu'il y aura des troubles digestifs, on reprendra le lait, les tisanes, l'eau bouillie.

Il est bon de faire coucher les enfants toujours à la même heure.

L'alimentation convenable s'accommodera de puissants moyens *hygiéniques*, empruntés aux *bains tièdes*, au *massage*, à la *gymnastique*, à la *marche*, aux *jeux* qui délassent et font travailler les muscles.

3. Les terreurs nocturnes RÉFLEXES se jugeront par l'ablation des tissus adénoïdes qui obstruent le pharynx, par l'ignipuncture des amygdales hypertrophiées, par les purgatifs et les parasiticides qui trouveront ici leur indication spéciale.

Je renvoie aux chapitres des *Convulsions* et des *Epilepsies infantiles*. Le traitement des épilepsies réflexes est ici de mise.

On voit l'importance que prennent les purgatifs fréquents chez l'enfant à fin de prophylaxie, de mesure simplement préventive.

4. S'il y a, expliquant le syndrome et le causant, un ÉTAT DYSCRASIQUE CONSTITUTIONNEL, une INFECTION AIGUE ou CHRONIQUE, c'est à chacun de ces états que doit s'adresser le traitement. Je ne puis entrer dans de plus amples détails.

Indications symptomatiques. — Le neurone psychomoteur hyperexcité entraîne un traitement adéquat. On lui opposera des *moyens antispasmodiques internes et externes.*

A l'*intérieur*, on donnera les bromures, l'hydrate de chloral, quelquefois l'uréthane et le sulfonal, aux doses de 0,25 centigr., 0,50 centigr., 1 gr., suivant l'âge du malade et l'intensité du symptôme.

> Hydrolat de tilleul............... 40 gr.
> Sirop de fleurs d'oranger,...... 20 gr.
> Uréthane..................... 0 gr. 50

A donner par cuillerée à bouche, d'heure en heure (Huchard).

> Bromure de potassium........... 1 gr.
> Sirop de chloral............... 30 gr.
> Eau de tilleul................. 90 gr.

Par cuillerées à café (Descroizilles).

> Bromure de potassium........ 1 gr.
> Teinture de jusquiame.......... 10 gouttes.
> Eau distillée................. 30 gr.
> Sirop de fleurs d'oranger....... 20 gr.

A prendre en 3 fois dans la soirée.

A l'*extérieur*, l'eau tiède sous forme de bains, plus tard sous forme de douche en jet brisé et en pluie, les bains émollients, les lotions froides et les ablutions, soit dans la journée, soit au moment du coucher, seront les meilleurs sédatifs.

Le travail intellectuel sera très minime : l'enfant ne sera pas surexcité par des récits imaginaires qui font travailler à faux son cerveau précoce.

Il faut proscrire les récits terrifiants, les menaces de croquemitaines, les fantômes, les histoires de revenants et d'esprits dont on bourrait la tête des enfants à la campagne, il y a peu d'années : on s'efforcera de démontrer à l'enfant l'inanité et la sottise de ces restes de superstitions ancestrales.

Il faut s'élever aussi et non moins vivement contre les

frayeurs servies aux enfants qu'on veut corriger, les menaces de fantômes et de ramoneurs, de bêtes horribles, «moyens stupides inventés par la veulerie des parents et des bonnes qui, pour se débarrasser d'une heure d'insurbordination, n'hésitent pas à fausser l'esprit de leurs marmots, et à les rendre, comme à plaisir, malades et difformes d'esprit».

TICS

Syndromes consistant essentiellement en spasmes muscu-
laires cloniques, intermittents, involontaires, cessant
pendant le sommeil, limités à un ou à plusieurs muscles,
généralisés à tous les muscles de l'économie, reproduisant
ou non un mouvement réflexe, volontaire ou automatique,
syndromes qui sont toujours l'expression d'un état de
dégénérescence et souvent manifestateurs de l'hystérie.

Clinique et diagnose générale. — Les tics comprennent des syndromes jusqu'ici étudiés à part, entre lesquels cependant il n'existe aucune ligne de démarcation nette. Ce sont les suivants :

1° CONTRACTIONS FIBRILLAIRES ANORMALES.

2° SECOUSSES MUSCULAIRES DU PARAMYOCLONUS MULTIPLEX DE FRIEDREICH.

3° SECOUSSES CONVULSIVES, comprenant les CHORÉES DITES ÉLEC-TRIQUES du type BERGERON, HÉNOCH, DUBINI, et le TIC NON DOULOU-REUX DE TROUSSEAU.

4° MANIFESTATIONS CONVULSIVES AVEC PHÉNOMÈNES PSYCHIQUES, syndrome de GILLES DE LA TOURETTE et CHARCOT.

Symptomatiquement, les différences sont très superficielles. Ainsi on observe ce qui suit :

a) Dans PARAMYOCLONUS MULTIPLEX : secousses convulsives, clo-niques, des muscles ou des faisceaux musculaires, généralement symétriques ; face jamais prise, succession tellement rapide qu'il en résulte la tétanisation du muscle agité ; secousses arythmiques, de fréquence et d'intensité variable ; cessant pendant le sommeil, modérées par les mouvements intentionnels, réveillées et exagérées par les émotions morales, le froid...

b) Dans CHORÉE ÉLECTRIQUE HÉNOCH-BERGERON : secousses con-vulsives de certains muscles, cou, épaules, face ; comparables à celles que provoque l'excitation faradique d'un nerf moteur.

c) Dans TIC NON DOULOUREUX DE LA FACE DE TROUSSEAU : contractions instantanées, rapides, involontaires, limitées à un petit nombre de muscles, face, cou, tronc, membres, donnant lieu à des mouvements expressifs, tels que clignement des paupières, tiraillements convulsifs des joues.

d, Dans MALADIE DES TICS DE GILLES DE LA TOURETTE ET GUINON : grimaces de la face, mouvements brusques et involontaires des membres, s'accompagnant d'*écholalie*, répétition comme un écho des mots prononcés devant le tiqueur, *échokinésie*, imitation des actes, des exercices exécutés devant le tiqueur, *coprolalie*, vocabulaire grossier, ordurier, en contraste avec le genre de vie et l'éducation, de *troubles psychiques*, *agoraphobie*, peur des grands espaces, *topophobie*, *claustrophobie*, peur des espaces clos, *folie du pourquoi*, *délire du doute* et *délire du toucher*, *onomatomanie*, *arithmomanie*, *idées fixes*, *angoissantes*, *douloureuses*, *obsessions*.

Formes cliniques. — Toutes les transitions s'offrent, depuis les simples contractions fibrillaires, professionnelles, jusqu'à la maladie des tics avec coprolalie. Tics du maître d'armes, du tourneur, du fleuriste, du violoniste, de la laitière, du colporteur, ce dernier si bien décrit par Grasset.

Il n'y a pas d'incoordination motrice vraie dans les tics, et ceux-ci sont la reproduction de mouvements automatiques réflexes, ou conscients de la vie ordinaire, rapides, violents, conscients et expliqués, arrêtés par le sommeil.

Diagnostic différentiel. — Les tics doivent être distingués de l'*hystérie*, de l'*athétose*, des *tremblements*, des *chorées*.

L'*hystérie* guérit toujours, les myocloniques ne guérissent jamais ; elle a des stigmates, elle est imitatrice, elle cède à la suggestion, à l'état de veille ou de sommeil. (Voir : *Hystérie*).

L'*athétose* a des mouvements continus et lents, portant sur les doigts et les orteils, avec des alternatives de flexion et d'extension, monotones et paresseux.

Les *tremblements* sont des oscillations rythmiques de part et d'autre de la position d'équilibre.

Dans les *chorées*, il y a de l'incoordination, de l'irrégularité, de la spontanéité, des mouvements absurdes, à grande amplitude. (Voir : *Chorées*).

Etiologie et pathogénie. — Les tics et les myoclonies, d'une façon générale, relèvent d'un état dégénératif actuel transmis par l'hérédité. Souvent ils s'accompagnent d'autres tares héréditaires d'ordre moteur, sensitif ou psychique.

Il est des tics associés à l'*hystérie*, d'autres associés à l'*épilepsie*, d'autres aux *vésanies;* il en est qui accompagnent des *lésions orga-niques connues du système cérébro-spinal, diplégies spasmodi-ques infantiles, paralysie générale progressive, porencéphalie.*

Il ne répugne pas de penser que les grandes causes héréditaires des syndromes anatomo-cliniques, tels que l'épilepsie, l'hystérie, les vésanies, les hémiplégies infantiles... expliquent et contiennent en même temps les myoclonies.

C'est une question encore obscure (1).

TRAITEMENT

Les **indications** sont très restreintes, en raison de l'ignorance où nous sommes des causes exactes des tics.

On s'efforcera, chez un tiqueur, de dépasser le symp-tôme présent et de remonter à la lésion dynamique ou organique, et, par la connaissance de celle-ci, d'atteindre à l'état général, constitutionnel, héréditaire ou acquis.

C'est celui-ci qui fera indication et qu'on s'efforcera de modifier et de guérir par l'hygiène, les médicaments, le régime.

Si l'analyse diagnostique conduit à la notion que le tic relève de l'épilepsie et n'est qu'un équivalent, il faut établir avec toute sa rigueur la thérapeutique qui convient au comitialisme.

Si l'analyse diagnostique conduit à la notion que le tic relève de l'hystérie, il importe de mettre en œuvre tous les procédés que j'ai longuement indiqués quand je traitais de la thérapeutique de l'hystérie.

Le professeur Brissaud a obtenu de bons résultats par des exercices d'entraînement, destinés à corriger les contractions musculaires intempestives.

Voici l'exposé de cette méthode.

---

(1) Voir : H. Meige. — *Histoire d'un tiqueur.* (*Journal de méde-cine et de chirurgie pratiques,* août 1901).

Principe. — Faire exécuter au tiqueur des exercices particuliers et appropriés.

Ces exercices sont de deux sortes :

1° *Apprendre au tiqueur à conserver l'immobilité.*

2° *Discipliner tous les gestes du tiqueur, remplacer le tic par un mouvement régulier et normal.*

1. Immobilisation des mouvements. —. Exercer le tiqueur à conserver l'*immobilité absolue, photographique,* des membres et du visage pendant un temps progressivement croissant : au début, une seconde, 2 secondes, 3 secondes, aussi longtemps qu'il peut rester sans fatigue. Puis, peu à peu, on prolonge de seconde en seconde la durée de cette immobilité. Ne pas aller trop vite, procéder avec patience. Faire agir la suggestion : affirmer que le tiqueur doit et peut demeurer immobile, qu'il dépend de lui de ne pas tiquer. S'aider, à la rigueur, et passagèrement de supports manuels.

Les *séances d'immobilisation* graduées par rapport au temps ne dépasseront pas de 5 à 6 minutes. Graduer ensuite les attitudes du tiqueur, le tenir d'abord assis, puis lui faire garder l'immobilité debout. Varier ensuite les positions de la tête, du corps, des bras, des jambes, etc ... L'immobilité est ainsi acquise pendant les mouvements, la marche.

2. Mouvements d'immobilisation. — Faire exécuter *au tiqueur des mouvements lents, réguliers, corrects, et au commandement,* en s'adressant aux muscles situés dans la région où le tic est localisé : tel est le principe.

a) *Tic des paupières, clignement* : faire fermer, puis ouvrir les yeux au commandement ; maintenir les paupières closes pendant un temps, ouvertes pendant un temps ; fermer un œil, puis l'autre ; répéter les mêmes mouvements dans différentes positions de la tête.

b) *Tic des lèvres*: ouvrir et fermer la bouche, faire la moue, montrer les dents ; faire parler le malade en lui enjoignant de surveiller sa mimique. La lecture, lente, en scandant, la récitation, sont d'une grande utilité, car elles fixent en même temps l'attention.

c) *Tic de la tête, torticolis mental* : faire incliner la tête à droite, à gauche, pencher en avant, en arrière, tourner à droite, à gauche...

d) *Tic des membres* (grattage, pied) : faire faire tous les mouvements que les membres sont capables d'exécuter, y compris ceux de l'écriture, si la main participe au tic.

3. Durée des séances. — Au début, elles seront courtes, 2 minutes, 5 minutes, en intercalant les séances d'immobilité et les exercices, séparés entre eux par des intervalles de repos, de façon à ne pas dépasser une séance totale d'une demi-heure. Au bout de quelques jours, une huitaine, chacun des exercices peut être prolongé jusqu'à 10 minutes.

Jamais la séance ne doit entraîner de fatigue.

Les séances seront au nombre de 3, 4, ou 5 dans la journée, elles auront lieu tous les jours aux mêmes heures.

Le médecin seul guidera d'abord les séances ; plus tard, le tiqueur se passera de lui en répétant ce qu'il a appris.

Le traitement est très long : il faut le continuer après être débarrassé du tic (1).

---

(1) H. Meige et Feindel. — *Presse médicale*, 1901. — *L'état mental des tiqueurs*, *Progrès médical*, 1901. — *Sur la curabilité des tics*, *Gazette des Hôpitaux*, 1901.

TIC DOULOUREUX DE LA FACE

*Contractions musculaires accompagnant la névralgie tri-
faciale dont les explosions paroxystiques sont très douloureuses. (Voyez : Névralgie trifaciale).*

Les tics douloureux sont symptomatiques de l'hystérie, de l'épilepsie. (Voyez: *Hystérie*, *Épilepsie*).

TRAITEMENT

Il ne faut pas appliquer au tic douloureux le traitement qui convient aux névralgies en général. La *mor
phine* est contre-indiquée. M. Gilbert Ballet a insisté et
sur l'inutilité et sur les dangers de son emploi.

La première indication consiste à calmer la douleur le
plus promptement possible. Les fomentations chaudes
et narcotiques, les fumigations, les embrocations faites
avec la décoction de têtes de pavot, décoction de belladone, de jusquiame, de datura, de camomille, réussiront
quelquefois.

L'usage du *sous-carbonate de fer*, de 2 à 5 gr. toutes les
2 heures dans un verre d'eau ou bien dans de la mélasse,
pour combattre l'effet constipant, si vanté par les médecins anglais et prescrit par eux dans les cas aigus et
dans les cas chroniques, avec un succès presque constant dans les premiers, ne s'est pas répandu en France.

Les sels de *quinine*, la *belladone* à doses très élevées,
jusqu'à 15 centigr. d'extrait de belladone d'un seul coup,
ont paru rendre des services chez les arthritiques.

Lawrence avait une grande confiance dans la ciguë *donnée à doses élevées.*

Fleming dans la *teinture d'aconit.*

On a aussi employé les *inhalations de chloroforme...*

Mais on revient toujours au *traitement de Trousseau*, à savoir l'*opium* à hautes doses.

Voici les conseils de Ballet :

1° On emploiera des pilules de *2 centigr. d'extrait thébaïque*, molles et très régulièrement dosées.

2° On débutera par 3 pilules au moins en augmentant d'une pilule par jour jusqu'à ce que les crises douloureuses soient calmées ; on peut atteindre de 20 à 24 centigr.

3° On maintiendra la dose maxima, nécessaire et suffisante une fois le soulagement obtenu, pendant 5 ou 6 jours, et on diminuera très progressivement et très attentivement.

4° Si l'opium amène la constipation, la somnolence, la diarrhée, on prescrira des laxatifs légers, du café, du thé, du champagne.

Si le traitement de Trousseau échoue, on aura recours au *traitement de Féréol* par le sulfate de cuivre ammoniacal.

Féréol donnait à chaque repas trois cuillerées de la potion suivante :

Eau distillée...................... 100 gr.
Sirop de menthe.................. 30 gr.
Sulfate de cuivre ammoniacal..... 15 centigr.

Il faut continuer le médicament pendant une quinzaine de jours. Le sulfate de cuivre ammoniacal entraîne malheureusement après lui de l'hypotension, un état nauséeux désagréable, quelquefois de la diarrhée et des vomissements.

VIRES; *Maladies nerveuses.* 37

Germain Sée pratiquait les *injections d'antipyrine* seule ou associée au chlorhydrate de cocaïne.

On injecte du côté de la face malade, coup sur coup, par seringues de Pravaz.

M. le professeur Sarda a pu améliorer un malade dont le tic douloureux de la face datait de deux ans, et avait résisté à tous les traitements par l'administration de la *solanine,* à doses fortes, 14 centigr. par jour, en cachets.

Duchenne de Boulogne avait proposé la faradisation au pinceau qui est très douloureuse, la faradisation par la main électrique qui est plus acceptable, le courant continu. Bergonié de Bordeaux a préconisé le procédé des hautes intensités. L'électricité statique compte, elle aussi, des succès.

Restent enfin les OPÉRATIONS CHIRURGICALES, *névrotomie,* résection *du ganglion de Gasser, résection du ganglion cervical supérieur du grand sympathique...* qu'on tentera en désespoir de cause.

Les indications tirées des facteurs étiologiques sont très secondaires, sauf les cas où la *syphilis* est en cause, auxquels cas le traitement mixte donne des succès.

Ceux où le névralgique tiqueur est arthritique, paludéen, diabétique... ne retirent aucune amélioration des médications qui visent ces grands états constitutionnels. Cependant il nous a paru qu'en quelques cas de paludisme et de brightisme, la médication par la quinine et les diurétiques (théobromine et lait) avait atténué les douleurs et rendu les paroxysmes plus rares.

TUMEURS CÉRÉBRALES

Les tumeurs cérébrales comprennent tous les produits accidentels, pathologiques, qui peuvent se développer dans la cavité encéphalique.

Clinique générale. Diagnose générale. — Deux ordres de symptômes permettent la *diagnose générale :* symptômes locaux, symptômes en rapport avec une compression générale du contenu de la boîte crânienne.

Céphalalgie.

Vomissements.

Convulsions.

Torpeur intellectuelle. Modifications du pouls et de la respiration. Stase pupillaire.

Diagnostic topographique. — *A)* Lobe frontal. — a) *Partie antérieure du lobe frontal :* Désordres démentiels (Raymond). Pas de désordres.

b) *Zone rolandique :* Céphalalgie, convulsions nettement Bravais-Jacksoniennes (voir ce mot) ; paralysie, postérieure aux attaques et limitée aux segments des membres convulsés avec tendance à s'établir de plus en plus à demeure, se compliquant de contracture permanente ; troubles sensitifs dans ces mêmes régions qui sont siège de convulsions et de paralysies (fourmillements, douleurs, perte du sens musculaire).

c) *Troisième circonvolution frontale gauche :* aphasie motrice (voir : *Aphasie*), très souvent compliquée d'agraphie.

d) *Deuxième circonvolution frontale gauche :* agraphie pour Charcot, Pitres. Or, il n'y a pas de centre spécial de l'écriture (Wernicke, Kussmaul, Déjerine).

B) Lobe pariétal. — a) *Alexie* (perte de la faculté de distinguer et de lire les signes du langage écrit, lettres et mots). Or, elle dépend de certaines lésions du lobe occipital gauche.

b) *Agraphie* (perte de la faculté d'exprimer ses pensées par écrit). Or, il n'y a pas de centre connu de l'agraphie.

c) *Troubles du sens musculaire* : les centres de la sensibilité musculaire sont situés en partie dans le lobe pariétal. Seulement, comme il comprend le sens stéréognostique, le sens de la notion des poids..., nous ne pouvons encore le localiser en détail.

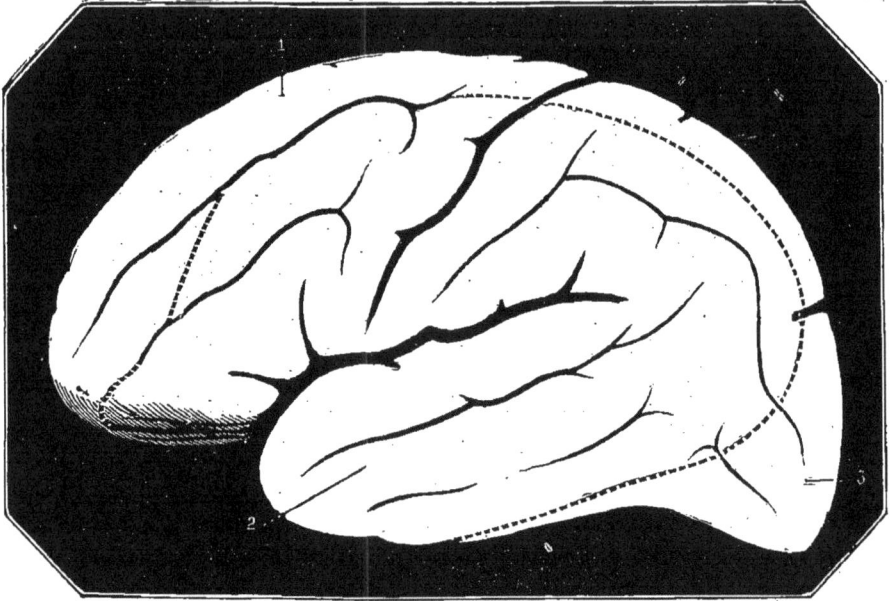

Fig. 8. — Face externe de l'hémisphère gauche.

d) *Ptosis cortical :* Grasset, Landouzy, Chauffard, Surmont, Lemoine y placent un centre d'innervation cortical du facial supérieur.

C) Lobe temporal. — Surdité verbale, perception des sons, mais non perception du sens, avec paraphasie dans le lobe temporal gauche.

D) Lobe occipital. — Cécité verbale. Une tumeur de l'un quelconque des lobes occipitaux fait de l'hémianopsie homonyme.

E) Corps calleux. — Maux de tête, vomissements, stase papillaire n'existent que sous une forme très atténuée et ne s'accentuent que d'une façon très lente et très progressive. Troubles démentiels très lents.

F) BASE. — 1. Si tumeurs siègent dans la moitié antérieure de la base, peu de symptômes; si sont dans la seconde moitié, symptomatologie très riche,

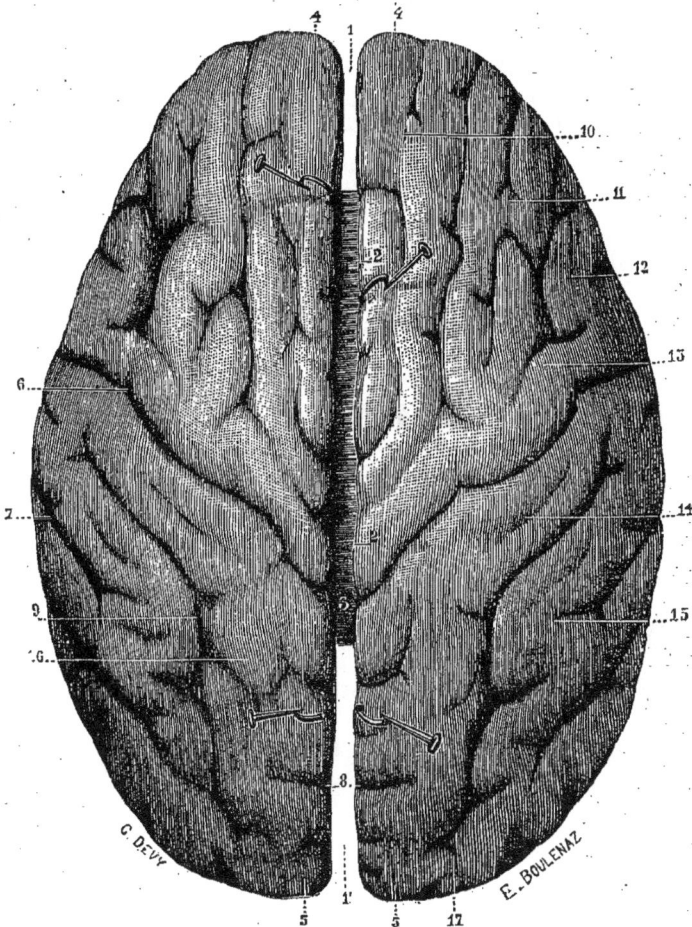

FIG. 9. — Face convexe du cerveau.

1. Extrémité antérieure de la scissure interhémisphérique. — 1'. Son extrémité postérieure. — 2, 2. Bord supérieur des hémisphères.— 3. Corps calleux. — 4, 4. Extrémité frontale des hémisphères. — 5, 5. Leur extrémité occipitale, — 6. Scissure de Rolando. — 7. Scissure de Sylvius. — 8. Scissure perpendiculaire externe. — 9 Sillon interpariétal. — 10, 11. 12. Première, deuxième, troisième circonvolutions frontales. — 13. Frontale ascendante. — 14. Pariétale ascendante. — 15. Pariétale inférieure. — 16. Pariétale supérieure. — 17. Circonvolution occipitale. (D'après TESTUT),

2. Symptômes polymorphes en rapport avec la compression des nerfs crâniens, ceux-ci nombreux et de fonctions dissemblables. Principaux syndromes qu'on observe dans les cas de tumeurs de la base.

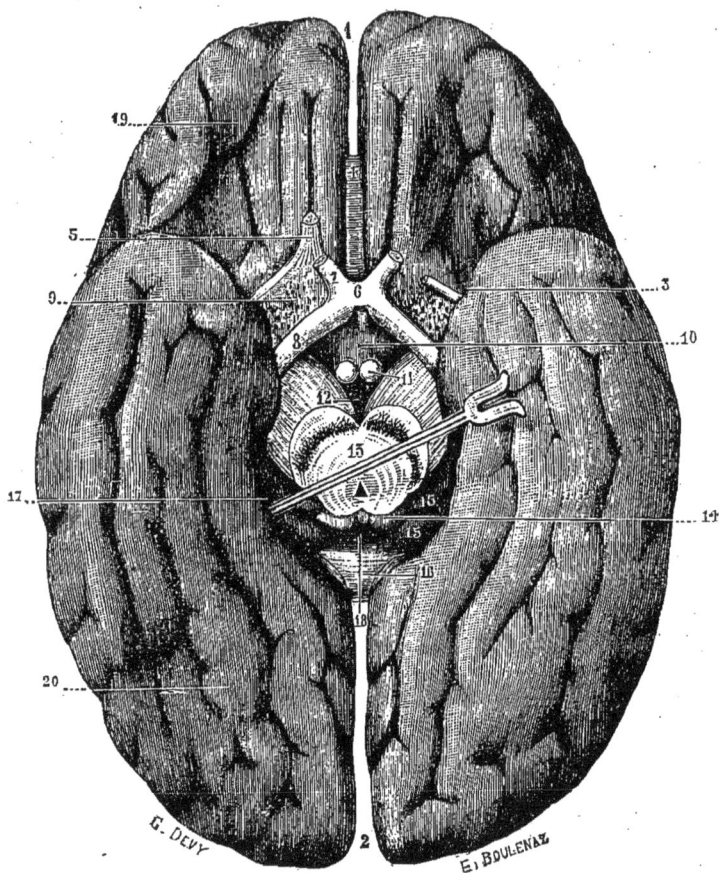

Fig. 10. — Base du cerveau.

1, 2. Extrémité antérieure et postérieure de la scissure interne hémisphérique. — 3. Scissure de Sylvius. — 4. Genou du corps calleux. — 5. Bandelette olfactive et ses deux racines blanches. — 6. Chiasma des nerfs optiques. — 7. Nerfs optiques. — 8. Bandelette optique. — 9. Espace perforé antérieur. — 10. Tuber cinereum et tige pituitaire. — 11. Tubercules mamillaires. — 12. Espace perforé postérieur. — 13. Coupe des pédoncules cérébraux et de l'aqueduc de Sylvius.— 14. Tubercules quadrijumeaux postérieurs. — 15. Corps génouillés de la couche optique. — 16. Bourrelet du corps calleux. — 17, 18. Fente de Bichat. — 19. Lobe orbitaire et ses circonvolutions. — 20. Lobe temporo-occipital et ses circonvolutions. (D'après TESTUT).

a) *Occupant le tiers antérieur*: nerf optique, bandelettes optiques, chiasma; troubles de la vue (amblyopie), troubles démentiels
et anosmie (olfactif), hémianosmie.

b) *Occupant l'aire limitée en avant par une ligne rejoignant
la pointe de chaque lobe temporo-occipital, en arrière par la
limite antérieure de la protubérance:* si tumeur sur la ligne médiane, amblyopie progressivement croissante ou hémianopsie par
action sur le chiasma.

Si hémianopsie unilatérale, la tumeur comprime soit l'angle
externe du chiasma, soit une portion du nerf ou de la bandelette
optique du côté correspondant.

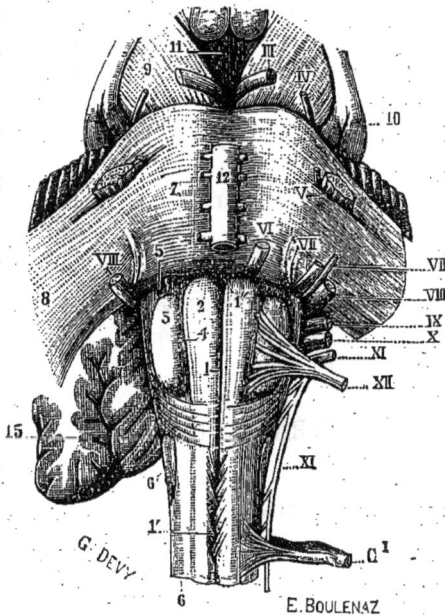

FIG. 11. — Protubérance et bulbe rachidien.

1. Sillon médian antérieur du bulbe.— 1' Entre-croisement des py-
ramides. — 1''. Trou borgne. — 2. Pyramide antérieure. — 3. Olive.
— 4. Sillon proeolivaire. — 5. Fossette sus-olivaire. — 6. Faisceau
latéral et, 6', corps cendré de Rolando. 7. Protubérance annu-
laire. — 8. Pédoncules cérébelleux. — 9. Pédoncules cérébraux.
— 10. Bandelettes optiques et corps genouillés. - 11. Espace inter-
pédonculaire. — 12. Tronc basilaire. — 13. Cervelet.— III. Oculo-
moteur commun. — IV. Pathétique — V. Trijumeau. — VI. Oculo-
moteur externe. — VII Facial. — VIIa. Intermédiaire de Wrisberg.
— VIII. Auditif.— IX. Glosso-pharyngien.— X. Pneumo-gastrique.
— XI. Spinal.— XII. Hypoglosse.— C1. Première paire cervicale.
(D'après TESTUT).

Si hémianopsie bilatérale et homonyme (temporale d'un côté, nasale de l'autre), la tumeur comprime une des bandelettes optiques dans toute sa masse.

Si hémianopsie bilatérale externe, temporale, compression de la partie antérieure du chiasma et surtout de la pituitaire (syndrome acromégalie).

Si hémiplégie, compression des pédoncules cérébraux.

Latéralement, la tumeur donnera même symptomatologie, située tout à fait en avant ; ailleurs, rien de précis.

G) Tumeur au niveau de la protubérance : *a*) Située en avant, près de la ligne médiane, *paralysie alterne du type Weber* (compression sur l'oculo-moteur commun et le pédoncule cérébral); un peu plus en arrière, paralysie alterne type Weber et paralysie du trijumeau (compression de la 5° paire); plus en arrière encore, paralysie alterne du type Milliard-Gubler (hémiplégie motrice d'un côté, paralysie de la 6° ou de la 7° paire de l'autre).

b) *En arrière du bord postérieur de la protubérance* (facial, auditif, pneumo-gastrique, glosso-pharyngien, hypoglosse).

c) Plus en arrière, *syndrome cérébelleux :* céphalalgie occipitale, vomissements sans efforts, vertiges, ataxie cérébelleuse, asthénie musculaire, exagération des réflexes tendineux, amblyopie avec œdème des papilles, nystagmus.

TRAITEMENT

Il est médico-chirurgical :

1° **Médical :** *a*) La tumeur est reconnue syphilitique ; *b*) la tumeur pourrait être syphilitique ; *c*) la tumeur n'est pas syphilitique.

a) La tumeur est syphilitique. — Il faut instituer le traitement antisyphilitique intensif et dans le plus bref délai possible.

On fera le traitement mixte. (Se rapporter au chapitre : *Syphilis cérébro-spinale*).

b) Il est douteux que la tumeur soit syphilitique. — On fait le traitement par l'iodure et le mercure. S'il donne une amélioration sensible, on précise le diagnostic de sa nature syphilitique. S'il atténue simplement quelques symptômes trop bruyants, il aura déjà apporté une modification heureuse. En tous cas, il est de règle de toujours le tenter.

c) La TUMEUR N'EST CERTAINEMENT PAS SYPHILITIQUE. — On instituera le traitement antisyphilitique, mais à des doses moindres que celles que nécessite la tumeur manifestement syphilitique. Nombreux sont les cas où, sous l'influence du traitement mixte, des améliorations considérables et durables se sont établies et maintenues.

Ce qui domine donc toute intervention thérapeutique médicale est le diagnostic précis de nature.

Mais le traitement médical ne s'arrête pas là, il a à remplir d'autres indications : indications anatomiques, indications symptomatiques, indications tirées de l'état des forces.

Indications anatomiques. — Elles comportent deux ordres de moyens, suivant qu'il s'agit de phénomènes aigus ou de réactions chroniques, qu'il y a inflammation ou sclérose et formation conjonctivo-vasculaire et pathologique définitive.

Aux *phénomènes aigus*, on opposera le traitement antiphlogistique, on fera de la révulsion et de la dérivation (glace sur la tête, purgatifs intestinaux, sinapisation des membres inférieurs…).

Aux *phénomènes chroniques,* on opposera également les révulsifs et les dérivatifs, surtout les révulsifs, et à l'intérieur, on prescrira l'iodure à titre de révulsif, l'arsenic sous forme de liqueur de Fowler.

Il n'est pas possible d'atteindre directement par ces moyens une tumeur complètement développée et définitivement installée dans le cerveau, mais on pourra empêcher les réactions inflammatoires trop violentes des tissus voisins qui réagissent par des symptômes bruyants, douloureux et gênants.

Il rentre dans les indications anatomiques un point de *prophylaxie* qui a son importance.

Il consiste à soustraire le malade à toutes les causes d'auto-intoxication gastrique, alimentaire, intestinale, par les produits alcooliques, le surmenage, etc..., qui, ajoutant leurs effets nocifs et sclérogènes aux lésions encéphaliques, pourraient aggraver celles ci ou favoriser leur extension ou mieux encore, à la faveur des premières, permettre la réalisation de néoformations.

L'action locale purement irritative, ou mieux de défense irritative des éléments voisins de la tumeur, joue un grand rôle, mais ce rôle n'est pas exclusif.

L'*auto-intoxication et l'auto-infection aiguës* par les produits de la tumeur, par infection secondaire aiguë prennent sans nul doute la première place pour la réalisation des céphalalgies, des vomissements, des délires..., si fréquemment observés au cours de l'évolution chronique des tumeurs.

Par la médication antiphlogistique, les dérivatifs et les révulsifs, on remplira les indications qui s'adressent à l'action de défense irritative des tissus, aux dépens desquels se développe la tumeur; par l'antisepsie interne, la médication dépurative, diurétique et éliminatrice, secondée par l'hygiène et l'éloignement de toutes les causes capables d'introduire des poisons et d'inciter l'organisme et le milieu interne à en fabriquer de nouveaux, on remplira les indications qui s'adressent à l'auto-intoxication et à la toxi-infection aiguës et chroniques, dont le siège initial et le lieu de constante fabrication est la tumeur elle-même.

Indications symptomatiques. — La céphalalgie, les douleurs intracrâniennes, les vomissements, les vertiges, les convulsions, le coma, l'agitation, l'insomnie..., font indication, quand le traitement causal n'est pas efficace. Mais le traitement symptomatique est purement palliatif.

Aux *phénomènes sensitifs* d'ordre douloureux, on opposera les analgésiques, les antithermiques analgésiques, les hypnotiques, les applications locales de froid, de chaleur, antipyrine, phénacétine, exalgine, sulfate de quinine, bromures de potassium, de sodium, de strontium, salicylate de soude, association de la quinine et de l'antipyrine, bromidia...

Aux *vomissements*, les sédatifs, les stupéfiants de l'estomac, les narcotiques et les suporifiques, morphine, cocaïne, hydrate de chloral, cannabis indica, eau de Seltz alcoolisée, champagne...

Aux *symptômes moteurs par excitation*, on opposera les antispasmodiques, les bains tièdes..., *par dépression*, les strychniques, les excito-moteurs musculaires, etc.

J'ai eu l'occasion, au cours des chapitres récents, d'établir ces traitements symptomatiques.

Il est une intervention qui a donné d'heureux résultats dans le traitement de tous ces symptômes, c'est la *ponction lombaire avec évacuation de liquide céphalorachidien*. La décompression qui en résulte amène leur sédation et même leur disparition. Elle est donc à signaler et à conseiller.

Indications tirées de l'état général. — Éviter tout excès physique, toute fatigue intellectuelle. Éviter les écarts brusques de température. Régime alimentaire substantiel et tonique.

2° Chirurgical. — Il peut s'adresser à la tumeur et l'enlever ou se contenter d'opérations palliatives pour combattre certains symptômes.

VERTIGES

Les vertiges résultent de sensations erronées, sous l'influence desquelles le malade croit que lui-même ou le milieu extérieur dans lequel il se meut sont animés d'un mouvement giratoire, oscillatoire..., les vertiges sont toujours subjectifs.

Mécanisme et esquisse clinique générale. — L'orientation de notre corps dans l'espace est fonction d'impressions sensitives, internes, externes, sensorielles, d'impressions centrales, accumulées par les acquisitions antérieures dans le cervelet, les canaux semi-circulaires, le vestibule, le cortex... Chez l'individu sain, toutes les incitations qui viennent du monde extérieur, sensations kinesthésiques, sensations cénesthésiques, sensations sensorielles, sont concordantes.

Chez les vertigineux, il y a contradiction et discordance. Les vertiges sont donc la conséquence d'une transmission imparfaite, incomplète, perturbée des sensibilités actuelles ou d'une sensation fausse venue des sensibilités passées en réserve dans les centres. De là donc deux ordres de vertiges :

a) Les *vertiges des centres*, par lésion ou trouble fonctionnel des appareils centraux de l'équilibration et de l'orientation (cervelet, nerf des canaux semi-circulaires, canaux semi-circulaires, pédoncules cérébelleux, appareil labyrinthique, noyaux du pont, écorce cérébrale).

b) Les *vertiges des sensibilités périphériques* par paresthésie des sensations, désaccord produit entre deux sensations venues d'incitations différentes.

Ce vertige est cortical, puisque c'est sur le cerveau que les aires de réception sensitives sont étalées.

On a voulu individualiser le vertige auriculaire, en faire une maladie, maladie de Ménière.

Vertiges sensoriels. — *Vertige auriculaire de Ménière.* — A) *Type paroxystique :* soudaineté du début avec les *prodromes* suivants : bruits aigus, stridents, sifflet de locomotive, tintement de cloches, bruissements de la mer ; quelque aura visuelle (brouillards, flammes).

Puis vient *sensation vertigineuse* d'avant en arrière et d'arrière en avant, *vertigo titubans* (giration autour de l'axe vertical), *vertigo gyrans* (autour de l'axe transversal).

Chute brusque ou progressive, face pâle, peau froide couverte de sueurs ; crises diarrhéiques. L'accès dure de quelques minutes à un quart d'heure. Il laisse, après sa disparition, des troubles auditifs persistants, de la surdité plus accentuée, des bourdonnements d'oreille.

B) *Type chronique :* il y a une démarche ébrieuse, permanence des bourdonnements et de la diminution de l'acuité. La station debout n'est pas possible.

Il est dû à l'excès de tension du liquide labyrinthique qui, sur le labyrinthe, se traduit par la sensation de vertige, sur le limaçon par des sensations de bourdonnement et de surdité, et avec lésions siégeant sur le trajet intracrânien de la troisième paire.

VERTIGES OCULAIRES. — Ils sont attribués au strabisme paralytique ou spasmodique de cause centrale ou périphérique, à l'asthénopie accommodatrice, au nystagmus.

VERTIGE DES SENSIBILITÉS KINESTHÉSIQUES. — C'est le vertige qu'on rencontre quand tout le neurone sensitif est lésé. C'est celui qu'on retrouvera dans le tabes, qui est le syndrome du neurone sensitif tout entier. Il se traduit par le *Romberg*, qui est la difficulté éprouvée par le malade à se maintenir en équilibre dans la station verticale, lorsqu'il est privé du secours de la vue. Il y a discordance entre les sensibilités, c'est-à-dire vertige de Romberg. La vue les rétablit et le Romberg disparaît.

VERTIGE DES SENSIBILITÉS CÉNESTHÉSIQUES. — Ils comprennent le *vertige stomacal* (vertigo a stomacho lœso de Trousseau); le *vertige laryngé*, le *vertige intestinal, hépatique, utérin...* On les retrouve très fréquents encore chez les ataxiques, puisque chez eux la sensibilité interne est lésée. On les trouve aussi chez les *neurasthéniques*, et l'explication est facile si l'on adopte la définition que j'ai donnée de la neurasthénie, syndrome mental à point de départ cénesthésique. (Voir : *Tabes* et *Neurasthénie*).

Toutes les fois que les organes sensitifs, ceux notamment de l'ouïe, de la vue, du tact, du sens musculaire, des sensibilités viscérales, apporteront aux centres de l'équilibre et de l'orientation des impressions discordantes, fausses, perturbées, il en résultera une sensation subjective illusoire : le vertige.

Toutes les fois que les centres de coordination et d'équilibre étagés, depuis les noyaux bulbaires de Deiters de Betcherew jusqu'à l'écorce et comprenant le noyau rouge, les noyaux du pont, seront excités par une action directe, indépendante des incitations périphériques, il en résultera une sensation subjective illusoire : le vertige.

Etiologie. — Nombreuses sont les causes qui peuvent provoquer l'atteinte des neurones sensitifs et des centres de coordination et d'équilibre.

INFECTIONS. — Syphilis, typhus, paludisme, fièvre jaune, peste, grippe, fièvres éruptives, pneumonie.

INTOXICATIONS ET AUTO-INTOXICATIONS. — Goutte, urémie, diabète, dilatation de l'estomac...

Oxyde de carbone et gaz d'éclairage, haschich, cannabine, alcool, tabac, pelletiérine, opium, quinine, salicylates, solanées, digitale, ergot de seigle, tartre stibié, champignons.

TRAUMATISMES ET TROUBLES MÉCANIQUES, surtout dans le *vertige auriculaire* (lésions de l'oreille moyenne, rétention des exsudats intra-labyrinthiques, ankylose des osselets, soudure de l'étrier, obstruction tubaire, corps étrangers du conduit auditif externe, sclérose de l'oreille moyenne).

Les *vertiges centraux* apparaissent à la suite d'apparitions de TUMEURS DU CERVEAU ET DU CERVELET, de tout ce qui détermine des TROUBLES CIRCULATOIRES : congestion active infectieuse des maladies aiguës et de la paralysie générale ; congestion passive des cardiaques en asystolie ; anémie chez les convalescents et les aortiques ; alternatives d'anémie et de congestion ou d'irrigation claudicante chez les artério-scléreux, les syphilitiques artériels, les pachyméningitiques, les scléreux en plaques, les ataxiques, les dyscrasiques, les grands intoxiqués qui arrivent à l'artérite.

Le *vertige paralysant* ou MALADIE DE GERLIER paraît être un syndrome infectieux épidémique à localisation spéciale sur l'appareil de la coordination et de l'équilibre et peut-être de la sensibilité.

Le *vertige de l'épilepsie, de la neurasthénie* est fonctionnel ou lié, dans le plus grand nombre des cas, aux facteurs multiples toxi-infectieux qui causent ces deux syndromes.

TRAITEMENT

Le traitement des vertiges consiste à en supprimer la *cause*, soit *locale*, soit *générale* ; quand cette cause ne sera pas accessible à nos moyens d'action médico-chirurgicale, il faudra traiter les maladies dont le vertige est *symptôme*, les névroses, les intoxications, les fièvres, les infections....

Les **indications causales** sont les plus importantes à étudier.

Chez les syphilitiques, les paludéens, la médication spécifique s'impose: chez les premiers, par l'association du mercure et de l'iodure ; chez les seconds, par le sulfate de quinine, le chlorhydrate en cachets ou en injections hypodermiques, l'arséniate de soude à la dose de 4 à 5 milligr.

Les vertiges *infectieux* relèvent du traitement de la maladie dont ils ne sont que la manifestation phénoménale : c'est celle-ci qu'on soignera par les médications anti-infectieuses.

Les *vertiges toxiques* relèvent du traitement des intoxications. Je ne reviens pas sur les données générales qui le dictent.

Chez les *auto-intoxiqués* et les *dyscrasiques*, il convient d'instituer dès l'abord le régime lacté ; chez les constipés, chez les individus à fermentations gastro-intestinales nombreuses et à résorptions putrides, on y associera les antiseptiques intestinaux et les purgatifs: on obtiendra de bons résultats de cette simple prophylaxie. En tout cas, elle est nécessaire avant de recourir à des moyens médicamenteux nouveaux.

Le *vertige gastrique* réclame le traitement des troubles gastriques, de la dilatation de l'estomac ; des syndromes d'hyper ou d'hypochlorydrie, des résorptions anormales gastro-intestinales.

Souvent les vertigineux sont des *goutteux*, des *artério-scléreux*, des *urémiques latents*. On précisera le diagnostic de nature et on instituera le traitement de l'artério-sclé-rose, de l'urémie et de la goutte.

La strychnine, que Trousseau préconisait pour le traitement du vertige stomacal, ne sera employée que quand le vertige sera nettement stomacal : la strychnine irrite le bulbe et les centres d'orientation, et les vertiges peuvent être accrus du fait de cette excitation.

Les alcalins, bicarbonate de soude, craie préparée, magnésie, seront tentés concurremment avec les anti-spasmodiques et les sédatifs, le chlorhydrate de cocaïne, aux doses de 1 à 3 centigr., le bromure de strontium et de potassium, l'opium, l'extrait thébaïque.

Le traitement du *vertige auriculaire* s'inspirera des notions étiologiques que nous avons mises en lumière. On recherchera les *causes locales* en allant de l'oreille externe et de la trompe d'Eustache à l'oreille interne (abla-tion de polypes, de bouchons cérumineux, de corps étran-gers, d'exostoses du conduit auditif externe ; les affections de la trompe d'Eustache cèdent au cathétérisme de la trompe, à la douche de Politzer, à la destruction des végétations adénoïdes, à la guérison de la pharyngite chronique ; les affections de l'oreille moyenne seront justiciables de la perforation du tympan, de la ponction du tympan, de l'ouverture large de la caisse par la voie mastoïdienne. Je ne puis davantage entrer dans le détail de cette thérapeutique si variée.

Le traitement de la *cause locale* appartiendra le plus souvent au spécialiste.

Le traitement MÉDICAL GÉNÉRAL comprend d'abord le traitement des *états constitutionnels*, arthritisme (alca-lins), goutte (lithine), syphilis, puis un traitement *révulsif* et *résolutif* par l'iodure de potassium à la dose de 50 centigr. à 1 gr. pendant des mois, par périodes alternatives et égales de repos et de médication ; par le massage, l'électrisation, les petits vésicatoires, les mouches de Milan, les pointes de feu, appliquées sur les apophyses mastoïdes, les purgatifs.... et un traitement *empirique*, rendu célèbre par l'importance que lui attribuait Charcot, le traitement *par le sulfate de quinine.*

La médication quinique est excellente dans certains cas. Elle ne sera mise en pratique que tout autant que les autres méthodes moins dangereuses auront été inutilement essayées. Elle sacrifie, en effet, l'audition et d'une manière définitive, et conduit, répétée, à la surdité absolue.

Voici la règle à suivre pour l'emploi du sulfate de quinine.

On administre de 60 à 80 centigr. de quinine par jour, par pilules de 10 centigr.

Pendant les 8 premiers jours, il se produit une exaspération des bruissements et du vertige ; on cesse pendant 8 ou 10 jours et une amélioration réelle se produit.

A la deuxième reprise, l'exaspération est moins forte, et au deuxième repos, amélioration plus marquée.

On continue ainsi en intercalant des repos de durée égale aux périodes d'administration, jusqu'à ce qu'on arrive à la guérison. Celle-ci n'est durable qu'après un traitement prolongé.

Pour faire supporter le médicament, on prescrira le repos, on donnera du lait et des alcalins pour calmer l'irritation gastrique.

Le *salicylate de soude*, surtout chez les arthritiques et parce qu'il exerce une action analogue à celle de la quinine, a été administré par Charcot, à la dose de 2 à 3 gram. par jour, par périodes alternantes de repos et d'activité.

Les vertiges *centraux*, dus aux tumeurs cérébrales,

VIRES ; *Maladies nerveuses.* 38

sont un symptôme perdu dans la scène clinique des manifestations que donnent les tumeurs, et ne comportent pas d'indications spéciales. Le traitement est naturellement celui qu'on opposera aux tumeurs elles-mêmes.

Les vertiges par *troubles circulatoires* reconnaissent une étiologie complexe et, partant, des moyens de traitement très différents et adéquats à la cause.

Est-il causé par la *congestion active,* soit que celle-ci soit primitive, née de la réaction des cellules organiques vis-à-vis d'un microbe ou de son produit toxique, qu'elle soit secondaire à une fluxion anormale portée sur les centres par suppression d'un flux physiologique, hémorroïdaire, cataménial..., il comporte le traitement de la *congestion cérébrale.*

Est-il causé par la *congestion passive,* et c'est le cas chez les asystoliques, il entraîne le traitement de la cause de la cardiopathie.

Est-il fonction de l'*anémie générale,* le traitement de l'anémie cérébrale sera de mise.

Cette anémie est-elle symptomatique d'une lésion aortique, on combattra cette dernière par les inhalations de nitrite d'amyle, l'iodure de sodium à l'intérieur, l'opium, l'injection de morphine (1/2 centigr.) associée à l'atropine (1/4 de milligr.).

Le vertige des *artério-scléreux* relève du traitement général de l'artério-sclérose ; on donnera l'iodure de sodium à la dose de 1 gr. par jour pendant des années, avec des interruptions de 8 jours par mois. Simultanément ou alternativement, on lui associera III à IV gouttes de la solution au 1/100, matin et soir, de trinitrine. Il sera bon d'instituer, au moins une fois par mois et pendant une semaine entière, le régime lacté absolu, et tous les 25 jours on administrera un purgatif.

L'*hygiène* sera celle des artério-scléreux.

On pourra accepter le cadre suivant de Huchard :

Prendre matin, midi et soir, une cuillerée à soupe de la solution suivante :

> Iodure de potassium............   3 grammes.
> Eau distillée....................   300   —

L'usage de l'iodure, à doses ainsi fractionnées, ne doit être suspendu qu'à de rares intervalles.

Si tendances angineuses, trois cuillerées à soupe par jour de la solution suivante:

> Solution de trinitrine à 1 o/o...   XL à LX gouttes.
> Eau distillée..................   300 grammes.

Si accès angineux, nitrite d'amyle en inhalation.

Si tachycardie (110-120 pulsations), chaque jour deux à trois des pilules suivantes:

> Extrait de convallaria............   0,10 centigr.
> Sulfate de spartéine..............   0,05   —

Pour une pilule.

Ou encore une à deux injections sous-cutanées de 1 centimètre cube de la solution suivante :

> Sulfate de spartéine..............   0,50 centigr.
> Eau stérilisée,..........   Q. S. pour 10 cent. cubes.

Si diminution notable des forces, deux cuillerées à café par jour, pendant cinq à huit jours au plus, de la mixture suivante dans un demi-verre d'eau de Vittel ou d'Evian sucrée :

> Extrait fluide de kola.................   120 gr.
> —   —   coca ....   80 —

Si inappétence, quinze gouttes du mélange suivant, au début de chaque repas :

> Teinture de noix vomique.......... ⎫
> —   de gentiane.............. ⎬ ää 10 gr.
> —   de colombo ....   ⎭

Ou encore un granule de quassine matin et soir.

Si insomnies, une à deux perles de chloralose de 10

centigrammes ou un à deux cachets de 75 centigr. de trional, le soir en se couchant.

Si œdème des membres inférieurs, avec abaissement de la quantité d'urine au-dessous de 1,200 gr., reprendre le régime lacté avec deux à quatre des cachets suivants :

Théobromine..................... 0,50 centigr.

Pour un cachet.

Si l'œdème augmente avec tachycardie, arythmie, dyspnée, reprendre le régime lacté absolu, puis le traitement suivant :

1° Purgatif : eau-de-vie allemande, 15 à 30 gr., ou l'un des cachets suivants :

Scammonée..................... 0,05 centigr.
Jalap........................... 0,15   —

Pour un cachet.

2° Pendant cinq jours, tous les matins à jeun, prendre dix gouttes de la solution de digitaline cristallisée à 1/1000, formule de Petit.

3° Pendant cinq jours, repos et théobromine.

4° Recommencer cinq jours de digitaline après un nouveau purgatif.

Si phénomènes de congestion pulmonaire, augmentation de l'anasarque, même traitement, ventouses sèches; si encéphalopathie, ventouses scarifiées. Jamais de vésitoires.

Les *vertiges des névroses* s'expliquent le plus souvent par des auto-intoxications : ainsi les vertiges épileptiques et les vertiges neurasthéniques.

Il importera donc de rechercher le siège et la nature de ces accidents pour leur opposer une thérapeutique efficace.

Chez l'épileptique, le vertige peut suppléer l'attaque; il est parfois indiqué de rappeler celle-ci à l'aide des convulsivants, au nombre desquels la *picrotoxine*.

Chez le neurasthénique, on s'adressera, quand tous les

moyens de l'hygiène et de l'alimentation auront été employés, aux moyens qui frappent l'imagination, massage, électrisation, sangle hypogastrique de Glénard. Dans les deux cas, il est bien entendu qu'on fera le traitement général du syndrome fondamental.

Le *vertige des dyscrasies* qui fait indication est le vertige des goutteux. On lui opposera la médication salicylée, les diurétiques, les eaux de Vichy, d'Evian, de Contrexeville, l'hygiène alimentaire rigoureuse, le colchique à l'intérieur.

Quand il sera installé, on essaiera de le dévier à l'aide de la médication perturbatrice (purgatifs, dérivation sur les jointures par la révulsion) et de le fixer sur une articulation.

Contre le *vertige oculaire*, Charcot préconisait l'extrait de belladone à la dose de 0,01 centigr., en élevant progressivement la dose jusqu'à l'intolérance. A la belladone il associait l'hydrothérapie.

On calmera la *sensibilité périphérique et centrale* par les bromures et les pratiques hydrothérapiques, bains tièdes, douches froides, enveloppement dans le drap mouillé.

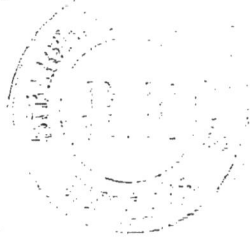

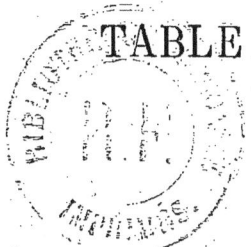

TABLE DES MATIÈRES

VIRES ; *Maladies nerveuses.*

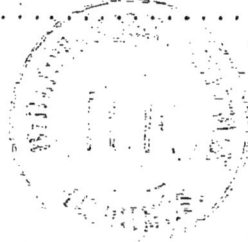

Montpellier. — Imp. Serre et Roumégous, rue Vieille-Intendance.

MONTPELLIER — IMPRIMERIE SERRE ET ROUMÉGOUS, RUE VIEILLE-INTENDANCE

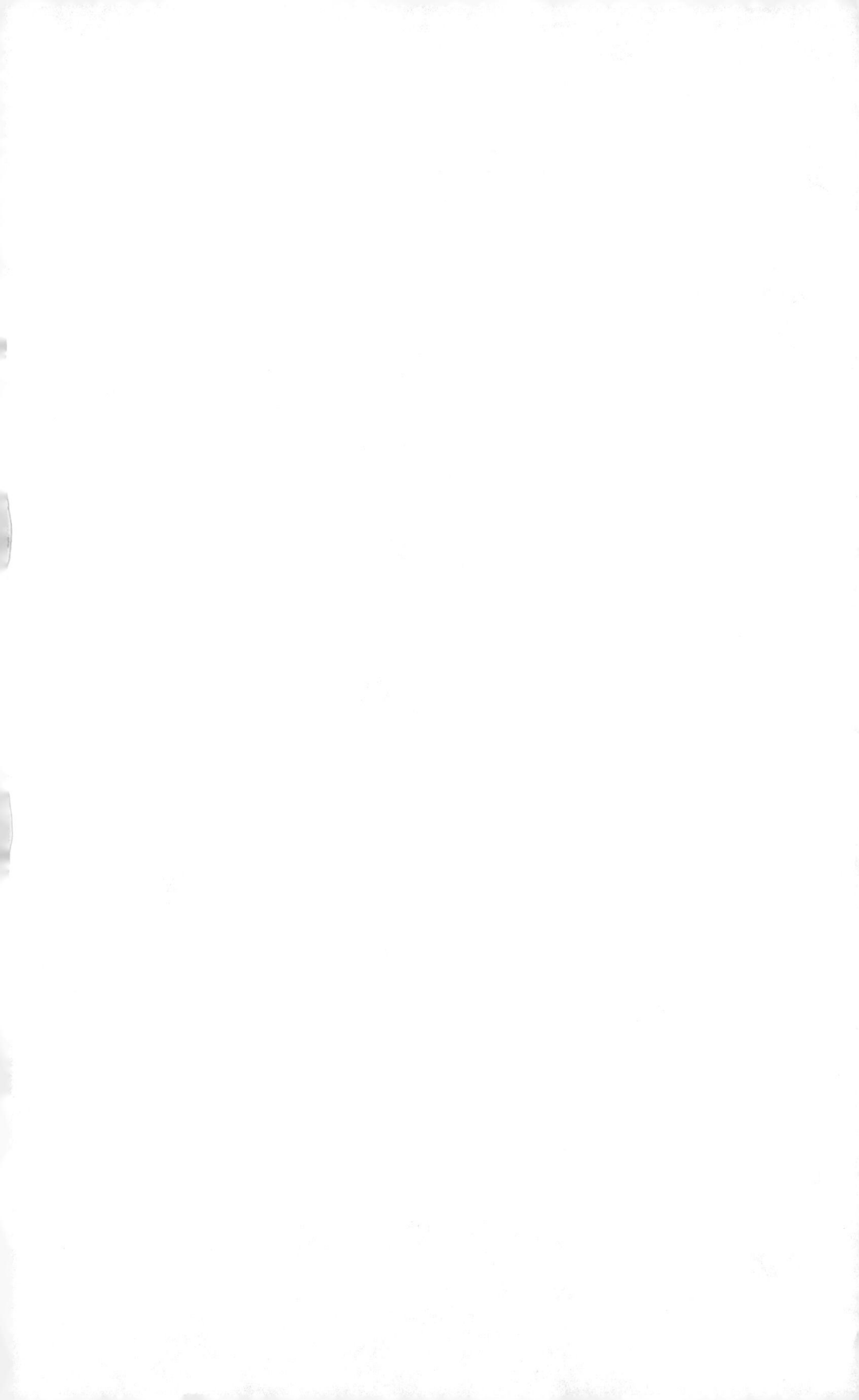

www.ingramcontent.com/pod-product-compliance
Lightning Source LLC
Chambersburg PA
CBHW060818220326
41599CB00017B/2224